编委名单

主　审　申志强

主　编　张红梅　李黎明

副主编　程秋泓　李　婷　寇晓平　郭　瑞　朱世超　冯英璞　臧舒婷　杨　慧

编　委　常　陆　常玉霞　陈　景　陈凤侠　陈瑞云　陈颂歌　陈云霞　陈　婷　程秋泓
　　　　　楚海涛　楚银萍　单　豫　丁艮晓　丁　倩　丁晓丽　杜　倩　段慧茹　范丹丹
　　　　　范晶丽　冯凯伦　冯英璞　付　萌　高春辉　高　飞　高乔乔　葛运利　耿延花
　　　　　贡　静　郭阿茜　郭　丹　郭　洁　郭　曼　郭　瑞　郭现平　郭亚茹　韩　旭
　　　　　韩智培　侯君宇　侯梦晓　胡明南　胡玉娜　贾文文　蒋　玲　蒋秋焕　荆　婵
　　　　　寇　洁　寇晓平　雷　雷　雷丽红　李光辉　李　静(公卫中心)　李　静(胃肠外科)
　　　　　李　敏　李　娜(神经内科)　李　娜(小儿外科)　李赛赛　李　婷　李　媛　李　珍
　　　　　林　琦　刘　春　刘　欢　刘　娜　刘秋霞　刘纬华　刘旭岚　刘　琰　刘彦娜
　　　　　刘玉荣　卢喜玲　鲁豫婉　路俊英　吕秀霞　马彩霞　孟晓静　穆丽芬　潘寒寒
　　　　　裴永菊　平亚杰　秦庆祝　齐　贞　邱　惠　屈玉洁　任　莹　商伟娜　尚　茜
　　　　　申丽香　史云霞　汤玉梅　陶　琳　田素革　万鑫珂　王传玺　王　丹　王冠宇
　　　　　王海播　王佳奇　王晶晶　王　静　王　丽　王　琳　王茹真　王雅静　王亚红
　　　　　王艳丽　王燕燕　王月霞　王志霞　卫晓静　魏爱环　魏　巍　韦　伟　吴　瑾
　　　　　吴艳荣　谢赫男　谢　煜　许　健　许　妍　薛　钰　闫秀文　杨爱花　杨　慧
　　　　　杨孟丽　杨　飒　杨贤琼　杨玉洁　姚艳红　袁　举　袁俊红　臧舒婷　张倍倍
　　　　　张　驰　张飞鹏　张凤杰　张　娟　张俊娟　张俊梅　张晓利　张　钦　张盼盼
　　　　　张　勇　张瑜慧　赵红玉　赵　敬　赵毛妮　赵天云　赵文利　赵艳燕　赵艺璞
　　　　　郑美琼　郑清月　郑　燕　朱冰洁　朱明芳　朱世超　庄　静　邹辉煌　邹　琦

新编护理技能操作培训与实践手册

主审 申志强
主编 张红梅 李黎明

郑州大学出版社

图书在版编目(CIP)数据

新编护理技能操作培训与实践手册 / 张红梅, 李黎明主编. -- 郑州：郑州大学出版社, 2024.11. -- ISBN 978-7-5773-0614-8

Ⅰ.R47

中国国家版本馆 CIP 数据核字第 2024YA3559 号

新编护理技能操作培训与实践手册
XINBIAN HULI JINENG CAOZUO PEIXUN YU SHIJIAN SHOUCE

策划编辑	李龙传	封面设计	曾耀东
责任编辑	张彦勤	版式设计	苏永生
责任校对	薛 晗	责任监制	朱亚君

出版发行	郑州大学出版社	地　　址	郑州市大学路40号(450052)
出 版 人	卢纪富	网　　址	http://www.zzup.cn
经　　销	全国新华书店	发行电话	0371-66966070
印　　刷	河南文华印务有限公司		
开　　本	850 mm×1 168 mm　1/16		
印　　张	34.75	字　　数	986 千字
版　　次	2024 年 11 月第 1 版	印　　次	2024 年 11 月第 1 次印刷
书　　号	ISBN 978-7-5773-0614-8	定　　价	159.00 元

本书如有印装质量问题，请与本社联系调换。

前 言

面对人民群众的健康新期盼，各医疗机构正在进一步加强护士队伍的建设和管理，提高护士的职业素养和服务能力，推动护理服务向专业化、精细化的方向发展。为更好地推广基础护理及专科技术操作的新理念、新技术、新方法，我们编写了这本《新编护理技能操作培训与实践手册》。本书在编写过程中充分体现了以患者安全为中心，结合临床操作实际，听取了众多临床护理人员的建议，参考了大量护理文献，因而兼具代表性、新颖性、实用性和专业性。

本书包括基础操作项目、专科操作项目两篇，涵盖了基础护理操作项目二十七项，专科护理操作项目五十四项。每项操作主要由操作目的、相关理论、用物准备、操作流程、操作细则、操作要点、护理记录、案例思考、考核单等模块组成。操作流程中的关键步骤描述详细、配图示意，对临床实践具有较好的指导作用，护士易学、易懂、易上手。本书对操作环节的重点、难点及风险等级进行了明确和细化，能有效强化护士在操作过程中的风险意识，更好地保障护理安全。每项操作设置有临床案例思考题，使护士在掌握技能操作的同时，开拓临床思维，学会辩证思考。本书创新设计操作考核单，评价方式由以往的量化考核改为关键步骤的质性考核，使护士在掌握临床技能操作步骤和流程的同时，关注操作要点和风险评估，提高学习效果。本书内容全面，专业性强，是一本可供护士经常查阅和使用的临床参考书。

本书凝聚了百余名临床专家和教学老师的心血，着重强调了护理操作的标准化、规范化和实用性，使护理从业人员在实际工作中能够遵循标准化操作流程，提高护理工作的质量和效率。限于编者水平，内容难免存在疏忽或纰漏之处，希望广大护理同仁及时指正，更希望持有不同观点的同道一起探讨交流，以便再版时补充修订，更臻完善。

河南省人民医院护理部

2024 年 6 月

目 录

基础操作项目

一、洗手 …………………………………………………………………… 001
二、卫生手消毒 …………………………………………………………… 004
三、无菌技术 ……………………………………………………………… 005
四、生命体征测量技术 …………………………………………………… 011
五、标本采集法 …………………………………………………………… 019
六、交叉配血标本采集 …………………………………………………… 032
七、穿脱隔离衣技术 ……………………………………………………… 037
八、物理降温法 …………………………………………………………… 042
九、冰袋使用技术 ………………………………………………………… 045
十、口腔护理技术 ………………………………………………………… 050
十一、血糖监测 …………………………………………………………… 056
十二、胰岛素笔注射技术 ………………………………………………… 059
十三、口服给药法 ………………………………………………………… 065
十四、静脉注射法 ………………………………………………………… 070
十五、肌内注射技术 ……………………………………………………… 073
十六、皮内注射技术 ……………………………………………………… 077
十七、皮下注射技术 ……………………………………………………… 083
十八、抗凝剂皮下注射技术 ……………………………………………… 087
十九、密闭式外周静脉留置针输液技术 ………………………………… 092
二十、更换静脉滴注液体 ………………………………………………… 101
二十一、密闭式静脉输血技术 …………………………………………… 106
二十二、输液泵使用技术 ………………………………………………… 114
二十三、微量注射泵使用技术 …………………………………………… 119
二十四、间歇充气压力装置使用技术 …………………………………… 122
二十五、轴线翻身法 ……………………………………………………… 126
二十六、患者搬运法 ……………………………………………………… 130
二十七、患者约束法 ……………………………………………………… 135

1

专科操作项目

呼吸系统 ... 142
- 一、氧气吸入技术 ... 142
- 二、雾化吸入技术 ... 150
- 三、肺部叩击技术 ... 154
- 四、口咽通气管置入术 ... 157
- 五、经口/鼻腔吸痰技术 ... 161
- 六、气囊压力监测技术 ... 168
- 七、声门下吸引技术 ... 172
- 八、非机械通气气管切开吸痰技术 ... 176
- 九、机械通气经口人工气道吸痰技术 ... 182
- 十、气管切开护理技术 ... 188
- 十一、经口气管插管口腔护理技术 ... 194
- 十二、胸腔闭式引流管护理技术 ... 200
- 十三、动脉血气分析标本采集技术 ... 206
- 十四、俯卧位通气技术 ... 213

循环系统 ... 219
- 一、心电监测技术 ... 219
- 二、中心静脉压监测技术 ... 225
- 三、有创血压监测技术 ... 233
- 四、血管活性药物静脉输注技术 ... 240
- 五、亚低温治疗技术 ... 246
- 六、成人单人徒手简易呼吸器心肺复苏术 ... 252
- 七、同步电复律技术 ... 257
- 八、非同步电复律技术 ... 261
- 九、体外膜肺氧合护理技术 ... 266

消化系统 ... 275
- 一、胃管(盲插)置管技术 ... 275
- 二、胃肠减压技术 ... 282
- 三、鼻空肠管(盲插)置管技术 ... 286
- 四、灌食器注食技术 ... 292
- 五、肠内营养泵输注技术 ... 297
- 六、间歇经口至食管管饲胃肠营养技术 ... 303

七、三腔二囊管置管技术	307
八、腹内压（膀胱压）监测技术	313
九、保留灌肠技术	319
十、大量不保留灌肠技术	323

泌尿系统 ... 328
 一、导尿术 ... 328
 二、腹膜透析换液技术 ... 335
 三、膀胱冲洗技术 ... 341

神经系统 ... 348
 一、昏迷程度评估（GCS 评分法） ... 348
 二、瞳孔观察 ... 353
 三、肌力分级评定 ... 356
 四、RASS 评分 ... 360
 五、颅内压监测技术 ... 362
 六、吞咽功能评估 ... 366

血管通路管理技术 ... 381
 一、超声引导经外周静脉置入中心静脉导管置管技术 ... 381
 二、经外周静脉置入中心静脉导管维护技术 ... 388
 三、超声引导经外周静脉置入中长线导管置管技术 ... 393
 四、中心静脉导管维护技术 ... 399
 五、静脉输液港维护技术 ... 404

伤口、造口管理技术 ... 412
 一、肠造口袋更换技术 ... 412
 二、结肠造口灌洗技术 ... 417
 三、失禁性皮炎护理技术 ... 422

医护配合技术 ... 429
 一、气管插管配合技术 ... 429
 二、气管导管拔除技术 ... 434
 三、患者院内安全转运 ... 438
 四、体外膜肺氧合患者转运技术 ... 443

参考文献 ... 448

基础操作项目

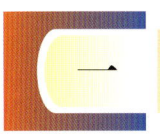

一 洗 手

【操作目的】

清除手部皮肤污垢和大部分暂居菌,切断通过手传播感染的途径。

【相关理论】

1. 洗手(handwashing)是指医务人员用流动水和洗手液(肥皂)揉搓冲洗双手,去除手部皮肤污垢、碎屑和部分微生物的过程。

2. 有效的洗手可清除手上99%以上的各种暂居菌,是预防医院感染传播最基础、最有效、最经济的措施。

3. 洗手指征(时机)

(1)与患者接触的"两前三后":①接触患者前;②清洁、无菌操作前,包括进行侵入性操作前;③暴露于患者体液后,包括接触患者黏膜、破损皮肤或伤口、血液、体液、分泌物、排泄物、伤口敷料等之后;④接触患者后;⑤接触患者周围环境后,包括接触患者周围的医疗相关器械、用具等物体表面后。

(2)日常工作中:①当手部有血液或其他体液等肉眼可见污染时;②可能接触艰难梭菌、肠道病毒等对速干手消毒剂不敏感的病原微生物时。

【用物准备】

流动水洗手设施,洗手液,干手纸,指甲剪,生活垃圾桶,护手液(必要时)。

【操作流程】

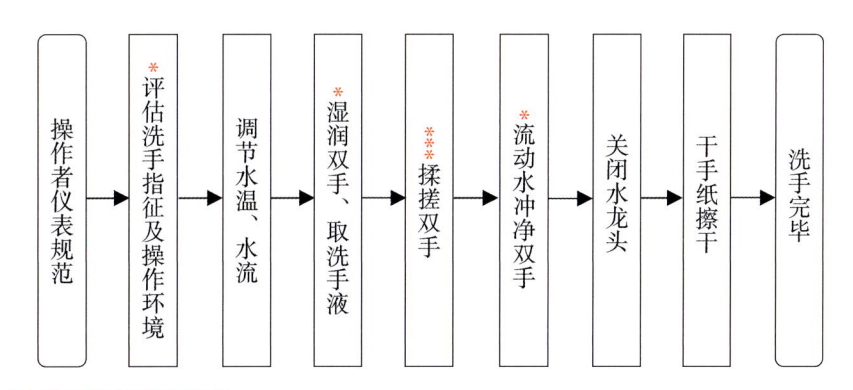

操作者仪表规范 → *评估洗手指征及操作环境 → 调节水温、水流 → *湿润双手、取洗手液 → ***揉搓双手 → *流动水冲净双手 → 关闭水龙头 → 干手纸擦干 → 洗手完毕

注:*越多代表此步骤关键程度越高。

【操作细则】

项目	操作步骤	步骤解释说明
操作前评估	环境清洁、宽敞。	
护士准备	1. 衣帽整洁,修剪指甲。 2. 取下手表、饰物,卷袖过肘。	
操作过程	1. 打开水龙头,调节合适水流和水温。 2. 湿手:双手在流动水下充分淋湿。 3. 涂洗手液:关上水龙头并取适量洗手液均匀涂抹至整个手掌心、手背、手指和指缝。 4. 揉搓:认真揉搓双手至少 15 s,具体揉搓步骤如下: (1) 掌心相对,手指并拢相互揉搓; (2) 掌心对手背,沿指缝相互揉搓,交换进行; (3) 掌心相对,双手交叉指缝相互揉搓; (4) 弯曲手指使关节在另一掌心旋转揉搓,交换进行; (5) 一手握另一手大拇指旋转揉搓,交换进行; (6) 5 个手指尖并拢在另一掌心中旋转揉搓,交换进行; (7) 握住双手腕回旋摩擦,交换进行(详见【操作要点】)。 5. 冲净:打开水龙头,在流动水下彻底冲净双手。 6. 干手:关闭水龙头,以擦手纸擦干双手;必要时取护手液护肤。	• 使用感应式水龙头或用肘、脚踏、膝控制的开关;水流不可过大,以防溅湿工作服;水温适当。 • 注意清洗双手的所有皮肤,包括指背、指尖和指缝。必要时增加对手腕的清洗,要求握住手腕回旋揉搓手腕部及腕上 10 cm,两手交换进行。 • 流动水可避免污水沾污双手;冲净双手时注意指尖向下。 • 避免二次污染。

【操作要点】

步骤	图示	说明
内		掌心相对,手指并拢相互揉搓。
外		掌心对手背,沿指缝相互揉搓,交换进行。

步骤	图示	说明
夹		掌心相对,双手交叉指缝相互揉搓。
弓		弯曲手指使关节在另一掌心旋转揉搓,交换进行。
大		一手握另一手大拇指旋转揉搓,交换进行。
立		5个手指尖并拢在另一掌心中旋转揉搓,交换进行。
腕		一手抓握另一手腕部旋转揉搓,交换进行。

【案例思考】

患者张某,30岁,外伤后全身多发伤,入院后给予经右颈内静脉置入中心静脉导管输液治疗。置管后3日,护士在为该患者输液时发现其右颈部穿刺部位少量渗血,需要更换敷贴预防感染。

请思考:①中心静脉导管维护过程中的手卫生指征有哪些?②如何确保洗手的效果?

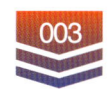

二 卫生手消毒

【操作目的】

清除致病性微生物,预防感染与交叉感染,避免污染无菌物品和清洁物品。

【相关理论】

1. 医务人员用手消毒剂搓揉双手,以减少手部暂居菌。

2. 手部没有肉眼可见污染时,可直接使用手消毒剂进行卫生手消毒。

3. 注意事项

(1)涂剂、揉搓、全覆盖速干手消毒剂揉搓双手时方法要正确,手的各个部位都需揉搓到。

(2)卫生手消毒时机同洗手的"两前三后"。下列情况下应先洗手并保持手部干燥,然后进行卫生手消毒:①接触传染病患者的血液、体液和分泌物以及被传染性病原微生物污染的物品后;②直接为传染病患者进行检查、治疗、护理或处理患者污物后。

4. 卫生手消毒首选速干手消毒剂,过敏人群可选用其他手消毒剂;针对某些对酒精不敏感的肠道病毒感染时,应选择其他有效的手消毒剂。

5. 戴手套不能代替卫生手消毒,脱手套后应进行卫生手消毒。

【用物准备】

速干手消毒剂,洗手液,干手纸,指甲剪,流动水洗手设施,生活垃圾桶。

【操作流程】

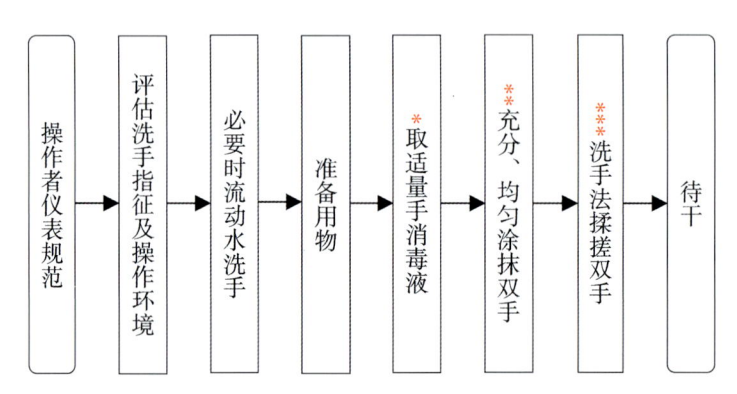

操作者仪表规范 → 评估洗手指征及操作环境 → 必要时流动水洗手 → 准备用物 → *取适量手消毒液 → **充分、均匀涂抹双手 → ***洗手法揉搓双手 → 待干

注:*越多代表此步骤关键程度越高。

【操作细则】

项目	操作步骤	步骤解释说明
操作前评估	环境清洁、宽敞。	
护士准备	1. 衣帽整洁,修剪指甲。 2. 取下手表、饰物,卷袖过肘。	
操作过程	1. 洗手:必要时按洗手步骤先洗手再进行卫生手消毒。 2. 涂剂:取适量速干手消毒剂于掌心,均匀涂抹至整个手掌心、手背、手指和指缝。 3. 揉搓:按照揉搓洗手的步骤揉搓双手,直至手部干燥(详见洗手【操作要点】)。	● 当手部有血液或其他体液等肉眼可见污染物时或者可能接触艰难梭菌、肠道病毒等对速干手消毒剂不敏感的病原微生物时,应用洗手液(肥皂)和流动水洗手。 ● 消毒剂要求:作用速度快、不损伤皮肤、不引起过敏反应;取适量(2.0 mL 左右)的手消毒剂。 ● 保证消毒剂完全覆盖手部皮肤,揉搓消毒至少 15 s。

【案例思考】

刘护士在为一位气管切开的昏迷患者进行鼻饲注食时,手腕部被患者的痰液喷溅。

请思考:①刘护士应选择哪种手卫生方式保持手部清洁? ②卫生手消毒的注意事项有哪些?

三 无菌技术

【操作目的】

1. 避免污染无菌物品、无菌区域及无菌伤口。
2. 保持绝对无菌,防止感染或交叉感染。

【相关理论】

1. 无菌技术(aseptic technique)指在医疗、护理操作过程中,防止一切微生物侵入人体和防止无菌物品、无菌区域被污染的技术。
2. 无菌区(aseptic area)指经灭菌处理且未被污染的区域。
3. 非无菌区(non-aseptic area)指未经灭菌处理或虽经灭菌处理但又被污染的区域。
4. 无菌物品(aseptic supplies)指通过灭菌处理后保持无菌状态的物品。
5. 非无菌物品(non-aseptic supplies)指未经灭菌处理或虽经灭菌处理后又被污染的物品。
6. 无菌物品应存放于无菌包或无菌容器内,无菌持物钳的存放应使用干燥保存法。

【用物准备】

治疗盘,无菌镊缸,无菌缸,无菌治疗巾,无菌包,无菌手套,无菌溶液,清洁小毛巾,弯盘,启瓶器(必要时),速干手消毒剂,医疗废物桶,生活垃圾桶。

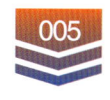

【操作流程】

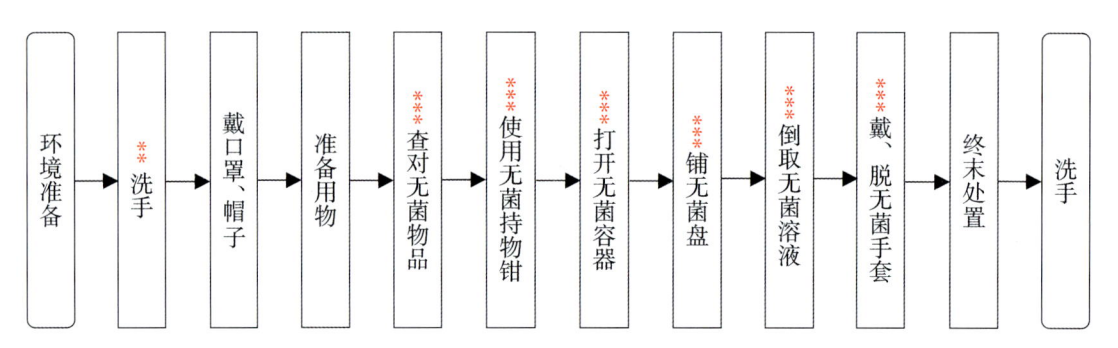

环境准备 → **洗手 → 戴口罩、帽子 → 准备用物 → ***查对无菌物品 → ***使用无菌持物钳 → ***打开无菌容器 → ***铺无菌盘 → ***倒取无菌溶液 → ***戴、脱无菌手套 → 终末处置 → 洗手

注：*越多代表此步骤关键程度越高。

【操作细则】

项目	操作步骤	步骤解释说明
操作前准备	1. 环境准备：环境清洁、宽敞、明亮，操作前半小时停止清扫，减少人员走动。 2. 清洁操作台。	• 操作台面清洁、干燥、平坦，物品布局合理。
护士准备	1. 着装整洁，修剪指甲，仪表符合要求。 2. 规范洗手，戴口罩。 3. 准备用物，物品摆放合理。 4. 检查无菌物品外包装质量及有效期。	• 七步洗手法。
无菌持物钳使用	1. 查对：检查并核对物品的名称、灭菌日期、失效期、灭菌标识，检查包布有无潮湿或破损（详见【操作要点】1)。 2. 取钳：打开盛放无菌持物钳的容器盖，手持无菌持物钳上1/3处，闭合钳端，将钳移至容器中央，垂直取出，关闭容器盖（详见【操作要点】2)。 3. 使用：保持钳端向下，在腰部以上视线范围内活动。不可倒转向上（详见【操作要点】3)。 4. 放钳：使用后闭合钳端，打开容器盖，快速垂直把无菌持物钳放回容器，关闭容器盖。	• 确保物品在有效期内使用。 • 第一次开包时，记录打开日期、时间并签名，有效期为4 h，再次使用时检查有效时间。 • 手不可触及容器盖内面。容器盖闭合时不可从盖孔中取、放无菌持物钳，取、放时钳端不可触及容器口边缘。 • 保持无菌持物钳的无菌状态。避免远距离操作，到距离较远处取物时，应将无菌持物钳和容器一起移至操作处。 • 防止无菌持物钳在空气中暴露过久。
无菌容器使用	1. 查对：检查并核对无菌容器名称、灭菌日期、失效期、灭菌标识，检查包布有无潮湿或破损。 2. 开盖：取物时，打开无菌盖，平移离开容器，内面向上，放在稳妥的地方或拿在手中（详见【操作要点】2)。 3. 取物：用无菌持物钳从无菌容器内夹取无菌物品。 4. 关盖：取物后，立即将盖子盖严。 5. 手持容器：手持无菌容器时，应托住容器底部。	• 第一次使用，应记录开启日期、时间并签名，24 h有效。同时查看已开启无菌持物钳的有效期。 • 手不可触及盖子的内面和边缘。 • 垂直夹取物品，无菌持物钳及物品不可触及容器边缘。 • 手不可触及容器的内面和边缘。

项目	操作步骤	步骤解释说明
无菌包使用及铺无菌盘	1. 查对:检查并核对无菌包的名称、灭菌日期、失效期、灭菌标识,检查无菌包有无潮湿或破损。 2. 开包 (1)一次性无菌包:将无菌包拿在手上,在撕口处打开无菌包外包装。 (2)高压蒸汽灭菌无菌包:将无菌包托在手上,另一手撕开粘贴的胶带,或解开系带卷放在手上或操作台上;手接触包布四角外面,依次揭开四角。 3. 放物 (1)用无菌持物钳取出无菌物品(保持内面无菌),将包内物品放置于备好的无菌区或递送给术者。 (2)一次性取出无菌包内物品时,依次揭开四角并捏住,稳妥地将包内物品放在备好的无菌区或递送给术者。 4. 铺巾 (1)双手拇指示指捏住无菌巾外面两角,轻轻抖开,双折平铺于治疗盘上,将上层呈扇形折至一侧,开口边向外(详见【操作要点】2)。 (2)放入无菌物品。 (3)覆盖:双手捏住扇形折叠层的治疗巾外面,遮盖于物品上,对齐上下层边缘,将开口处向上翻折两次,两侧边缘分别向下折一次,露出治疗盘边缘。 5. 记录:注明铺盘日期、时间并签名。	• 同时查看已开启无菌持物钳的有效期。 • 高压蒸汽灭菌物注意查看化学指示带是否变色,如超过有效期或有潮湿、破损不可使用。 • 手不可触及无菌巾内面、无菌物品。 • 无菌包内如有未用完的无菌物品,按原折痕包好,并注明开包日期、时间,限24h内使用。 • 投放时,手托住包布使无菌面朝向无菌区。 • 治疗巾内面构成无菌区,手不可触及无菌巾内面。操作过程中,要明确无菌区与非无菌区(详见【操作要点】3)。 • 手不可触及无菌巾内面,调整无菌物品的位置,使之尽可能居中。 • 已铺好的无菌盘应避免潮湿,有效期4h。
取用无菌溶液	1. 清洁:拿取无菌溶液瓶,擦净瓶身灰尘。 2. 查对:核对液体瓶签上的名称、剂量、浓度和有效期;检查瓶盖有无松动,瓶体有无裂缝(塑瓶有无漏液);溶液有无沉淀、混浊、絮状物或变色。 3. 开瓶 (1)玻璃瓶:用启瓶器撬开瓶盖,消毒瓶塞,待干后打开瓶塞。 (2)塑料瓶:直接拧开瓶盖。 4. 倒液:手持溶液瓶,瓶签朝向掌心,倒出少许溶液旋转冲洗瓶口,再由原处倒液至无菌容器内(详见【操作要点】2)。 5. 盖塞:倒好溶液后立即塞好瓶塞或拧紧瓶盖。 6. 记录:在瓶签上注明开瓶日期、时间并签名,放回原处。	• 确定溶液正确、质量可靠。对光检查溶液质量。同时查看已开启无菌持物钳、无菌纱布的有效期。 • 按无菌原则打开瓶塞,手不可触及瓶口及瓶塞内面,防止污染。 • 避免沾湿瓶签,倒溶液时高度适宜,流速缓慢而稳定,勿使溶液溅出,勿使瓶口接触容器口周围。 • 已开启的溶液瓶内溶液,可保存24h。

项目	操作步骤	步骤解释说明
戴、脱无菌手套	1. 失效期查对：检查并核对无菌手套袋外的号码、灭菌日期，包装是否完整、干燥。 2. 打开手套袋：将手套袋平放于清洁、干燥的桌面上打开。 3. 分次取、戴法 (1) 一手掀开内包装开口处，另一手捏住手套反折部分（手套内面）取出手套，对准五指戴上。 (2) 未戴手套的手掀开另一只开口处，已戴好无菌手套的手指插入另一只手套的反折内面（手套外面），取出手套，同法将手套戴好。 (3) 同时，将后一只戴好的手套翻边扣套在工作服衣袖外面，同法扣套好另一只手套。 4. 一次性取、戴法 (1) 两手同时掀开内包装开口处，用一手拇指和示指同时捏住两只手套的反折部分，取出手套。 (2) 将两手套五指对准，先戴一只手，再以戴好手套的手指插入另一只手套的反折内面，同法戴好另一只手（详见【操作要点】2）。 (3) 同时，将后一只戴好的手套翻边扣套在工作服衣袖外面，同法扣套好另一只手套。 5. 检查调整：双手对合交叉检查有无漏气，并调整手套位置。 6. 脱手套：用戴着手套的手捏住另一手套腕部外面，翻转脱下；再将脱下手套的手伸入另一手套内，捏住内面边缘将手套向下翻转脱下。	• 选择适合操作者手掌大小的手套，取下手表。 • 未戴手套的手不可触及手套的外面，手套外面（无菌面）不可触及任何非无菌物品。 • 已戴手套的手不可触及未戴手套的手及另一手套的内面（非无菌面）。 • 手套外面（无菌面）不可触及工作服衣袖。 • 要点同分次取、戴手套。 • 双手应保持在腰部或治疗台面以上。 • 勿使手套外面（污染面）接触到皮肤；不可强拉手套；将手套弃置于黄色医疗垃圾袋内。
整理用物	1. 整理物品，医疗废物分类处置。 2. 规范洗手。	• 整理治疗车，先上层再下层。 • 七步洗手法。

【操作要点】

1. 查对无菌物品

类别	图示	说明
高压蒸汽灭菌物品		①检查无菌物品的名称、有效期、灭菌标识、包布有无受潮或破损。②打开后检查灭菌指示卡是否变标准色。

类别	图示	说明
一次性无菌物品		检查无菌物品的名称、有效期,外包装是否破损、漏气,有无受潮。

注:1. 纺织品材料包装的无菌物品如存放环境符合要求,有效期宜为 14 d。
2. 医用一次性纸袋包装的无菌物品,有效期宜为 30 d。
3. 一次性纸塑袋、医用无纺布或硬质密封容器包装的无菌物品,有效期宜为 180 d。
4. 医疗器械生产厂家提供的一次性使用无菌物品遵循包装上标识的有效期使用。

2. 正确操作

项目	图示	说明
使用无菌持物钳		手持无菌持物钳上 1/3 处,垂直取放,始终保持钳端向下,不可触及非无菌物品。
打开无菌容器		①打开无菌容器盖子,平移离开容器,内面向上置于稳妥处或拿在手中。②盖子不能在容器上面翻转,以防尘埃落入容器内。
铺无菌盘		①双手捏住无菌巾一边外面两角,抖开后双折平铺于治疗盘上,上层扇形折至对侧,开口向外。②手不可触及无菌巾内面,不可跨越无菌区。

项目	图示	说明
倒取无菌溶液		①手持无菌溶液,瓶签朝向手心。②倒出少量溶液旋转冲洗瓶口,再由原处倒至无菌容器内。
戴无菌手套		①戴手套时手套外面(无菌面)不可触及任何非无菌物品。②已戴手套的手不可触及未戴手套的手及另一手套的内面;未戴手套的手不可触及手套的外面。

3. 无菌观念

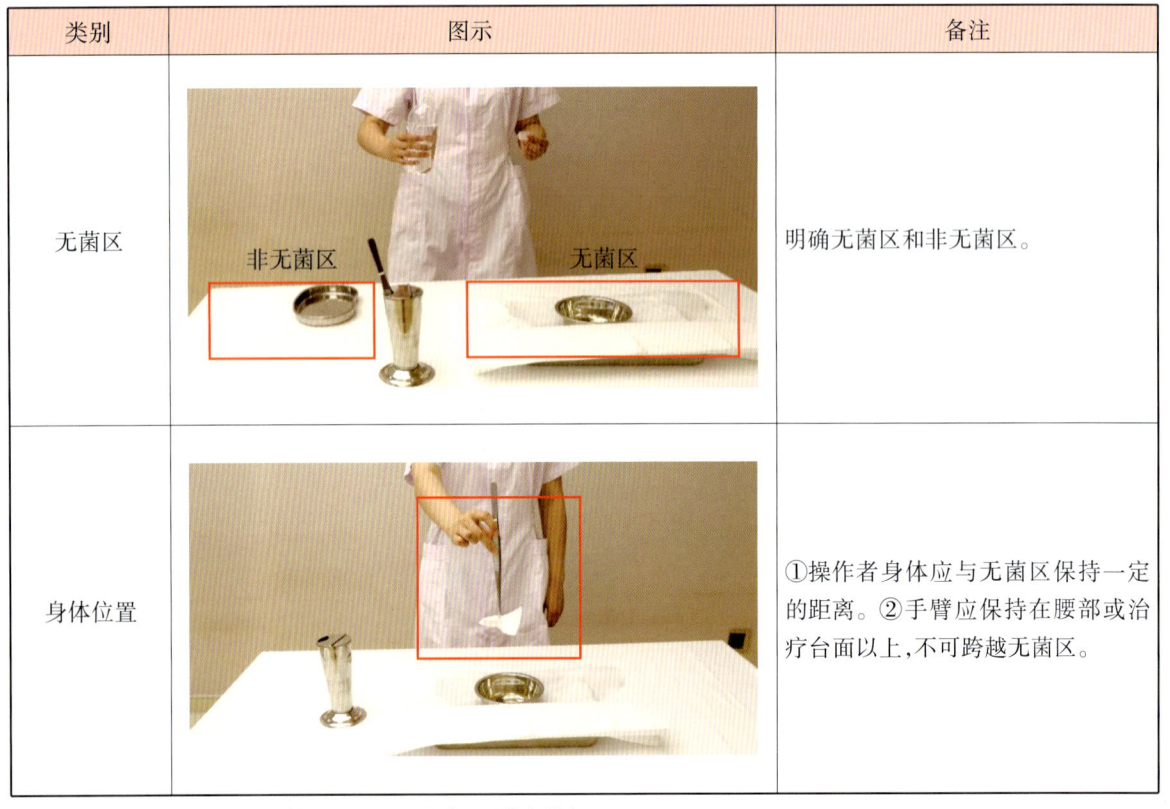

类别	图示	备注
无菌区		明确无菌区和非无菌区。
身体位置		①操作者身体应与无菌区保持一定的距离。②手臂应保持在腰部或治疗台面以上,不可跨越无菌区。

注:1. 无菌物品一经取出即使未用,也不可再放回无菌容器内。
　　2. 无菌物品怀疑被污染或已被污染,不可使用,应给予更换。

【护理记录】

1. 无菌干缸、无菌容器,开包后注明开启日期、时间并签名。
2. 铺好的无菌盘注明铺盘日期、时间并签名。

【风险防范】

感染。

1. 原因:操作过程中未严格执行无菌技术操作原则;患者免疫力低下。
2. 临床表现:操作过程中未严格执行无菌技术操作原则,导致患者局部出现红、肿、热和疼痛,严重者出现高热、畏寒、谵妄等。
3. 预防

（1）严格遵守无菌技术操作原则,严禁使用不合格的无菌物品,明确无菌物品和非无菌物品,操作时手不可触及无菌面。

（2）取远处物品时,应连同无菌镊缸一起移到物品旁使用,无菌持物钳不能夹取未灭菌的物品,禁止夹取油纱布。

（3）保持无菌物品的无菌状态,使用无菌容器时,不可污染容器盖的内面、容器的边缘及内面。

（4）无菌物品一旦被污染或怀疑被污染,不得继续使用,应立即重新更换。戴手套后和发现有破损,应立即更换。

4. 处理

（1）严密观察患者的症状、体征,遵医嘱进行对应处理。

【案例思考】

门诊换药室,医生需要给手外伤患者行清创术,由张护士负责准备所需用物及操作配合。

请思考: ①张护士需要准备哪些无菌物品？②医生在为患者清创时,需要求张护士配合倒取生理盐水。治疗台上放置有一瓶已开启的生理盐水溶液,张护士应该怎样正确倒取？③在医生清创过程中,张护士多次向无菌盘内投放无菌纱布,最后一包只取出1块,剩余的无菌纱布应如何处置？

四 生命体征测量技术

（一）测体温、脉搏、呼吸

【操作目的】

1. 判断生命体征有无异常。
2. 动态监测生命体征变化,了解病情。
3. 协助诊断,为预防、治疗、康复、护理提供依据。

【相关理论】

1. 成人各部位测得的体温正常范围如下：口温，36.3～37.2 ℃；肛温，36.5～37.7 ℃；腋温，36～37 ℃。体温受许多生理因素的影响而波动，如昼夜、年龄、性别、环境温度、活动、饮食等。

2. 正常成人在安静状态下脉率为60～100次/min。脉率受年龄、性别、体重、情绪、活动、药物及疾病影响。

3. 正常成人安静下呼吸频率为16～20次/min，节律规则，呼吸运动均匀无声且不费力。呼吸受年龄、性别、活动、情绪、血压、环境温度、疾病等影响。

【用物准备】

水银体温计，医用电子额温枪，秒针手表，酒精棉片，含消毒液纱布，弯盘，速干手消毒剂，PDA，笔，记录本，听诊器（必要时）。

【操作流程】

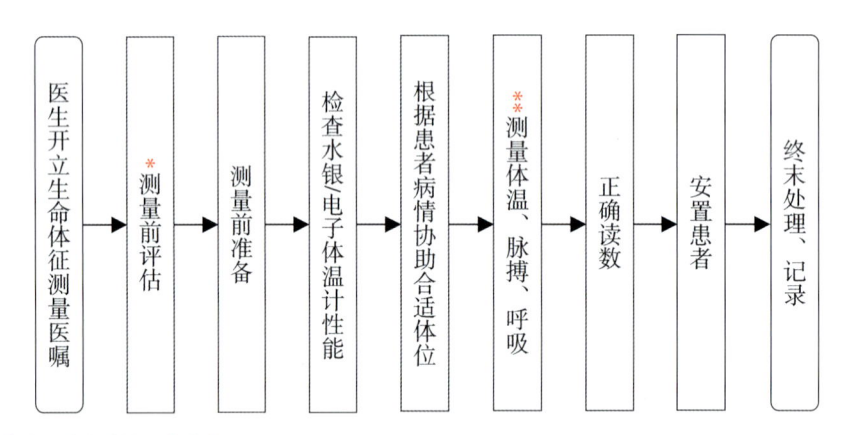

医生开立生命体征测量医嘱 → *测量前评估 → 测量前准备 → 检查水银电子体温计性能 → 根据患者病情协助合适体位 → **测量体温、脉搏、呼吸 → 正确读数 → 安置患者 → 终末处理、记录

注：*越多代表此步骤关键程度越高。

【操作细则】

项目	操作步骤	步骤解释说明
操作前评估	1. 双人核对医嘱。 2. 床旁正确识别患者身份。 3. 评估患者一般情况，根据病情选择合适的测量方法。 4. 向患者解释测量生命体征的目的、方法、注意事项、配合要点。	● 患者病情、营养状况、意识状态、年龄、合作程度。 ● 询问患者30 min内有无进食冷热饮，有无行冷热敷、洗澡、坐浴、灌肠、剧烈活动、情绪激动，有无使用镇静剂或洋地黄类药物。
护士准备	1. 着装整洁，仪表符合要求。 2. 规范洗手，戴口罩。 3. 准备用物，物品摆放合理。 4. 检查物品质量。	● 七步洗手法。 ● 检查水银体温计是否完好，将水银柱甩至35.0 ℃以下；额温枪性能是否完好，用酒精棉片消毒额温枪头部。

项目	操作步骤	步骤解释说明
操作过程	1. 携用物至患者床旁,核对患者身份。 2. 向患者解释,取得配合。 3. 取舒适体位,暴露测量部位。 4. 卫生手消毒。 5. 测量体温 △额温 (1)按压额温枪开关。 (2)调节模式为体温模式。 (3)对准患者眉心距离 3~5 cm 即可按键测量,1 s 后体温计发出蜂鸣提示音读取温度值(详见【操作要点】)。 △腋温 (1)擦干患者腋下汗液,将体温计水银端放于患者腋窝深处并贴紧皮肤(详见【操作要点】)。 (2)协助患者屈臂过胸夹紧,防止体温计滑脱,测量时间为 10 min。 (3)卫生手消毒,按规定时间取出体温计,并用含消毒液纱布擦拭后读取体温数(详见【操作要点】)。 6. 测量脉搏、呼吸 (1)将示指、中指、环指的指端按在患者桡动脉上,压力适中,以能清楚测得脉搏搏动为宜(详见【操作要点】)。 (2)正常脉搏测 30 s,乘以 2。 (3)正常呼吸测 30 s,乘以 2(详见【操作要点】)。 7. 告知患者测量结果,并对结果进行记录。 8. 整理患者衣服、床铺,协助患者取舒适体位,询问患者的需求。	• 采取查看床头卡、反问式询问、核对腕带(或使用 PDA 扫码)确认患者身份。患者的身份查对不少于两种(姓名、性别、年龄等)独立的核对标识,严禁将床号作为身份查对的唯一标识。 • 为偏瘫患者测量时应选择健侧肢体。测量体温前 30 min 应避免运动、进食、冷热饮、洗澡、坐浴、灌肠。 • 小儿及昏迷患者测腋温时要守护在旁,以防体温计脱落或损坏。 • 体温与病情不符者需要重新测量。 • 测量时注意脉律、脉搏强弱等情况。 • 发现不规则者需测 1 min。短细脉测量时须 2 名护士同时测量,一人测心率,另一人测脉搏。由听心率者发出"始""停"口令,计时 1 min。 • 保持测量脉搏姿势不动,观察患者胸廓或腹部起伏。
整理用物	1. 整理用物,消毒体温计。 2. 规范洗手。 3. 电脑端或 PDA 录入。	• 水银体温计用酒精浸泡 30 min 后取出晾干备用。 • 七步洗手法。

【操作要点】

项目	图示	说明
测额温		①额温枪对准额头正中（眉心上方）。②保持距离3~5 cm。③额温枪勿直接接触额头。④测量部位不能有毛发遮挡。
测腋温		体温计水银端放于患者腋窝深处并贴紧皮肤。
		读数值：①面向光源。②手持体温计尾端，即避开水银柱的一端。③眼睛与体温计保持同一水平。
测脉搏		①定位：示指、中指、环指的指端按在桡动脉处。②力度：适中、能清楚测得脉搏搏动。

项目	图示	说明
测呼吸		①将手放于患者的诊脉部位似诊脉状。②眼睛观察患者胸廓或腹部起伏。

【护理记录】

记录测量时间,体温、脉搏、呼吸数值,患者的反应。

【风险防范】

测得数值失真。

1. 原因:患者在测量前 30 min 有剧烈运动;测量手法不正确;测量时间不足;选择患侧上肢进行测量。

2. 预防及处理

(1)取得患者配合,测量前避免干扰因素,如半小时内避免进食过冷、过热的食物,避免剧烈运动。

(2)规范脉搏、呼吸的测量方法,如脉律不规则需测 1 min,如为脉搏短绌则需两名护士同时测心率和脉率。

(3)发现测量数据与患者病情不符需重新测量。

【案例思考】

患者陈某,男,48 岁。因上呼吸道感染引起高热入院。患者发热,呼吸、脉搏快,遵医嘱给予生命体征测量。

请思考:①为该患者进行测量前应评估哪些内容?②护士在为该患者测腋温时应注意什么问题?③护士在为该患者测呼吸时应注意什么问题?

(二)测血压(上臂式电子血压计)

【操作目的】

1. 判断血压有无异常。
2. 动态监测血压变化,间接了解循环系统的功能状况。
3. 协助诊断,为预防、治疗、康复、护理提供依据。

【相关理论】

1. 成人安静状态下收缩压为 90~139 mmHg(1 mmHg≈0.133 kPa),舒张压为 60~89 mmHg,脉压为 30~40 mmHg。

2. 正常血压受年龄、性别、昼夜节律、运动、环境、体型、情绪等影响。此外,吸烟、饮酒、服用药物、疾病对血压有一定的影响。

3. 血压监测应在患者平静时进行,遵循四定的原则:定时间、定体位、定部位、定血压计。

【用物准备】

上臂式电子血压计,臂托(必要时),听诊器(必要时),PDA,速干手消毒剂,笔,记录本。

【操作流程】

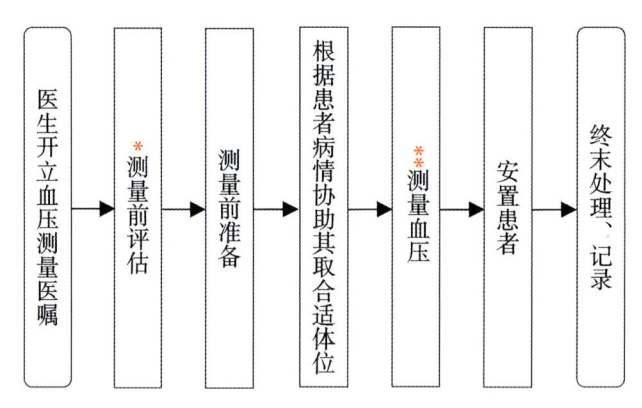

医生开立血压测量医嘱 → *测量前评估 → 测量前准备 → 根据患者病情协助其取合适体位 → **测量血压 → 安置患者 → 终末处理、记录

注:*越多代表此步骤关键程度越高。

【操作细则】

项目	操作步骤	步骤解释说明
操作前评估	1. 双人核对医嘱。 2. 正确识别患者身份。 3. 评估患者一般情况。 4. 向患者及家属解释测量血压的目的、方法、注意事项及配合要点。 5. 评估室温适宜,光线充足,环境安静、舒适。	● 患者年龄、病情、意识、治疗情况、既往血压状况、服药情况、心理状态及合作程度。 ● 测量部位有无创伤、手术、炎症、偏瘫及功能障碍。 ● 测血压前,患者应至少安静休息 5 min,30 min 内禁止吸烟或饮咖啡,要求排空膀胱。
护士准备	1. 着装整洁,仪表符合要求。 2. 规范洗手,戴口罩。 3. 准备用物,物品摆放合理。 4. 检查电子血压计的橡胶管有无老化、漏气,袖带的宽窄是否适合患者。	● 七步洗手法。 ● 袖带过宽,血压偏低;袖带过窄,血压偏高。
操作过程	1. 携用物至患者床旁,核对患者身份。 2. 解释操作目的,取得配合。 3. 协助患者取坐位或卧位,使肱动脉位置与心脏在同一水平。坐位时平第 4 肋间,卧位时平腋中线(详见【操作要点】1)。	● 采取查看床头卡、反问式询问、核对腕带(或使用 PDA 扫码)确认患者身份。患者的身份查对不少于两种(姓名、性别、年龄等)独立的核对标识,严禁将床号作为身份查对的唯一标识。 ● 手臂高于心脏水平,血压偏低;手臂低于心脏水平,血压偏高。

项目	操作步骤	步骤解释说明
操作过程	4. 协助患者脱去测量侧衣袖，或将衣袖卷至肩部，露臂，嘱患者肘部伸直，放平，手掌朝上。 5. 将血压计平放在患者上臂旁，驱尽袖带内空气。 6. 使袖带中部对准肘窝，下缘距肘窝上 2~3 cm，平整地缠于上臂，松紧以能放入一指为宜（详见【操作要点】2)。 7. 按"开始"键测量血压。 8. 等待电子血压计完全充气并自动快速放气后读取收缩压值、舒张压值、脉搏数值。 9. 告知患者测量结果，并记录。 10. 整理患者衣服、床铺，协助患者取舒适体位，卫生手消毒。	• 正确选择测量肢体：肢体外伤、手术、偏瘫患者选择健肢测量，一侧肢体输液患者选择对侧肢体。 • 袖带过紧，血压偏低；袖带过松，血压偏高。 • 听诊模式适用于儿童、脉率不齐的患者或者需要用听诊器确认柯氏音测量时，"听诊模式"时将听诊器置于肱动脉搏动最明显处。 • 根据电子血压计面板功能，如有听诊模式，按"模式开关"，选择"单次测量"或"听诊模式"。 • 如需重复测量应相隔 1~2 min，取 2 次读数的平均值记录。
整理用物	1. 整理物品，医疗废物分类处置。 2. 规范洗手。 3. 电脑端或 PDA 录入。	• 七步洗手法。

【操作要点】

1. 正确的测量姿势

体位	图示	说明
坐位		①椅子需有靠背。②患者背部靠椅挺直放松。③上臂高度平第4肋间。
仰卧位		①患者取仰卧位。②肱动脉位置与心脏在同一水平。③用小枕支托以使手臂与腋中线在同一高度。

2.袖带位置及缠绕松紧度

项目	图示	说明
位置		①袖带下缘应在肘窝上方 2~3 cm 处。②袖带上动脉标识放置于上臂肱动脉的上方。
松紧度		松紧以伸进去一横指为宜。

注:1.测量血压时应选用大小合适的袖带,袖带气囊至少应覆盖80%的上臂周径。
   2.肥胖者或臂围大者(>32 cm)应使用大规格气囊袖带,儿童选用儿童袖带。

【护理记录】

记录测量时间,血压数值,患者的反应。

【风险防范】

测量数值失真会导致病情掩盖。

1.原因:患者在测量血压前30 min有剧烈运动;测量体位、部位不正确;测量袖带大小、松紧不合适;血压计电量不足。

2.预防

(1)测血压前,患者应至少坐位安静休息5 min,30 min内禁止吸烟或饮咖啡,要求排空膀胱。

(2)取合适体位。

(3)选择合适的测量工具。袖带大小、松紧度适宜。

(4)检查电子血压计功能是否完好。

(5)做好心理护理,与患者有效沟通。

(6)规范血压的测量方法。

3.处理:重新评估测量工具和测量方法;寻找测量值与病情不符的原因;必要时重新测量。

【案例思考】

患者张某,男,24岁,高血压1年余,右侧肢体功能障碍,体型偏胖。

请思考:①为该患者测量血压前应评估哪些内容?②选择袖带时应注意什么?③我们应如何选择测量部位?

五　标本采集法

【操作目的】

根据病情需要,正确选择检验项目以协助明确诊断,推测病情进展,制订治疗措施,观察病情。

【相关理论】

1. 标本采集(specimens collection)是指根据检验项目的要求采集患者的血液、体液(如胸腔积液、腹水)、排泄物(如尿、粪)、分泌物(如痰、鼻咽部分泌物)、呕吐物和脱落细胞(如食管、阴道)等标本,通过物理、化学或生物学的实验室检查技术和方法进行检验,作为疾病的判断、治疗、预防及药物监测、健康状况评估等的重要依据。

2. 各种标本的采集

(1)血液是由血细胞和血浆两部分组成,在体内通过循环系统与机体所有的组织、器官发生联系,在维持机体的新陈代谢、内外环境的平衡以及功能调节等方面起着重要的作用。血液的采集包括毛细血管采集法、静脉血标本采集法、动脉血标本采集法。

(2)尿液检验是临床上最常用的检测项目之一,主要用于泌尿生殖系统、肝胆疾病、代谢性疾病(如糖尿病)及其他系统疾病的诊断和鉴别诊断、治疗监测与健康普查。尿标本分以下几种:常规标本(如晨尿、随机尿等)、12 h 或 24 h 标本及培养标本。

(3)粪便标本的检验结果可有效评估患者的消化系统功能,为协助诊断、治疗疾病提供可靠依据。采集粪便标本的方法因检查目的不同而有差别。粪便标本分 4 种:常规标本、细菌培养标本、隐血标本和寄生虫及虫卵标本。

(4)痰液是气管、支气管和肺泡所产生的分泌物,正常情况下分泌很少。痰液的主要成分是黏液和炎性渗出物。临床上常用的痰液标本检查分为常规痰标本、痰培养标本、24 h 痰标本 3 种。

(5)咽拭子细菌培养能分离出致病菌,有助于白喉、化脓性扁桃体炎、急性咽喉炎等的诊断。

3. 特殊标本的采集

(1)血培养:患者寒战或发热初起时,在抗生素应用之前采集最佳。

(2)促肾上腺皮质激素及皮质醇节律:生理分泌有昼夜节律性,常规采血时间点为 08:00、16:00 和 24:00。

(3)女性性激素:生理周期的不同阶段有显著差异,采血日期需遵医嘱,采血前与患者核对其生理周期。

(4)药物浓度监测:具体采血时间需遵医嘱,采血前与患者核对末次给药时间。

(5)口服葡萄糖耐量试验:试验前 3 d 正常饮食,试验日先空腹采血,随后将 75 g 无水葡萄糖溶于 300 mL 温水中,在 5 min 内喝完。从服第一口糖水时计时,遵医嘱按时间点采血。

(6)血液疟原虫检查:最佳采血时间为患者寒战发作时。

【用物准备】

1. 血标本采集:治疗盘,无菌治疗巾,一次性垫巾,条形码标签,检验申请单,医用棉签,一次性密闭式双向采血针(蝶形针),真空采血管,止血带,检查手套,皮肤消毒剂,速干手消毒剂,PDA,锐器盒,医疗废物桶,生活垃圾桶。

2. 尿标本采集:检验申请单,条形码标签,无菌标本容器,导尿包(必要时),无菌生理盐水,一次性尿常规容器,检查手套或无菌手套,便器(必要时),集尿瓶,防腐剂,一次性注射器(必要时),速干手消毒剂,PDA,医疗废物桶,生活垃圾桶。

3. 粪标本采集:检验申请单,条形码标签,检查手套,检便盒/无菌培养容器,清洁便盆/消毒便盆,透明塑料薄膜或软黏透明纸拭子,速干手消毒剂,PDA,医疗废物桶,生活垃圾桶。

4. 痰标本采集:检验申请单,条形码标签,吸痰用物(吸引器、吸痰管),痰盒/无菌痰盒,检查手套,一次性集痰器,漱口液,防腐剂,速干手消毒剂,PDA,医疗废物桶,生活垃圾桶。

5. 咽拭子采集:检验申请单,条形码标签,压舌板,无菌咽拭子培养试管,无菌生理盐水,检查手套,手电筒,速干手消毒剂,PDA,医疗废物桶,生活垃圾桶。

【操作流程】

1. 血标本采集

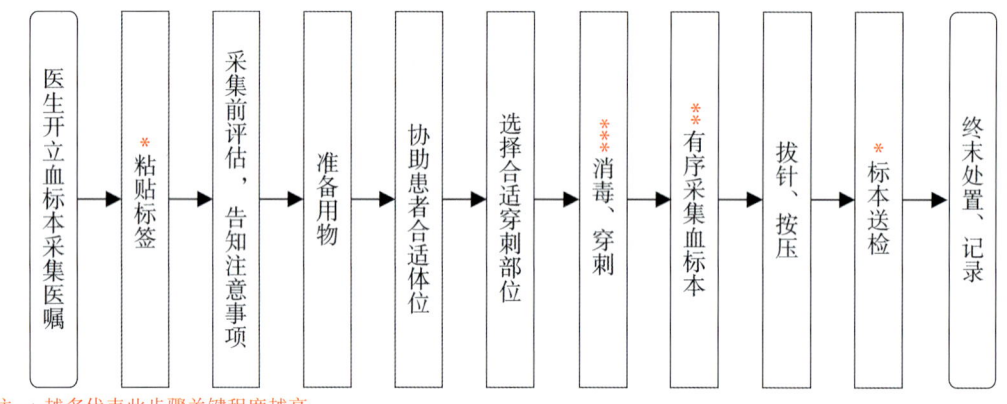

医生开立血标本采集医嘱 → *粘贴标签 → 采集前评估,告知注意事项 → 准备用物 → 协助患者合适体位 → 选择合适穿刺部位 → ***消毒、穿刺 → **有序采集血标本 → 拔针、按压 → *标本送检 → 终末处置、记录

注:*越多代表此步骤关键程度越高。

2. 尿/粪标本采集

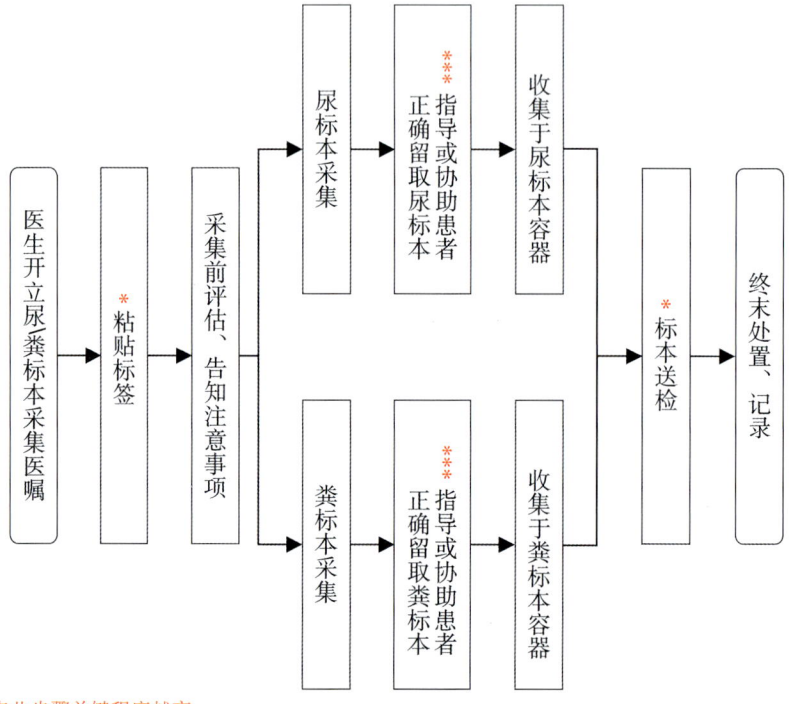

医生开立尿/粪标本采集医嘱 → *粘贴标签 → 采集前评估,告知注意事项 → 尿标本采集 → ***指导或协助患者正确留取尿标本 → 收集于尿标本容器 → *标本送检 → 终末处置、记录

粪标本采集 → ***指导或协助患者正确留取粪标本 → 收集于粪标本容器 →

注:*越多代表此步骤关键程度越高。

3. 痰标本采集

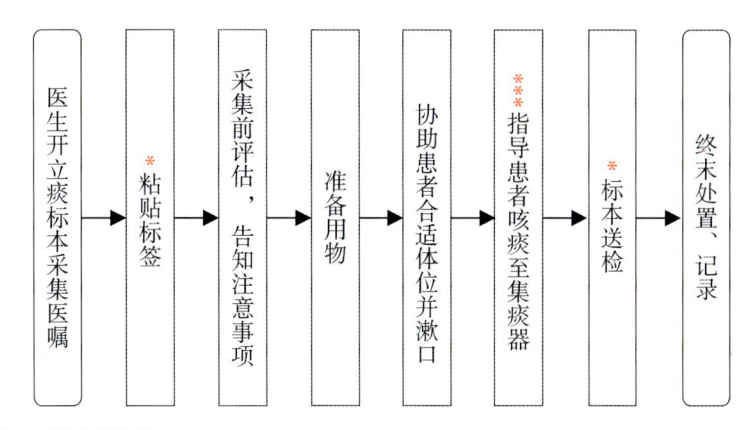

医生开立痰标本采集医嘱 → *粘贴标签 → 采集前评估，告知注意事项 → 准备用物 → 协助患者合适体位并漱口 → ***指导患者咳痰至集痰器 → *标本送检 → 终末处置、记录

注：*越多代表此步骤关键程度越高。

4. 口/鼻咽拭子标本采集

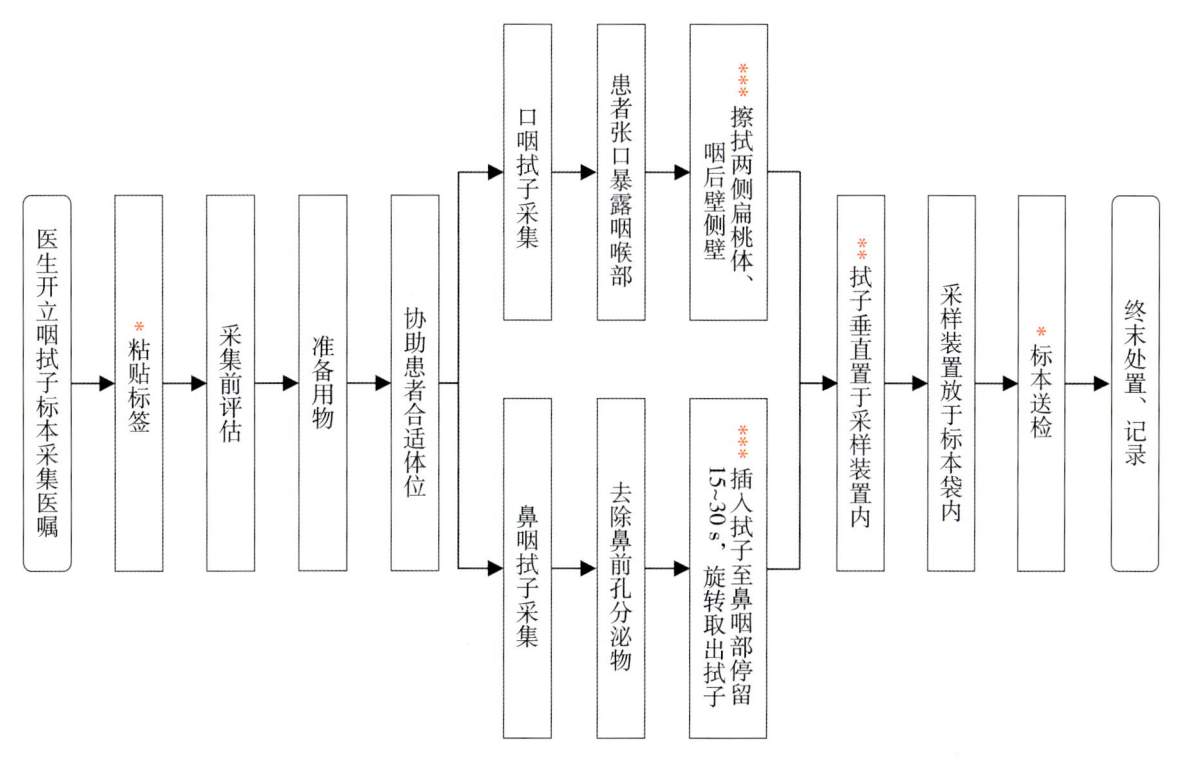

医生开立咽拭子标本采集医嘱 → *粘贴标签 → 采集前评估 → 准备用物 → 协助患者合适体位 →

- 口咽拭子采集 → 患者张口暴露咽喉部 → ***擦拭两侧扁桃体、咽后壁侧壁
- 鼻咽拭子采集 → 去除鼻前孔分泌物 → ***插入拭子至鼻咽部停留15~30 s，旋转取出拭子

→ **拭子垂直置于采样装置内 → 采样装置放于标本袋内 → *标本送检 → 终末处置、记录

注：*越多代表此步骤关键程度越高。

【操作细则】

项目	操作步骤	步骤解释说明
操作前评估	1. 双人核对医嘱、检验申请单（或医嘱执行单）、标签（或条形码）及标本容器（或真空采血管），无误后贴标签（或条形码）于标本容器（或真空采血管）外壁上。 2. 床旁正确识别患者身份。 3. 向患者解释操作目的、方法及配合事项。 4. 评估患者病情、治疗情况（如血培养标本要评估抗生素使用情况）、意识状态、肢体活动情况、配合程度、沟通能力、自理能力、静脉血管穿刺部位情况等。	• 询问、了解患者是否按照要求进行采血前准备，例如是否空腹、有无使用抗生素等。
护士准备	1. 着装整洁，仪表符合要求。 2. 规范洗手，戴口罩。 3. 准备用物，物品摆放合理。 4. 检查标本采集用物的质量及有效期。	• 根据患者病情、可能发生的职业暴露，选择合适防护用品，按流程正确穿戴。 • 七步洗手法。
操作过程	1. 携用物至患者床旁处，再次识别患者身份，核对医嘱。 2. 向患者解释操作目的、方法及配合要点。 3. 协助患者取舒适体位。 4. 卫生手消毒。 5. 采集标本 △血标本采集（真空采血法） (1) 选择静脉：选择合适的静脉，将一次性垫巾置于穿刺部位下，扎止血带时，嘱患者握拳，使静脉充盈。卫生手消毒。 (2) 消毒皮肤：常规消毒皮肤，直径不少于 5 cm，待干，按静脉注射法系止血带，第二次消毒。 (3) 二次核对：依据检验申请单再次查对患者的床号、姓名、住院号及腕带，核对检验申请单、检验标签、标本容器是否一致。 (4) 穿刺：戴手套，取下真空采血针护针帽，手持采血针，按静脉注射法行静脉穿刺。 (5) 采血：手持采血针，按静脉采血术将针头刺入静脉。见回血，固定针柄，将采血针另一端刺入真空管，采血至需要量。 1) 血清标本：血液顺管壁缓慢注入干燥采血管内。 2) 全血标本：采血至标本需要量后，立即颠倒混匀，使血液和抗凝剂混匀（详见【操作要点】1）。 (6) 拔针、按压：抽血毕，嘱患者松拳，迅速拔出针头，用干棉签按压局部 1～2 min 或至不出血为止（详见【操作要点】1）。取下一次性治疗巾。 (7) 操作后再次查对。 (8) 脱手套，卫生手消毒。 (9) 协助患者舒适体位，整理床单位。 (10) 标本及时送检。	• 采取查看床头卡、反问式询问、核对腕带（或使用 PDA 扫码）确认患者身份。患者的身份查对不少于两种（姓名、性别、年龄等）独立的核对标识，严禁将床号作为身份查对的唯一标识。 • 通常采用四肢浅静脉、颈外静脉、股静脉。 • 消毒剂发挥作用需与皮肤保持接触至少 30 s，待自然干燥后穿刺。嘱患者握拳。 • 操作中查对。 • 保持针尖斜面向上，使采血针与穿刺点呈 30°左右刺入静脉。 • 成功穿刺入静脉后，可在静脉内沿其走向继续推进一些，保持采血针在静脉内的稳定。 • 防溶血，勿将泡沫注入，避免振荡，以免红细胞破裂溶血。 • 注意采集顺序（详见【操作要点】1）。 • 防止血液凝固。 • 宜在采集第一管血时松开止血带。 • 注意穿刺部位皮肤有无血肿及出血，如有及时呼叫处理。 • 操作后查对。 • 及时送检以免影响检测结果。

项目	操作步骤	步骤解释说明
操作过程	△血培养标本采集 (1)准备血培养瓶:去除血培养瓶塑料瓶盖,切勿打开金属封口环和胶塞。 (2)消毒血培养瓶:使用75%酒精消毒血培养瓶瓶塞,自然干燥60 s。 (3)评估选定静脉穿刺部位:选择合适的静脉,将一次性垫巾置于穿刺部位下。 (4)消毒皮肤:常规消毒皮肤,直径6~7 cm,待干,嘱患者握拳。 (5)再次核对。 (6)穿刺、抽血:戴手套,在穿刺部位上方6 cm处扎紧止血带。持一次性采血针行静脉穿刺,将血液注入瓶内,观察血量刻度,留取所需血量。注入顺序详见【操作要点】1。 (7)拔针、按压:抽血毕,嘱患者松拳,迅速拔出针头,用干棉签按压局部2~3 min。 (8)轻轻颠倒混匀血培养瓶以防血液凝固,标本及时送检。 △尿液标本采集 (1)尿常规标本 1)能自理的患者,嘱其先洗手、清洗会阴部及尿道口再给予标本容器。嘱其将晨起未进食和运动之前收集的第一次尿留于容器内(前段尿排入便盆或马桶,收集中段尿到未污染的容器中,多余尿液排入便盆或马桶),除测定尿比重需留100 mL以外,其余检验留取10 mL即可。 2)行动不便的患者,协助患者在床上使用便器,收集尿液于标本容器中。 3)留置导尿的患者,于集尿袋下方引流孔处打开橡胶塞收集尿液。 (2)12 h或24 h尿标本 1)将检验申请单标签或条形码贴于集尿瓶上,注明留取尿液的起止时间。 2)留取12 h尿标本,嘱患者于19:00排空膀胱后开始留取尿液至次晨7:00留取最后一次尿液;若留取24 h尿标本,嘱患者于7:00排空膀胱后,开始留取尿液,至次晨7:00留取最后一次尿液(详见【操作要点】2)。 3)请患者将尿液先排在便器内,然后再倒入集尿瓶内。 4)留取最后一次尿液后,将12 h或24 h的全部尿液盛于集尿瓶内,测总量,记录于检验单上。 (3)尿培养标本 1)中段尿留取法:①屏风遮挡,协助患者取坐位或平卧位,放好便器。②护士戴手套,协助(或按要求)成年男性和女性分别用肥皂水或清水清洗外阴后,分开阴唇(女性)、缩回包皮(男性),开始排尿;排出几毫升后,不停止尿流,采集中段尿液5~10 mL盛于带盖的无菌容器内送检。	● 常规血培养应该包括至少1个需氧培养瓶和1个厌氧培养瓶,称为"1套血培养"。 ● 血培养标本在使用抗生素前采集。采用双侧穿刺、每侧1套,切忌在静脉输液侧肢体采集血培养。 ● 临床采血量:婴儿为1~3 mL,幼儿为3~5 mL,成人为8~10 mL。 ● 对亚急性细菌性心内膜炎患者,为提高培养阳性率,采血10~15 mL。 ● 采集过程中应保持培养瓶直立放置,位置低于患者手臂。 ● 宜在采集第一瓶血时松开止血带。 ● 2 h内送至实验室,如不能送检应将血培养瓶置于室温下,切勿冷藏或冷冻。 ● 新鲜晨尿较浓缩,条件恒定,便于比对,且未受饮食的影响,检验结果比较准确。 ● 交给患者的尿液收集容器应贴有标签,并要求核对患者姓名。 ● 指导患者留取标本后,将容器盖好,防止尿液外溢。 ● 注意使用屏风遮挡、保护患者隐私。 ● 婴儿或尿失禁的患者可使用尿套或尿袋协助其收集。 ● 必须在医嘱规定时间内留取,不可多或少于12 h或24 h,以得到正确的检验结果。 ● 根据检验要求在尿中加防腐剂(于第一次尿液倒入后添加防腐剂)。 ● 充分混匀,从中取适量(一般为20~50 mL)于干燥有盖容器内立即送检,余尿弃去。 ● 中段尿液标本不能进行厌氧菌培养,仅在临床医生申请时进行厌氧菌培养。 ● 应在患者膀胱充盈时进行。 ● 严格无菌操作,以免污染尿液。

项目	操作步骤	步骤解释说明
操作过程	2) 导尿术留取法：按导尿术要求分别清洁、消毒外阴、尿道口，按照导尿术引流尿液，见尿后弃去前段15 mL尿液，接中段尿5~10 mL于无菌试管内送检。 3) 留置导尿管留取法：夹住导尿管10~20 min后，用75%酒精消毒导管采样部位，用注射器无菌采集5~10 mL尿液，将尿液转入带盖无菌容器（详见【操作要点】2）。 4) 操作后处理：再次查对医嘱和标本，标本密封后及时送检。 △ 粪标本采集 (1) 常规标本 1) 嘱患者排便于清洁便盆内。 2) 用棉签或检便匙取脓、血、黏液部分或粪便表面、深处及粪端多处取材约5 g新鲜粪便，置于检便盒内送检（详见【操作要点】3）。 (2) 培养标本 1) 嘱患者排便于消毒便盆内。 2) 用无菌棉签取黏液脓血部分或中央部分粪便2~5 g置于无菌培养容器内，盖紧瓶塞送检。 (3) 寄生虫及虫卵标本 1) 检查寄生虫卵：嘱患者排便于便盆内，用棉签或检验匙取不同部位带血或黏液部分5~10 g送检。 2) 检查蛲虫：用透明塑料薄膜或软黏透明纸拭子于24:00或清晨排便前，于肛门周围皱襞处拭取标本，并立即送检。 3) 检查阿米巴原虫：将便器加温至接近人的体温，排便后，将标本在30 min内连同便器送检。 (4) 隐血标本：按常规标本留取（详见【操作要点】3）。 (5) 再次查对医嘱和标本。 (6) 操作后处理用物常规消毒处理。 (7) 及时送检。 △ 痰培养标本采集 (1) 标本采集 1) 自然咳痰法：①晨痰最佳，先用朵贝氏液再用冷开水洗漱，清洁口腔和牙齿；②深吸气后再用力咳出呼吸道深部的痰液于无菌容器中，痰量不得少于1 mL；③痰咳出困难时可先雾化吸入生理盐水，再咳出痰液于无菌容器中（详见【操作要点】4）。	• 危重、昏迷或者尿潴留患者可通过导尿术留取尿培养标本。申请单上注明标本采集自留置尿管内。 • 不可采集尿液收集袋中的尿液送检，申请单上注明标本采集自留置尿管内。 • 保证检验结果的准确性。 • 排便时避免尿液排出，以免影响检测结果。 • 防止粪便干燥。 • 保证检验结果准确。 • 细菌检验用标本应全部无菌操作并收集于无菌容器内避免交叉感染。 • 血吸虫孵化检查或服用驱虫药后，应留全部粪便。 • 蛲虫常在午夜或清晨爬到肛门处产卵，将透明胶带贴于肛门周围处可取样。取下并将已粘有虫卵的透明胶带面贴在载玻片上或将透明胶带对合，立即送检验室做显微镜检查。有时需要连续采集数天。 • 保持阿米巴原虫的活动状态，防止阿米巴原虫死亡。在收集标本前几天，不应给患者服钡剂、油质或含金属的泻剂，以免金属制剂影响阿米巴虫卵或胞囊的显露。 • 无菌操作，防止污染。 • 无力咳嗽或不合作者，可使用一次性集痰器收集痰液。

项目	操作步骤	步骤解释说明
操作过程	2)小儿取痰法:用弯压舌板向后压舌,将无菌拭子探入咽部,小儿因压舌板刺激引起咳嗽,喷出的肺或气管分泌物粘在拭子上即可送检。 (2)操作后处理:再次查对医嘱和标本,标本密封后及时送检。 △口咽拭子标本采集 (1)标本采集:洗手、戴手套,嘱被采集者打开口腔,头稍后仰(约30°),发"啊"长音,用生理盐水湿润拭子后,深入被采集者的咽后壁、两侧咽扁桃体隐窝、侧壁等处。反复擦拭3~5次,充分接触黏膜(详见【操作要点】5)。 (2)核对:再次确认被采集者信息无误,将拭子没入采集管内,拭子前端棉棒切忌碰触试管边缘及外壁(详见【操作要点】5)。 (3)脱手套,规范洗手。 (4)标本密封后及时送检。 △鼻咽拭子标本采集 (1)标本采集 1)请患者头部保持不动,去除鼻前孔中表面的分泌物。 2)洗手、戴手套,通过鼻腔轻缓插入拭子至鼻咽部。 3)当遇到阻力即到达后鼻咽后,停留数秒(一般15~30 s)吸取分泌物,轻轻旋转3~5周取出拭子,把拭子置于转运培养基中。 4)用于病毒学检验的拭子,将拭子头浸入病毒运送液,尾部弃去,旋紧管盖。 5)用于细菌学检验的拭子,将拭子插回采样装置或适宜的转运装置中。 (2)核对:再次确认被采集者信息无误。 (3)脱手套,规范洗手。 (4)标本密封后及时送检。	● 留取量:细菌培养是留取量>1 mL;真菌培养时留取量2~5 mL;分枝杆菌培养时留取量5~10 mL;寄生虫检查时留取量3~5 mL。 ● 暴露咽喉部,必要时可使用压舌板压住舌部。动作敏捷而轻柔,以防呕吐。采集真菌培养时,须在口腔溃疡面取分泌物。 ● 擦拭期间如患者出现恶心的情况,须暂停操作,取出拭子(切勿污染)。 ● 将口咽拭子标本连同检验申请单立即送检。 ● 不推荐鼻咽拭子做普通细菌培养,特殊细菌除外,如百日咳鲍特菌、脑膜炎球菌。 ● 鼻咽拭子不能用于检验鼻窦炎的病原菌。 ● 拭子前端棉棒切忌碰触试管边缘及外壁。
整理用物	1. 整理物品,医疗废物分类处置。 2. 规范洗手。 3. 记录护理单。	● 整理治疗车,先上层再下层。 ● 七步洗手法。 ● 必要时记录。

【操作要点】

1. 血标本采集

项目	图示	说明
按静脉注射法进行静脉穿刺，采血		①血液顺利流入第一个采血管时，即可立即松开止血带，止血带使用时间不宜超过 1 min。②采血结束，先拔出真空管内针头，再拔去穿刺处针头，局部按压 1~2 min。
抗凝剂采血管：采集后立即混匀		①血标本采集后立即轻轻旋转摇动采血管，使血液和抗凝剂混匀。②颠倒采血管 5~8 次，避免剧烈摇动造成溶血。
采集顺序：血培养瓶→抗凝管→干燥采血管		同时抽取不同种类的血标本时，真空采血方法：蓝帽→黄帽→红帽→绿帽→紫帽。
临床常用的血培养瓶：A. 需氧瓶；B. 厌氧瓶；C. 需氧瓶；D. 厌氧瓶；E. 儿童瓶。		血培养采血顺序如下。①蝶形针采血：需氧瓶→厌氧瓶。②注射器采血：血量充足时，厌氧瓶→需氧瓶；血量不足时，需氧瓶→厌氧瓶。

2. 尿标本采集

项目	图示	说明
留取晨起中段尿		①晨尿浓度较高，未受饮食的影响，留取中段尿可避免尿液污染。②嘱患者排尿时，弃去前段尿，接取中段尿液 5~10 mL。
婴儿或尿失禁患者可用尿套或尿袋协助收集尿液		使用注射器在集尿袋采集口处收集尿液。
留取 12 h 或 24 h 尿标本		将 12 h 或 24 h 的全部尿液盛于集尿瓶内，加入防腐剂充分混匀，测总量并记录，留取 10 mL 送检。

注：常用防腐剂及用法如下。①甲醛：每 100 mL 尿液加入 400 g/L 的甲醛，可防腐和固定尿中有机成分。②浓盐酸：每升尿加入 10 mL 浓盐酸，可保持尿液在酸性环境中，防止尿中激素被氧化。③甲苯：每 100 mL 尿液加入 0.5 mL 的甲苯，可保持尿中化学成分不变。④硼酸：每升尿加入 10 g 硼酸，可抑制细菌生长。⑤碳酸钠：24 h 尿中加入约 4 g 碳酸钠，具有化学防腐作用。

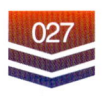

3. 粪标本采集

项目	图示	说明
正确留取粪标本		①用检便匙取中央部分或黏液脓血部分约 5 g。②避免排便时尿液排出，大、小便混合尽量多处取标本，以提高检验阳性率。
隐血试验饮食要求		①粪便标本留作隐血试验时，前 3 d 禁食肉类及动物血并禁止服用铁剂及维生素 C。②检查前进食较多含铁食物会造成粪便隐血试验假阳性，影响检测结果的准确性。

4. 痰标本采集

项目	图示	说明
留取时间		①痰液留取时一般于清晨用清水漱口后留取，清水漱口以去除口腔中杂质。②痰培养标本采集时，先用漱口液漱口，再用清水漱口。
留取方法		①深呼吸数次后用力咳出气管深处的痰液置于无菌痰盒中，至少 5~6 口痰（约 5 mL 左右），切忌碰触痰盒边缘，室温送检。②如痰液不易咳出，可配合雾化吸入等方法。③无菌操作，防止痰液被污染。

项目	图示	说明
集痰器收集法		①无力咳痰者,使用集痰器留取痰液。②一次性集痰器一端连接吸引器,一端直接吸痰。

5. 口咽拭子标本采集

项目	图示	说明
采集部位:暴露咽喉部		①必要时用压舌板轻压舌部,充分暴露采集部位。②咽拭子应避免接触舌、口腔黏膜和唾液。
擦拭顺序为扁桃体→咽后壁		①擦拭两侧咽扁桃体隐窝、侧壁及咽后壁等处,反复擦拭3~5次,收集黏液细胞。②动作敏捷轻柔,避免在进食2h内取标本,以防呕吐。③擦拭时充分接触黏膜,擦拭期间如出现恶心的情况,须暂停操作,取出拭子(切勿污染)。
拭子放置方法		将标本垂直放置于采集管内。避免被污染。

【护理记录】

及时准确地记录患者采集标本的项目、特殊标本的采集方法及结果回示。

【注意事项】

1. 真空负压采血管类型及适用监测范围见表1-1。

表1-1 真空负压采血管类型及适用监测范围

采血管类型 (管盖颜色)	标本类型	添加剂	作用方式	适用监测范围	要求
无添加剂的采血管(红色)	血清	无	无	临床生化、临床免疫学监测	采集后不需要摇动
血清分离管(黄色)	血清	分离凝胶、血凝活化剂	促进血液凝固,凝胶分离血清	临床生化、临床免疫学监测	
肝素钠抗凝管(绿色)	血浆	肝素钠	灭活凝血因子Ⅹa、Ⅱa	血氨、血液流变学检测	
凝血管(蓝色)	全血	柠檬酸钠9∶1	螯合钙离子	凝血功能、血小板功能检测	采血后立即颠倒混匀
乙二胺四乙酸二钾($EDTAK_2$)抗凝管(紫色)	全血	乙二胺四乙酸二钾	螯合钙离子	血液学检测	

2. 采集标本前

(1)双标本管理制度:所有采集标本必须双人核对,并在执行单上签字。

(2)依据执行单检测项目准备采血管数量与种类,核对条形码上的患者信息,并正确粘贴于采血管上,标签沿试管管壁竖向粘贴,避免遮盖采血管刻度。

(3)采集前确认患者身份,用两种以上方式进行核实。

(4)采集标本前,检查标本采集器是否在有效期内,盖口是否松动,瓶身是否有裂痕。

(5)采集患者血药浓度标本前确认患者有无用药及最近一次用药时间。

(6)检验空腹项目前确认患者是否进食。

(7)对于输注成分代谢缓慢且严重影响检测结果(如脂肪乳剂)的宜在下次输注前采血。

(8)尿标本应用清洁、干燥的一次性容器,防止日照和污染,防止月经血、白带、精液等异物混入。

(9)粪标本留作隐血试验时,前3 d禁食肉类及动物血并禁止服用铁剂及维生素C。

(10)培养类标本应注意避免污染标本,影响检验结果。

3. 采集标本中

(1) 反问式核对患者的姓名、性别、年龄、床号等信息,持执行单查看患者床头卡及腕带信息,采集标本内容是否正确。使用PDA的医院,建议同时使用PDA扫描腕带及采血管。

(2) 避免在输液侧肢体采血,禁止从输血器端口放血留样。

(3) 监控血标本采集量,避免采集量的不足或过多,影响采集血与抗凝剂的比例。

(4) 病房患者宜采用卧位采血。体位对某些监测项目(如肾素、血管紧张素、醛固酮等)的检测结果有明显影响,需遵照医嘱要求的体位进行采血。

(5) 采血时正确操作,防止溶血。

(6) 特殊情况必须从静脉留置导管中采血时,对于凝血功能检测宜弃去最初的5 mL血液,于其他检测宜弃去最初的2倍管腔体积的血液。通常情况下,外周静脉留置针、中心静脉导管(CVC)、外周中心静脉导管(PICC)、中长线导管、输液港均弃去不少于2 mL血液。

4. 采集标本后

(1) 医疗废弃物按生物安全相关要求处理。

(2) 标本采集完毕后再次核对患者信息与标本情况,检查是否所有采血管均采集到足够的血液,血标本采集需要护士在申请单上双签字确认。

(3) 对于凝血功能差、血小板低及动脉采血的患者,根据患者的病情增加按压的范围及按压时间。

(4) 含有抗凝剂的采血管在血液采集后宜立即轻柔颠倒混匀5~8次,来回颠倒180°为1次(特殊情况下,混匀次数宜按照产品说明书的要求执行),使抗凝剂充分与血液混匀,以防止凝血。不可剧烈振荡混匀,以避免溶血。

(5) 采血完毕,拔出采血针,按压穿刺点1~2 min(止血功能异常的患者宜适当延长按压时间),直至出血停止。不宜屈肘按压,因为会增加额外的压力,导致出血、淤血、疼痛等情况的发生。如在正确按压止血的前提下出现血肿或出血持续时间超过5 min,可请临床医生对患者凝血功能进行评估及处理。对于已形成的血肿或淤青,24 h内可给予冷敷止血,避免该侧肢体提拎重物,24 h后可热敷以促进淤血吸收。

5. 血液标本采集后的保存和运送

(1) 标本在采集后应及时送检,不可放置过久,不同标本送检时间要求如下。①采样后须立即送检的项目:血氨、乳酸、脑脊液、血气分析(密封送检)、酸性磷酸酶、乳酸及各种细菌培养,特别是厌氧菌培养等。②采样后30 min内送检的项目:血糖、电解质、血液或体液细胞学等。③采样后1~2 h送检的常规项目:各种蛋白质、色素类、激素、脂类、酶类、抗原、抗体测定等。

(2) 血液标本在运送过程中,应保证采血管的密封性,将采血管保持在竖直、管塞向上的位置。被日光照射、摇晃、振荡、采血管破裂、延时送检等,都可能导致标本溶血,故标本应用密闭箱及时安全运送,运送箱要求密闭、避光、防水、防漏,箱内放置泡沫海绵,可有效缓冲振动。

【风险防范】

1. 患者晕厥

(1) 原因:低血糖、晕针。

(2) 临床表现:患者在采血过程中出现晕厥。

(3) 预防及处理:①立即停止采血,拔出采血针止血;②将患者置于平卧位,松开衣领;③如患者疑似空腹低血糖可予以口服糖水;④观察患者意识恢复情况及脉搏、呼吸、血压等生命体征,如生命体征不稳定,立即呼叫医生进行抢救。

2.疑似动脉、神经损伤

（1）原因：不慎穿刺到动脉、疑似穿刺到神经。

（2）临床表现：穿刺部位快速形成血肿或采血管快速充盈；患者感到在穿刺部位近端或远端有放射性的电击样疼痛、麻刺感或麻木感。

（3）预防及处理：①误入动脉立即终止采血并拔出采血针，按压采血部位 5~10 min，直至出血停止。如需要，可在其他部位进行静脉穿刺。②误伤神经立即终止采血并拔出采血针止血。必要时可请临床医生对患者神经损伤程度进行评估及处理。如需要，可在其他部位进行静脉穿刺。

【案例思考】

患者李某，男，25 岁，大量饮酒后黑便 2 d 入院，遵医嘱给予急查血常规、肾功能、电解质、凝血六项、血型等。

请思考：①采集血标本前应做好哪些评估？准备哪些用物？②标本采集的顺序是什么？③标本采集时的注意事项有哪些？

六 交叉配血标本采集

【操作目的】

1.根据医嘱正确采集标本，满足临床和检验要求。

2.避免输入不相容的血细胞，保证临床用血安全。

【相关理论】

1.交叉配血：主要是检查受血者与供血者的血液间有无可测的不相配合的抗原、抗体成分。

2.交叉配血试验包括直接交叉配血试验和间接交叉配血试验。

（1）直接交叉配血试验：用受血者血清和供血者红细胞进行配合试验，检查受血者血清中有无破坏供血者红细胞的抗体。检验结果要求绝对不可以有凝集或溶血现象。

（2）间接交叉配血试验：用供血者血清和受血者红细胞进行配合试验，检查供血者血清中有无破坏受血者红细胞的抗体。

直接交叉配血试验和间接交叉配血试验结果都没有凝集反应，即交叉配血试验阴性，为配血相合，方可进行输血。

3.适应证：因病情需要用血者；择期手术备血。

【用物准备】

治疗盘，无菌治疗巾，一次性垫巾，采血针，医用棉签，专用采血管，止血带，检查手套，条形码标签，血型申请单，专用试管架，皮肤消毒剂，速干手消毒剂，PDA，锐器盒，生活垃圾桶，医疗废物桶。

基础操作项目

【操作流程】

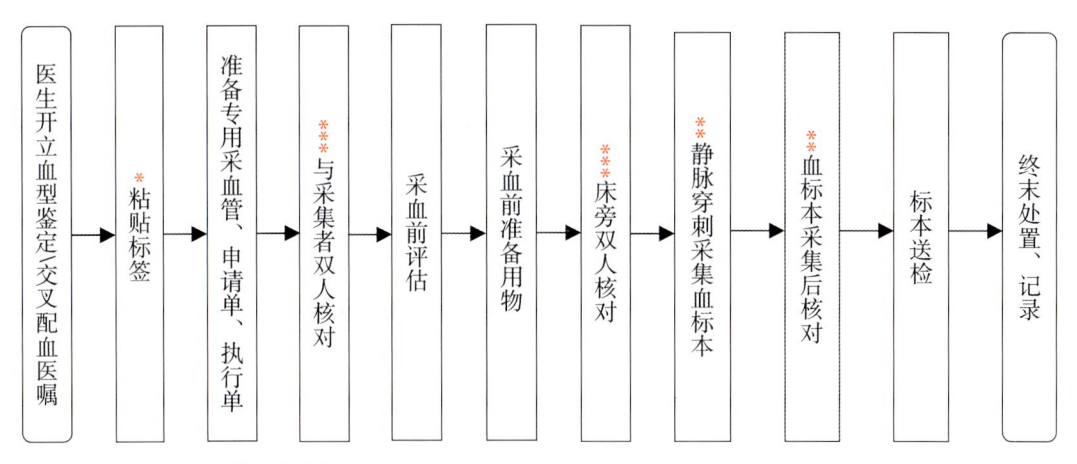

医生开立血型鉴定、交叉配血医嘱 → *粘贴标签 → 准备专用采血管、申请单、执行单 → ***与采集者双人核对 → 采血前评估 → 采血前准备用物 → ***床旁双人核对 → **静脉穿刺采集血标本 → **血标本采集后核对 → 标本送检 → 终末处置、记录

注：*越多代表此步骤关键程度越高。

【操作细则】

项目	操作步骤	步骤解释说明
操作前评估	1. 双人核对医嘱信息。核对申请单、采血管、标签条形码信息是否一致。 2. 采血管选择正确，标本容器完整，条形码粘贴符合要求（详见【操作要点】1）。 3. 床旁正确识别患者身份。 4. 告知患者采血项目，解释操作目的、标本采集方法及配合要点。 5. 评估病情、意识、配合程度，询问患者输血史及血型。 6. 评估患者局部皮肤及血管情况。	● 穿刺处皮肤无伤口、无水肿、瘢痕、硬结。通过挤压血管或者握拳、松拳等方法使静脉血管充盈。
护士准备	1. 着装整洁，仪表符合要求。 2. 规范洗手。 3. 准备用物，物品摆放合理。 4. 检查物品质量及有效期。	● 根据患者病情、可能发生的职业暴露，选择合适防护用品，按流程正确穿戴。 ● 七步洗手法。
操作过程	1. 携用物至患者床旁，双人核对患者身份，核对医嘱（详见【操作要点】2）。 2. 向患者解释，取得配合。	● 双人逐项核对患者身份、申请单、采血管及标签等信息一致，使用PDA扫描患者腕带及标签条形码确保扫码审核正确。 ● 查对无误后，参与标本核对者在输血申请单/交叉配血申请单上签署姓名及工号。

033

项目	操作步骤	步骤解释说明
操作过程	3.选择穿刺点 (1)一看:检查肘窝或前臂血管充盈度、弹性,确认穿刺点,确认静脉是否适宜采血,伸展患者手臂,将一次性垫巾置于穿刺肢体下。 (2)二系:止血带系在采血部位上方6 cm的位置,末端向上,嘱患者握拳。 (3)三摸:触摸血管走向和深浅。 4.卫生手消毒。 5.消毒穿刺部位:以穿刺点为中心,自内向外进行消毒,消毒范围的直径>5 cm,待干。 6.再次核对:核对患者信息。 7.穿刺:戴手套,保持针头斜面向上,使采血针与手臂呈30°刺入静脉,见回血后胶带固定蝶翼。 8.采血:连接采血管,采血至需要量(详见【操作要点】3)。 9.拔针、按压:按压穿刺点止血。 10.混匀:轻柔颠倒混匀,避免凝血。 11.操作后再次核对。脱手套,卫生手消毒。 12.整理床单位,告知采血后注意事项。 13.血标本及时送检。	• 首选手臂肘前区静脉,优先顺序依次为正中静脉、头静脉及贵要静脉。 • 消毒剂发挥作用需与皮肤保持接触至少30 s。 • 待自然干燥后穿刺。 • 核对患者、申请单、采血管及标签等信息一致。标本采集完成后,标本采集者在输血申请单/交叉配血申请单上签署姓名及工号。 • 在开始采集时松开止血带,止血带使用时间不宜超过1 min。 • 采集量到达刻度线(≥3 mL)。 • 拔出采血针后,在穿刺部位覆盖无菌棉签,按压穿刺点1～2 min。 • 凝血功能异常的患者宜适当延长时间。 • 不可剧烈振荡混匀,以避免溶血。 • 核对执行单、申请单、采血管及标签等信息是否正确。
整理用物	1.整理物品,医疗废物分类处置。 2.规范洗手。 3.记录护理单。	• 整理治疗车,先上层再下层。 • 七步洗手法。 必要时记录

【操作要点】

1.血型交叉配血前的准备

项目	图示	说明
血型/交叉配血条码		①血型/交叉配血条码一式打印两张。②一张粘贴于交叉配血申请单右上角位置,另一张粘贴于采血管外壁。

项目	图示	说明
血型/交叉配血申请单条形码粘贴方法		血型/交叉配血条码:粘贴条形码于输血申请单/交叉配血申请单右上角指定位置。
采血管条码粘贴方法		①条形码竖向牢固粘贴于采血管白色标签处,条码上缘略高于标签上缘。②露出刻度线标记,确保采血管内部血标本和刻度线的可视性。
采血管放置		粘贴后的血型/交叉配血采血管及申请单放置于专用试管架。

注:专用采血管、申请单、执行单上信息须双人逐项核对,以确保准确无误。

2. 采集过程中核对

项目	图示	说明
采血前核对		床旁双人核对:①双人逐项核对患者身份、申请单、采血管及标签等信息是否一致。②采集者持已粘贴好条形码的采血管,核对者手持申请单双人核对。
申请单双签字		①经双人逐项核对申请单、采血管及标签等信息一致。②查对无误后,核对者在输血申请单/交叉配血申请单上签署姓名及工号。③标本采集完成后,采集者在输血申请单/交叉配血申请单上签署姓名及工号。
PDA 手持终端设备核对		①采血者采用查看床头卡、反问式询问、核对腕带确认患者身份。②使用PDA扫描患者腕带、采血管及申请单上的条码,确认患者身份与申请单需采集对象是否一致。

项目	图示	说明
采血中核对		血标本注入采血管前再次逐项核对患者姓名、身份、申请单、专用采血管及检验标签等内容,确保无误,标本采集量≥3 mL。
采血后核对		再次核对患者身份、申请单、采血专用采血管及标签等信息内容,确保无误。

注:1. 采血前双人核对重点:患者身份、检验标签是否一致,检验目的是否一致。
   2. 采血中核对重点:患者身份、检验标签是否一致,采集量是否符合要求。
   3. 采血后核对重点:患者身份、检验标签是否一致,检验目的是否一致。

3. 血标本采集量

项目	图示	说明
血标本采集量		采集量到达刻度线(≥3 mL),采血管轻柔颠倒8~10次充分混匀。

注:采集完成后采血管不可剧烈振荡,以免溶血。

【护理记录】

交叉配血标本采集的时间,采血过程是否顺利,患者有无不良反应,标本送检时间。

【风险防范】

1. 血液标本无法正常采集

(1)原因:采血针刺入静脉过深;穿刺不够;血管壁贴附针尖斜面;真空采血管负压不足。

(2)临床表现:血流不畅或采集中途血流突然停止。

(3)预防及处理:①轻微调整进针位置。如采血针刺入静脉过深,可略微抽出。如穿刺不够,可将采血针向静脉中略推入。②穿刺已成功,采集中途血流突然停止,可将采血针旋转半周。不宜在不明静脉走向时盲目探查。③如怀疑真空采血管真空度不足,应及时更换采血管。

2. 穿刺点血肿

(1)原因:穿刺失败,按压方法不当、按压时间不足等。

(2)临床表现:穿刺局部形成血肿或淤青。

(3)预防及处理:24 h内可给予冷敷止血,避免该侧肢体提拎重物,24 h后可热敷以促进淤血吸收。

3.疑似动脉、神经损伤

(1)原因:不慎穿刺到动脉;疑似穿刺到神经。

(2)临床表现:穿刺部位快速形成血肿或采血管快速充盈,血液呈鲜红色;患者感到在穿刺部位近端或远端有放射性的电击样疼痛、麻刺感或麻木感。

(3)预防及处理:①若误入动脉,立即终止采血并拔出采血针,按压采血部位 5~10 min,直至出血停止。如需要,可在其他部位进行静脉穿刺。②若为误伤神经,立即终止采血并拔出采血针止血,选择在其他部位进行静脉穿刺。必要时可请临床医生对患者神经损伤程度进行评估及处理。

4.患者晕厥

(1)原因:低血糖,晕针。

(2)临床表现:患者在采血过程中出现晕厥。

(3)预防及处理:①立即停止采血,拔出采血针止血;②将患者置于平卧位,松开衣领;③如疑似患者为空腹采血致低血糖可予以口服糖水;④观察患者意识恢复情况及脉搏、呼吸、血压等生命体征,如生命体征不稳定,立即呼叫值班医生配合抢救。

【案例思考】

患者李某,男,45 岁,3 h 前饮酒后出现消化道出血,呕吐 2 次,呕出暗红色血液约 1 300 mL,目前神志清楚,BP 80/55 mmHg,T 36 ℃,血红蛋白(Hb)70 g/L,因治疗需求,现申请血型鉴定以备临床用血。

请思考:①该患者最恰当的采血时机是什么时候?②紧急情况下的临床用血要求是什么?③采集血标本时,双人核对的时间、地点、内容分别是什么?④使用负压管采血,穿刺成功,患者血液不流或流出缓慢应如何处理?

七 穿脱隔离衣技术

【操作目的】

保护医务人员避免受到血液、体液和其他感染性物质的污染,或用于保护患者避免感染。

【相关理论】

1.隔离衣分为一次性隔离衣和布制隔离衣。一次性隔离衣通常由无纺布制作,可分为连身式、分身式两种。

2.通常根据患者的病情、隔离种类和隔离措施,确定是否穿隔离衣,并选择其型号。

3.穿隔离衣时机:①接触经接触传播的感染性疾病患者,如传染病患者、多重耐药菌感染患者等时;②对患者实行保护性隔离时,如大面积烧伤、造血干细胞/骨髓移植等患者的诊疗、护理时;③可能受到患者血液、体液、分泌物、排泄物喷溅时。

4.更换隔离衣时机:①隔离衣每日更换(布质),如有渗漏、破损、潮湿或污染,应立即更换;②医务人员接触多个同类传染病患者时,隔离衣无明显污染可连续使用;③进出疑似或不同感染性疾病患者时,应在每个患者之间进行更换。

【用物准备】

隔离衣,挂衣架,流动水洗手设施,穿衣镜,速干手消毒剂,回收袋,医疗废物桶。

【操作流程】

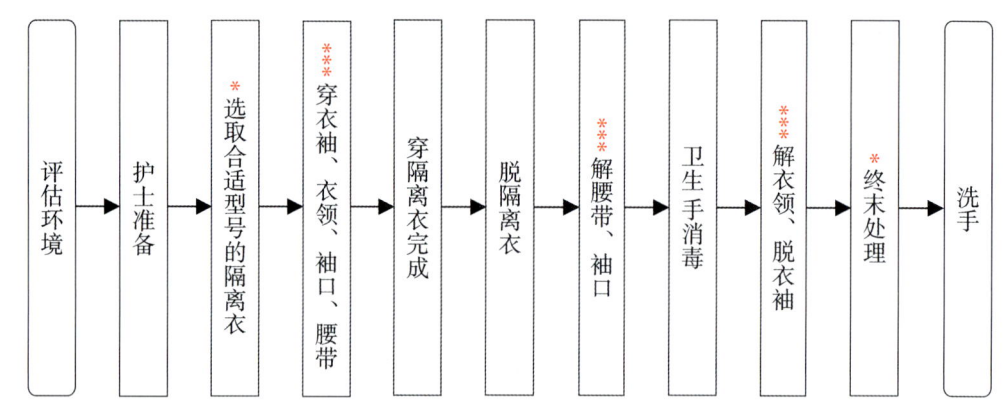

评估环境 → 护士准备 → *选取合适型号的隔离衣 → ***穿衣袖、衣领、袖口、腰带 → 穿隔离衣完成 → 脱隔离衣 → ***解腰带、袖口 → 卫生手消毒 → ***解衣领、脱衣袖 → *终末处理 → 洗手

注：*越多代表此步骤关键程度越高。

【操作细则】

1. 穿隔离衣技术

项目	操作步骤	步骤解释说明
操作前评估	1. 评估患者的病情、治疗与护理、隔离的种类及措施。 2. 穿隔离衣的环境清洁、宽敞。	● 根据隔离的种类确定是否穿隔离衣。
护士准备	1. 衣帽整洁。 2. 修剪指甲,取下手表。 3. 卷袖过肘,洗手,戴口罩。	
穿隔离衣过程	1. 取衣:查对隔离衣,取衣后手持衣领,衣领两端向外折齐,对齐肩缝(详见【操作要点】1)。 2. 穿袖:一手持衣领,另一手伸入一侧袖内,持衣领的手向上拉衣领,将衣袖穿好;换手持衣领,依上法穿好另一袖(详见【操作要点】1)。 3. 系领:两手持衣领,由领子中央顺着边缘由前向后系好衣领(详见【操作要点】1)。 4. 系袖口:扣好袖口或系上袖带(详见【操作要点】1)。 5. 系腰带:将隔离衣一边(约在腰下 5 cm 处)逐渐向前拉,见到衣边捏住,同法捏住另一侧衣边。两手在背后将衣边边缘对齐,向一侧折叠,一手按住折叠处,另一手将腰带拉至背后折叠处,腰带在背后交叉,回到前面打一活结系好(详见【操作要点】1)。	● 选择隔离衣型号,应能遮住全部衣服和外露的皮肤;查对隔离衣是否干燥、完好,有无穿过。 ● 系衣领时袖口不可触及衣领、面部和帽子,始终保持衣领清洁。 ● 带松紧的袖口则无须系袖口。 ● 后侧边缘须对齐,折叠处不能松散;如隔离衣被穿过,手不可触及隔离衣的内面;隔离衣后侧下部边缘如有衣扣,则扣上;穿好隔离衣后,双臂保持在腰部以上,在视线范围内,不得进入清洁区,避免接触清洁物品。

2. 脱隔离衣技术

项目	操作步骤	步骤解释说明
护士准备	卫生手消毒	明确脱隔离衣的区域划分。
脱隔离衣操作过程	1. 解腰带：解开腰带，在前面打一活结（详见【操作要点】2）。 2. 解袖口：解开袖口，将衣袖上拉，在肘部将部分衣袖塞入工作衣袖内，充分暴露双手（详见【操作要点】2）。 3. 卫生手消毒。 4. 解衣领：解开领带（或领扣）（详见【操作要点】2）。 5. 脱衣袖：隔离衣如还需使用，一手伸入另一侧袖口内，拉下衣袖过手（遮住手），再用衣袖遮住的手在外面握住另一衣袖的外面并拉下袖子，两手在袖内使袖子对齐，双臂逐渐退出。 6. 处理：将隔离衣污染面向里，衣领及衣边卷至中央，一次性隔离衣投入医疗垃圾袋中，需换洗的布制隔离衣放入污衣回收袋内，清洗消毒后备用（详见【操作要点】2）。	• 如隔离衣后侧下部边缘有衣扣，则先解开。 • 不可使衣袖外侧塞入袖内。 • 不能沾湿隔离衣，隔离衣也不可触及其他物品。 • 保持衣领清洁。 • 脱一次性隔离衣时，双手持带将隔离衣从胸前向下拉，两手分别捏住对侧衣领内侧清洁面下拉脱去袖子。 • 如隔离衣还可使用，挂在衣钩上。

【操作要点】

1. 穿隔离衣

步骤	图示	说明
取衣		①取衣向自己，手持衣领，露出肩袖内口，使清洁面朝向自己。②如果隔离衣已被穿过，隔离衣的衣领和内面视为清洁面，外面视为污染面。
穿袖		一手持衣领，另一手伸入一侧袖内，持衣领的手向上拉衣领，穿好衣袖。

步骤	图示	说明
系领		系衣领时袖口不可触及衣领、面部和帽子,始终保持衣领清洁。
系袖口		带松紧的袖口无须系袖口。
系腰带		隔离衣穿着完成后,长短须能遮盖工作服。
操作毕		穿好隔离衣后,双臂保持在腰部以上,视线范围内。

2.脱隔离衣

步骤	图示	方法
解腰带		①解开腰带并在身体正前方打结。 ②脱隔离衣时动作宜慢,避免污染。
解袖口		不可使衣袖外侧塞入袖内。
解衣领		保持衣领清洁。
脱衣袖		衣袖不可触及污染手及手臂,双手不可触及隔离衣外面。
处理		①一次性隔离衣投入医疗垃圾袋内。 ②如布制隔离衣还可使用,双手持领,将隔离衣两边对齐,挂在衣钩上。 ③如挂在半污染区,清洁面向外;挂在污染区则污染面向外。

【案例思考】

护士小刘需为一确诊为多重耐药菌感染的患者清理呕吐物。

请思考:①护士小刘应选择哪些防护用品?②使用防护用品时的注意事项有哪些?

八 物理降温法

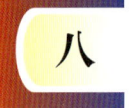

【操作目的】

1. 加快机体散热,促使降温。
2. 增强患者舒适感。

【相关理论】

1. 酒精拭浴是常用的全身冷疗法,用 200～300 mL 25%～35% 的酒精(温度 30 ℃左右)擦浴,以达到降温的目的。酒精在皮肤处迅速蒸发,吸收和带走部分热量,加上酒精刺激皮肤使其血管扩张,增加体表血流量,可促进散热。

2. 温水拭浴是指用 32～34 ℃的水擦浴,通过热传导散热的方法。皮肤接触温水刺激后,初期皮肤毛细血管收缩,继而扩张,同时拭浴时按摩手法也刺激血管引起被动扩张,可增加体表血流量。加上汗腺分泌增加,出汗带走热量而促进散热。

3. 降温掌握适度,一般降至 38 ℃左右即可,并注意密切观察患者面色、神志及呼吸、脉搏等全身情况,以防降温过快、过低引起虚脱。

4. 拭浴禁忌证

(1)禁擦患者心前区、腹部、后颈及足底,以防反射性心率减慢、心房及心室颤动、传导阻滞、腹泻、一过性冠状动脉收缩或反射性末梢血管收缩影响散热。

(2)儿童、对高热伴有畏寒的患者、有出血倾向的患者,如白血病及其他血液病患者禁用乙醇拭浴。

(3)酒精过敏患者禁用酒精拭浴。

【用物准备】

治疗盘,体温计,大、小毛巾,冰袋及套,热水袋及套,30 ℃的 25%～35% 酒精(或 32～34 ℃的温水),衣裤(必要时),便盆(必要时),速干手消毒剂,PDA,医疗废物桶,生活垃圾桶。

【操作流程】

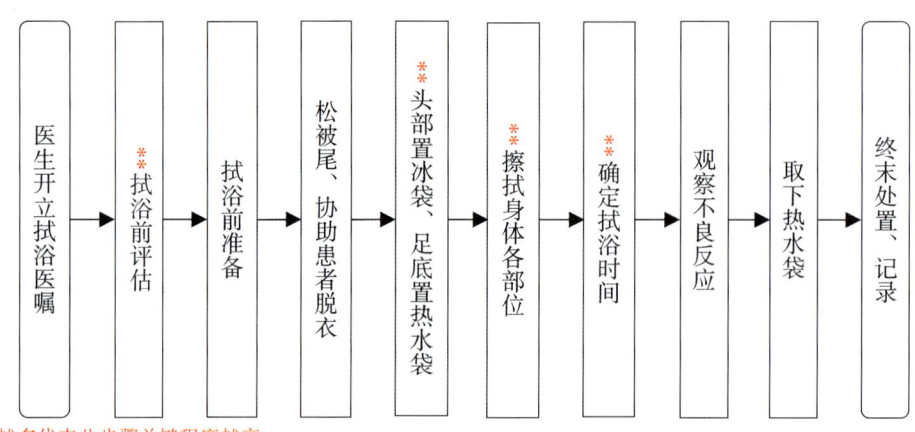

医生开立拭浴医嘱 → **拭浴前评估 → 拭浴前准备 → 松被尾、协助患者脱衣 → **头部置冰袋、足底置热水袋 → **擦拭身体各部位 → **确定拭浴时间 → 观察不良反应 → 取下热水袋 → 终末处置、记录

注:*越多代表此步骤关键程度越高。

【操作细则】

项目	操作步骤	步骤解释说明
操作前评估	1. 双人核对医嘱。 2. 床旁正确识别患者身份。 3. 向患者解释操作目的、方法及配合事项。 4. 评估环境。 5. 评估患者一般情况、病史、有无酒精过敏史、查看皮肤完整性及合作程度。 6. 询问并协助患者大小便。	● 调节室温,拉上床帘,注意保护患者隐私。 ● 患者意识状态、年龄、病情、体温、治疗情况、活动能力、局部皮肤有无破损、合作程度及心理状况。
护士准备	1. 着装整洁,仪表符合要求。 2. 规范洗手,戴口罩。 3. 准备用物,物品摆放合理。 4. 检查物品质量。	● 七步洗手法。 ● 测量水温。
操作过程	1. 携用物至床旁,再次识别患者身份。 2. 向患者解释操作项目,松开床尾盖被,协助患者脱去上衣。 3. 冰袋置于头部,热水袋置于足底(详见【操作要点】1)。 4. 拭浴 (1)方法:脱去衣裤,大毛巾垫于擦拭部位下,小毛巾浸入温水或酒精中,拧至半干,缠于手上呈手套状,以离心方向拍拭,拭浴毕,用大毛巾擦干皮肤(详见【操作要点】2)。 (2)顺序 1)双上肢:患者取仰卧位,按顺序擦拭,颈外侧→肩→上臂外侧→前臂外侧→手背;侧胸→腋窝→上臂内侧→前臂内侧→手心。 2)腰背部:患者取侧卧位,按颈下→肩部→臀部的顺序擦洗。擦拭毕,穿好上衣。 3)双下肢:患者取仰卧位,按顺序擦拭。外侧:髂骨→下肢外侧→足背;内侧:腹股沟→下肢内侧→内踝;后侧:臀下→大腿后侧→腘窝→足跟。 (3)时间:每侧(四肢、背部、腰部)3 min,全过程20 min 以内。 5. 观察患者有无出现寒战、面色苍白、脉搏和(或)呼吸异常等情况。 6. 操作后处理 (1)拭浴毕,取下热水袋,根据需要更换干净衣裤,协助患者取舒适体位。 (2)整理床单位,开窗,拉开床帘。 7. 卫生手消毒。 8. 健康教育:根据病情进行指导。	● 采取查看床头卡、反问式询问、核对腕带(或使用PDA扫码)确认患者身份。 ● 头部置冰袋,以助降温并防止因头部充血而致头痛发生;热水袋置足底,以促进足底血管扩张而减轻头部充血,并使患者感觉舒适。 ● 毛巾套呈手套状可保护床单位不受潮,也可增加患者舒适感。 ● 擦至腋窝、肘窝、手心处稍用力并延长停留时间,以促进散热。 ● 擦至腹股沟处稍用力并延长停留时间,以促进散热。 ● 患者出现畏寒、寒战或胸闷、气促等不适,及时告知医务人员。 ● 在高热期间采取正确的散热方法,避免捂盖,汗湿的衣服及时更换。 ● 多饮水注意休息;多补充含盐水分,保持口腔清洁。

项目	操作步骤	步骤解释说明
整理用物	1. 整理物品,医疗废物分类处置。 2. 规范洗手。 3. 记录护理单。	• 整理治疗车,先上层再下层。 • 七步洗手法。 • 记录拭浴时间、效果、反应,便于评价。 • 拭浴后 30 min 测量体温,若体温低于 39 ℃,取下头部冰袋,在体温单上记录降温后的体温。

【操作要点】

1. 冰袋和热水袋的使用

方法	图示	说明
冰袋置于头部		①头部置冰袋,以助降温,防止因头部充血而致头痛发生。②注意预防冻伤。
热水袋置于足底		①热水袋置足底,以促进足底血管扩张而减轻头部充血,并使患者感觉舒适。②注意热水袋温度,防止开口处渗漏。成人 60~70 ℃,昏迷、感觉迟钝、循环不良等患者及老人婴幼儿,水温应低于 50 ℃,注意预防烫伤。

2. 拭浴方法和技巧

方法	图示	说明
离心方向拍拭		大毛巾垫于擦拭部位下,小毛巾浸入温水或酒精中,拧至半干,缠于手上成手套状,以拍拭(轻拍)方式进行,避免用摩擦方式,因摩擦易生热。拭浴毕,用大毛巾擦干皮肤。

注:1. 擦至腋窝、肘窝、手心、腹股沟、腘窝处稍用力并延长停留时间,以促进散热。

2. 禁擦心前区、腹部、足底、后颈等对冷热刺激比较敏感的部位,否则会引起心率加快等不良反应。

3. 拭浴时间 20 min 为宜,预防继发效应。

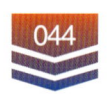

【护理记录】

患者神志、意识及生命体征；拭浴时间、患者反应及效果；皮肤温度及皮肤完整性情况；降温后的体温。

【并发症】

1. 寒战

(1) 原因：擦拭部位选择不当，患者对冷刺激敏感；裸露面积过大，短时间散发热量过多。

(2) 临床表现：出现寒战、面色苍白、脉搏和呼吸异常等。

(3) 预防：①禁擦心前区、腹部、足底、后颈等对冷热刺激比较敏感的部位，否则会引起心率加快等不良反应。②擦浴中密切观察患者全身情况和生命体征的变化。③擦浴部位不能一次全部裸露，擦某部位时露出某部位。擦浴过程中，由于局部皮温很快下降，可引起周围血管收缩及血流淤滞。

(4) 处理：若出现寒战、脉搏或呼吸异常，应立即停止擦浴；通知医生，给予相应处理。

2. 急性酒精中毒

(1) 原因：酒精经皮肤吸收进入血管通过血脑屏障，引起一系列神经系统表现。

(2) 临床表现：烦躁不安、面色潮红、频繁呕吐、呼吸困难等。

(3) 预防：选择浓度为25%～35%的酒精擦浴；擦浴全程应控制在20 min内；擦拭过程中，应注意观察患者病情变化。

(4) 处理：若出现急性酒精中毒，应立即停止擦浴；通知医生，给予相应处理，对症支持治疗。

【案例思考】

患者陈某，男，45岁，以"淋雨后发热，咳嗽伴乏力2天"为主诉入院，入院诊断为肺炎。查体：T 40.3 ℃，P 128次/min，R 32次/min，BP 108/77 mmHg。护士遵医嘱为患者进行温水拭浴。

请思考：①拭浴水温多少摄氏度为宜？禁忌部位有哪些？②拭浴时间以多长为宜？③拭浴后应注意观察患者哪些方面的情况？

九 冰袋使用技术

【操作目的】

1. 减轻局部充血或出血。
2. 减轻疼痛。
3. 控制炎症扩散。
4. 降低体温。

【相关理论】

1. 冷疗法（cold therapy）：是利用低于人体温度的物质作用于体表皮肤，通过神经传导引起皮肤和内脏器官血管的收缩，从而改变机体各系统体液循环和新陈代谢，达到治疗目的的方法。

2. 继发效应（secondary effect）：指用冷超过一定时间，产生与生理效应相反作用的现象。持续用冷30～60 min，则血管扩张，这是机体为避免长时间用冷对组织造成损伤而引起的防御反应。

3. 禁忌证

（1）血液循环障碍大面积组织受损、全身微循环障碍、休克、周围血管病变、动脉硬化、糖尿病、神经病变、水肿等患者。

（2）慢性炎症或深部化脓病灶。

（3）组织损伤、破裂或有开放性伤口处，对冷过敏者。

（4）昏迷、感觉异常、关节疼痛、心脏病、哺乳期产妇胀奶、婴幼儿、年老体弱者等慎用。

（5）冷疗禁忌部位：①枕后、耳郭、阴囊处，用冷易引起冻伤。②心前区，冷疗可导致反射性心率减慢、心房颤动、心室颤动、房室传导阻滞等。③腹部，用冷易引起腹泻。④足底，用冷可导致反射性末梢血管收缩影响散热或引起一过性冠状动脉收缩。

【用物准备】

治疗盘，冰袋或冰囊，冰块或医用生物冰袋，毛巾，无菌治疗巾，勺子，脸盆，冷水，布套或小毛巾，固定带，速干手消毒剂，PDA，医疗废物桶，生活垃圾桶。

【操作流程】

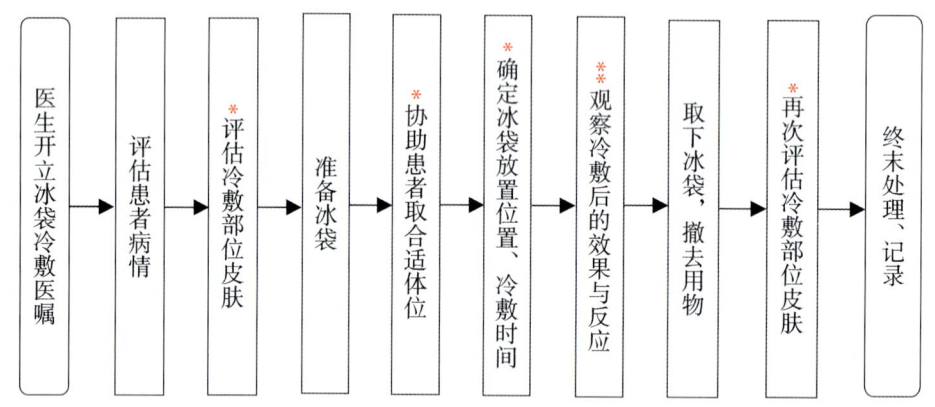

医生开立冰袋冷敷医嘱 → 评估患者病情 → *评估冷敷部位皮肤 → 准备冰袋 → *协助患者取合适体位 → *确定冰袋放置位置、冷敷时间 → **观察冷敷后的效果与反应 → 取下冰袋，撤去用物 → *再次评估冷敷部位皮肤 → 终末处理、记录

注：*越多代表此步骤关键程度越高。

【操作细则】

项目	操作步骤	步骤解释说明
操作前评估	1. 双人核对冷敷医嘱。 2. 床旁正确识别患者身份。 3. 向患者解释操作目的、方法及配合事项。 4. 评估患者意识状态、年龄、病史、一般情况、心理状态及合作程度等。 5. 评估局部皮肤情况。 6. 环境准备，室温适宜，必要时关闭门窗，保护患者隐私。	重点评估以下内容。 ● 意识状态：□清醒 □意识障碍（格拉斯哥昏迷评分、烦躁、全身麻醉未醒）* ● 年龄：□<75 岁 □≥75 岁* ● 病情：□轻 □重* ● 一般情况。体温：□正常 □高热*；局部皮肤：□正常 □破损* □手术切口*；活动能力：□正常 □障碍*；合作程度：□正常 □部分配合 □不能配合*；心理状态：□正常 □异常心理* ● 评估项目中*越多代表冷敷风险越高，应通知医生。

项目	操作步骤	步骤解释说明
护士准备	1. 着装整洁,仪表符合要求。 2. 规范洗手,戴口罩。 3. 准备用物,物品摆放合理。 4. 检查物品质量。	• 七步洗手法。
操作过程 (准备冰袋)	1. 备冰:从冰箱或制冰机中取出冰块,放入盆内用冷水冲去棱角。 2. 装袋:用勺子将冰块装入冰袋1/2～2/3满。 3. 排气:排出冰袋内空气并夹紧袋口。 4. 检查:用毛巾擦干冰袋,倒提,检查(详见【操作要点】1)。 5. 加套:将冰袋装入布套内。	• 避免棱角引起患者不适及损坏冰袋。 • 便于冰袋与皮肤接触。 • 检查冰袋、冰囊、化学制冰袋有无破损、漏水。 • 装入布套避免冰袋与患者皮肤直接接触,也可以吸收冷凝水汽。
操作过程	1. 携用物至患者床旁,再次识别患者身份,核对医嘱。 2. 向患者解释操作过程,取得配合。 3. 协助患者取适宜体位,拉床帘或屏风遮挡。 △放置冰袋 (1)暴露冷敷部位,评估局部皮肤情况。冷敷部位有管道者,需妥善固定管道。 (2)放置位置(详见【操作要点】2) 1)高热物理降温时,将冰袋置于前额、头顶部和体表大血管流经处(颈部两侧、腋窝、腹股沟等)。 2)扁桃体摘除术后将冰囊置于颈前颌下,四肢术后将冰袋置于切口敷料处。 3)软组织损伤、扭伤早期将冰袋直接置于患处。 (3)放置时间不超过30 min。 (4)观察效果与反应。 △取下冰袋 (1)核对确认冷敷时间已到。 (2)卫生手消毒,取下冰袋。 (3)依次撤去治疗巾,评估冷敷处皮肤情况,妥善固定管道(详见【操作要点】3)。 4. 协助患者取舒适体位,整理床单位。 5. 告知其注意事项。	• 采取查看床头卡、反问式询问、核对腕带(或使用PDA扫码)确认患者身份。 • 放置于前额时,应将冰袋悬吊在支架上,以减轻局部压力,注意冰袋必须与前额皮肤接触。 • 手术切口敷料处放置一次性治疗巾,避免局部潮湿。 • 根据冷敷部位,必要时给予固定。 • 用冷时间最长不超过30 min。如持续冷敷,需休息60 min后可再次使用,给予局部复原时间。 • 冰袋使用过程中注意观察患者病情变化。如果患者局部皮肤出现苍白、青紫、麻木感,或者寒战、面色苍白、脉搏或呼吸异常,应立即停止使用冰袋。冰袋套潮湿或冰融化后应及时更换。 • 询问患者的感受,有无不适,如发现有冻伤等异常情况,通知医生给予对症处理。
整理用物	1. 整理物品,医疗废物分类处置。 2. 规范洗手。 3. 记录护理单。	• 整理治疗车,先上层再下层。 • 七步洗手法。

【操作要点】

1. 检查冰袋的方法

类别	图示	备注
冰袋		冰袋内装入冰块后，倒提冰袋，检查冰袋、冰囊有无破损、漏水。
化学制冰袋		检查化学制冰袋包装有无破损、有无漏液。

2. 冰袋放置位置及时间

部位	图示	说明
前额、头顶部和体表大血管流经处（高热时）		①使用毛巾包裹冰袋，冰袋不可直接与皮肤接触，避免局部温度过低发生冻伤。②降温使用冰袋30 min后需测量体温，体温降至39 ℃以下，应取下冰袋，并在体温单上做好记录。
手术切口部位或受伤处（减轻肿胀及疼痛）		①切口敷料处使用一次性治疗巾或保鲜膜包裹。②冷敷部位皮肤若有外伤，不可直接接触冰袋。

部位	图示	说明
放置时间		①用冷时间最长不超过 30 min。②如持续冷敷,需休息 60 min 后再次使用,给予局部复原时间。

3. 皮肤评估

评估时机	图示	说明
冷敷前		①评估冷敷部位皮肤的完整性,有无破溃、出血等。②评估手术切口有无外露,敷料处有无渗血等。
冷敷后		①评估冷敷部位皮肤颜色、感觉。②评估手术切口敷料处有无受潮、脱落。

【护理记录】
1. 使用冷敷的日期、时间、部位,局部皮肤情况。
2. 停用冷敷的日期、时间,冷敷的效果及患者反应。

【并发症】
1. 局部冻伤
(1)原因:①末梢循环不良,低温下维持血供的小动脉容易发生痉挛,造成局部组织缺血性坏死。②冰袋温度低,持续冰敷用冷时间过长,使局部营养、生理功能及细胞代谢均发生障碍,严重者会发生组织坏死。多见于老年人、幼儿、感觉迟钝患者及昏迷患者。
(2)临床表现:局部皮肤颜色变青紫,感觉麻木,局部僵硬、变黑,甚至组织坏死。
(3)预防:①严格把控冷敷时间,不宜过长,每 3~4 h 一次,每次 20~30 min。②正确选择冷敷部位,一般在头、颈、腋窝、腹股沟、胸(避开心前区)或四肢。③冷敷过程中加强巡视,注意观察冰敷局部皮肤情况,如皮肤变青紫、感觉麻木,表示静脉血淤滞必须停止冷敷,及时处理,防止组织坏死。④刺激、过敏或末梢血管功能有异常(如雷诺病)时,应禁止使用冷敷。

(4)处理:一旦出现局部冻伤,应立即停止冷敷,轻者给予保暖后可逐渐恢复,重者遵医嘱对症治疗。

2.局部压力性损伤

(1)原因:在病床上翻身等活动时,冰块、冰袋不慎滑落压在身体下,而冰块、冰袋硬度高、有棱角,与体表面积接触少,受压时间过长,可引起局部压力性损伤。

(2)临床表现:局部压痕,疼痛不适。

(3)预防:①告知患者冷敷时的注意事项,避免将冰块、冰袋压在身体下方。②缩短冰敷时间,经常更换冰敷部位。③改用化学冰袋或盐水冰袋。④停用冷敷时,观察冰敷局部皮肤情况,及时发现皮肤异常情况。

(4)处理:立即停止冷敷以减轻局部压力,减压后压痕将逐渐恢复,注意观察患者皮肤复原情况。

3.化学制冷袋液体外渗损伤皮肤

(1)原因:化学制冷袋包装破损导致内容物外渗后接触皮肤或伤口。

(2)临床表现:局部皮肤潮红或水疱形成。

(3)预防:①操作前认真检查化学制冷袋包装,确保无渗漏。②化学制冷袋放入冰箱前检查包装的密封性。③冷敷过程中观察化学制冷袋的使用情况,如有渗漏或嗅到氨味应立即更换。

(4)处理:出现水疱者在水疱基底部用70%酒精消毒后,无菌注射器抽空水疱渗出液,加盖无菌纱布或按外科换药处理。

【案例思考】

患者张某,男,29岁,3 h前打篮球时不慎跌倒,右膝关节活动受限,轮椅推入病房。入院诊断:右膝关节损伤,查体:右膝关节肿胀,局部皮肤擦伤伴浆液性渗出。入院后护士执行医嘱:右膝关节处冷敷。

请思考:①护士为患者进行冷敷的作用是什么?②护士在为该患者冷敷时需要注意什么?

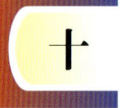

十 口腔护理技术

【操作目的】

1.保持口腔清洁、湿润,使患者舒适,预防口腔感染。

2.去除口臭、口垢,增进食欲,保持口腔正常功能。

3.观察口腔黏膜及舌苔的变化,口腔有无异味,提供病情变化的信息。

【相关理论】

1.口腔是消化道上端的一个扩大空腔,由上下颌骨、肌肉、血管、神经、唾液腺、黏膜和皮肤等组成。口腔具有味觉、感官、消化、免疫、分泌、屏障等功能。

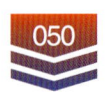

2. 口腔护理是一项最基本的护理操作,是指由患者自行刷牙、牙线剔牙、护理义齿,必要时由护士协助;特殊口腔护理适用于口腔清洁自理能力存在缺陷的患者(本节以特殊口腔护理为例)。

3. 根据口腔具体情况选择温度、浓度适宜的口腔护理溶液,常用口腔护理液见表1-2。

表1-2 常用口腔护理液

名称	浓度	作用及适用范围
生理盐水	0.9%	清洁口腔,预防感染
氯己定溶液	0.02%	清洁口腔,广谱抗菌
甲硝唑溶液	0.08%	适用于厌氧菌感染
过氧化氢溶液	1%~3%	防腐、防臭,适用于口腔感染有溃烂、坏死组织者
复方硼酸溶液(朵贝尔溶液)		轻度抑菌、除臭
碳酸氢钠溶液	1%~4%	属碱性溶液,适用于真菌感染
呋喃西林溶液	0.02%	清洁口腔,广谱抗菌
醋酸溶液	0.1%	适用于铜绿假单胞菌感染
硼酸溶液	2%~3%	酸性防腐溶液,有抑菌作用

4. 适应证:对于高热、昏迷、危重、禁食、鼻饲、口腔疾患、术后及生活不能自理的患者,护士遵医嘱给予其特殊口腔护理。

【用物准备】

治疗盘,一次性口腔护理包,一次性水杯,吸水管,无菌纱布,医用棉签,液体石蜡棉球,手电筒,漱口液(根据患者情况选择),口腔外用药,开口器(必要时),速干手消毒剂,PDA,医疗废物桶,生活垃圾桶。

【操作流程】

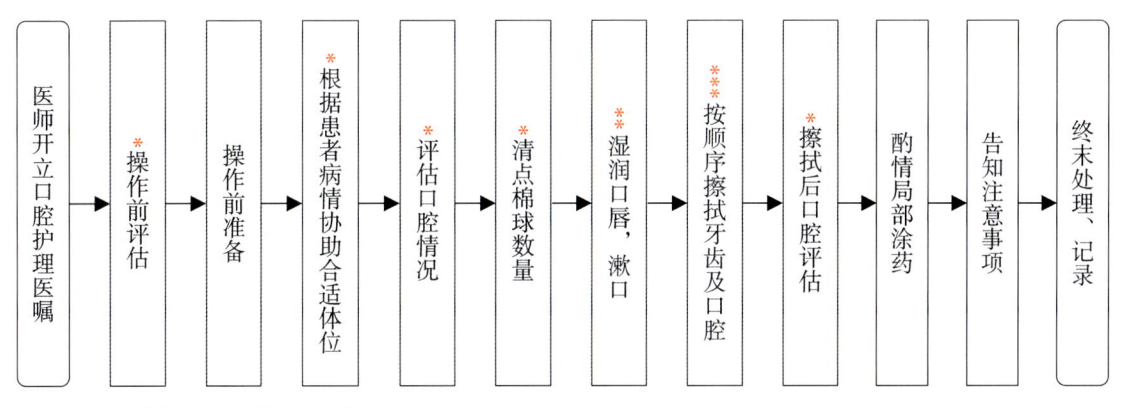

医师开立口腔护理医嘱 → *操作前评估 → 操作前准备 → *根据患者病情协助合适体位 → *评估口腔情况 → *清点棉球数量 → **湿润口唇,漱口 → ***按顺序擦拭牙齿及口腔 → *擦拭后口腔评估 → 酌情局部涂药 → 告知注意事项 → 终末处理、记录

注:*越多代表此步骤关键程度越高。

【操作细则】

项目	操作步骤	步骤解释说明
操作前评估	1. 双人核对医嘱。 2. 床旁正确识别患者身份。 3. 向患者解释操作目的、方法及配合事项。 4. 评估患者意识状态、年龄、一般情况、病史、心理状态及合作程度。 5. 查看口腔黏膜情况，有无义齿。 6. 询问并协助患者大小便。	• 查看口腔黏膜、舌苔有无异常，口腔有无异味，牙齿有无松动，有无活动性义齿。 • 口腔左、右、上腭及舌面均需查看。
护士准备	1. 着装整洁，仪表符合要求。 2. 规范洗手，戴口罩。 3. 准备用物，物品摆放合理。 4. 检查物品质量及有效期。	• 七步洗手法。
操作过程	1. 携用物至患者床旁处，识别患者身份，核对医嘱。 2. 向患者解释，取得配合。 3. 协助患者侧卧或仰卧位，头偏向一侧，面向护士。 4. 卫生手消毒，打开口腔护理包，铺治疗巾于患者颈下，置弯盘于患者口角旁。 5. 卫生手消毒，摆放物品。 6. 润湿并清点棉球数量，打开压舌板放入弯盘内，湿润口唇，协助清醒患者用吸水管吸水漱口（详见【操作要点】1）。 7. 观察口腔：嘱患者张口，护士一手持手电筒，一手持压舌板观察口腔情况。昏迷患者或牙关紧闭者用开口器协助其张口（详见【操作要点】2）。 8. 用弯止血钳夹取含有口腔护理液的棉球，拧干（详见【操作要点】2）。 9. 按顺序擦拭:（详见【操作要点】3）。 (1)嘱患者咬合上、下齿，用压舌板撑开左侧颊部，纵向擦拭左外侧面，由臼齿擦向门齿。同法擦拭右外侧面。 (2)嘱患者张开上、下齿，擦拭牙齿左上内侧面、左上咬合面、左下内侧面、左下咬合面，弧形擦洗左侧颊部。同法擦洗右侧牙齿。 (3)擦洗舌面、舌下及硬腭部。 (4)擦洗完毕，再次清点棉球数量。 10. 再次漱口：协助患者再次漱口，纱布擦净口唇，评估口腔情况。	• 采取查看床头卡、反问式询问、核对腕带（或使用PDA扫码）确认患者身份。 • 便于分泌物及多余水分从口腔内流出，防止反流造成误吸。 • 便于操作后核对，以确保棉球不遗留在患者口腔中。 • 防止口唇干裂者直接张口时破裂出血。 • 便于全面观察口腔内状况（溃疡、出血点及特殊气味），开口器应从臼齿处放入，牙关紧闭者不可使用暴力使其张口，以免造成损伤。 • 有活动性义齿者，取下义齿并用冷水刷洗，浸于冷水中备用。 • 棉球应包裹止血钳尖端，防止钳端直接触及口腔黏膜和牙龈。 • 止血钳须夹紧棉球，每次1个，防止棉球遗留在口腔内。 • 擦洗动作应轻柔，特别对凝血功能障碍的患者，应防止碰伤黏膜和牙龈。 • 棉球不可重复使用，一个棉球擦洗一个部位。棉球不可过湿，以不能挤出液体为宜，防止因水分过多造成误吸。 • 勿过深，以免触及咽部引起恶心。 • 防止棉球遗留口腔。 • 有义齿者，协助患者佩戴义齿。 • 确定口腔清洁是否有效。

项目	操作步骤	步骤解释说明
操作过程	11. 润唇：口唇涂液体石蜡或润唇膏，酌情涂药。 12. 协助患者取舒适卧位，整理床单位。 13. 健康教育。	• 撤去弯盘及治疗巾，卫生手消毒。 • 防止口唇干燥、破裂。 • 如口腔黏膜有溃疡，局部用药。 • 讲解健康的口腔黏膜是完好无损、湿润、平整和光滑的。 • 宣教口腔卫生的重要性，介绍口腔护理的有关知识，使患者能够做到有效地清洁口腔，保持口腔卫生，预防各种口腔并发症的发生。
整理用物	1. 整理物品，医疗废物分类处置。 2. 规范洗手。 3. 记录护理单。	• 整理治疗车，先上层再下层。 • 七步洗手法。 • 必要时记录。

【操作要点】

1. 准确清点棉球数量、干湿度适宜

方法	图示	说明
清点棉球数量		①操作前后均应清点棉球数量，确保数量一致。②防止棉球遗留口腔。
拧干棉球		①镊子夹取棉球在上，弯止血钳在下，两者头端不可触碰，拧干棉球。②止血钳的弯面朝上夹取无菌镊传递的棉球，确保止血钳尖端位置恰当。③棉球不可过湿，以不能挤出液体为宜，防止因水分过多造成误吸。

2. 全面评估口腔黏膜情况

方法	图示	说明
嘱患者张口，护士一手持手电筒，一手注意遮挡光线		①评估口腔黏膜、舌苔有无异常，口腔有无异味，牙齿有无松动，有无活动性义齿。②口腔内有无出血、真菌感染等异常现象。

注：1. 昏迷患者或牙关紧闭者用开口器协助张口。
  2. 口腔左、右、舌面、上腭均需要观察。
  3. 有义齿者先取出，洗净后浸泡在冷水中。

3. 擦拭的顺序、手法和技巧

项目	图示	说明
取合适体位		①协助患者取平卧位或低半卧位，头偏向操作者一侧（根据患者病情）。②便于分泌物及多余水分从口腔内流出，防止反流造成误吸。
正确使用压舌板		压舌板执笔式从臼齿处放入，撑开左、右颊部。
擦拭牙齿外侧面		①纵向擦拭左、右牙齿外侧面，由臼齿擦向门齿。②嘱患者张口，分别用压舌板撑开左、右侧颊部，再轻轻咬合上、下齿后开始擦拭。

项目	图示	说明
擦拭牙齿内侧面		①擦拭牙齿：左侧上内侧面→左上咬合面→左下内侧面→左下咬合面→弧形擦拭左侧颊部。②同法擦洗右侧牙齿。③棉球应包裹止血钳尖端，防止钳端直接接触口腔黏膜和牙龈。

注：遵医嘱处理异常口腔黏膜，有口腔溃疡患者局部酌情按医嘱涂药，口唇干裂者涂液体石蜡。

【护理记录】

1. 口腔护理的日期和时间。
2. 患者口腔黏膜情况。
3. 异常口腔黏膜、口唇的处理措施，使用的口腔护理溶液。
4. 患者的主诉。

【并发症】

1. 窒息

（1）原因：昏迷患者行口腔护理时，棉球遗留在口腔或患者不配合，棉球掉入气管；义齿脱落造成窒息。

（2）临床表现：起病急，轻者呼吸困难、缺氧、面色发绀，重者出现面色苍白、四肢厥冷、大小便失禁、鼻出血、抽搐、昏迷，甚至呼吸停止。

（3）预防措施：①每次擦拭只能夹取1个棉球，防止棉球遗漏在口腔；②询问或检查有无义齿，有活动性义齿者，需要在操作前取下并正确处理；③昏迷患者用血管钳夹紧棉球擦拭。

2. 吸入性肺炎

（1）原因：口腔护理的清洗液和口腔分泌物误入气管致肺炎。

（2）临床表现：发热、咳嗽、咳痰、气促、胸痛等，听诊肺部有湿啰音。

（3）预防措施：①为昏迷患者行口腔护理时，患者取仰卧位，头偏向一侧，防止液体流入呼吸道。②进行口腔护理时，棉球要拧干，不可过湿。③昏迷患者不可漱口，以免引起误吸。

3. 口腔黏膜损伤

（1）原因：擦拭动作粗暴，血管钳尖端损伤口腔黏膜及牙龈；为昏迷患者伴牙关紧闭者做口腔护理时，张口器使用方法错误或力量过大，造成口腔黏膜损伤。

（2）临床表现：口腔黏膜充血、出血、水肿、炎症、溃疡形成，严重者出血、脱皮、坏死组织脱落、口腔疼痛。

（3）预防措施：①操作时动作轻柔，血管钳钳端夹取棉球时，棉球应包裹血管钳钳端，避免损伤患者口腔黏膜。②对需要使用开口器协助张口的患者，应将开口器从臼齿处放入。③选择合适的漱口液，并加强对口腔黏膜的观察。

【案例思考】

患者李某，女，77岁，急性肝衰竭。高热3 d，痰培养提示白念珠菌感染，T 38.9 ℃，P 92次/min，R 24次/min，BP 141/89 mmHg，遵医嘱给予口腔护理每日2次。

请思考：①护士应如何评估该患者目前的口腔状况？②护士在为该患者行口腔护理时应注意哪些问题？③护士应选择哪种口腔护理液？

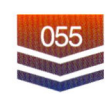

十一 血糖监测

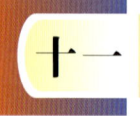

【操作目的】

1. 快速、准确测定血糖,为临床治疗提供依据。
2. 确定饮食和药物管理效果。
3. 评估治疗效果。

【相关理论】

1. 血糖监测是糖尿病管理的重要内容,血糖监测结果可以反映糖尿病患者糖代谢紊乱的程度,用于制订合理的降糖方案,评价降糖治疗效果,指导和调整治疗方案。

2. 目前常用的血糖监测技术包括以内分泌专科为特色的持续葡萄糖监测(continuous glucose monitoring,CGM);医院绝大部分科室所使用的床旁快速血糖监测(point of care testing,POCT),即利用便携式血糖仪所进行的指尖毛细血管血糖监测;院外利用血糖仪所进行的血糖监测为自我血糖监测(self-monitoring of blood glucose,SMBG)。

3. 适应证

(1)已经被诊断为1型或2型糖尿病的患者。

(2)在胰岛素抵抗、妊娠糖尿病、胰腺疾病、某些内分泌疾病等情况下具有高血糖风险的人群。

(3)需要进行药物调整或修改饮食计划的糖尿病患者。

(4)希望了解自己的血糖控制情况以及评估饮食和运动对血糖影响的人群。

4. 禁忌证

(1)手指畸形或手部感觉异常,这些情况可能会增加血糖测试时误伤手指的风险。

(2)手指受伤或感染,需要避免在该区域进行血糖监测,以免引起进一步感染或伤害。

(3)采血部位局部循环差,如在休克、重度低血压、糖尿病酮症酸中毒、糖尿病高血糖高渗状态、重度脱水及水肿等情况下,不建议使用毛细血管血糖监测。

【用物准备】

治疗盘,无菌治疗巾,血糖仪,血糖试纸,75%酒精棉签或棉片,医用棉签,采血针,锐器盒,医嘱标签,弯盘,PDA,速干手消毒剂,医疗废物桶,生活垃圾桶。

【操作流程】

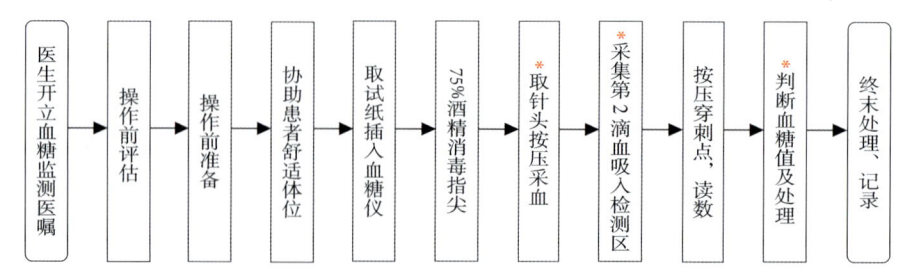

医生开立血糖监测医嘱 → 操作前评估 → 操作前准备 → 协助患者舒适体位 → 取试纸插入血糖仪 → 75%酒精消毒指尖 → *取针头按压采血 → *采集第2滴血吸入检测区 → 按压穿刺点;读数 → *判断血糖值及处理 → 终末处理、记录

注:*越多代表此步骤关键程度越高。

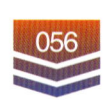

【操作细则】

项目	操作步骤	步骤解释说明
操作前评估	1. 双人核对血糖监测医嘱。 2. 床旁正确识别患者身份。 3. 向患者解释操作目的、方法及配合事项。 4. 评估患者手指皮肤及末梢循环情况。 5. 询问患者进食时间及进食量。 6. 检查血糖仪性能,检查血糖试纸有效期及试纸表面有无受潮或污染。	• 观察手指皮肤颜色、温度、肿胀程度。 • 检查血糖仪是否完好,表面是否清洁,电池工作状态是否正常。 • 打开血糖仪,查看血糖仪试纸代码与血糖试纸型号是否一致,如不一致,予以调整。 • 定期进行血糖仪质控,应按生产商使用要求定期进行标准液校正。
护士准备	1. 着装整洁,仪表符合要求。 2. 规范洗手,戴口罩。 3. 准备用物,物品摆放合理。 4. 检查物品质量及有效期。	• 七步洗手法。
操作过程	1. 携用物至患者床旁处,核对患者身份,核对医嘱。 2. 向患者解释测血糖方法,取得患者配合。 3. 嘱患者清洁双手(详见【操作要点】1),协助其取舒适体位。 4. 卫生手消毒。 5. 从试纸瓶中取出试纸,禁用手触摸试纸条检测区,盖好瓶盖,将试纸平直插入血糖仪(详见【操作要点】2)。 6. 75%酒精消毒指尖,待干。 7. 二次核对。 8. 选择手指两侧任一部位(避开指腹神经末梢丰富部位,减轻疼痛),拧动并去除采血针针头覆盖物,将采血针紧贴皮肤,按下采血,拭去第1滴血液,用第2滴血液进行测试。 9. 血糖仪显示滴血标志时,将血样滴于试纸的采血区,倒计时开始,同时按压采血部位,至不出血为止。 10. 读取血糖值,将试纸条、采血针放入利器盒内。 11. 再次核对,告知患者或家属血糖值。 12. 协助患者于舒适体位,整理床单位。卫生手消毒。	• 采取查看床头卡、反问式询问、核对腕带(或使用PDA扫码)确认患者身份。 • 患者的身份查对不少于两种(床号、姓名、性别等)独立的核对标识,严禁将床号作为身份查对的唯一标识。 • 酒精不干会影响血糖结果。 • 使用适当的采血器获得足量的血样,切勿以过度挤压采血部位的方式获得血样,以免大量组织间液混入血样而影响血糖测试结果。 • 测试时建议一次性吸取足量的血样量,在测试中不要按压或移动血糖试纸和血糖仪。
整理用物	1. 整理物品,医疗废物分类处置。 2. 规范洗手。 3. 电脑端或PDA录入。	• 整理治疗车,先上层再下层。 • 七步洗手法。

【操作要点】

1. 测量前患者准备

项目	图示	说明
清洁双手		①可用流动水及洗手液将手洗干净,确保洗手液残留物被完全清除。②使用干净的毛巾或纸巾将手彻底擦干。③手臂自然下垂5~10 s。

2. 血糖仪准备

项目	图示	说明
抽取血糖试纸		①操作者确保卫生手消毒后双手干燥。②打开试纸瓶盖后,避免手指直接触摸试纸条检测区。③取出试纸后迅速盖好瓶盖。④第一次打开试纸瓶时,记录开瓶日期及失效日期。
试纸插入血糖仪		①试纸平直插入血糖仪试纸槽。②确保插入深度适当。

【护理记录】

1. 记录血糖结果。
2. 如果血糖>16.7 mmol/L 或<3.9 mmol/L,应通知医生并记录该过程、医生的处理情况和结果。

【并发症】

并发症主要为血糖检测结果不准确。

1. 原因:①错误的操作程序;②试纸条的影响;③采血方法不准确;④血糖仪不清洁;⑤其他因素影响,例如红细胞比积偏差,血液中的其他糖类、内源性物质、药物等的影响。

2. 临床表现:血糖的实际值与检测值误差超过±15%。

3. 预防

（1）熟练掌握血糖仪的操作程序,使用每台血糖仪前仔细阅读说明书。

（2）妥善保管试纸,防止试纸条变质、变性;保证试纸在有效期内。

(3)采血部位消毒后待干。
(4)采血量合适,采血时避免因血流不畅而过度挤压指尖。
(5)血糖仪定期检查、清洁、保养,定期做好血糖仪质控。
(6)关注其他影响因素,例如红细胞比积偏差,血液中的其他糖类、内源性物质、药物等的影响。
4. 处理　做好患者解释工作,重新测量。

【案例思考】

患者张某,男,68岁,2型糖尿病,入院后医生开立长期医嘱:血糖监测每日1次空腹因糖。

请思考:①为患者测量血糖时可以用碘伏消毒吗?②采血时尽量采手指的哪个部位?③采血针刺过浅致血量不足会对血糖测试有什么影响?

十二　胰岛素笔注射技术

【操作目的】

用于注射胰岛素,确保其注射剂量准确,有效地减轻注射部位疼痛。

【相关理论】

1. 胰岛素笔(insulin pen):一种笔型的胰岛素注射装置,由笔芯架、笔身、剂量按钮组成,分为胰岛素预填充注射笔和笔芯可更换的胰岛素注射笔。

2. 常用胰岛素类型见表1-3。

表1-3　常用胰岛素

胰岛素类型	作用特点	通用名
胰岛素类似物	速效	门冬胰岛素注射液 赖脯胰岛素注射液 谷赖胰岛素注射液
动物胰岛素	短效	胰岛素注射液
人胰岛素		生物合成人胰岛素注射液 重组人胰岛素注射液
动物胰岛素	中效	低精蛋白锌胰岛素注射液
人胰岛素		低精蛋白生物合成(重组)人胰岛素注射液 精蛋白锌重组人胰岛素注射液
动物胰岛素	长效	精蛋白锌胰岛素注射液
胰岛素类似物		甘精胰岛素注射液 地特胰岛素注射液 德谷胰岛素注射液

续表 1-3

胰岛素类型	作用特点	通用名
动物胰岛素	预混	精蛋白锌胰岛素注射液（30R）
人胰岛素		精蛋白生物合成人胰岛素注射液（预混30R） 精蛋白锌重组人胰岛素混合注射液 30/70 30/70 混合重组人胰岛素注射液 50/50 混合重组人胰岛素注射液
胰岛素类似物		门冬胰岛素 30 注射液 门冬胰岛素 50 注射液 精蛋白锌重组赖脯胰岛素混合注射液（25） 精蛋白锌重组赖脯胰岛素混合注射液（50）
胰岛素类似物	双胰岛素	德谷门冬双胰岛素注射液 70/30

3.胰岛素的储存

（1）未启封的胰岛素，应储存在 2~8 ℃环境中；已启封的胰岛素，应储存在 15~30 ℃室温下，有效期为开启后 30 d 内或按照生产厂家的建议贮存，且不超过保质期。

（2）外出旅游应防止冷、热及重复振荡，不可托运，应随身携带。

4.适应证：①1 型糖尿病患者；②口服降糖药失效的 2 型糖尿病患者；③妊娠糖尿病以及糖尿病合并妊娠的妇女；④糖尿病患者并发急性感染或者慢性重症感染、外伤手术、急性心脑血管疾病时。

5.禁忌证：①低血糖患者。②对胰岛素过敏者。

【用物准备】

治疗盘，无菌治疗巾，医用棉签，胰岛素笔，注射执行单，胰岛素针头，胰岛素，75% 酒精棉签或棉片，PDA，速干手消毒剂，医疗废物桶，生活垃圾桶。

【操作流程】

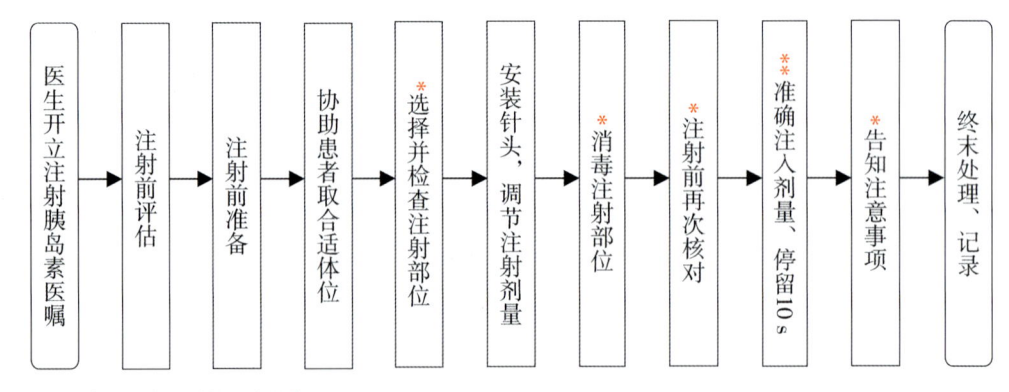

医生开立注射胰岛素医嘱 → 注射前评估 → 注射前准备 → 协助患者取合适体位 → *选择并检查注射部位 → 安装针头，调节注射剂量 → *消毒注射部位 → *注射前再次核对 → **准确注入剂量、停留10 s → *告知注意事项 → 终末处理、记录

注：* 越多代表此步骤关键程度越高。

【操作细则】

项目	操作步骤	步骤解释说明
操作前评估	1. 双人核对胰岛素注射医嘱。 2. 床旁正确识别患者身份。 3. 向患者解释：胰岛素注射目的、方法、注意事项、配合要点、药物作用及其副作用。 4. 评估患者一般情况。	• 患者病情、治疗情况、用药史、过敏史。 • 患者意识状态、心理状态、合作程度及对用药的认知。 • 选择和评估注射部位：宜选择皮下脂肪丰富且无较多神经、血管分布的部位进行注射，避开皮下脂肪增生、炎症、水肿、溃疡或感染部位。 • 是否有饥饿、头晕、心悸、气短等身体不适。 • 是否准备好食物。
护士准备	1. 着装整洁，仪表符合要求。 2. 规范洗手，戴口罩。 3. 准备用物，物品摆放合理。 4. 检查胰岛素，冰箱内取出的胰岛素需提前30 min取出复温。	• 七步洗手法。 • 针头选择：根据患者体型、皮肤厚度、胰岛素类型及生理特点等选择针头，常规选择 4 mm 针头（垂直进针），选用 6 mm 针头时可捏皮或与皮肤呈 45°注射。 • 检查胰岛素：①检查胰岛素的剂型剂量、浓度和药液性状。②检查胰岛素是否在有效期内。
操作过程	1. 携用物至患者床旁处，再次识别患者身份，核对用药医嘱。 2. 核对胰岛素笔芯名称、有效期、质量。 3. 检查并安装胰岛素的笔芯，消毒，待干后安装针头。 4. 选择并检查注射部位，消毒注射部位待干（详见【操作要点】1）。 5. 卫生手消毒。 6. （预混胰岛素的充分混匀）取下护针帽，检查针头质量，排尽笔芯内的空气。 7. 调节注射剂量。 8. 再次核对患者、注射剂量及剂型（详见【操作要点】2）。 9. 选择合适的注射手法（捏皮及进针的角度）（详见【操作要点】3）。 10. 准确注入剂量。 11. 针头停留在皮肤内至少 10 s。 12. 拔出针头，再次检查针头是否完整，规范处置针头。 13. 健康教育。	• 采取查看床头卡、反问式询问、核对腕带（或使用 PDA 扫码）确认患者身份。患者的身份查对不少于两种（姓名、性别、年龄等）独立的核对标识，严禁将床号作为身份查对的唯一标识。 • 胰岛素注射装置，应专人专用。 • 成人推荐 4、5、6、8 mm 针头，不推荐使用长度超过 8 mm 的针头。儿童推荐 4、5、6 mm 针头，不推荐使用长度超过 6 mm 的针头。 • 选择合适的注射部位，有计划更换注射部位。 • 应选择75%酒精消毒注射部位。 • 中效胰岛素、预混胰岛素或预混胰岛素类似物，注射前应充分混匀药液。 • 捏皮正确的方法：用拇指和示指（或加上中指）捏起皮肤；捏皮后呈 90°进针或者不捏皮呈 45°进针，都是为了增加皮下组织的厚度，从而降低注入肌肉层的危险。 • 患者需准备好食物，观察患者进餐，防止低血糖反应。

项目	操作步骤	步骤解释说明
整理用物	1. 整理物品，医疗废物分类处置。 2. 规范洗手。 3. 记录护理单。	• 整理治疗车，先上层再下层。 • 七步洗手法。 • 必要时记录。

【操作要点】

1. 胰岛素注射部位

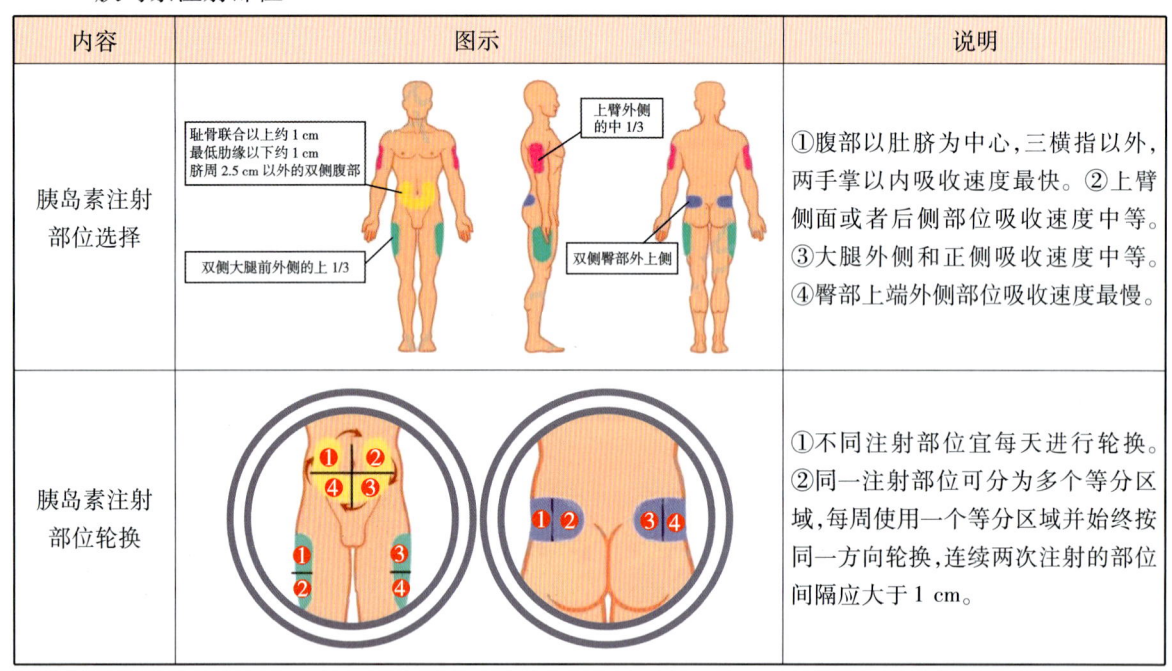

内容	图示	说明
胰岛素注射部位选择	耻骨联合以上约1 cm 最低肋缘以下约1 cm 脐周2.5 cm以外的双侧腹部 上臂外侧的中1/3 双侧大腿前外侧的上1/3 双侧臀部外上侧	①腹部以肚脐为中心，三横指以外，两手掌以内吸收速度最快。②上臂侧面或者后侧部位吸收速度中等。③大腿外侧和正侧吸收速度中等。④臀部上端外侧部位吸收速度最慢。
胰岛素注射部位轮换		①不同注射部位宜每天进行轮换。②同一注射部位可分为多个等分区域，每周使用一个等分区域并始终按同一方向轮换，连续两次注射的部位间隔应大于1 cm。

注：宜选择皮下脂肪丰富且无较多神经、血管分布的部位进行注射，避开皮下脂肪增生、炎症、水肿、溃疡或感染部位。

2. 不同剂型胰岛素的注射时机

项目	图示	备注
速效胰岛素		速效胰岛素应在餐前即刻注射。
短效胰岛素		短效胰岛素宜在餐前15~30 min注射。
中效胰岛素		中效胰岛素作用时间为12 h，每天注射2次，应固定时间注射。

项目	图示	备注
长效胰岛素		长效胰岛素作用时间为24 h,每天注射1次,应固定时间注射。

3. 胰岛素笔的注射

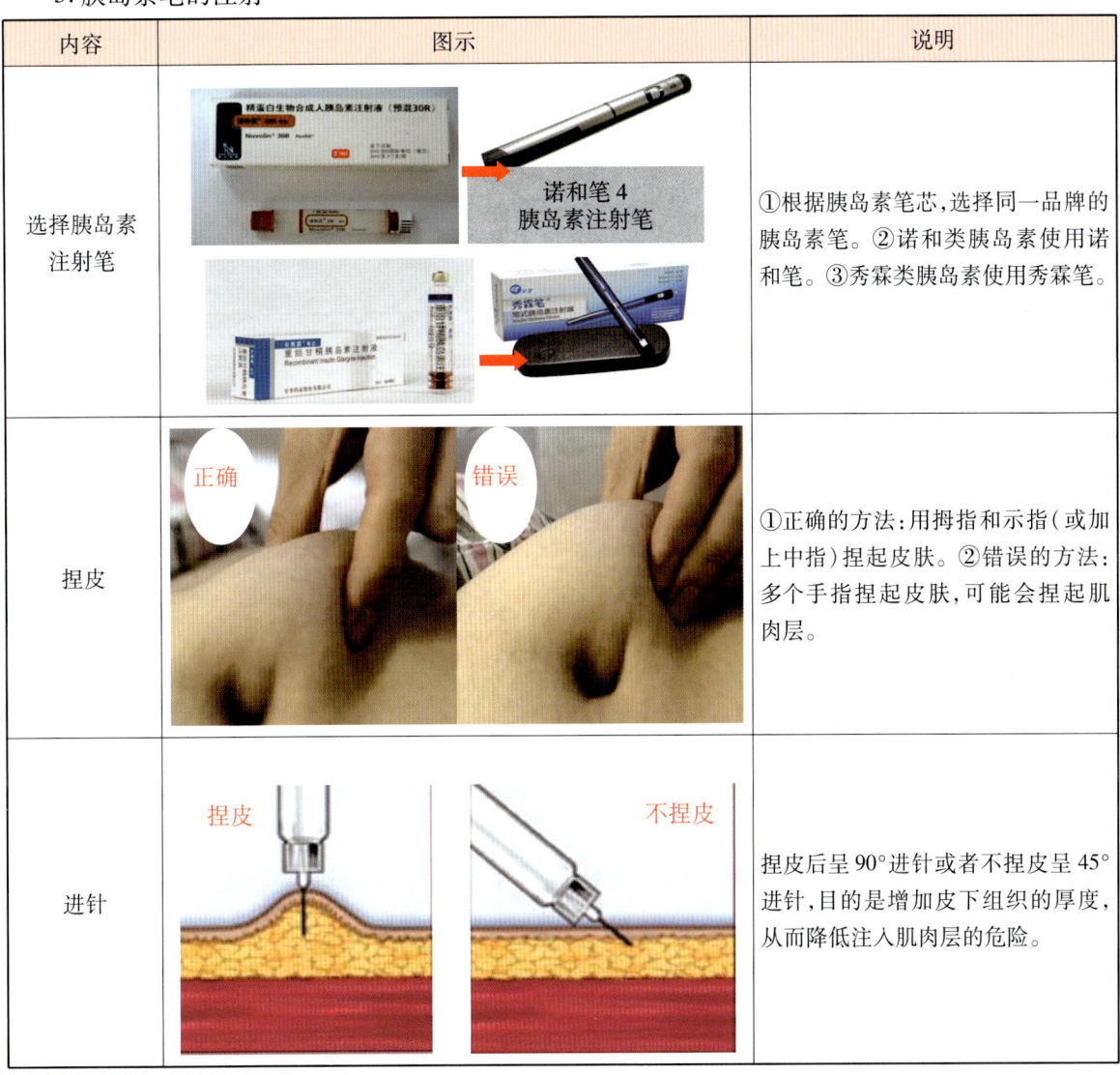

内容	图示	说明
选择胰岛素注射笔		①根据胰岛素笔芯,选择同一品牌的胰岛素笔。②诺和类胰岛素使用诺和笔。③秀霖类胰岛素使用秀霖笔。
捏皮		①正确的方法:用拇指和示指(或加上中指)捏起皮肤。②错误的方法:多个手指捏起皮肤,可能会捏起肌肉层。
进针		捏皮后呈90°进针或者不捏皮呈45°进针,目的是增加皮下组织的厚度,从而降低注入肌肉层的危险。

【护理记录】

1. 胰岛素的名称、剂量、注射的时间。
2. 患者进食情况。

【并发症】

1.低血糖反应

(1)发生原因:注射胰岛素后未及时进餐;运动量过大;胰岛素注射到肌肉层;胰岛素用量过大。

(2)临床表现:①交感神经兴奋表现,出汗、颤抖、心悸、紧张、焦虑、饥饿、面色苍白、心率加快、四肢冰凉等。②中枢神经症状表现,精神不集中、思维和语言迟钝、头晕、嗜睡、视物不清、步态不稳,可有幻觉、躁动、易怒等精神症状;若低血糖持续得不到纠正,常不易逆转甚至死亡。③血糖值<3.9 mmol/L。

(3)预防及处理:①指导糖尿病患者及家属充分了解使用胰岛素治疗的方案,协助患者准时进餐。若病情较重,无法预料患者每餐进食量时,可协助患者先进餐,然后再注射胰岛素。②指导并协助患者在餐后1 h左右运动,勿空腹运动或运动量过大。③评估患者皮下脂肪的厚度,选择合适的注射针头及注射角度,勿注射至肌肉层。④监测血糖波动,遵医嘱及时准确调整胰岛素用量。⑤对轻、中度低血糖反应者:给予口服15~20 g糖类食品(葡萄糖为佳,或含糖饮料、饼干等)。对重度和疑似低血糖昏迷者:应及时测定毛细血管血糖(即指尖血),遵医嘱及时给予50%葡萄糖液20~40 mL静脉注射,继以5%~10%葡萄糖液静脉滴注,必要时可加用氢化可的松100 mg静脉滴注。

2.疼痛

(1)发生原因:①重复使用胰岛素注射针头;②75%医用酒精消毒皮肤后,未待干即注射;③胰岛素注射到皮内,或在毛发根部注射;④胰岛素温度过低。

(2)临床表现:患者自觉注射时疼痛,或注射部位有出血。

(3)预防及处理:①必须一次性使用胰岛素注射针头。②已使用的胰岛素常温放置,若冰箱冷藏室保存,可使用前提早30 min取出。③评估患者皮下脂肪的厚度,选择合适的注射针头及注射角度,勿注射至皮内。④避免在有瘢痕或硬结部位注射;避免在毛发根部注射。⑤待酒精完全挥发后再行注射,注射胰岛素时要快速进针、缓慢匀速推注药液。

3.皮下脂肪增生或萎缩

(1)发生原因:重复使用胰岛素注射针头;使用未纯化的动物胰岛素;连续多次在相同部位注射胰岛素。

(2)临床表现:胰岛素注射部位皮肤瘢痕化,形成"胰岛素肿块"或局部皮肤凹陷。

(3)预防及处理:①必须一次性使用胰岛素注射针头;②使用高纯度胰岛素产品;③采用正确的注射部位的轮换模式;④定期用指尖或掌心轻按每一个注射部位,如感觉有肿块或表皮凹陷,应避免再在该部位注射,直至该现象消失。

4.针头折断

(1)发生原因:重复使用胰岛素注射针头;注射针头质量缺陷。

(2)临床表现:胰岛素注射后针头折断。

(3)预防及处理:①必须一次性使用胰岛素注射针头。②注射前认真检查注射针头,不合格者切勿使用。③采用正确的注射方式。④一旦发现断针时要镇静,嘱患者不要移动体位,防止断针陷入皮下深层。用止血钳或镊子夹住断针外露部分拔出断端,断端与皮肤相平或稍凹陷于皮内,可用拇指、示指垂直轻压针孔两旁,使断层显露后,用镊子将断针取出;断针完全陷入皮下深层时,应配合医生在X射线下定位,手术取出。

【案例思考】

患者张某,男,82岁,发现血糖升高10年,空腹血糖16.3 mmol/L,需使用胰岛素笔皮下注射门冬胰岛素。

请思考：①对该患者操作时应如何减轻胰岛素注射引起的疼痛？②选择注射部位时应注意什么问题？③胰岛素怎么保存？④不同胰岛素的注射时间分别是什么？⑤胰岛素针头的选择原则是什么？

十三 口服给药法

【操作目的】

协助患者遵照医嘱安全、正确地服下药物，以达到减轻症状、治疗疾病、维持正常生理功能、协助诊断和预防疾病的目的。

【相关理论】

1. 口服给药是最常用、最方便，又比较安全的给药方法。药物经口服后被胃肠道吸收入血液循环，从而达到局部治疗和全身治疗的目的。但因口服给药吸收慢，故不适用于急救，另外对意识不清、呕吐不止、禁食等患者也不宜用此法给药。

2. 口服药包括片剂、丸剂、散剂、胶囊、溶液、酊剂和合剂等。

3. 药物的保管

(1) 对易挥发、易潮解或易风化的药物，应装瓶、盖紧或现拆现用，如糖衣片、酵母片等。

(2) 对易氧化和遇光易变质的药物应装在有色密闭瓶内，或放在黑纸遮光的纸盒内，放于阴凉处，如维生素C、氨茶碱等。

(3) 贵重药、麻醉药、剧毒药和患者自备药应有明显标记，专人负责，使用专本登记，并实行严格交班制度。

4. 给药原则是一切用药的总则，在执行药疗时必须严格遵守。

(1) 按医嘱要求准确给药，严格执行查对制度。①医嘱必须清楚、准确，护士对医嘱有疑问时，应及时向医生提出，切不可盲目执行，也不可擅自更改医嘱。②严格执行5个准确：将准确的药物，按准确的剂量，用准确的途径，在准确的时间内给予准确的患者；严格执行三查八对制度。

(2) 安全正确用药：准确掌握给药时间、方法，给药前应向患者解释，以取得合作，并给予相应的用药指导，提高患者的自我合理用药能力。对易发生过敏反应的药物，使用前应了解过敏史，按要求做药物过敏试验，结果阴性方可使用。

(3) 观察用药反应：给药后要注意观察药物疗效和不良反应，并做好记录。护士要监测患者的病情变化，动态评价药物疗效。如用硝苯地平治疗心绞痛时，应观察心绞痛发作的次数、强度、心电图等情况。在药疗过程中，应密切观察药物的不良反应，及时调整用药方案，保证患者安全用药。如对服强心苷类药物的患者要密切监测心率、心律情况，当心率低于每分钟60次或心律不齐时提示可能发生中毒反应，应告知医生并暂停服用。

【用物准备】

发药车，清洁药盘，执行单，无菌治疗巾，量杯，注射器，药杯，药匙，温开水，抽纸巾，快速手消毒剂，PDA。

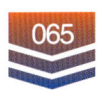

【操作流程】

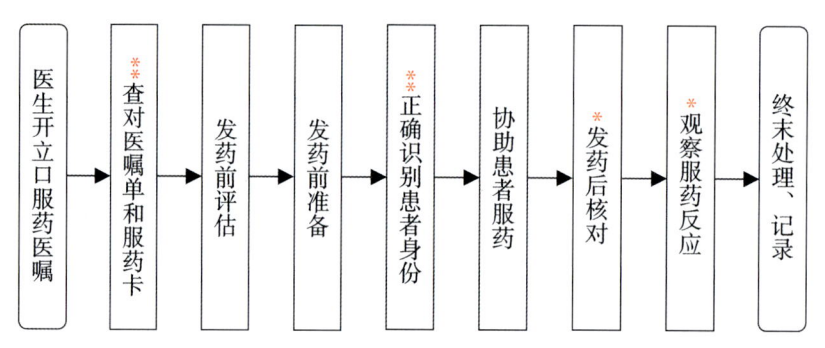

医生开立口服药医嘱 → ※※查对医嘱单和服药卡 → 发药前评估 → 发药前准备 → ※※正确识别患者身份 → 协助患者服药 → ※发药后核对 → ※观察服药反应 → 终末处理、记录

注：＊越多代表此步骤关键程度越高。

【操作细则】

项目	操作步骤	步骤解释说明
操作前评估	1. 双人核对口服药医嘱。 2. 床旁正确识别患者身份。 3. 向患者解释服药目的、方法及配合事项，药物作用及其副作用。 4. 评估患者一般情况、病情、意识状态、自理能力、合作程度、用药史、过敏史、不良反应史。 5. 评估患者口腔情况，口咽部有无溃疡、糜烂，有无吞咽困难等情况。	• 询问患者是否有饥饿、头晕、心悸、气短等身体不适。 重点评估以下内容。 • 病情：□轻 □重＊ • 意识状态：□清醒 □意识障碍（格拉斯哥昏迷评分、烦躁、全麻未醒）＊ • 配合程度：□无须依赖 □轻度依赖 □中度依赖 □重度依赖＊ • 用药史：□用过＊ □没有用过 □停用3 d以上 • 药物过敏史：□青霉素类过敏＊ □头孢类过敏＊ □酒精过敏＊ □其他 评估项目＊越多代表口服给药时风险越高，应通知医生。
护士准备	1. 着装整洁，仪表符合要求。 2. 规范洗手，戴口罩。 3. 准备用物，物品摆放合理。 4. 遵医嘱准备口服药品。	• 七步洗手法。 • 医嘱查对：床号、姓名、药名、浓度、剂量、用法、时间、药品有效期。
操作过程	1. 携用物至患者床旁处，识别患者身份，核对执行单医嘱与发药袋药品是否一致（详见【操作要点】1）。 2. 准备患者自备药 （1）患者外购自备药以嘱托医嘱形式开立，执行单及PDA均显示（自备药）。 （2）对照执行单上床号、姓名、药名、浓度、剂量、时间进行配药。 （3）根据药物剂型的不同，采用不同的取药方法。	• 采取查看床头卡、反问式询问、核对腕带（或使用PDA扫码）确认患者身份。 • 患者的身份查对不少于两种（姓名、性别、年龄等）独立的核对标识，严禁将床号作为身份查对的唯一标识。＊

项目	操作步骤	步骤解释说明
操作过程	1)**固体药**:一手取药瓶,瓶签朝向自己,另一手用药匙取出所需药量,放入药杯。 2)**液体药**:①摇匀药液,打开瓶盖。②一手持量杯,拇指置于所需刻度、并使其刻度与视线平;另一手将药瓶有瓶签的一面朝上,倒药液至所需刻度处。③将药液倒入药杯;油剂、按滴计算的药液或药量不足1 mL时,药杯内倒入少许温开水,用注射器吸取药液(详见【操作要点】2)。④用抽纸巾擦净瓶口,将药瓶放回原处。⑤摆药完毕,将物品放回原处,并根据执行单重新核对一遍,盖上治疗巾。 3. 发药 (1)洗手,在规定时间内携带执行单、发药盘、温开水,送药至患者床前。 (2)PDA扫码,再次核对,得到准确应答后再发药(详见【操作要点】1)。 (3)协助患者取合适体位,按需要解释服药目的及注意事项(详见【操作要点】2)。 (4)协助患者服药,确认患者服下药物后方可离开,扫描患者口服药袋二维码点击"执行",显示"给药结束"即给药成功。护士可通过"医嘱执行单界面"查看正在执行中、待执行的用药医嘱(详见【操作要点】1)。 (5)对危重患者及不能自行服药患者应喂药;鼻饲患者须将药物碾碎,用水溶解后,从胃管注入,再用少量温开水冲净胃管。 (6)药杯按要求作相应处理,清洁发药盘。 (7)随时观察患者服药后的反应,若有异常,及时与医生联系,酌情处理。 (8)再次核对,安置患者舒适卧位,整理床单位。 4. 健康教育。	● 先备固体药,再备水剂与油剂。 ● 粉剂、含化片剂单独包好,放入药杯。 ● 使用单一剂量包装的药品,在发药给患者时拆开包装。 ● 避免药液内溶质沉淀而影响给药浓度。 ● 以保证剂量准确。防止倒药时沾污瓶签。 ● 小剂量药液使用小刻度注射器抽取,保证药量准确。 ● 不同的药液应倒入不同的药杯内,配另一种药液时,洗净量杯,以免更换药液时发生化学变化。 ● 以免药液附着杯壁,影响剂量。 ● 如患者不在或因故暂不能服药,应将药物带回保管,适时再发或交班。保证患者服下药物。 ● 发药前须请另一护士再次核对,以确保准确无误。如患者提出疑问,应重新核对后再发药。 ● 利于发挥药效及减少不良反应。 ● 使用PDA扫码发药环节中,在发药时药袋条码与患者腕带身份匹配核对即完成发药基础上医嘱执行/巡视确认、给药结束的时间记录,以身份匹配核对作为每次发药的触发点,进行后续医嘱执行、服药结束步骤。 ● 胃管内给药前后,均需用温开水冲洗胃管。避免阻塞管。 ● 防止交叉感染。 ● 操作后查对:床号、姓名、药名、浓度、剂量、用法、时间、药品有效期。 ● 解释用药的目的和注意事项,指导服药相关知识,对于慢性病患者和出院后需继续服药的患者,应特别强调遵医嘱按时、安全、正确服药的重要性。

项目	操作步骤	步骤解释说明
整理用物	1. 整理物品，医疗废物分类处置。 2. 规范洗手。 3. 记录护理单。	• 整理治疗车，先上层再下层。 • 七步洗手法。 • 必要时记录。

【操作要点】

1. 严格执行药品查对制度

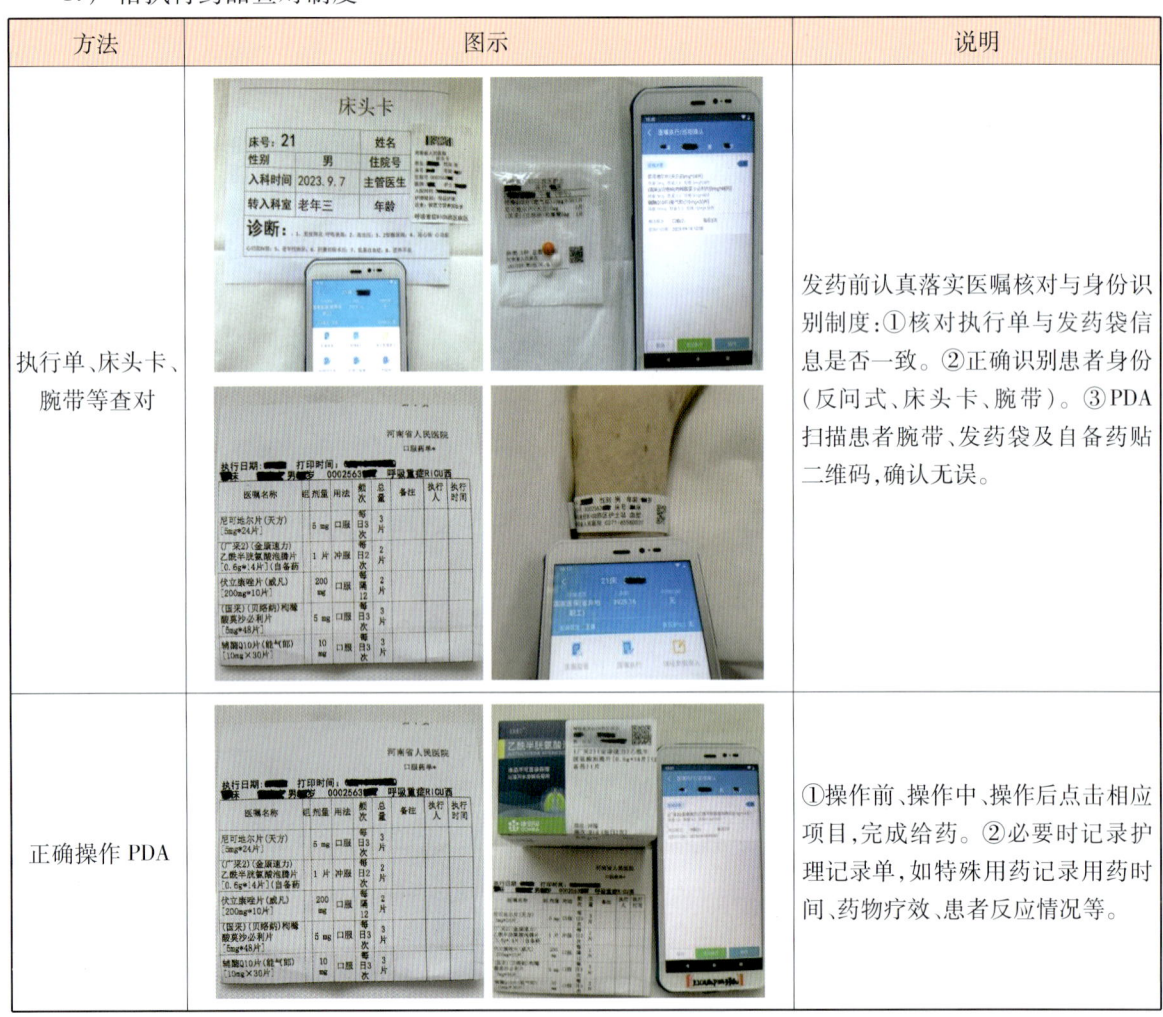

方法	图示	说明
执行单、床头卡、腕带等查对		发药前认真落实医嘱核对与身份识别制度：①核对执行单与发药袋信息是否一致。②正确识别患者身份（反问式、床头卡、腕带）。③PDA扫描患者腕带、发药袋及自备药贴二维码，确认无误。
正确操作PDA		①操作前、操作中、操作后点击相应项目，完成给药。②必要时记录护理记录单，如特殊用药记录用药时间、药物疗效、患者反应情况等。

2.熟悉药物取用方法和性质

方法	图示	说明
正确选择药物取用方法		液体药:①<50 mL溶液选用注射器取用。②>50 mL溶液选用量杯取用。
明确药物类型、药理性质及服用要求		①缓释片、肠溶片、胶囊吞服时不可嚼碎,不用茶水服药;泡腾片需用水充分溶解后饮用。②健胃药宜在饭前服,助消化药及对胃黏膜有刺激性的药物宜在饭后服,降糖药宜在空腹或餐时服用。③活菌素需用常温水,餐后半小时服用,并与抗生素间隔2 h以上。④酸类、铁剂等对牙齿有腐蚀作用的药物,应用吸管吸服后漱口;舌下含片放于舌下或两颊黏膜与牙齿之间待其溶化;抗生素及磺胺类药物应准时服药,以保证有效的血药浓度。⑤服用退热药需多饮水;对呼吸道黏膜起安抚作用的药物服用后不宜立即饮水。

【护理记录】

1.记录特殊用药(如精神类药物)的给药时间、药物名称、浓度、剂量、给药方式及患者用药后反应。

2.记录用药后患者精神、生命体征及生化指标情况。

【案例思考】

患者范某,女,70岁,冠状动脉支架术后2 d,生命体征平稳,遵医嘱定时服用抗血小板聚集及洋地黄类药物,患者记忆力及依从性差,有漏服药物史。

请思考:①如何向患者进行健康宣教,从而提高其服药依从性?②发现患者漏服一次抗凝药物时,应该如何处理?③如何进行洋地黄类药物监测?

十四 静脉注射法

【操作目的】
1. 药物不宜口服、皮下或肌内注射，需迅速发生药效时，可采用静脉注射法。
2. 药物因浓度高、刺激性大、量多而不宜采取其他注射方法。
3. 作诊断、试验检查时，由静脉注入药物，如为肝、肾、胆囊等 X 射线摄片。
4. 用于静脉营养治疗。

【相关理论】
1. 静脉注射（intravenous injection, IV）是自静脉注入药液的方法。
2. 根据患者穿刺部位的皮肤状况、静脉充盈度及管壁弹性。静脉注射常用的部位有四肢浅静脉、头皮静脉、股静脉。
 （1）四肢浅静脉：上肢常用肘部浅静脉（贵要静脉、肘正中静脉、头静脉）、腕部及手背静脉；下肢常用大隐静脉、小隐静脉及足背静脉。
 （2）头皮静脉：小儿头皮静脉极为丰富，分支甚多，互相沟通交错成网且静脉表浅易见，易于固定，方便患儿肢体活动，故患儿静脉注射多采用头皮静脉。
 （3）股静脉：股静脉位于股三角区，在股神经和股动脉的内侧。

【用物准备】
治疗盘，无菌治疗巾，医用棉签，一次性垫巾，2 mL 或 5 mL 注射器，一次性使用静脉输液针（头皮针），止血带，执行单，按医嘱备药，医嘱标签，胶布，皮肤消毒剂，弯盘，速干手消毒剂，PDA，锐器盒，医疗废物桶，生活垃圾桶。

【操作流程】

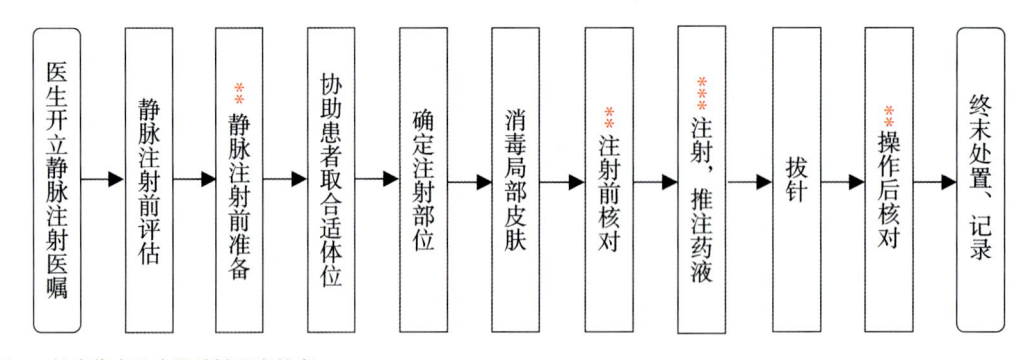

医生开立静脉注射医嘱 → 静脉注射前评估 → **静脉注射前准备 → 协助患者取合适体位 → 确定注射部位 → 消毒局部皮肤 → **注射前核对 → ***注射，推注药液 → 拔针 → **操作后核对 → 终末处置、记录

注：*越多代表此步骤关键程度越高。

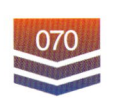

【操作细则】

项目	操作步骤	步骤解释说明
操作前评估	1. 双人核对医嘱。 2. 床旁正确识别患者身份。 3. 向患者解释：静脉注射目的、方法、注意事项、配合要点、药物作用及其副作用。 4. 评估患者一般情况。 5. 评估注射部位皮肤情况。 6. 环境清洁、安静，必要时屏风遮挡。	• 患者的病情、治疗情况、用药史、过敏史。 • 患者的意识状态、心理状态、合作程度及对用药的认知。 • 穿刺部位的皮肤状况、静脉充盈度及管壁弹性、肢体活动能力。 • 询问患者是否有饥饿、头晕、心悸、气短等身体不适。
护士准备	1. 着装整洁，仪表符合要求。 2. 规范洗手，戴口罩。 3. 准备用物，物品摆放合理。 4. 检查药品、物品质量及有效期。 5. 核对医嘱，抽吸药液。	• 七步洗手法。 • 医嘱查对：床号、姓名、药名、浓度、剂量、用法、时间、药品有效期。
操作过程	1. 携用物至患者床旁，识别患者身份，核对医嘱。 2. 向患者解释操作目的，协助患者取舒适体位，询问患者有无需求，并协助其解决。 3. 四肢浅静脉注射。 (1) 卫生手消毒。 (2) 定位消毒：在穿刺部位下方放置一次性垫巾，在穿刺部位上方约 6 cm 处扎紧止血带，选择粗直、弹性好、易于固定的静脉，避开关节和静脉瓣（详见【操作要点】）；松止血带，卫生手消毒。 (3) 常规消毒皮肤，待干。准备胶布。 (4) 核对，排气：二次核对，扎止血带，排尽空气。 (5) 进针穿刺：嘱患者轻握拳，以左手拇指绷紧静脉下端皮肤。右手持注射器，示指固定针栓（若使用头皮针，手持头皮针小翼），针头斜面向上，与皮肤呈 15°～30°自静脉上方或侧方刺入皮下，再沿静脉走向滑行刺入静脉，见回血，可再沿静脉走行进针少许。 (6) 两松一固定：松开止血带，患者松拳，固定针头（如为头皮针，用胶布固定）。	• 采取查看床头卡、反问式询问、核对腕带（或使用 PDA 扫码）确认患者身份。 • 患者的身份查对不少于两种（姓名、性别、年龄等）独立的核对标识，严禁将床号作为身份查对的唯一标识。 • 消毒注射部位皮肤：使用碘伏棉签，以注射点为中心，由内向外螺旋式消毒两遍。两次消毒方向相反，直径在 5 cm 以上。 • 操作中查对：患者床号、姓名、药名、浓度、剂量、给药方法、时间、药品有效期。 • 穿刺时一旦出现局部血肿，立即拔出针头，按压局部，另选其他静脉血管重新穿刺。

项目	操作步骤	步骤解释说明
操作过程	(7)推注药液：缓慢推注药液，注药过程中要试抽回血，以确保针头仍在静脉内。 (8)拔针按压：注射毕，用无菌干棉签轻压针刺处，快速拔针后按压至不出血为止。 (9)针头分离至锐器盒内。 (10)再次核对。卫生手消毒。 4.协助患者舒适卧位，整理床单位。 5.健康教育：嘱患者将大拇指沿着血管的纵行方向进行按压（大拇指与血管平行）。	● 注射刺激性的药物，穿刺时应使用抽有0.9%氯化钠注射液的注射器及针头。注射穿刺成功后，先注入少量0.9%氯化钠注射液，证实针头确在静脉内，再换上抽有药液的注射器进行推药（针头不换）。根据患者年龄、病情及药物性质，掌握注药速度，观察局部情况。 ● 操作后查对：患者床号、姓名、药名、浓度、剂量、给药方法、时间、药品有效期。
整理用物	1.整理物品，医疗废物分类处置。 2.规范洗手。 3.记录护理单。	● 整理治疗车，先上层再下层。 ● 七步洗手法。 ● 必要时记录。

【操作要点】

评估浅静脉血管

部位	图示	说明
四肢浅静脉		①上肢常用肘部浅静脉（贵要静脉、肘正中静脉、头静脉）、手背浅静脉。下肢浅静脉不作为成人静脉注射首选部位，容易形成血栓。②以手指探明静脉走向及深浅；对需长期注射者，应有计划地由远心端到近心端选择静脉。

【护理记录】

记录注射时间，药物名称、浓度、剂量，患者用药后的反应。

【并发症】

1.血肿

(1)原因：①老年、肥胖、烧伤、水肿、消瘦、血管硬化、末梢循环不良等患者，血管弹性差，回血反应迟缓，护士对针头是否刺入血管判断失误，反复穿刺或待针头退出血管时局部隆起，形成血肿。②凝血功能差或者未及时按压即可引起血肿。③固定不当、针头移位，致使针头脱出血管外而不及时拔针按压。④老年、消瘦患者皮下组织疏松，针头滑出血管后仍可滴入而造成假象。⑤细小静脉穿刺，针头选择过粗、进针后速度过快、回血后针头在血管内潜行偏离血管方向而穿破血管。⑥拔针后按压部位不当或按压时间、压力不够。

(2) 临床表现：血管破损，出现皮下肿胀、疼痛。2～3 d 后皮肤变青紫。1～2 周后血肿开始吸收。

(3) 预防及处理：①选用型号合适、无钩、无弯曲的锐利针头。②提高穿刺技术，避免盲目进针。③重视拔针后对血管的按压。拔针后用消毒纱布覆盖穿刺点，用拇指按压，按压部位应自针孔以上 1～2 cm 处，一般按压时间为 3～5 min，对新生儿、血液病患者、有出血倾向者按压时间适当延长。④若已有血液淤积皮下，早期予以冷敷，以减少出血。24 h 后局部给予 50% 硫酸镁湿热敷，每日 2 次，每次 30 min，以加速血肿的吸收。⑤若血肿过大难以吸收，可常规消毒后，用注射器抽吸不凝血液或切开取血块。

2. 静脉炎

(1) 原因：长期注入浓度较高、刺激性较强的药物；在操作过程中无菌操作不严格而引起局部静脉感染。

(2) 临床表现：沿静脉走向出现条索状红线，局部组织发红、肿胀、灼热、疼痛，全身有畏寒、发热等表现。

(3) 预防及处理：①对血管有刺激性的药物，应充分稀释后应用，并防止药液溢出血管外。②要有计划地更换注射部位，保护静脉，延长其使用时间。③若已发生静脉炎，应立即停止在此处静脉注射、输液，将患肢抬高、制动；局部用 50% 硫酸镁湿热敷，每日 2 次，每次 30 min 或用超短波理疗，每日 1 次，每次 15～20 min；中药如意金黄散局部外敷，可清热、除湿、疏通气血、止痛、消肿，使用后患者感到清凉、舒适。④如合并全身感染症状，按医嘱给予抗生素治疗。

【案例思考】

患者王某，男，58 岁，支气管哮喘 5 年余，近来因胸闷、气喘加重就诊。入院后遵医嘱给予 5% 葡萄糖注射液 20 mL+氨茶碱 0.25 g 静脉注射。

请思考：①选取什么部位的静脉注射较为合适？②使用该药品静脉注射时的速度是什么？

十五 肌内注射技术

【操作目的】

1. 用于要求比皮下注射更迅速发生疗效时，而不能或不宜口服或静脉注射的药物。
2. 注射刺激性较强或药量较大的药物。

【相关理论】

肌内注射技术（intramuscular injection，IM）是将一定量药液注入肌肉组织的方法。注射部位一般选择肌肉丰厚且距大血管及神经较远处。其中最常用的部位为臀大肌，其次为臀中肌、臀小肌、股外侧肌及上臂三角肌。

【用物准备】

治疗盘，无菌治疗巾，2 mL 或 5 mL 注射器，弯盘，医用棉签，执行单，按医嘱备药，医嘱标签，皮肤消毒剂，速干手消毒剂，PDA，锐器盒，医疗垃圾桶，生活垃圾桶。

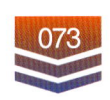

【操作流程】

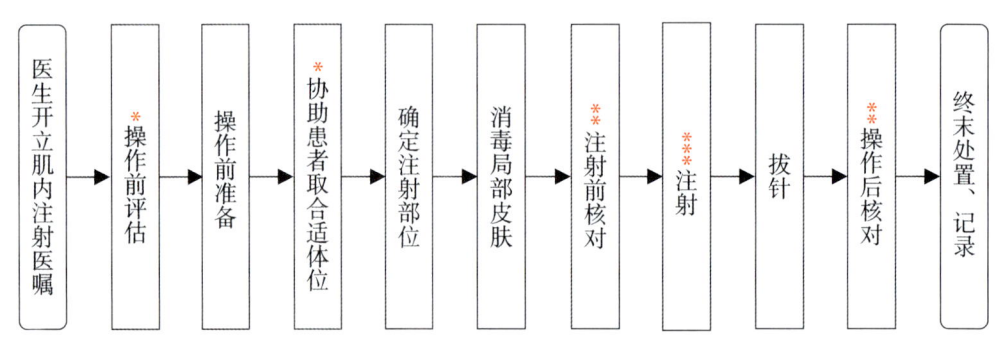

医生开立肌内注射医嘱 → *操作前评估 → 操作前准备 → *协助患者取合适体位 → 确定注射部位 → 消毒局部皮肤 → **注射前核对 → ***注射 → 拔针 → **操作后核对 → 终末处置、记录

注：*越多代表此步骤关键程度越高。

【操作细则】

项目	操作步骤	步骤解释说明
操作前评估	1. 双人核对医嘱。 2. 床旁正确识别患者身份。 3. 向患者解释：肌内注射目的、方法、注意事项、配合要点、药物作用及其副作用。 4. 评估患者一般情况。 5. 评估注射部位皮肤情况。	• 患者病情、治疗情况、用药史、过敏史。 • 患者意识状态、心理状态、合作程度及对用药的认知。 • 是否有饥饿、头晕、心悸、气短等身体不适。 • 注射部位的皮肤及肌肉组织状况，肢体活动能力。
护士准备	1. 着装整洁，仪表符合要求。 2. 规范洗手，戴口罩。 3. 准备用物，物品摆放合理。 4. 检查药品、物品质量及有效期。 5. 核对医嘱，抽吸药液。	• 七步洗手法。 • 医嘱查对：床号、姓名、药名、浓度、剂量、用法、时间、药品有效期。
操作过程	1. 携用物至患者床旁处，识别患者身份，核对医嘱。 2. 向患者解释，取得配合。 3. 拉起床帘，协助患者取合适体位，选择注射部位正确定位（详见【操作要点】）。	• 采取查看床头卡、反问式询问、核对腕带（或使用PDA扫码）确认患者身份。患者的身份查对不少于3种（姓名、性别、年龄等）独立的核对标识，严禁将床号作为身份查对的唯一标识。 • 为使臀部肌肉松弛可取下列体位。①侧卧位：上腿伸直，下腿稍弯曲。②俯卧位：足尖相对，足跟分开。③仰卧位：两腿伸直，常用于危重患者及不能翻身者。④坐位：椅子稍高，便于操作。

项目	操作步骤	步骤解释说明
操作过程	4. 卫生手消毒。常规消毒注射部位皮肤,待干。 5. 二次核对,排尽空气。 6. 左手拇指、示指绷紧局部皮肤,右手以执笔式持注射器,中指固定针栓,将针梗的1/2～2/3迅速垂直刺入皮肤,松开绷紧皮肤的手,抽动活塞,如无回血,缓慢注射药物。 7. 注射完毕,用无菌干棉签轻压针刺处,快速拔针后按压至不出血为止。 8. 再次核对,协助患者穿好衣裤,协助舒适体位,整理床单位。 9. 卫生手消毒。	• 消毒注射部位皮肤:使用碘伏棉签,以注射点为中心,由内向外螺旋式消毒两遍,直径在5 cm以上。 • 操作中查对:床号、姓名、药名、浓度、剂量、用法、时间、药品有效期。 • 消瘦者及患儿进针深度酌减。切勿将针头全部刺入,以防针头从根部衔接处折断而难以取出。确保针头未刺入血管方可推药。 • 操作后查对:床号、姓名、药名、浓度、剂量、用法、时间、药品有效期。
整理用物	1. 整理物品,医疗废物分类处置。 2. 规范洗手。 3. 记录护理单。	• 整理治疗车,先上层再下层。 • 七步洗手法。 • 必要时记录。

【操作要点】

注射部位定位

方法	图示	说明
臀大肌注射定位法(十字法、连线法)	十字法交叉法	(1)十字法:从臀裂顶点向左侧或向右侧划一水平线,然后从髂嵴最高点作一垂线,将一侧臀部分为四个象限,其外上象限并避开内角(从髂后上棘至股骨大转子连线),即为注射区。 (2)连线法:从髂前上棘至尾骨作一连线,其外1/3处为注射部位。
臀中肌、臀小肌注射定位法		髂前上棘外侧三横指处(以患者的手指宽度为准);以示指尖和中指尖分别置于髂前上棘和髂嵴下缘处,在髂嵴、示指、中指之间构成一个三角区域。
股外侧肌注射定位法		大腿中段外侧。成人髋关节下10 cm至膝关节上10 cm,宽约7.5 cm的范围。

方法	图示	说明
上臂三角肌注射定位法	后　前	①将三角肌的长和宽均分为三等份,使三角肌分成9个区。②上1/3部的前、中、后区为三角肌肌肉注射绝对安全区。③中1/3前、中区为相对安全区。

注:1. 图中粉红色区域为注射部位。
　　2. 对需长期注射者,应交替更换注射部位,并需用细长针头,以避免或减少硬结的发生。
　　3. 对2岁以下婴幼儿不宜选用臀大肌注射,因其臀大肌尚未发育好,注射时有损伤坐骨神经的危险,最好选择股外侧肌、臀中肌和臀小肌注射。

【护理记录】

1. 记录注射时间、药物名称、浓度、剂量、给药方式及患者的反应。
2. 穿刺局部情况。

【并发症】

1. 局部或全身感染

(1)原因:注射部位消毒不严格,注射用具、药物被污染等,可导致注射部位或全身发生感染。

(2)临床表现:在注射后数小时局部出现红、肿、热、疼痛。局部压痛明显。若感染扩散,可导致全身菌血症、脓毒败血症,患者出现高热、畏寒、谵妄等。

(3)预防及处理:①严格检查药品质量,如发现药液有变质、沉淀、混浊,药物超过有效期,安瓿、密闭瓶有裂痕和密闭盖有松动等现象,则不能应用。②严格遵循无菌操作技术原则,做好皮肤消毒,防止注射部位感染。③选择合适的注射部位,切勿在有炎症、破损及患皮肤病处进针。

2. 神经性损伤

(1)原因:主要是药物直接刺激、局部高浓度药物毒性引起神经粘连和变性坏死。

(2)临床表现:注射当时即出现神经支配区麻木、放射痛、肢体无力和活动范围减小,约1周后疼痛减轻,但留有固定麻木区伴肢体功能部分或完全丧失,发生于下肢者行走无力,易跌跤。局部红、肿、疼痛,肘关节活动受限,手部有运动和感觉障碍。受累神经及神经损伤程度根据受累神经支配区运动、感觉障碍程度,分为完全损伤、重度损伤、中度损伤和轻度损伤。分度标准如下。①完全损伤:神经功能完全丧失。②重度损伤:部分肌力、感觉降至1级。③中度损伤:神经支配区部分肌力和感觉降至2级。④轻度损伤:神经支配区部分肌力和感觉降为3级。

(3)预防及处理

1)周围神经药物注射伤是一种医源性损伤,是完全可以预防的,应在慎重选择药物、正确掌握注射技术等方面严格把关。

2)注射药物应尽量选用刺激性小、等渗、pH接近中性的药物,不能毫无科学根据地选用刺激性很强的药物进行肌内注射。

3)注射时应全神贯注,注意注射部位的解剖关系,准确选择注射部位,避开神经及血管。为儿童注射时,除要求进针点准确外,还应注意进针的深度和方向。对2岁以下婴幼儿不宜选用臀大肌注射,因其臀大肌尚未发育好,注射时有损伤坐骨神经的危险,最好选择臀中肌和臀小肌注射。

4)在注射药物过程中若发现神经支配区麻木或放射痛,应考虑注入神经内的可能性,应立即改变进针方向或停止注射。

5)对中度以下不完全神经损伤要用非手术治疗法,如理疗、热敷,以促进炎症消退和药物吸收,同时使用神经营养药物治疗,将有助于神经功能的恢复。对中度以上完全性神经损伤,则应尽早手术探查,做神经松解术。

3.疼痛

(1)原因:肌内注射引起疼痛有多方面的原因,如针头刺入皮肤的疼痛,推药时药物刺激肌肉组织的疼痛。一次肌内注射药物过多、药物刺激性过大、推注速度过快,注射部位选择不当,进针过深或过浅等都可引起疼痛。

(2)临床表现:注射局部疼痛、酸胀、肢体无力、麻木。可引起下肢及坐骨神经疼痛,严重者可引起足下垂或跛行,甚至可出现下肢瘫痪。

(3)预防与处理

1)正确选择注射部位,一般选择肌肉丰厚且避开大血管及神经处。其中最常用的部位为臀大肌,其次为臀中肌、臀小肌、股外侧肌及上臂三角肌。

2)掌握无痛注射技术。进行肌内注射前,先用拇指按压注射点10 s,再常规皮肤消毒,之后进行肌内注射。用持针的手掌尺侧缘快速叩击注射区的皮肤(一般为注射区的右侧或下侧)后进针,在一定程度上可减轻疼痛。

3)配制药液浓度不宜过大,每次推注的药量不宜过快、过多。股外侧肌及上臂三角肌施行注射时,若药量超过 2 mL 时,须分次注射。经过临床试验,用生理盐水注射液稀释药物后肌内注射,比用注射用水稀释药物后肌内注射能减轻患者的疼痛。

4)轮换注射部位。

【案例思考】

患者李某,女,32 岁,外伤后急诊入院,神志清,T 36.8 ℃,BP 90/49 mmHg,HR 131 次/min,遵医嘱给予交叉配血试验后,输注悬浮红细胞 2 U,输血前遵医嘱给予盐酸异丙嗪注射液 25 mg 肌内注射。

请思考:①该患者肌内注射前应评估哪些内容?②给予肌内注射时,应将患者摆放为何种体位?③肌内注射的部位有哪些?

十六 皮内注射技术

【操作目的】

1.药物过敏试验,以观察有无过敏反应。

2.预防接种,如卡介苗。

3.局部麻醉的前驱步骤。

【相关理论】

1.皮内注射是将少量药液或生物制品注射于表皮与真皮之间的方法。

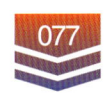

2.皮试液的配制见表1-4。

表1-4　皮试液的配制

青霉素钠	加0.9%氯化钠注射液/mL	每毫升药液青霉素钠含量/U	说明
80万U	4	20万	用5 mL注射器
取上液0.1 mL	0.9	2万	以下用1 mL注射器
取上液0.1 mL	0.9	2 000	每次配制时均需将溶液摇匀
取上液0.25 mL	0.75	500	配制完毕,妥善放置,立即使用

注:1.皮试液必须现配现用,浓度与剂量必须准确。
　　2.凡初次用药、停药3 d后再用,以及在应用中更换青霉素生产批号时,均须按常规做药物过敏试验。
　　3.如患者对需要注射的药物有过敏史,则不可做皮试,应及时与医生联系,更换其他药物。

3.皮试结果的判断见表1-5。

表1-5　皮试结果判断

结果	局部皮丘反应	全身情况
阴性	大小无改变,周围无红肿、无红晕	无自觉症状,无不适表现
阳性	局部出现红肿,红晕直径大于1 cm,周围有伪足伴局部痒感	可有头晕、心悸、恶心,甚至发生过敏性休克

注:1.如对皮试结果有怀疑,应在对侧前臂皮内注射生理盐水0.1 mL作对照,20 min后观察反应,确认青霉素皮试结果为阴性方可用药。
　　2.使用青霉素治疗过程中要继续严密观察反应。

【用物准备】

治疗盘,无菌治疗巾,75%酒精棉签或棉片,医用棉签,1 mL、2 mL和5 mL注射器,4½注射针头,0.9%氯化钠注射液,0.1%盐酸肾上腺素,执行单,按医嘱备药,医嘱标签,启瓶器,锐器盒,速干手消毒剂,PDA,医疗废物桶,生活垃圾桶。

【操作流程】

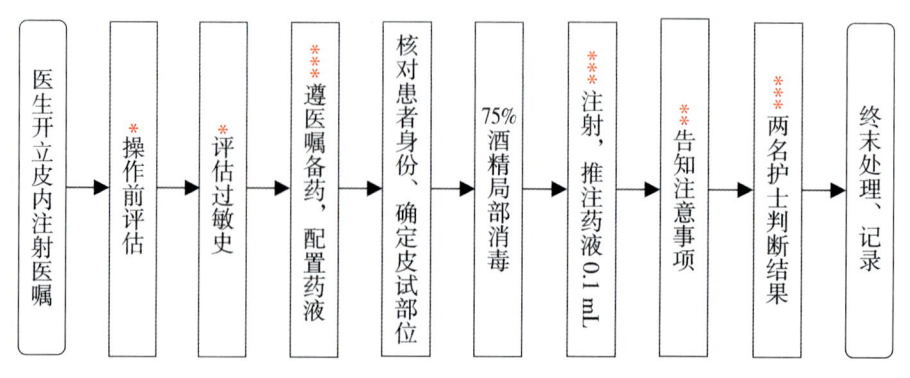

医生开立皮内注射医嘱 → *操作前评估 → *评估过敏史 → ***遵医嘱备药,配置药液 → 核对患者身份、确定皮试部位 → 75%酒精局部消毒 → ***注射,推注药液0.1 mL → **告知注意事项 → ***两名护士判断结果 → 终末处理、记录

注:*越多代表此步骤关键程度越高。

基础操作项目

【操作细则】

项目	操作步骤	步骤解释说明
操作前评估	1. 双人核对医嘱单、执行单。 2. 正确识别患者身份。 3. 向患者解释操作目的、方法及配合要点。 4. 评估患者一般情况、病情、治疗情况、心理状态及配合程度；对青霉素过敏试验的认识程度及合作态度。 5. 评估注射部位皮肤情况（详见【操作要点】1）。	重点评估以下内容。 ● 患者用药情况：□用药史 □初次使用青霉素* □停用青霉素3 d* □更换青霉素批号* ● 过敏史：□药物过敏史* □家族过敏史* □酒精过敏史* ● 意识状态及合作程度：□清醒,能主动配合 □烦躁,不能主动配合* ● 注射部位皮肤情况：□正常 □局部破损* □瘀斑* □瘢痕* □硬结* □色素沉着* □炎症* □水肿 □溃疡* □感染* 评估项目*越多代表注射风险越高,有青霉素过敏史者,不可做青霉素皮试。
护士准备	1. 着装整洁,仪表符合要求。 2. 规范洗手,戴口罩。 3. 准备用物,物品摆放合理。 4. 检查物品、药品质量及有效期。 5. 核对医嘱,准备药物。	● 七步洗手法。 ● 若为药物过敏试验,另备0.1%的盐酸肾上腺素和注射器。 ● 医嘱查对：床号、姓名、药名、浓度、剂量、用法、时间、药品有效期。
操作过程（配制药液）	1. 查对药液的名称、浓度、剂量、给药时间和途径、有效期等。查看药液有无混浊、沉淀、絮状物等,瓶盖有无松动,瓶身有无裂痕。 2. 抽吸药液：消毒安瓿或药瓶瓶塞,待干。打开注射器,拉动针栓,查看是否可正常使用。使用注射器抽吸药液,剂量准确,将抽好药液的注射器粘贴标签,再次核对后放入治疗盘内。 3. 青霉素皮试液的配制：根据《中国药典临床用药须知规定》,注射用青霉素G稀释为500 U/mL的皮试液[以青霉素80万为例（详见【相关理论】）]。配好皮试液后更换4½针头,粘贴标签,再次核对药物及执行单,放入治疗盘内。	● 严格执行无菌操作原则。 ● 青霉素皮试液应单一患者使用,现用现配。
操作过程	1. 携用物至患者床旁,识别患者身份,核对医嘱。 2. 再次向患者解释,取得配合。	● 采取查看床头卡、反问式询问、核对腕带（或使用PDA扫码）确认患者身份。 ● 患者的身份查对不少于两种（姓名、性别、年龄等）独立的核对标识,严禁将床号作为身份查对的唯一标识。

079

项目	操作步骤	步骤解释说明
操作过程	3. 协助患者取舒适体位，根据评估情况正确选择注射部位(详见【操作要点】1)。 4. 卫生手消毒。 5. 常规消毒注射部位皮肤，做过敏试验者，用75%酒精消毒局部皮肤2次待干(详见【操作要点】1)。 6. 再次核对。排尽空气，调整针尖斜面与刻度一致。 7. 进针推药：左手绷紧局部皮肤，右手持注射器，与皮肤呈5°进针，注入药液0.1 mL(详见【操作要点】2)。 8. 拔针观察：注射完毕，迅速拔针，穿刺点禁用无菌棉签按压。看表计时(药物过敏试验者在执行单上记录注射时间)。 9. 注射后核对。 10. 协助患者取舒适卧，告知其注意事项 (1) 20 min后观察局部反应，同时告知患者如有不适，立即通知护士，以便及时处理。 (2) 在此期间，嘱患者不要按压或摩擦皮丘。 (3) 等待结果期间不能离开病室。 11. 皮试结果判断 (1) 待20 min后观察结果。 (2) 双人共同判断结果，判定方法正确。及时将结果告知医生。	• 药物过敏试验选用前臂掌侧下段(因该处皮肤较薄，易于注射，且易辨认局部反应)。 • 卡介苗预防接种选用上臂三角肌中部略下处。 • 局部麻醉则选择麻醉处。 • 若患者酒精过敏，可选用0.9%氯化钠注射液棉签进行皮肤清洁。 • 操作中查对：床号、姓名、药名、浓度、剂量、用法、时间、药品有效期。 • 排气时不可浪费药液，以免影响药量的准确性。 • 注入剂量要准确，进针角度不能过大，否则会刺入皮下，影响结果的观察和判断。 • 若为卡介苗预防接种，与皮肤呈10°~15°刺入皮内。 • 操作后查对：床号、姓名、药名、浓度、剂量、用法、时间、药品有效期。 • 20 min后由两名护士观察局部反应，作出判断。结核菌素试验48~72 h观察结果。 • 如对皮试结果有怀疑，应在对侧前臂皮内注射0.9%氯化钠溶液0.1 mL以作对照。
整理用物	1. 整理物品，医疗废物分类处置。 2. 规范洗手。 3. 记录。	• 整理治疗车，先上层再下层。 • 七步洗手法。 • 记录注射时间、药物名称、浓度、剂量、给药方式、患者的反应。 • 将过敏试验结果双人核对，记录在电子医嘱单上。 • 阳性标记为红色"+"，阴性标记为黑色"-"。

【操作要点】

1. 选择合适的注射部位

方法	图示	说明
前臂掌侧下段		避开皮疹、硬结、瘢痕、感染及破溃处。
皮肤消毒	大于 5 cm × 5 cm	①用75%酒精或0.9%氯化钠注射液棉签以穿刺点为中心由内向外环形消毒/清洁，直径在 5 cm 以上。②待干 30 s 后再行注射。

2. 正确推注药液

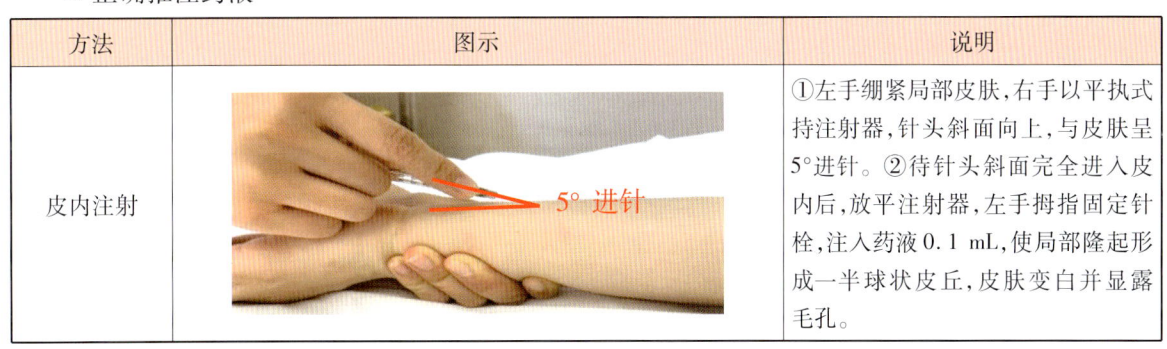

方法	图示	说明
皮内注射	5°进针	①左手绷紧局部皮肤，右手以平执式持注射器，针头斜面向上，与皮肤呈5°进针。②待针头斜面完全进入皮内后，放平注射器，左手拇指固定针栓，注入药液0.1 mL，使局部隆起形成一半球状皮丘，皮肤变白并显露毛孔。

注：1. 不宜在患者空腹时进行皮试。

2. 忌用含碘消毒剂消毒皮肤，以免着色影响对局部的观察及与碘过敏反应相混淆。

3. 注入皮试液后，应密切观察病情。通常首次注射后须观察 30 min，皮试后 20 min 内不得离开病室或注射室，注意观察患者局部和全身反应，倾听患者主诉，做好急救准备工作。

【护理记录】

1. 皮内注射药物的名称、剂量。
2. 穿刺局部情况，患者反应。
3. 皮内注射的日期和时间，观察的结果。

【并发症】

1. 疼痛

(1) 原因：注射前患者心理紧张；注射针头过粗、欠锐利或操作者手法不熟练。

(2) 临床表现：注射部位疼痛，有时伴全身疼痛反应，严重者出现晕针、虚脱；疼痛程度在完成注射后逐渐减轻。

(3)预防:①操作前向患者说明注射的目的,取得患者配合。②选用灭菌生理盐水作为溶媒,避免药液浓度过高对机体的刺激。③熟练掌握注射技术、准确注入药量 0.1 mL。④用口径小、锋利无倒钩的针头。⑤注射须在消毒剂干燥后进行。

(4)处理:疼痛剧烈者给予镇痛药,晕针或虚脱者给予按虚脱对症处理。

2.过敏性休克:最严重的并发症。

(1)原因:①注射前未询问患者药物的过敏史;②患者对注射的药物发生速发性过敏反应。

(2)临床表现:①喉头水肿、支气管痉挛、肺水肿而引起胸闷、气促、哮喘与呼吸困难。②面色苍白、出冷汗、口唇发绀、血压下降。③意识丧失、抽搐、大小便失禁。④恶心、呕吐、腹痛、腹泻等。

(3)预防:①皮内注射前,认真询问患者有无药物过敏史,尤其是青霉素类和链霉素药物,如有过敏史者应停止对该药的试验。②皮试观察期间,嘱患者不可随意离开病室。③注射盘内备有 0.1% 盐酸肾上腺素、地塞米松等急救药物。④另备氧气装置、负压吸引器等。

(4)处理:①立即停药,协助患者平卧,报告医生,就地抢救。②皮下注射或深部肌内注射 0.1% 盐酸肾上腺素 0.5 mL,小儿剂量酌减(0.01 mg/kg 体重计算)。症状不缓解,每隔 15 min 重复皮下注射或深部肌内注射该药 0.5 mL,直至脱离危险期。③给予氧气吸入,喉头水肿引起窒息时,应尽快施行气管插管或气管切开。④根据医嘱静脉注射地塞米松 5~10 mg。应用抗组胺类药物,如肌内注射盐酸异丙嗪 25~50 mg。⑤建立静脉通路,静脉滴注 10% 葡萄糖溶液或平衡液扩充血容量,按医嘱加入多巴胺或去甲肾上腺素滴注。⑥若心搏骤停,则立即进行心肺复苏抢救。⑦密切观察患者病情,记录生命体征变化。

3.局部组织反应

(1)原因:①药物本身对机体的刺激,导致局部组织发生的炎症反应;②皮内注射后,患者搔抓或揉按局部皮丘;③药物浓度过高、推注药量过大;④机体对药物敏感性高,局部发生变态反应。

(2)临床表现:注射部位红肿、疼痛、瘙痒、水疱、溃烂、破损。

(3)预防:①避免使用对组织刺激性较强的药物。②正确配置药液,推注药液剂量准确。③严格执行无菌技术操作。④嘱患者不可随意搔抓或揉按局部皮丘,如有异常或不适可随时告知医护人员。

(4)处理:出现局部皮肤瘙痒者,告诫患者勿抓、挠,用 0.5% 碘伏溶液外涂,局部皮肤有水疱者,用 0.5% 碘伏消毒,再用无菌注射器将水疱内的液体抽出,注射部位出现溃烂、破损者应进行外科换药处理。

4.注射失败

(1)原因:患者躁动不合作,注射部位无法充分暴露,操作不熟练,注射药物剂量欠准确。

(2)临床表现:皮丘过大(皮内注射药量大于 0.1 mL)、过小(皮内注射药量小于 0.1 mL 或注入皮下)、药液外漏,针口有出血现象,或皮肤上有两个针口等。

(3)预防:①操作前认真做好解释工作,取得患者配合;②对不合作者,其肢体要充分约束;③充分暴露注射部。

(4)处理:向患者做好解释,重新选择部位注射。

【案例思考】

患者陈某,男,40 岁,主诉"咳嗽、咽痛、发热 3 d"入院治疗。患者 T 38.8 ℃,P 96 次/min,R 20 次/min,BP 130/85 mmHg,神志清楚,精神萎靡,食欲缺乏,乏力;无药物过敏史、家族过敏史。根据血常规等检查结果,医生诊断为"急性上呼吸道感染、化脓性扁桃体炎",其医嘱为青霉素过敏试验;0.9% 氯化钠注射液 250 mL+青霉素钠 320 万 U 静脉输注,每天 2 次。

请思考：①护士如何配制青霉素皮试液？②如何正确判断青霉素过敏试验结果？③患者皮试后 5 min 出现胸闷、气急，伴有濒危感，皮肤瘙痒，面色苍白，出冷汗，脉细速，测量 BP 70/50 mmHg，烦躁不安。患者可能出现了什么问题？首选抢救药物是什么？④如何预防青霉素过敏反应的发生？

十七 皮下注射技术

【操作目的】
1. 注射小剂量药物，用于不宜经口服给药，而需在一定时间内达到药效时。
2. 预防接种。
3. 局部麻醉用药。

【相关理论】
皮下注射（subcutaneous injection，H）是将少量药液或生物制剂注入皮下组织的方法，通过皮下小血管和毛细血管吸收药液，经血循环送达靶器官发挥作用。与肌内注射相比，皮下注射可以让药物吸收减慢，起效持久。

【用物准备】
治疗盘，无菌治疗巾，1 mL、2 mL 无菌注射器，医用棉签，弯盘，执行单，按医嘱备药物，医嘱标签，皮肤消毒剂，速干手消毒剂，PDA，锐器盒，医疗废物桶，生活垃圾桶。

【操作流程】

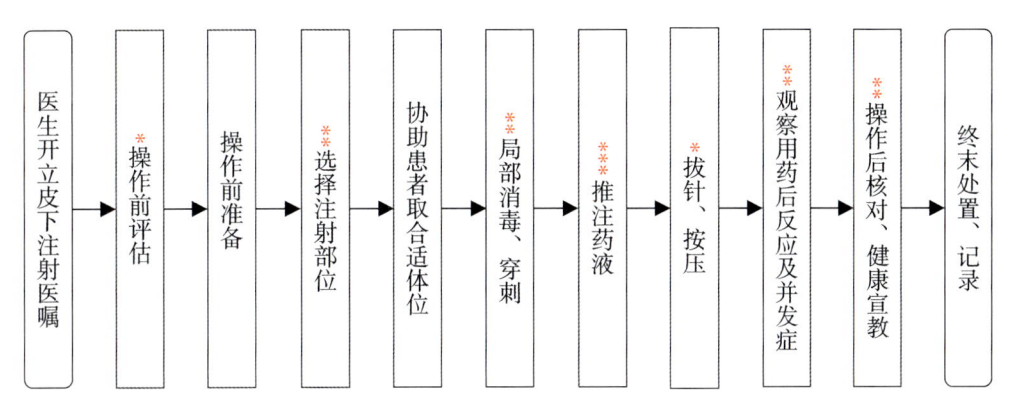

医生开立皮下注射医嘱 → *操作前评估 → 操作前准备 → **选择注射部位 → 协助患者取合适体位 → **局部消毒、穿刺 → ***推注药液 → *拔针、按压 → **观察用药后反应及并发症 → **操作后核对、健康宣教 → 终末处置、记录

注：* 越多代表此步骤关键程度越高。

【操作细则】

项目	操作步骤	步骤解释说明
操作前评估	1. 双人核对医嘱。 2. 床旁正确识别患者身份。 3. 向患者解释操作目的、方法及配合要点。	

项目	操作步骤	步骤解释说明
操作前评估	4. 评估患者一般情况。 5. 评估注射部位皮肤情况。	重点评估以下内容。 • 意识状态、合作程度：□清醒，能主动配合 □烦躁，不能主动配合 • 局部皮肤情况：□注射部位破损 □瘀斑* □瘢痕* □硬结* □色素沉着 □炎症* □水肿 □溃疡* □感染* • 身体情况：□存在注射药物绝对禁忌证* 评估项目*越多代表注射风险越高，原则上禁止注射。 • 评估局部皮肤：避开破损、瘢痕、硬结、炎症、溃疡、感染等部位。
护士准备	1. 着装整洁，仪表规范。 2. 规范洗手，戴口罩。 3. 准备用物，物品摆放合理。 4. 检查物品质量和有效期。 5. 医嘱查对，抽吸药液。	• 七步洗手法。 • 医嘱查对：床号、姓名、药名、浓度、剂量、用法、时间、药品有效期。
操作过程	1. 携用物至患者床旁，识别患者身份，核对医嘱。 2. 向患者解释用药原因、用药名称、作用，取得配合。 3. 选择合适的注射部位(详见【操作要点】1)。 4. 拉床帘，指导患者取合适体位，注意保暖(详见【操作要点】1)。 5. 常规消毒注射部位皮肤，范围直径≥5 cm，自然待干。 6. 卫生手消毒，再次核对。 7. 取出注射器，拧紧针头，排净空气。 8. 一手绷紧局部皮肤，另一手持注射器，针尖斜面向上与皮肤呈30°~40°，快速刺入皮下至针梗的1/2~2/3，抽动注射器活塞，无回血后将药液缓慢、匀速推注(详见【操作要点】2)。 9. 注射完毕，迅速拔针，同时用无菌棉签按压针眼处。 10. 再次核对，分离注射器至锐器盒内，卫生手消毒。 11. 协助患者取舒适体位，整理床单位。 12. 健康教育。	• 采取查看床头卡、反问式询问、核对腕带(或使用PDA扫码)确认患者身份。 • 患者的身份查对不少于两种(姓名、性别、年龄等)独立的核对标识，严禁将床号作为身份查对的唯一标识。 • 操作中查对：床号、姓名、药名、浓度、剂量、用法、时间、药品有效期。 • 针头刺入角度不宜超过45°，以免刺入肌层，确保针头未刺入血管内。 • 勿全部刺入，以免不慎断针增加处理的难度。 • 推药时松开绷紧皮肤的手，抽动活塞无回血后，缓慢推注药液。 • 用无菌干棉签轻压，按压至不出血为止。 • 操作后查对：床号、姓名、药名、浓度、剂量、用法、时间、药品有效期。 • 嘱患者注射部位禁忌热敷、理疗或用力在注射处按揉，以免引起毛细血管破裂出血。 • 嘱患者发现下列情况要及时告知医护人员：注射部位出现硬结、瘀斑、疼痛；局部或全身有过敏反应，如皮疹、发热、发冷、头晕、胸闷等。
整理用物	1. 整理物品，医疗废物分类处置。 2. 规范洗手。 3. 记录护理单。	• 整理治疗车，先上层再下层。 • 七步洗手法。 • 必要时记录。

【操作要点】

1. 常用注射部位及体位

内容	图示	说明
常用注射部位		①常选择注射部位：上臂三角肌下缘、两侧腹壁、大腿外侧。②三角肌下缘注射时，针头稍向外侧，以免损伤神经。
上臂注射体位（坐位）		上臂注射时，协助患者取平卧位或坐位，放松上臂肌肉。
腹壁注射体位（卧位）		腹壁注射时，协助患者取屈膝仰卧位，嘱其放松腹部。

注：1. 避免在同一部位重复注射，2 个注射点的距离至少为 1 cm 或一横指，以预防血肿或皮下脂肪积聚产生硬结。
　　2. 长期自行皮下注射者（如胰岛素注射），建立轮换注射部位，防止局部产生硬结，促进药物充分吸收。

2. 穿刺手法

内容	图示	说明
持针手法及进针角度		一手持注射器，示指固定针栓，针头斜面向上呈 30°~40°，针头刺入角度不宜超过 45°，无回血缓慢推注。

注：1. 刺激性强的药物不宜用皮下注射。
　　2. 过于消瘦者，护士可捏起局部组织，适当减小进针角度。
　　3. 抗凝剂以持笔式垂直进针。

【护理记录】

注射后如有异常,记录在护理记录单上:患者的生命体征、不良反应及处理措施,并做好交接班。

【并发症】

1. 局部或全身感染

(1)原因:注射部位消毒不严格;注射用具、药物被污染。

(2)临床表现:在注射后数小时局部出现红、肿、热、痛,局部压痛明显。若感染扩散,可导致全身菌血症、脓毒血症,患者出现高热、畏寒、谵妄等。

(3)预防:①严格检查药品质量,如发现药液有变质、沉淀、混浊,药物超过有效期,安瓿、密闭瓶有裂痕和密闭盖有松动等现象,则不能使用。②遵循无菌操作技术原则,做好皮肤消毒,防止注射部位感染。③选择合适的注射部位,切勿在有炎症、破损及患皮肤病处进针。④严格执行消毒隔离制度,预防交叉感染。

(4)处理:出现全身感染者,根据血培养及药物敏感试验结果选用抗生素。

2. 皮下脂肪增生

(1)原因:不规范轮换或未更改注射部位;针头的重复使用与针头长度过长。

(2)临床表现:出现脂肪组织肿胀或硬结,柔软、有波动感的皮下脂肪组织变厚、变硬、肿胀;出现橡皮样或瘢痕样改变,弹性较差。

(3)预防:①正确、规律性轮换注射部位;②避免重复使用针头;③医护人员应定期对注射部位进行检查,患者也应定期自我检查;④停止在皮下脂肪增生部位注射,正确轮换注射部位。

(4)处理:一般无须特殊治疗,注射相关皮肤增生在停止注射后可逐渐消退。

3. 针头弯曲或针梗折断

(1)原因:①针头本身质量问题,如针头过细、过软、针头钝、针尖有钩等;②穿刺部位有硬结、瘢痕;③注射时体位摆放不当,局部肌肉张力高;④注射操作不规范;⑤注射过深,消瘦和小儿使用的针头型号不匹配。

(2)临床表现:针头部位弯曲变形或针体折在患者体内,注射无法继续进行。

(3)预防:①选择粗细合适、质量合格的针头;②选择合适的注射部位,避开硬结和瘢痕;③选择舒适体位,使局部肌肉放松;④勿将针梗全部刺入皮肤,以防发生断针;⑤消瘦者和小儿使用的针头型号宜小,刺入深度酌减。

(4)处理:①稳定患者情绪,出现针头弯曲时,更换针头后重新注射;②医护人员要保持镇静,立即固定局部肌肉,嘱患者放松,保持原体位,勿移动肢体避免产生肌肉收缩(防止残留的针体随肌肉游动),迅速用止血钳将折断的针体拔出;③若断端完全没入皮下或肌层,需在X射线定位下通过手术取出。

4. 疼痛

(1)原因:①药液对皮肤的刺激;②一次性皮下注射药物过多、药物刺激性过大、注射速度过快;③注射部位不当,注射过深或过浅。

(2)临床表现:注射局部疼痛、酸胀。

(3)预防:①正确选择注射部位;②药物浓度不宜过大,药量不宜过多,速度不宜过快;③轮换注射部位。

(4)处理:①选用注射器注射时,宜选择长度最短、外径最小的针头;②复合碘棉签消毒并完全待干后再注射;③针头距离皮肤高度适中,以腕部力量穿刺,进针轻、稳、准;④注射过程中,若患者自觉注射部位疼痛剧烈或持续疼痛,应检查注射部位并评估进针深度。

【案例思考】

患者张某,男,42岁,发现水肿6个月,双下肢呈对称性凹陷性水肿,且出现颜面部水肿,诊断为慢性肾功能不全,肾性贫血,Hb 80 g/L,需皮下注射重组人促红细胞生成素以改善贫血。

请思考:①皮下注射前应该评估哪些内容?②选择皮下注射部位时应注意什么问题?③皮下注射穿刺角度及持针手法是什么?④皮下注射常见的不良反应及处理方法有哪些?

十八 抗凝剂皮下注射技术

【操作目的】

1. 高凝状态患者,抑制血小板聚集,避免血栓的形成。
2. 已有血栓形成患者给予抗凝治疗,以减少血栓及防止血栓扩大。

【相关理论】

1. 低分子肝素不能与肝素为单位换算的方式交替使用,不同制剂之间也不能以该种方式交换使用;使用过程中需检测肝、肾功能;长期使用皮下注射抗凝剂者建议定期复查血小板。

2. 注射时间:手术患者术前12 h内不再使用低分子肝素。为了减少出血风险,避免在术后24 h内注射第二次低分子肝素。术后第二次低分子肝素的注射时间必须是间隔第一针12 h以上。第三次注射时间按常规医嘱。鞘管操作(如手术、穿刺等)前、后的短时间内,应避免使用抗凝药物。拔管后遵医嘱再次给药。

3. 适应证

(1)静脉血栓栓塞(venous thromboembolism,VTE)预防:大手术围手术期患者;存在VTE中、高危风险的卧床患者;高凝状态且物理预防措施无效患者。

(2)VTE治疗:深静脉血栓形成(deep venous thrombosis,DVT)伴有肺血栓栓塞症;急性周围型DVT伴有血栓延伸;中央型和混合型DVT;癌症相关血栓形成;口服抗凝效果欠佳的复发性VTE;肝硬化伴有门静脉血栓形成;急性脑静脉窦血栓形成;内脏静脉急性血栓形成。

(3)其他治疗领域:急性冠脉综合征;弥散性血管内凝血;缺血性脑卒中;糖尿病肾病;由抗磷脂综合征、自身免疫病等因素引起反复自然流产等疾病的抗凝治疗。

4. 禁忌证

(1)绝对禁忌证:肝素或其衍生物过敏;严重凝血功能障碍(与肝素治疗无关的弥散性血管内凝血除外);活动性出血(如脑出血、消化道溃疡出血、术后活动性出血等),或有出血倾向的器官损伤;急性感染性细菌性心内膜炎。

(2)相对禁忌证:急性大面积缺血性脑卒中伴或不伴意识障碍;严重肝肾功能不全;难以控制的高血压;同时应用乙酰水杨酸、非甾体抗炎药、右旋糖酐、噻氯匹啶、皮质类固醇治疗时,有增加出血的危险。

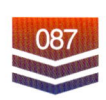

【用物准备】

治疗盘,无菌治疗巾,医用棉签,弯盘,预灌式抗凝针剂,抗凝剂,腹部定位卡,执行单,按医嘱备药,医嘱标签,速干手消毒剂,皮肤消毒剂,PDA,锐器盒,医疗废物桶,生活垃圾桶。

【操作流程】

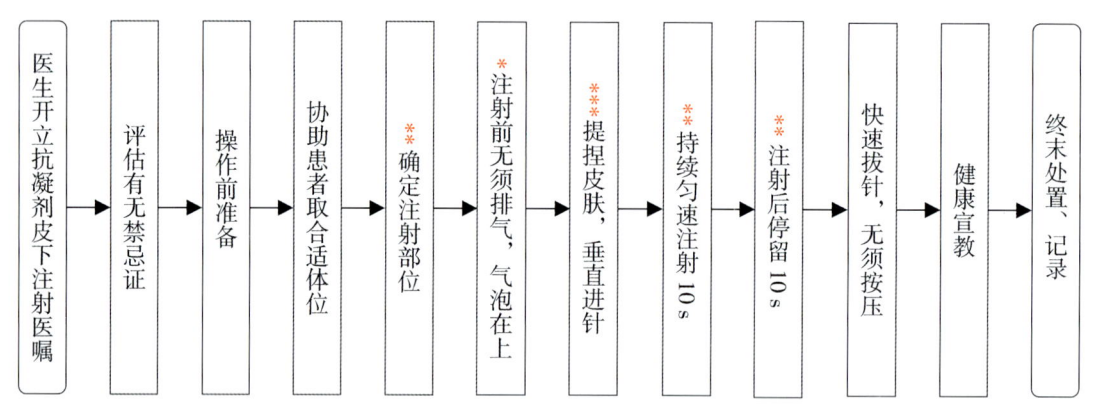

医生开立抗凝剂皮下注射医嘱 → 评估有无禁忌证 → 操作前准备 → 协助患者取合适体位 → **确定注射部位 → *注射前无须排气,气泡在上 → ***提捏皮肤,垂直进针 → **持续匀速注射10s → **注射后停留10s → 快速拔针,无须按压 → 健康宣教 → 终末处置、记录

注:*越多代表此步骤关键程度越高。

【操作细则】

项目	操作步骤	步骤解释说明
操作前评估	1. 双人核对注射医嘱。 2. 床旁正确识别患者身份。 3. 向患者解释操作目的、方法并取得配合。 4. 评估患者病情,是否存在绝对禁忌证。 5. 结合医嘱和病情,确定注射时间。 6. 评估注射部位皮肤情况。	重点评估以下内容。 ● 患者身体状况:□存在肝素类过敏*　□肝素诱导性血小板减少症*　□严重凝血功能障碍*　□活动性出血*　□前置胎盘等产前产后大出血风险*　□急性感染性心内膜炎* ● 患者局部情况:□注射部位破损　□瘀斑　□瘢痕　□硬结　□色素沉着　□炎症*　□水肿　□溃疡*　□感染* ● 患者心理状态、合作程度:□清醒　□能主动配合　□障碍*　□不能主动配合。 评估项目*越多代表注射风险越高,应通知医生。
护士准备	1. 着装整洁,仪表规范。 2. 规范洗手,戴口罩。 3. 准备用物,物品摆放合理。 4. 检查物品质量和有效期。 5. 核对医嘱,准备药物。	● 七步洗手法。 ● 医嘱查对:床号、姓名、药名、浓度、剂量、用法、时间、药品有效期。

项目	操作步骤	步骤解释说明
操作过程	1. 携用物至患者床旁处，再次识别患者身份，核对医嘱。 2. 再次向患者解释用药，取得配合。 3. 首次注射时给予抗凝剂皮下注射腹部定位卡妥善保管。 4. 拉床帘，指导患者取平卧位屈膝或半卧位（详见【操作要点】1），嘱患者放松腹部，注意保暖。 5. 选择合适的注射部位。首选腹部注射。 6. 按腹部定位卡使用说明，选择注射点（详见【操作要点】2）。在定位卡上去除相应的数字。 7. 卫生手消毒，以穿刺点为中心，螺旋式消毒两遍，范围直径≥5 cm，自然待干。 8. 再次核对。 9. 针尖朝下，将针筒内空气轻弹至药液上方。注射前无须排气。 10. 使用提捏皮肤法（详见【操作要点】3）。于皱褶最高点快速垂直进针，无须抽回血。 11. 缓慢匀速推注药液 10 s，药液推注完毕针头停留 10 s，快速拔针后不按压。再松开提起的皮肤。 12. 再次核对。 13. 协助患者取舒适体位，整理床单位。 14. 健康宣教。	• 采取查看床头卡、反问式询问、核对腕带（或使用 PDA 扫码）确认患者身份。患者的身份查对不少于两种（姓名、性别、年龄等）独立的核对标识，严禁将床号作为身份查对的唯一标识。 • 特殊人群注射部位选择：儿童患者适宜选择臀部或大腿；妊娠晚期（妊娠 28 周至临产前 48 h）患者选择腹壁注射时，经 B 超测定双侧前上侧腹部、前下侧腹部、中上侧腹部、中下侧腹部 8 个区域皮下组织厚薄程度，在确定皮下组织厚度大于注射针头直径后，予以左右腹部轮换注射。 • 评估腹部皮肤，避开有破损、瘀斑、瘢痕、硬结、色素沉着、水肿、溃疡、感染等迹象的部位。 • 注射部位要求：上起自左右肋骨下 1 cm，下至耻骨联合上 1 cm，左右至脐周 10 cm，避开脐周 2 cm。 • 患者腹部系皮带、裤带处不予注射。 • 嘱患者注射过程中勿突然更换体位。 • 操作中查对：床号、姓名、药名、浓度、剂量、用法、时间、药品有效期。 • 用拇指和示指提捏皮肤，注射全程保持皮肤皱褶高度不变。发现针头弯曲，应立即拔针。 • 拔针后无需按压，如有穿刺处出血或渗液，以穿刺点为中心，垂直向下按压 3~5 min。 • 操作后查对：床号、姓名、药名、浓度、剂量、用法、时间、药品有效期。 • 嘱患者注射部位禁忌热敷、理疗或用力在注射处按揉，以免引起毛细血管破裂出血。 • 皮带、裤带避免束缚过紧。 • 下列情况要及时告知医护人员：腹痛，牙龈、眼睑球结膜、呼吸道、消化道出现出血症状；腹壁注射部位出现硬结、瘀斑、疼痛；局部或全身有过敏反应，如皮疹、发热、发冷、头晕、胸闷等。

项目	操作步骤	步骤解释说明
整理用物	1. 整理物品,医疗废物分类处置。 2. 规范洗手。 3. 记录护理单。	• 整理治疗车,先上层再下层。 • 七步洗手法。 • 必要时记录。

【操作要点】

1. 皮下注射抗凝剂卧位

方法	图示	说明
屈膝平卧位		协助患者屈膝平卧位,放松腹部肌肉。
半卧位		协助患者仰卧,将床头摇高40°~50°,放松腹部肌肉。

2. 皮下注射抗凝剂腹部定位卡

方法	图示	说明
腹部定位卡		①中间大孔为禁止注射区域。②数字从小到大,规律轮换注射部位。不能注射的部位,定位卡上的标记"☒"。③每注射一次标记"☑"。能有效保证2次注射点间隔2 cm以上,并有规律地进行轮换。

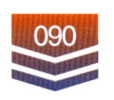

3. 注射手法

方法	图示	说明
提捏皮肤		左手拇指、示指相距5～6 cm,提捏皮肤呈一皱褶,右手持注射器以执笔姿势,于皱褶最高点垂直穿刺进针。

【护理记录】

如有异常,记录在物理记录单上,包括患者的生命体征、不良反应及处理措施。

【并发症】

1. 皮下出血、血肿

(1)原因:未严格按照操作标准注射;注射后理疗、热敷、用力按摩注射部位;有相对禁忌证的患者使用了低分子肝素。

(2)临床表现:①拔针后穿刺点出血;②穿刺处形成暗红色或紫色色斑,<2 mm称为瘀点、3～5 mm为紫癜、>5 mm为瘀斑,深部出血伴或不伴有皮肤隆起为血肿;③鼻腔、牙龈出血、黑便、血尿、咯血等出血症状。

(3)预防及处理:①正确、有规律地选择注射部位,避开系皮带及腰带处。②两指提捏皮肤形成皱褶,垂直进针,缓慢推注药液。③做好患者宣教:注射后禁忌热敷、理疗或用力在注射处按揉,皮带、裤带不能扎得过紧等。④穿刺点如有出血,建议按压3～5 min,禁按摩。局部或全身出血者进行对症处理。⑤通知医生,遵医嘱改用其他抗凝药。⑥遵医嘱监测血小板及凝血功能。

2. 过敏反应

(1)原因:内在因素,自身过敏体质;外在因素,变应原可为肝素类制剂。

(2)临床表现:①局部过敏症状主要有皮疹,并伴有瘙痒、麻木感;②全身性过敏症状较为罕见,表现为皮肤红肿、瘙痒、皮疹、潮红、面色苍白,胸闷,心悸,血压下降,脉搏微弱,口唇发绀,意识丧失,大小便失禁;③严重者心搏骤停。

(3)预防及处理:①注射前充分评估患者过敏史;②注射后发生肝素诱导的血小板减少症患者,应立即停药;③皮疹瘙痒等一般过敏症状对症处理;④过敏性休克患者立即抢救。

3. 疼痛

(1)原因:①内在因素,患者自身基础疾病。②外在因素,注射周围环境;注射部位;针头型号(长度、直径);针头/药液与皮肤间温度差;进针角度;消毒液刺激。

(2)临床表现:患者产生抵触情绪,增加患者的恐惧感。

(3)预防及处理:①非预灌式注射剂注射时,宜选择长度最短、外径最小的针头;②注射时避开毛囊根部;③消毒液待干后再注射;④针头距离皮肤高度适中,以腕部力量穿刺,进针轻、稳、准;⑤注射全程患者感觉注射部位锐痛剧烈或持续疼痛时,应检查和评价注射方法是否得当;⑥给予患者心理指导,有效沟通,缓解患者恐惧感。

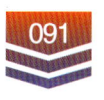

【案例思考】

患者李某某,女,68 岁,患者冠状动脉造影+支架植入术后 1 d,清醒状态,现遵医嘱给予患者皮下注射低分子肝素钙针。

请思考:①操作前需评估的内容有哪些?②皮下注射前,应协助患者取何种体位?③如何根据注射卡选择合适的注射部位?④皮下注射抗凝剂的手法是什么?⑤注射后如何进行宣教?

十九 密闭式外周静脉留置针输液技术

【操作目的】

1.补充水分及电解质,预防和纠正水、电解质及酸碱平衡紊乱;增加循环血量,改善微循环,维持血压及微循环灌注量;供给营养物质,促进组织修复,维持正氮平衡;输入药物,治疗疾病。

2.保护静脉血管,可减少因反复穿刺造成患者痛苦和血管损伤,又可减轻护理人员的工作负担。

3.保持静脉通路畅通,利于抢救和治疗。

【相关理论】

1.静脉输液(intravenous infusion)是利用大气压和液体静压形成的输液系统内压高于人体静脉压的原理将液体输入静脉。

2.适应证:有输液需求,外周血管无病症,每日需要输液 4 h 以上并且能于 24 h 内及时安排用药的患者。

3.穿刺部位:穿刺部位的选择要既能满足整个治疗疗程的需要,又是便于留置短导管的部位。

(1)手臂:选择非惯用手臂,手部、前臂以及腋窝以下的上臂部位的静脉,前臂静脉留置时间长于手背静脉,静脉炎、液体外渗等并发症低于手背静脉穿刺。

(2)避免选择手腕内侧面,此处神经敏感,会增加穿刺的疼痛感,并容易对神经造成伤害。

(3)避开计划进行手术的区域、受损皮肤及其末梢部位、感染部位、受损静脉等区域。

(4)避免穿刺做过腋窝淋巴结切除、淋巴水肿或动静脉瘘/人工血管一侧的上肢静脉、在放射治疗后或脑血管意外引起的患侧静脉。

(5)血管选择:应与肢体纵向平行,长度在 25 mm 以上,有弹性且不影响活动,位置好固定的血管为最佳选择,尽量避免使用下肢静脉,以免增加静脉炎、DVT 风险。

4.静脉穿刺困难者,应在超声引导下穿刺置管。限制穿刺次数,同一名护士一般不超过 2 次。

5.选择适用于规定治疗和满足患者需要的最小规格的留置针。

6.外周静脉留置针宜于短期静脉输液治疗,不宜持续静脉输注具有刺激性或发疱性药物。

【用物准备】

治疗盘,无菌治疗巾,弯盘,一次性静脉留置针,一次性输液器,一次性注射器,无针输液接头,医用棉签,输液贴或胶带,无菌透明敷料,止血带,清洁手套,瓶套,执行单,医嘱备药,输液瓶贴,皮肤消毒剂,锐器盒,速干手消毒剂,PDA,医疗废物桶,生活垃圾桶。

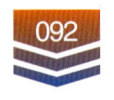

【操作流程】

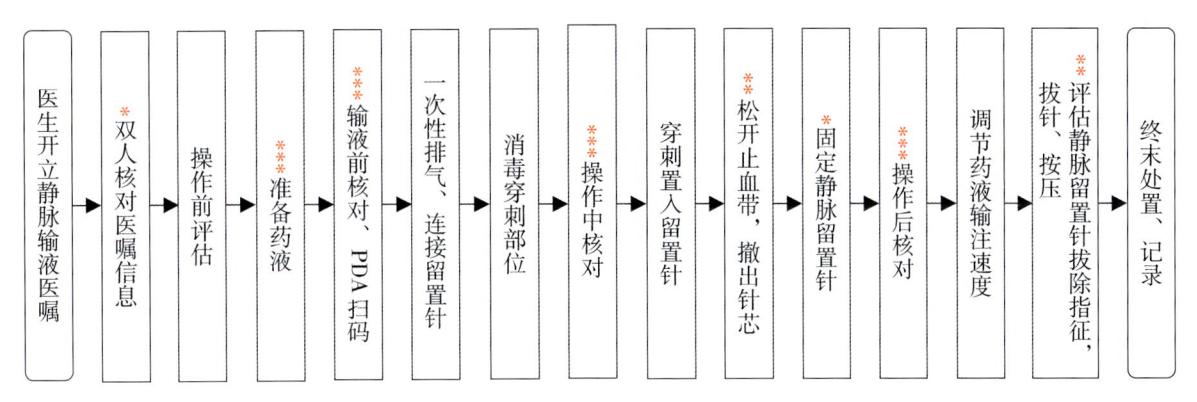

医生开立静脉输液医嘱 → *双人核对医嘱信息 → 操作前评估 → ***准备药液 → ***输液前核对、PDA扫码 → 一次性排气、连接留置针 → 消毒穿刺部位 → ***操作中核对 → 穿刺置入留置针 → **松开止血带，撤出针芯 → *固定静脉留置针 → ***操作后核对 → 调节药液输注速度 → **评估静脉留置针拔除指征，拔针、按压 → 终末处置、记录

注：*越多代表此步骤关键程度越高。

【操作细则】

1. 密闭式外周静脉留置针输液技术

项目	操作步骤	步骤解释说明
操作前评估	1. 双人核对静脉输液医嘱(详见【操作要点】1)。 2. 床旁正确识别患者身份。 3. 向患者解释操作目的、方法及配合事项。 4. 评估患者意识状态、年龄、一般情况、病史、过敏史、心理状态及合作程度。 5. 查看肢体活动度，评估穿刺部位皮肤情况。 6. 询问并协助患者大小便。	重点评估以下内容。 ● 意识状态：□清醒 □意识障碍(格拉斯哥昏迷评分、烦躁、全身麻醉未醒)* ● 年龄阶段：□成人 □儿童* □婴幼儿* □老年人* ● 一般情况。病情：□轻症 □重症*；肢体活动度：□正常 □肢体障碍*；穿刺部位皮肤：□正常 □瘢痕* □硬结* □溃疡* ● 配合程度：□完全配合 □部分配合 □不能配合*；心理状态：□正常 □异常* ● 病史：□心肺疾病史(冠心病、支气管哮喘、肺栓塞、气胸)* □VTE病史* □肢体手术史* ● 过敏史：□药物* □食物 □其他过敏 评估项目*越多代表输液过程中输液反应、非计划拔管风险越高。
护士准备	1. 着装整洁，仪表符合要求。 2. 规范洗手，戴口罩。 3. 环境准备：清洁治疗操作台面，清洁治疗车。 4. 准备用物，物品摆放合理。 5. 检查物品质量(所有用物名称、有效期、一次性物品的外包装情况)。	● 七步洗手法。 ● 确保所用物质量合格。

项目	操作步骤	步骤解释说明
操作过程 (配制药液)	1. 核对医嘱信息(详见【操作要点】1)。 2. 根据医嘱准备药物。 3. 检查液体质量:查对液体名称、浓度、剂量、用法、时间、有效期;袋装液体有无漏液,瓶装液体有无裂痕;液体有无混浊、沉淀、絮状物、结晶(详见【操作要点】1)。 4. 粘贴输液瓶贴。 5. 检查药品质量:查对药品名称、浓度、剂量、有效期;检查药瓶瓶身有无裂痕,粉剂有无变质,液体有无混浊、沉淀、絮状物、结晶(详见【操作要点】1)。 6. 去除液体瓶盖,消毒瓶口。 7. 抽取药液 (1)安瓿:砂轮锯安瓿,消毒,掰安瓿。 (2)密封瓶:去瓶盖,消毒。 (3)按无菌操作原则抽吸药液,核对药物名称。 8. 将药液注入液体内,检查配制好的药液:有无混浊、沉淀、絮状物、结晶。 9. 瓶装液体套瓶套,消毒瓶口插入一次性输液器,关闭调节器。	• 将输液执行单(或输液巡视单)、输液瓶贴与医嘱核对。 • 粘贴输液瓶贴于输液瓶无字体一侧。粘贴时注意保持瓶贴二维码平展。 • 抽取药液要符合无菌操作原则,针头不可触及安瓿或密封瓶外口,针尖斜面朝下,抽吸时手不可握注射器活塞。 • 药液注入液体前,再次核对药物名称,确保配药正确。药液配好后,检查液体质量。
操作过程 (静脉输液)	1. 携用物至患者床旁,再次识别患者身份(详见【操作要点】1)。 2. 再次解释、告知用药名称、作用,协助患者取舒适体位。 3. 核对患者信息与输液袋标签、输液巡视卡,核对药物名称、浓度、剂量、用法、时间、有效期,使用PDA扫描腕带和液体二维码,确认无误(详见【操作要点】1)。 4. 连接留置针与输液器 (1)悬挂液体,一次性排气,确认输液管路内无气泡。 (2)打开留置针及无针输液接头,将留置针、无针输液接头及输液器连接好,排气,确认留置针管路内无气泡,关闭调节器。 5. 确认穿刺部位,垫治疗巾,在穿刺点上方8~10 cm处扎止血带,确定穿刺血管后松开止血带,卫生手消毒。 6. 消毒 (1)使用第一根消毒棉签以穿刺点为中心自内向外螺旋式擦拭,充分待干。准备无菌透明敷料、胶带。	• 采取查看床头卡、反问式询问、核对腕带(或使用PDA扫码)确认患者身份。 • 患者的身份查对不少于两种(姓名、性别、年龄等)独立的核对标识,严禁将床号作为身份查对的唯一标识。 • 扎止血带时间<2 min。 • 消毒范围直径≥8 cm。

项目	操作步骤	步骤解释说明
操作过程 (静脉输液)	(2)第二遍消毒,方法同前,充分待干。再次确认输液管内无气泡,扎止血带。 7.检查留置针:戴手套,拔除针帽,左右转动针芯,再次排气。 8.再次核对患者信息、药液信息及执行单。 9.穿刺 (1)嘱患者握拳,绷紧皮肤,以15°~30°进针直刺血管,见回血后降低穿刺角度(放平针翼),顺静脉走向将穿刺针送入2 mm,固定针芯,将外套管送入静脉血管。 (2)撤出针芯,松开止血带,嘱患者松拳,打开输液器调节器,确认液体输注通畅。 10.固定 (1)固定针身:使用无菌透明敷料粘无张力贴留置针针身(详见【操作要点】2)。 (2)固定延长管:以穿刺点为中心U形固定延长管,输液接头高于导管尖端且与血管平行,Y形向外(详见【操作要点】3)。 11.标识:标记置管信息,高举平台固定输液器(详见【操作要点】3)。 12.撤去治疗巾,脱手套、卫生手消毒。 13.调节滴速并签字,再次核对患者信息、药液信息及静脉输液执行单(或静脉输液巡视单)。 14.协助患者舒适体位,整理床单位。 15.告知患者输液过程中注意事项。	● 第二遍消毒方向与第一遍相反。 ● 再次确认输液管内无气泡。 ● 操作中查对:床号、姓名、药名、浓度、剂量、用法、时间、药品有效期。 ● 高举平台法固定。 ● 注明静脉留置针置管日期、时间。 ● 根据患者年龄、病情、药物性质调节输液滴速。一般成人40~60滴/min,儿童20~40滴/min。PDA录入输液滴速。
整理用物	1.整理物品,医疗废物分类处置。 2.规范洗手。 3.记录护理单。	● 整理治疗车,先上层再下层。 ● 七步洗手法。 ● 必要时记录。

2.密闭式外周静脉留置针拔除

项目	操作步骤	步骤解释说明
操作过程	1.评估并确认留置针拔除的必要性。	● 拔除时机:依据并发症的严重程度拔除留置针。如出现2级及以上的静脉炎则拔除留置针;输液时出现临床症状,通过干预症状消失可继续留置,症状持续则考虑拔管。 ● 拔除指征:触诊时疼痛或压痛或麻木;水肿;硬结;漏液或脓性分泌物;从穿刺部位延伸至少1 cm的红斑,皮肤温度的变化(热或冷);发热,但没有其他明显的感染源。 ● 其他类型的功能障碍:如穿刺并发症或静脉导管导致上肢或下肢浅静脉血栓,侧支循环受损或溶液灌注困难,冲管时有阻力,没有回血。

项目	操作步骤	步骤解释说明
操作过程	2. 依次揭除固定胶布及透明敷贴（详见【操作要点】4）。 3. 用无菌干棉签或无菌棉球轻压穿刺点上方，快速拔出套管针，局部按压至无出血为止。 4. 将静脉输液针头和输液器插头剪至锐器收集盒中。 5. 指导患者适当活动穿刺肢体，并协助其取舒适卧位。 6. 卫生手消毒，告知患者注意事项。	• 拔针时勿用力按压局部，以免引起疼痛；按压部位应沿血管纵行向心方向按压穿刺点1~2 cm，至不出血为止。
整理用物	1. 整理物品，医疗废物分类处置。 2. 规范洗手。 3. 记录护理单。	• 整理治疗车，先上层再下层。 • 七步洗手法。 • 必要时记录。

【操作要点】

1. 核对

环节	图示	说明
操作前医嘱核对		①双人核对医嘱信息与静脉输液执行单、输液瓶贴。②核对床号、姓名、住院号、时间、药名、浓度、剂量、用法。
配药前核对		操作者核对医嘱信息、静脉输液执行单（或输液巡视单）、输液瓶贴，根据医嘱拿取药品及液体。
药品核对		①查对液体和药品的名称、浓度、剂量、有效期。②检查液体袋/瓶身有无漏液或裂痕，对光检查液体有无混浊、沉淀、絮状物、结晶。③检查粉剂药品有无变质。

环节	图示	说明
患者身份核对		①两种及以上方式确认患者身份,核对床头卡、反问式提问、核对腕带,同时使用姓名、床号、年龄和(或)住院号作为身份识别标识。②使用PDA扫描患者腕带协助核对。
药液核对		①核对药液名称、浓度、剂量、有效期、液体质量与输液执行单(或输液巡视单)。②PDA扫描药液二维码。

2. 无菌透明敷料固定

步骤	图示	说明
一放		①单手持膜,敷料预切口朝向针座方向,敷料中央对准穿刺点,无张力垂放。②切勿拉伸透明敷料,避免对皮肤产生张力性损伤。
二捏		用拇指及示指指腹捏导管突起部分及针座,排除空气。

步骤	图示	说明
三抚		用拇指及大鱼际从中间向两边抚压整块敷料,排除空气,使敷料与皮肤充分粘合。
四压		从预切口处移除边框,同时按压敷料,边撕除边框边按压。

3. 延长管固定

方法	图示	备注
U形固定		①自针座处的延长管开始,向外侧呈U形放置固定。②Y形留置针尾端主管与穿刺点平行,副管朝向外。
高举平台法		①用胶带正中360°包绕导管,使导管高于皮肤0.5 cm,将两边的胶带粘贴于两边皮肤上。②输液接头/肝素帽要高于导管尖端。

4. 移除透明敷料

方法	图示	备注
四周向中心以0°揭除		①移除敷料时应顺着毛发生长的方向缓慢移除。②移除时一只手可适当绷紧皮肤给予一定的支撑，用另一只手循着敷贴移除的方向按住被牵拉的皮肤。
四周向中心以180°揭除		

【护理记录】

1. 在标识胶带上记录置管日期、时间。
2. 留置针使用过程中，如果进行无菌透明敷料更换，需在标识胶带上记录置管及更换敷料的日期、时间。

【并发症】

1. 静脉炎

(1) 原因

1) 长期输注高浓度、刺激性较强药液，静脉内放置导管型号不当的留置针或者导管留置时间过长，引起局部静脉壁发生炎症性反应。

2) 静脉输液操作过程中未能严格执行无菌操作，导致局部静脉感染。

3) 同一部位反复穿刺，穿刺部位选择在关节处。

(2) 临床表现

1) 穿刺局部或沿静脉走向出现条索状红线，局部组织发红、肿胀、疼痛、皮温升高等，有时伴有畏寒、发热等全身症状。

2) 严重时触及条索状静脉，有渗液或脓性分泌物。

3) 静脉炎分级。0级：没有症状。1级：穿刺部位有红斑，有或不伴有疼痛。2级：穿刺部位疼痛，有红斑和/或水肿。3级：穿刺部位疼痛，有红斑，条索状物形成，可触及条索状静脉。4级：穿刺部位疼痛，有红斑，条索状物形成，可触及条索状静脉，长度大于2.5 cm，有脓液流出。

(3) 预防

1) 操作者严格遵守手卫生规范和无菌技术操作原则。

2) 外周静脉穿刺时，应有计划地更换输液部位，避免在同一血管的相同部位反复穿刺，以保护静脉。

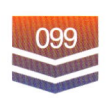

3）应根据治疗方案选择合适的输液途径。

4）正确选择穿刺部位，优选上肢静脉，因下肢静脉血流缓慢而易产生血栓和炎症。

5）避免在瘫痪的肢体行静脉穿刺和补液。

6）对血管壁有刺激性的药物应充分稀释后再应用，选用粗直、弹性好的血管，适当减慢输液速度，并防止药液溢出血管外。

7）严格按照药品说明配制浓度，注意配伍禁忌，正确调节输液速度。

8）净化医疗单位环境，严防输液微粒进入血管。

9）加强留置针置管期间的护理。

（4）处理

1）外周留置针穿刺部位一旦出现2级以上的静脉炎，应立即停止原部位的静脉输液，并拔除留置针。

2）患肢抬高30°、制动，促进血液回流。根据药物性质24 h内冷敷，24 h后局部湿热敷，局部可采用涂抹喜疗妥（多磺酸粘多糖乳膏）、50%硫酸镁溶液或95%乙醇溶液行湿热敷等。

3）超短波理疗。中药治疗，将如意金黄散加醋调成糊状，局部外敷每日2次。

4）如合并感染，遵医嘱给予抗生素治疗。

5）每日观察局部和全身情况并记录。

2. 导管堵塞

（1）原因：①未严格执行操作规范，未定时进行冲管或未使用脉冲式手法，可导致药液附着在导管壁上引起堵管；②输入不相容药物致药物pH发生改变，管腔内产生药物沉淀；③输液或输血结束未及时发现，导致血液回流至导管凝固。

（2）临床表现：液体无法正常滴入，回抽无回血或回血缓慢；使用0.9%氯化钠溶液推注受阻或无法冲洗管腔；输液泵频繁发出堵塞报警。

（3）预防：①选择不含防腐剂的0.9%氯化钠溶液进行冲封管，每次输液结束，使用正确的冲管和封管操作程序，即脉冲式冲管、正压封管技术；②输注药物时注意配伍禁忌，以免引起液体或药物的沉积；③在静脉高营养输液后应彻底冲洗管道。

（4）处理：①静脉导管堵塞时，评估输液、冲管操作步骤及应用药液时导致过堵管的有关事件，分析堵塞原因，不应强行推注生理盐水；②确认导管堵塞时，应立即拔除静脉留置针。

3. 药物渗出与药物外渗

（1）原因：①患者因素，存在有营养不良，外周静脉血管条件差；②静脉导管型号过大，穿刺后导管固定不牢固，留置部位选择不当等原因致导管脱出从导致渗出或外渗；③输注药物pH<5或>9，高渗透压或刺激性药物等。

（2）临床表现：轻者可出现局部组织发红、肿胀以有不同程度的疼痛，重者可导致局部皮下组织溃疡、坏死甚至残疾。

（3）预防：①评估患者皮肤及血管情况，选择合适的输液工具；选择粗直、血流丰富、无静脉瓣的血管进行静脉留置针穿刺；②选择合适的穿刺部位，避免在关节部位和不完整的皮肤上穿刺；③应规范置管操作，穿刺成功后穿刺部位固定牢固；④在输液之前保证输液工具通畅；⑤定期评估外周静脉血管穿刺处是否出现渗出和外渗的体征和/或症状，尽早识别，控制损伤的程度。

（4）处理：①停止在原部位输液，评估并测量外渗范围，观察渗出或外渗区域皮肤颜色、温度、感觉等变化，以及关节活动和患肢远端血运情况并记录；②暂保留针头，在拔除导管前立即回抽输注的药物（尽量减少药液在组织内残留），回抽后拔除导管；③药物外渗48 h内局部制动，抬高患肢，避免压迫外渗部位,及时通知医生,给予对症处理。

【案例思考】

患者王某,女,56岁,聋哑人,急性胃肠炎,大便8次/d,T 37.1 ℃,既往冠心病史,入院后医嘱给予静脉补液。

请思考:①操作前评估时,如何选择静脉血管?②为该患者静脉输液时如何正确查对患者的身份信息?③根据该患者目前的病情,如何调整输液滴速?④留置针穿刺成功后固定输液装置时,如何预防医源性压力性损伤?

二十 更换静脉滴注液体

【操作目的】

1. 正确、安全地更换静脉滴注中的液体,保持静脉通路。
2. 保证治疗及时有效地完成。

【相关理论】

1. 适应证:输液中需要更换液体而该药物又适合静脉治疗的患者。
2. 禁忌证:①穿刺部位肿胀无法进行输液者;②有该药物过敏史的患者,药物说明书不建议静脉给药的药物。

【用物准备】

治疗盘,无菌治疗巾,静脉滴注液体,弯盘,医用棉签,皮肤消毒剂,速干手消毒剂,PDA,执行单,医疗废物桶,生活垃圾桶。

【操作流程】

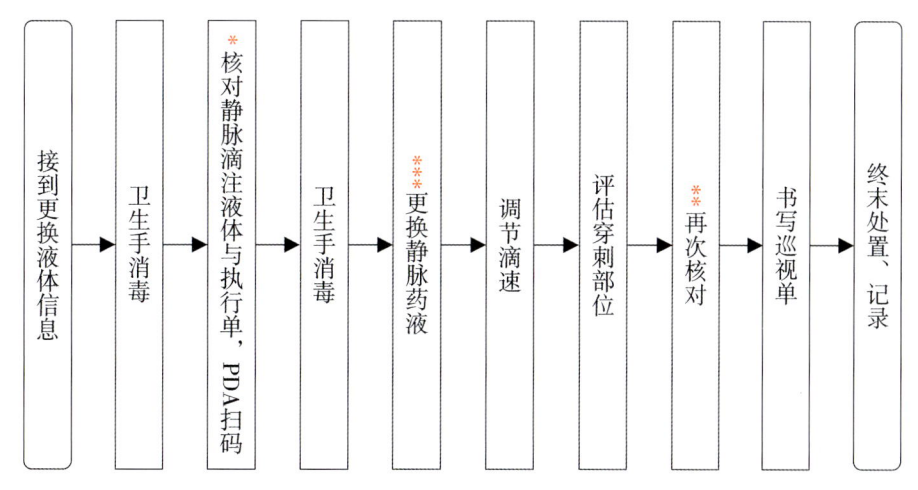

接到更换液体信息 → 卫生手消毒 → *核对静脉滴注液体与执行单,PDA扫码 → 卫生手消毒 → ***更换静脉药液 → 调节滴速 → 评估穿刺部位 → **再次核对 → 书写巡视单 → 终末处置、记录

注:*越多代表此步骤关键程度越高。

【操作细则】

项目	操作步骤	步骤解释说明
操作前评估	1. 操作环境符合要求。 2. 根据执行单检查静脉滴注液体是否已经配置完毕(详见【操作要点】2)。 3. 更换抗肿瘤药物,根据《静脉治疗护理技术操作标准》,给药时操作者宜戴双层手套。	
操作过程	1. 携药液至患者处,识别患者身份(详见【操作要点】1)。 2. 向患者解释,询问过敏史。需皮试药物确认皮试结果。 3. 再次将静脉滴注液体与输液巡视单核对(详见【操作要点】2)。使用 PDA 扫描腕带和液体二维码,确认无误。 4. 将静脉滴注液体悬挂于输液架上,评估液体输注情况,待茂菲式滴管上端输液管见空气时,关闭调节器。 5. 卫生手消毒。 6. 再次核对输液标签,去除输液袋另一端未加药孔外的扣盖。 7. 将空输液袋从输液架上取下,拔出输液器迅速全部插入所要更换静脉滴注液体袋未使用的加药孔内,检查输液管内有无气泡。 8. 打开调节器,观察药液是否滴入顺畅。 9. 根据患者的年龄及药液性质调节液体滴速。 10. 评估患者输液穿刺部位情况。 11. 操作后核对,书写输液巡视单。 12. 健康教育。 13. 协助患者取舒适卧位,整理床单位。 14. 卫生手消毒。	• 采取查看床头卡、反问式询问、核对腕带(或使用 PDA 扫码)确认患者身份。 • 患者的身份查对不少于两种(姓名、性别、年龄等)独立的核对标识,严禁将床号作为身份查对的唯一标识。 • 巡视单核对:床号、姓名、药名、浓度、剂量、用法、时间。 • 再次反问式询问患者姓名是否与输液标签上一致。 • 遵循无菌原则,瓶装液体需再次消毒瓶口。 • 穿刺部位皮肤有无红肿、药液外渗,穿刺针固定情况。 • 最后反问式询问患者姓名是否与输液标签上一致 • 不要随意调节滴速。 • 告知患者使用的药物名称、作用及副作用。 • 穿刺部位的肢体避免用力过度或剧烈活动。 • 液体下完后要及时按呼叫器通知护士给予更换。
整理用物	1. 整理物品,医疗废物分类处置。 2. 规范洗手。 3. 如特殊用药时需记录护理单。	• 七步洗手法。

【操作要点】

1. 身份识别

方法	图示	说明
核对床头卡信息		核对内容:床号、姓名、性别。
反问式核对		使用"您好！请告诉我您的床号、姓名,好吗?""您好！您是几床? 叫什么名字?"等话语进行反问式提问。
核对腕带信息		核对内容:床号、姓名、性别。
PDA 扫码		使用 PDA 扫描患者腕带和药品标签二维码,确认无误。

注:进行身份识别后要同时询问患者有无过敏史。

2.医嘱核对

方法	图示	说明
静脉滴注液体与执行单核对		①执行单核对：床号、姓名、药名、浓度、剂量、用法、时间。②检查静脉滴注液体有效期、质量、配伍禁忌、配药时间及签名。
静脉滴注液体与巡视单核对		巡视单核对：床号、姓名、药名、浓度、剂量、用法、时间。

注：1.核对时尽量口述出核对内容。
　　2.将静脉滴注液体标签与执行单或巡视单逐项核对。

【护理记录】
1.特殊用药时，需记录用药时间、药物名称、浓度、剂量、给药速度及患者的反应。
2.穿刺部位局部情况。

【并发症】

【并发症】
常见输液反应
1.发热反应
（1）原因：
1）液体/药物质量问题：静脉用药物/液体药液不纯、变质或在储运过程中包装破损被污染；某些药液本身就易致发热反应，如生物制剂等。
2）物品问题：输液器或注射器消毒不严或被污染、有效期已过。
3）护理操作不规范：①药物配制过程中操作不规范造成药液污染；②无菌技术操作不严，药物瓶口消毒不严，手卫生不规范造成污染。
4）联合用药问题：液体中加入多种药物时，反复穿刺瓶塞，导致污染机会增多。多种药物配伍，易发生配伍不当，药物发生变化而影响药物质量，所含致热源也增加。
5）环境空气污染：加药时，可将空气中的细菌和尘粒带入药液而造成污染。
（2）临床表现：多发生在输液后数分钟至 1 h，患者表现为发冷、寒战和发热。轻者体温 38 ℃ 左右，停止输液后数小时内可自行恢复正常；严重者初起寒战，继之高热，体温可达 40 ℃ 以上，可伴有头痛、恶心、呕吐、脉速、呼吸困难、烦躁不安、血压下降、抽搐、昏迷等，甚至危及生命。

（3）预防

1）配药前严格执行查对制度；检查药物/液体瓶签是否清晰，是否过期；检查瓶盖有无松动及缺损，瓶身、瓶底及瓶签处有无裂纹；药液有无变色、沉淀、杂质及澄明度的改变。

2）合理用药，注意药物配伍禁忌。

3）配制药液时药品瓶塞消毒要彻底；改进安瓿的割锯与消毒，采用安瓿锯痕后用消毒棉签消毒一次后折断，能达到无菌目的。

4）操作者衣帽整洁戴口罩，严格执行手卫生；治疗室每日定时消毒，避免配制药液时将环境及空气中的细菌带入而造成污染。

5）严格遵守操作规程，遵医嘱控制液体的速度、药液的温度等；输液中经常巡视观察可避免输液速度过快而发生的热原反应。

（4）处理

1）对于发热反应轻者，减慢输液速度，注意保暖，严密观察体温变化；对严重发热反应者立即停止输液，予对症处理外，应保留输液器和剩余溶液，必要时进行细菌培养查找发热反应原因。

2）对高热者给予物理降温，并按医嘱给予抗过敏药物及激素治疗。

3）如仍需继续输液，则应重新更换液体及输液器、针头，重新更换穿刺部位。

2. 循环负荷过重反应

循环负荷过重反应也称为急性肺水肿。

（2）原因

1）输液时速度过快，短时间体内输入过多的液体，使循环血量急剧增加，心脏负担过重。

2）患者原有心肺功能不良，尤其多见于急性左心功能不全者。

3）外伤、恐惧、疼痛等使机体抗利尿激素分泌增多及作用延长。

4）心、肝、肾功能障碍患者输液过快，易水钠潴留而致肺水肿。

5）脑垂体后叶素能降低肺循环和门脉循环的压力，还能强烈收缩冠状动脉引起心绞痛及收缩其他小动脉引起动脉血压升高，加重心脏后负荷，引起急性左心衰竭，导致水分在肺组织中停留时间延长引起肺水肿。

（2）临床表现：患者突然出现呼吸困难、胸闷、咳嗽、咳粉红色泡沫样痰。严重时痰液可由口、鼻涌出，听诊肺部布满湿啰音，心率快且节律不齐。

（3）预防

1）认真检查输液器调节器功能，输液时，根据患者病情、年龄、药物性质正确调节输液滴速。

2）输液过程中，密切观察患者情况，注意控制输液的速度和输液量，尤其对老年人、儿童、心肺功能不全的患者更需谨慎。

3）加强巡视，避免体位或肢体改变而加快滴速。

（4）处理

1）发生肺水肿时，应立即停止输液并迅速通知医生，进行紧急处理。如果病情允许，可协助患者取端坐位，双腿下垂，以减少下肢静脉回流，减轻心脏负荷。同时安慰患者以减轻其紧张心理。

5）给予高流量氧气吸入，以提高肺泡内压力，减少肺泡内毛细血管渗出液的产生，一般氧流量为 6~8 L/min。同时，湿化瓶内可加入 20%~30% 的乙醇溶液，以减低肺泡内泡沫表面的张力，使泡沫破裂消散，改善气体交换，减轻缺氧症状。

6）遵医嘱给予镇静、平喘、强心、利尿和扩血管药物，以稳定患者紧张情绪，扩张周围血管，加速液体排出，减少回心血量，减轻心脏负荷。

7）必要时进行四肢轮扎，用止血带或血压计袖带适当加压四肢以阻断静脉血流，可有效地减少回心血量。但加压时要确保动脉血仍可通过，且须每5～10 min轮流放松一个肢体上的止血带，待症状缓解后，逐渐解除止血带。

5）静脉放血200～300 mL也是一种有效减少回心血量的最直接的方法，但应慎用；贫血者应禁忌采用。

3. 空气栓塞

（1）原因：①输液导管内空气未排尽，导管连接不严密，有漏气。②拔出较粗的、近胸腔的深静脉导管后，穿刺点封闭不严密。③加压输液、输血时，无人守护；液体输完后未及时更换药液或拔针，均有发生空气栓塞的危险。④更换药液时未查看空气进入静脉，形成空气栓子。

（2）临床表现：患者感到胸部异常不适或有胸骨后疼痛，随即发生呼吸困难和严重的发绀，并伴有濒死感。听诊心前区可闻及响亮的、持续的"水泡声"。心电图呈现心肌缺血和急性肺心病的改变。如空气量少，则随血液被右心室压入肺动脉并分散到肺小动脉内，最后经毛细血管吸收，因而损害较小。如空气量大，空气进入右心室后阻塞在肺动脉入口，使右心室内的血液（静脉血）不能进入肺动脉，因而从机体组织回流的静脉血不能在肺内进行气体交换，引起机体严重缺氧而死亡。

（3）预防：①输液前认真检查输液器的质量（输液器各连接是否紧密，有无松脱，排尽输液导管内的空气。②输液过程中加强巡视，及时添加药液或更换输液瓶；输液完毕及时拔针；加压输液时，应安排专人在旁守护。拔除较粗的、近胸腔的深静脉导管后，必须立即严密封闭穿刺点。

（4）处理：①发生空气栓塞，立即夹闭输液管路，阻止空气继续进入，置患者于左侧卧位和头低足高位，该体位有利于气体浮向右心室尖部，避免阻塞肺动脉入口，随着心脏的跳动，空气被混成泡沫，分次小量进入肺动脉内以免发生阻塞。有条件者可通过中心静脉导管抽出空气。②立即给予高流量氧气吸入，提高患者的血氧浓度，纠正缺氧状态；同时严密观察患者病情变化，如有异常变化及时对症处理。

4. 静脉炎　见"密闭式外周静脉留置针输液技术"

【案例思考】

患者王某，男，92岁，股骨颈骨折急诊入住骨科病区，神志清，HR 96次/min，T 36.8 ℃，BP 139/76 mmHg，既往有冠心病史。医生为其开立静脉滴注药物，责任护士给予其静脉输液。

请思考：①护士接到为患者更换静脉液体通知时，在治疗室要核对哪些内容？②更换静脉滴注液体前应核对哪些内容？③如何调节静脉滴注液体输注速度？

二十一　密闭式静脉输血技术

【操作目的】

1. 补充血容量，用于大量失血患者。
2. 纠正贫血，增加血红蛋白含量，促进携氧功能。
3. 补充血浆蛋白，用于低蛋白血症及大量出血、大手术患者。
4. 补充各种凝血因子及血小板，改善凝血功能，有助于止血。

5. 补充抗体、补体等血液成分，增强机体免疫力，用于严重感染患者。

6. 排除有害物质，一氧化碳中毒或溶血性输血反应时，可采用换血疗法排除有害物质。

【相关理论】

1. 静脉输血(blood transfution)是将全血或成分血通过静脉输入体内的方法。常用于失血、失液所致的血容量减少或休克、贫血、凝血功能障碍、严重感染、低蛋白血症等患者。输血是急救和治疗疾病的重要措施之一。

2. 血液制品种类

(1)全血：新鲜血、库存血。

(2)成分血：①血浆(新鲜冰冻血浆、普通冰冻血浆)；②红细胞(浓缩红细胞、洗涤红细胞、去白细胞浓缩红细胞、悬浮红细胞)；③白细胞浓缩悬液；④血小板浓缩悬液(全血合并制备浓缩血小板、单采浓缩血小板)；⑤其他血液制品(白蛋白制剂、免疫球蛋白制剂、浓缩凝血因子Ⅷ制品、浓缩Ⅸ因子制品/凝血酶原复合物浓缩剂、冷沉淀、纤维蛋白原、肝素辅因子AT-Ⅲ等)。

3. 适应证：各种原因引起的大出血、贫血或低蛋白血症、严重感染、凝血功能障碍等。

4. 禁忌证/慎用：急性肺水肿、充血性心力衰竭、肺栓塞、恶性高血压、真性红细胞增多症、对输血有变态反应者、肾功能极度衰竭等。

5. 血型鉴定

(1)ABO血型鉴定：血型是指血液成分(包括红细胞、白细胞、血小板)表面的抗原类型。利用红细胞凝集试验，通过正(细胞试验)、反(血清试验)定型可以准确鉴定ABO血型(表1-6)。

表1-6 ABO血型鉴定

血型	与抗A血清的反应(凝集)	与抗B血清的反应(凝集)
A	+	-
B	-	+
AB	+	+
O	-	-

(2)Rh血型鉴定：若受检者的红细胞遇抗D血清后发生凝集，则受检者为Rh阳性，用Rh(+)表示；若受检者的红细胞遇抗D血清后不发生凝集，则受检者为Rh阴性，用Rh(-)表示。大部分人都为阳性，Rh系统可能是红细胞血型中最复杂的一个系统，其重要性仅次于ABO系统。

【用物准备】

治疗盘，清洁治疗巾，弯盘，碘伏，棉签，一次性输血器，一次性静脉留置针，无菌透明敷料，胶带或输液贴，0.9%氯化钠注射液，血液制品，血型标识牌，抗过敏药物，止血带，体温计，血压计，输血记录单，执行单，锐器盒，速干手消毒剂，PDA，医疗废物桶，生活垃圾桶。

【操作流程】

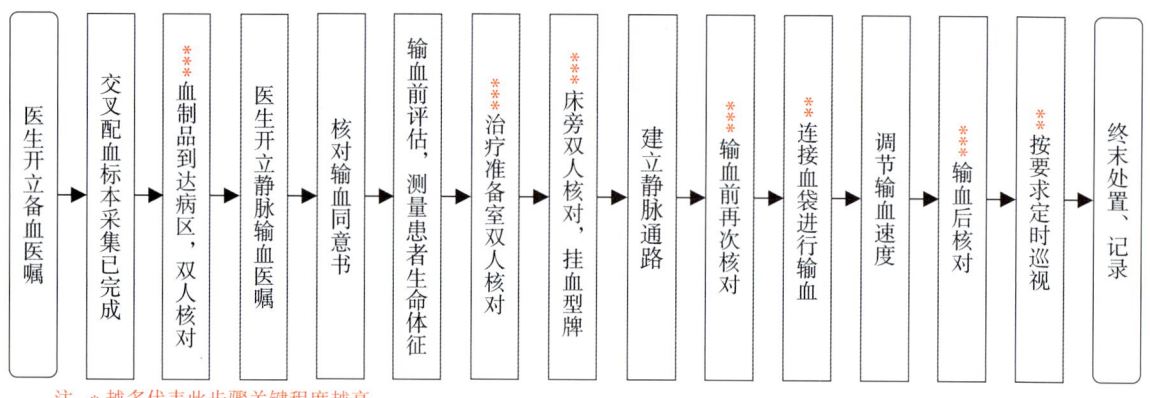

医生开立备血医嘱 → 交叉配血标本采集已完成 → ***血制品到达病区，双人核对 → 医生开立静脉输血医嘱 → 核对输血同意书 → 输血前评估，测量患者生命体征 → ***治疗准备室双人核对 → ***床旁双人核对，挂血型牌 → 建立静脉通路 → ***输血前再次核对 → **连接血袋进行输血 → 调节输血速度 → ***输血后核对 → **按要求定时巡视 → 终末处置、记录

注：*越多代表此步骤关键程度越高。

【操作细则】

1. 密闭式静脉输血技术

项目	操作步骤	步骤解释说明
操作前评估	1. 双人核对静脉输血医嘱。 2. 床旁正确识别患者身份。 3. 向患者解释输血的目的、方法及配合事项。 4. 评估患者意识状态、年龄、治疗、一般情况、过敏史、心理状态及合作程度。 5. 评估穿刺部位皮肤及血管情况。 6. 为患者测量生命体征,体温≥38 ℃者暂不能输血,报告医师进行处理。 7. 确认患者交叉配血标本采集已完成。（详见基础护理操作项目中"交叉配血标本采集"）。 8. 遵照医嘱给予注射输血前药物。	重点评估以下内容。 ● 意识状态:□清醒 □意识障碍（格拉斯哥昏迷评分、烦躁、全麻未醒）* ● 身份:□成人 □婴幼儿* □儿童* □老年人* ● 一般情况。体温:□正常 □≥38 ℃*;病情:□轻症 □重症*;肢体活动度:□正常 □肢体障碍*;穿刺部位皮肤:□正常 □瘢痕* □硬结* □溃疡*;配合程度:□完全配合 □部分配合 □不能配合*;心理状态:□正常 □异常* ● 过敏史:□无 □有* ● 输血目的:□补充血容量□纠正贫血□补充血小板□补充凝血因子 评估项目*越多代表输血操作中风险越高。
护士准备	1. 着装整洁,仪表端庄。 2. 规范洗手,戴口罩。 3. 准备用物,物品摆放合理。 4. 检查所用物品及血液制品的质量和有效期及输血装置是否完好。 5. 核对输血同意书。	● 七步洗手法。

项目	操作步骤	步骤解释说明
操作过程	1. 血制品到达病区 (1) 血制品送至治疗室,双人(病区护士、临床支持中心人员)进行核对,"三查八对"(详见【操作要点】1)。 (2) 输血前由 2 名护士在治疗准备室进行双人核对,"三查八对"。 2. 输血操作前 (1) 携用物至床旁,识别患者身份。 (2) 向患者解释操作目的、方法及配合要点。协助患者取舒适体位。 (3) 双人进行床旁"三查八对":(详见【操作要点】1)。 1) 核对患者身份:由 2 名护士共同反问式询问患者床号、姓名,查看腕带,是否与输血记录单、执行单、血袋信息相符。 2) "三查":由 2 名护士逐一核对血制品质量、输血装置是否完好、血制品的有效期。 3) "八对":核对患者床号、姓名、住院号、血型、血袋量、血制品种类、血制品剂量、交叉配血结果,并将对应的血型标识牌悬挂于输液架上。 (4) 卫生手消毒,按照标准建立静脉通路,0.9%氯化钠注射液冲管。 3. 输血操作中 (1) 反问式询问患者身份,再次核对执行单、输血记录单、血袋标签、血型标识牌及腕带信息是否相符。 (2) 卫生手消毒,轻轻摇匀血液,以手腕旋转动作将血袋内的血液轻轻摇匀。 (3) 连接血袋:将输血器针尖插入至血袋接口中心位置(详见【操作要点】2) (4) 调节输血速度,输血起始速度宜慢,观察15 min 并测量患者生命体征,若无不适再根据患者病情、年龄等调节滴速。 4. 输血操作后 (1) 反问式询问患者身份,再次核对执行单、输血记录单、血袋标签、血型标识牌及腕带信息是否相符。 (2) 协助患者取舒适体位,整理床单位,告知其输血时注意事项。 (3) 输血过程中巡视:输血时、输血后 15 min、30 min 和输血过程中每 30 min 巡视病房 1 次,做到"四看"。	● 第 1 次核对。核对用物:输血记录单、血袋。 ● 双人使用 PDA 扫码核对、接收血液制品。 ● 第 2 次核对。核对用物:输血记录单、执行单、血袋。 ● 采取查看床头卡、反问式询问、核对腕带确认患者身份,查看腕带上的血型是否一致。 ● 患者的身份查对不少于两种(姓名、性别、年龄等)独立的核对标识,严禁将床号作为身份查对的唯一标识。 ● 第 3 次核对。核对用物:输血记录单、执行单、血袋、血型标识牌、腕带。双人使用 PDA 扫描腕带及血袋二维码。 ● 昏迷、意识模糊或语言障碍等患者,双人共同确认并核对患者腕带信息,确保无误。 ● 一人查看血袋,一人查看执行单、输血记录单和血型标识牌。 ● 第 4 次核对。核对用物:输血记录单、执行单、血袋、血型标识牌、腕带。 ● 避免剧烈振荡。 ● 开始时滴速不要超过 20 滴/min,15 min 后患者无不适可调为正常滴速,成人一般 40~60 滴/min,儿童酌减。 ● 第 5 次核对。核对用物:输血记录单、执行单和血袋信息、血型标识牌、腕带。 ● "四看":①输入血型是否正确。②输血速度是否适宜。③患者有无不适。④有无输血反应。将巡视内容记录于输血护理记录单。
整理用物	1. 整理物品,医疗废物分类处置。 2. 规范洗手。 3. 记录护理单及输血记录单。	● 整理治疗车,先上层再下层。 ● 七步洗手法。

2. 密闭式静脉输血结束

项目	操作步骤	步骤解释说明
操作过程	1. 血制品输完后，再输注 0.9% 氯化钠注射液少许。 2. 双人核对输血医嘱，确认血制品已输注完毕。 3. 床旁正确识别患者身份，使用 PDA 扫描患者腕带。 4. 向患者解释操作的原因、方法及配合事项。 5. 关闭调节器，撤除输血器，脉冲式冲管正压封闭静脉留置针。 6. 卫生手消毒，协助患者取舒适体位。 7. 整理床单位，告知其注意事项。	• 保证输血器内血液全部输入体内，确保输血量准确。 • 使用静脉留置针者，输血后评估导管功能，确保正确封闭留置针。
整理用物	1. 整理物品，医疗废物分类处置。 2. 规范洗手。 3. 记录护理单及输血记录单	• 整理治疗车，先上层再下层。输血袋保留 24 h。 • 七步洗手法。

【操作要点】

1. 核对血液制品

方法	图片	说明
接血时双人核对		①血制品送至病区后护士与血库的送血人员共同核对输血记录单、血袋标签的相关信息。②"三查"：检查血制品的质量、血的有效期、输血装置是否完好。③"八对"：核对患者的床号、姓名、住院号、血型、血袋号、血制品种类、血制品剂量、交叉配血结果。
输血前双人床旁核对		①输血前 2 名护士在患者床旁核对。 ②床旁 2 名护士进行"三查八对"。

方法	图片	说明
巡视中单人床旁核对		输血过程中按时巡视,核对输血记录单、执行单和血袋信息、血型标识牌、腕带。
输血记录单及血袋核对		①输血记录单信息:床号、姓名、住院号、血型、血袋号、血制品种类、血制品剂量、交叉配血结果。②血袋信息:一面为血型、血袋号、血制品种类、血量、有效期;另一面为患者信息:床号、姓名、性别、年龄、住院号、血制品种类及二维码。

2. 正确连接血袋

方法	图片	说明
正插倒挂		①去除血制品的扣盖,将输血器上方的针头轻轻插入接口的中心位置。②注意垂直插入,防止用力不当出现输血器针头刺穿血袋,造成血液污染及浪费。

【护理记录】

在专用输血护理记录单上记录输血的日期和时间,输血开始、输血开始后 15 min、30 min 及输血过程中每 30 min 至输血结束时的生命体征,记录患者血型及供者血型,输血前用药名称及用法,血液的种类、剂量,不同时间点的滴速,有无不良反应及临床表现、处理措施及结果,执行人及共同查对人员姓名。

【输血反应】

1. 发热反应:最常见的输血反应。

(1)原因

1)由致热原引起,如血液、保养液或输血用具被致热原污染。

2)多次输血后,受血者血液中产生白细胞和血小板抗体。当再次输血时,受血者体内产生的抗体与供血者的白细胞和血小板发生免疫反应,引起发热。

3)护士在输血时没有严格遵守无菌操作原则造成污染。

(2)临床表现:可发生在输血过程中或输血后1~2 h,患者先有发冷、寒战,继之出现高热,体温可达38~41℃,可伴有皮肤潮红、头痛、恶心、呕吐、肌肉酸痛等全身症状,一般不伴有血压下降。发热持续时间不等,轻者持续1~2 h即可缓解,缓解后体温逐渐降至正常。

(3)预防:严格管理血库保养液和输血用具,有效预防致热原;严格执行无菌操作。

(4)处理

1)反应轻者减慢输血速度,症状可以自行缓解。

2)反应重者应立即停止输血,密切观察生命体征,给予对症处理(发冷者注意保暖,高热者给予物理降温),并及时通知医生。

3)必要时医嘱给予解热镇痛药和抗过敏药,如异丙嗪或肾上腺皮质激素等。

4)将输血器、剩余血液连同血袋一并送检。

2. 过敏反应

(1)原因

1)患者为过敏体质,对某些物质易引起过敏反应。输入血液中的异体蛋白质与患者机体的蛋白质结合形成全抗原而使机体致敏。

2)输入的血液中含有致敏物质,如供血者在采血前服用过可致敏的药物或进食了可致敏的食物。

3)多次输血的患者,体内可产生过敏性抗体,当再次输血时,抗原抗体相互作用而发生输血反应。

4)供血者血液中的变态反应性抗体随血液传给受血者,一旦与相应的抗原接触,即可发生过敏反应。

(2)临床表现:过敏反应大多发生在输血后期或即将结束输血时,程度轻重不一,通常与症状出现的早晚有关。症状出现越早,反应越严重。

1)轻度反应:输血后出现皮肤瘙痒,局部或全身出现荨麻疹。

2)中度反应:出现血管神经性水肿,多见于颜面部,表现为眼睑、口唇高度水肿。也可发生喉头水肿,表现为呼吸困难,两肺可闻及哮鸣音。

3)重度反应:发生过敏性休克。

(3)预防

1)正确管理血液和血制品。

2)选用无过敏史的供血者。

3)供血者在采血前4 h内不宜吃高蛋白和高脂肪的食物,宜用清淡饮食或饮糖水,以免血中含有过敏物质。

4)对有过敏史的患者,输血前根据医嘱给予抗过敏药物。

(4)处理:根据过敏反应的程度给予对症处理。

1)轻度过敏反应,减慢输血速度,给予抗过敏药物,如苯海拉明、异丙嗪或地塞米松,用药后症状可缓解。

2)中、重度过敏反应,应立即停止输血,通知医生,根据医嘱皮下注射0.1%肾上腺素0.5~1.0 mL或静脉滴注氢化可的松或地塞米松等抗过敏药物。

3)呼吸困难者给予氧气吸入,严重喉头水肿者行气管切开。

4)循环衰竭者给予抗休克治疗。

5)监测生命体征变化。

3.溶血反应:是受血者或供血者的红细胞发生异常破坏或溶解引起的一系列临床症状。溶血反应是最严重的输血反应,分为急性(速发型)溶血反应和慢性(迟发型)溶血反应。急性(速发型)溶血反应是输血反应中最严重的溶血反应。

(1)原因

1)输入异型血液。供血者和受血者血型不符而造成血管内溶血向血管外溶血的演变。此种溶血反应发生快,一般输入10~15 mL血液即可出现症状,后果严重。

2)输入变质血液。输血前红细胞已经被破坏溶解,如血液贮存过久、保存温度过高、血液被剧烈振荡或被细菌污染、血液内加入高渗(或低渗)溶液或影响血液pH的药物等,均可导致红细胞破坏溶解。

(2)临床表现:轻重不一,轻者与发热反应相似,重者在输入10~15 mL血液时即可出现症状,死亡率高。通常可将溶血反应的临床表现分为3个阶段。

1)第一阶段:受血者血清中的凝集素与输入血中红细胞表面的凝集原发生凝集反应,使红细胞凝集成团,阻塞部分小血管。患者出现头部胀痛,面部潮红,恶心、呕吐,心前区压迫感,四肢麻木,腰背部剧烈疼痛等反应。

2)第二阶段:凝集的红细胞发生溶解,大量血红蛋白释放到血浆中,出现黄疸和血红蛋白尿(尿呈酱油色),同时伴有寒战、高热、呼吸困难、发绀和血压下降等。

3)第三阶段:一方面,大量血红蛋白从血浆进入肾小管,遇酸性物质后形成结晶,阻塞肾小管。另一方面,由于抗原、抗体的相互作用,又可引起肾小管内皮缺血、缺氧而坏死脱落,进一步加重了肾小管阻塞,导致急性肾衰竭,表现为少尿或无尿、管型尿和蛋白尿、高钾血症、酸中毒,严重者可致死亡。

(3)预防:①认真做好血型鉴定与交叉配血试验。②输血前认真查对,杜绝差错事故的发生。③严格遵守血液保存规则,不可使用变质血液。

(4)处理

1)立即停止输血,更换输液装置并通知医生。

2)给予氧气吸入,建立静脉通道,遵医嘱给予升压药或其他药物治疗。

3)将剩余血、患者血标本和尿标本送化验室进行检验。

4)双侧腰部封闭,并用热水袋热敷双侧肾区,解除肾小管痉挛,保护肾脏。

5)碱化尿液,静脉注射碳酸氢钠,增加血红蛋白在尿液中的溶解度,减少沉淀,避免阻塞肾小管。

6)严密观察生命体征和尿量,留置导尿管,检测每小时尿量,并做好记录。若发生肾衰竭,行腹膜透析或血液透析治疗。

7)若出现休克症状,应进行抗休克治疗。

8）心理护理：安慰患者，消除其紧张、恐惧心理。

4.与大量输血有关的反应：大量输血一般是指在 24 h 内紧急输血量相当于或大于患者总血容量。常见的与大量输血有关的反应有循环负荷过重、出血倾向及枸橼酸钠中毒等。

（1）循环负荷过重：即肺水肿，其原因、临床表现和护理同密闭式外周静脉留置针输液技术。

（2）出血倾向

1）原因：长期反复输血或超过患者原血液总量的输血，由于库存血中的血小板破坏较多，使凝血因子减少而引起出血。

2）临床表现：皮肤、黏膜瘀斑，穿刺部位大面积淤血或手术切口渗血明显。

3）预防及处理：①短时间输入大量库存血时，应密切观察患者的意识、血压、脉搏等变化，注意皮肤黏膜或手术切口有无出血；②严格掌握输血量，每输入 3~5 U 库存血，应补充 1 U 的新鲜血；③根据凝血因子缺乏情况补充有关成分。

（3）枸橼酸钠中毒

1）原因：大量输血使枸橼酸钠大量进入体内，如果患者的肝功能受损，枸橼酸钠不能完全氧化和排出，而与血中的游离钙结合使血钙浓度下降。

2）临床表现：患者出现手足抽搐，血压下降，心率缓慢。心电图出现 Q-T 间期延长，甚至心搏骤停。

3）预防及处理：遵医嘱常规按照每输入库存血 1 000 mL，静脉注射 10% 葡萄糖酸钙 10 mL 预防发生低钙血症。

5.输血相关传染病：通过输血传播的疾病与感染已知有 10 种余，其中最严重的是艾滋病、乙型肝炎和丙型肝炎。

6.其他：空气栓塞、细菌污染反应、体温过低等。

【案例思考】

患者王某，男，45 岁，再生障碍性贫血，神志清楚，精神差，面容苍白，T 36.8 ℃，P 112 次/min，R 26 次/min，BP 96/60 mmHg；血常规：RBC $2.3×10^9$/L，Hb 45 g/L。医嘱给予开立紧急输注压积红细胞 2 U。

请思考：①输血的目的是什么？②输血时的注意事项有哪些？③输血易发生哪些不良反应？如何预防及处理这些不良反应？

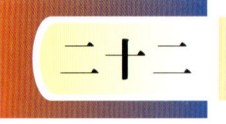

二十二 输液泵使用技术

【操作目的】

具有流速稳定、操作简便、易于调节参数等优点。用于连续定量输入需要严格控制滴速的药物。

【相关理论】

1. 输液泵禁止用于输血。
2. 输液泵第一次使用或间隔较长时间未用者,须充电至少 12 h 以上方可使用。
3. 充分使用内置电源 1 周 1 次。
4. 输液泵内避免进水。
5. 接受过专门培训的医护人员方可使用。
6. 不同类型的输液泵请参考各自说明书要求使用。

【用物准备】

输液泵,压力输液器,医嘱备药,执行单,医嘱标签,治疗盘,输液架,预充式导管冲洗器,无菌治疗巾,医用棉签,弯盘,皮肤消毒剂,速干手消毒剂,PDA,锐器盒,生活垃圾桶,医疗废物桶。

【操作流程】

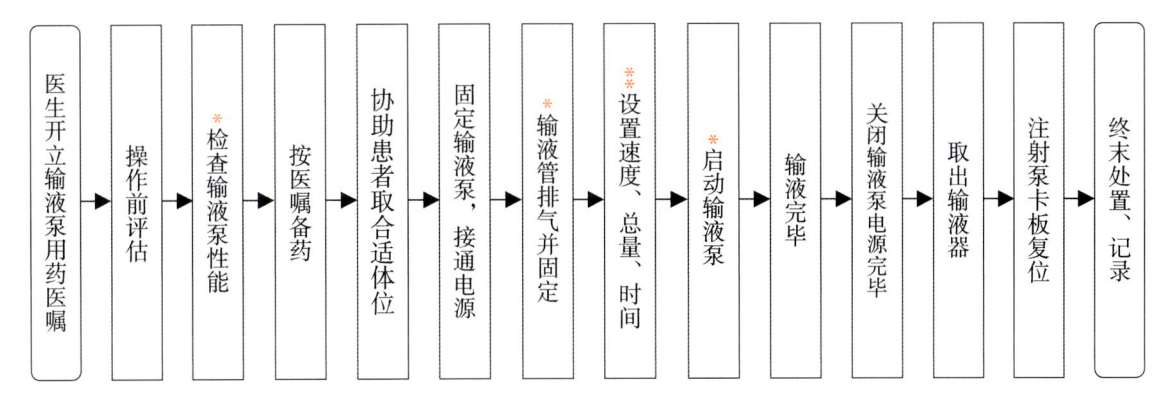

医生开立输液泵用药医嘱 → 操作前评估 → *检查输液泵性能 → 按医嘱备药 → 协助患者取合适体位 → 固定输液泵,接通电源 → *输液管排气并固定 → **设置速度、总量、时间 → *启动输液泵 → 输液完毕 → 关闭输液泵电源完毕 → 取出输液器 → 注射泵卡板复位 → 终末处置、记录

注:*越多代表此步骤关键程度越高。

【操作细则】

项目	操作步骤	步骤解释说明
操作前评估	1. 双人核对医嘱。 2. 床旁正确识别患者身份。 3. 解释输液的目的、方法及使用输液泵的安全性。 4. 评估患者全身状况,注射部位皮肤、血管,肢体活动度,配合程度。 5. 检查输液泵性能,电量是否充足。	● 选择配套的专用输液器。
护士准备	1. 着装整洁,仪表端庄。 2. 规范洗手,戴口罩。 3. 根据执行单准备药物和物品。 4. 检查物品质量及有效期。	● 医嘱查对:床号、姓名、药名、浓度、剂量、用法、时间、药品有效期。

项目	操作步骤	步骤解释说明
操作过程	1. 携用物至患者床旁,核对患者身份,核对药物信息,检查静脉管路是否通畅。 2. 向患者解释操作目的,根据患者病情协助其合适体位。 3. 把输液泵固定在输液架上,连接电源线。 4. 卫生手消毒。 5. 连接液体与输液器,悬挂液体于输液架上,排空管路中的空气。 6. 打开输液泵门和止液夹(详见【操作要点】)。 7. 按输液流量标识从上而下(从液体端至患者端)将输液器按压入固定软夹槽内(详见【操作要点】)。 8. 关闭泵门。 9. 按电源键开机。 10. 遵医嘱设定输注速度、输注总量,显示出输注时间。 11. 核对患者信息及药物信息,连接输液管路至静脉通路端,并打开输液器开关。 12. 按"开始"键,开始输液。 13. 再次核对患者信息及执行单、输液泵参数,填写巡视单各项内容。 14. 停止输液。关闭电源。 15. 打开输液泵门和止液夹,取出输液管路。 16. 按规范进行封管。 17. 整理床单位,告知患者注意事项。	• 采取查看床头卡、反问式询问、核对腕带(或使用 PDA 扫码)确认患者身份。 • 患者的身份查对不少于两种(姓名、性别、年龄等)独立的标识,严禁将床号作为身份查对的唯一标识。 • 通常固定在支架上端 1/2~1/3 处(与操作者视线平行)。 • 保持茂菲氏滴管内的液面在滴管的 1/2~2/3 左右。 • 根据医嘱、药物及病情,调节液体输入速度,并根据液体输入的量设置预输入量,如累计量达到预先的设定,可按清除键继续进行输液。 • 连接前确保管内无空气。 • 输液过程中定期检查输液泵的滴速及患者情况。出现报警时,根据报警指示区的亮灯提示查明原因,并按"STOP"键,根据不同的原因进行相应的处理。
整理用物	1. 整理物品,医疗废物分类处置。 2. 规范洗手。 3. 记录护理单。	• 整理治疗车,先上层再下层。 • 七步洗手法。

【操作要点】

步骤	图示	说明
打开输液泵门		轻按红框内白色键即可打开泵门。
打开止液夹		轻按红框内白色键即可打开止液夹。
固定输液器		①按输液流量标识从上而下将输液器按压入固定软夹槽内。②输液器的茂菲氏滴管与输液泵门上方入门处的距离保持>10 cm,使其松紧适当、无扭曲,勿拉扯输液器。

注:1. 使用输液泵时应加强巡视,观察穿刺部位有无肿胀、药物外渗。

2. 用输液泵时宜单独建立静脉通路,勿在同一静脉通路上输入其他液体,避免受速度、压力影响或因注射药物等其他操作影响液体持续泵入,血药浓度受到影响,而引起病情变化。

3. 需要更换药物及改变速度时应及时记录,并做好交接班。

4. 观察输液管及静脉通路连接处有无回血,如被血渍污染应及时更换,更换输液泵管时,要严格执行无菌操作。输液泵管使用 24 h 后需更换。

【护理记录】
1. 输入药物名称、剂量、输注速度。
2. 输液日期和时间,患者主诉及穿刺部位皮肤情况。

【风险防范】
1. 输液失控
(1) 原因:机器故障、调节错误导致输入液体剂量不准确。
(2) 临床表现:患者出现不适症状或达不到治疗效果。
(3) 预防
1) 使用输液泵前检查,告知患者使用输液泵的目的,输入药物的名称、输液速度。
2) 告知患者输液时肢体不要随意移动或擅自调节输液泵,以保证用药安全。
3) 启动泵前检查管路安装、静脉通路是否正确通畅,正确设定输液速度及开启报警开关。
4) 使用过程中加强巡视,发现问题及时处理。
5) 每次更换液体应重新设置输液程序。
6) 如有不适及时告知医护人员。
7) 定期检测输液泵的性能和准确度。
(4) 处理:立即停止输液;查看并分析报警原因,解除故障。
2. 常见报警
(1) 空气报警
1) 原因:输液管内有气泡存在;气泡感应器表面不干净。
2) 处理:打开泵门,排除气体;用清水纱布擦拭感应器表面。
(2) 阻塞报警
1) 原因:输液管路阻塞;液体外渗。
2) 处理:排除管内阻塞,保证通畅;查看输液部位是否肿胀,并及时处理。
(3) 暂停超时报警
1) 原因:设置参数之后,机器处于待机状态超过 1 min。
2) 处理:按"清除"键消除报警,及时按"开始"键开始泵入。
(4) 输液完成报警
1) 原因:输液累积达到输液设定量。
2) 处理:按"清除"键消除报警,根据实际情况再行设定。
(5) 电池报警
1) 原因:机内备用电池已经用完,出现低电压报警。
2) 处理:连接外电源,机器显示充电后报警将消失。

【案例思考】
患者丁某,女,68岁,因"呼吸困难"入院。患者既往明确诊断为肺腺癌,主诉近1周进食后易出现恶心、呕吐症状,现遵医嘱实施中/长链脂肪乳注射液(C6-24)250 mL 以 20 mL/h 泵入的肠外营养治疗。

请思考:①开始泵入药物之前,应将患者摆放于何种体位?②连接输液管路时有哪些注意事项?③脂肪乳在泵入的过程中需要观察什么?

二十三 微量注射泵使用技术

【操作目的】
1. 将少量药液精确、微量、均匀、持续地经静脉泵入体内。
2. 定时、定量、可随时调整药物速度,使药物在体内能保持有效血药浓度。

【相关理论】
1. 微量注射泵是一种定容型输液泵,具有精确度高、流速稳定、体积小及移动方便的优点。
2. 微量注射泵周期性检测每半年 1 次(包括流速、流量及堵塞检查等),注射泵内避免进水。
3. 微量注射泵电池首次充电需要 16 h 以上,之后充满即可,避免过度充电。

【用物准备】
治疗盘,无菌治疗巾,医用棉签,一次性注射器(50 mL 或 20 mL),一次性延长管,医嘱备药,预充式导管冲洗器,执行单,医嘱标签,弯盘,微量注射泵,正压接头(必要时),皮肤消毒剂,速干手消毒剂,PDA,锐器盒,医疗废物桶,生活垃圾桶。

【操作流程】

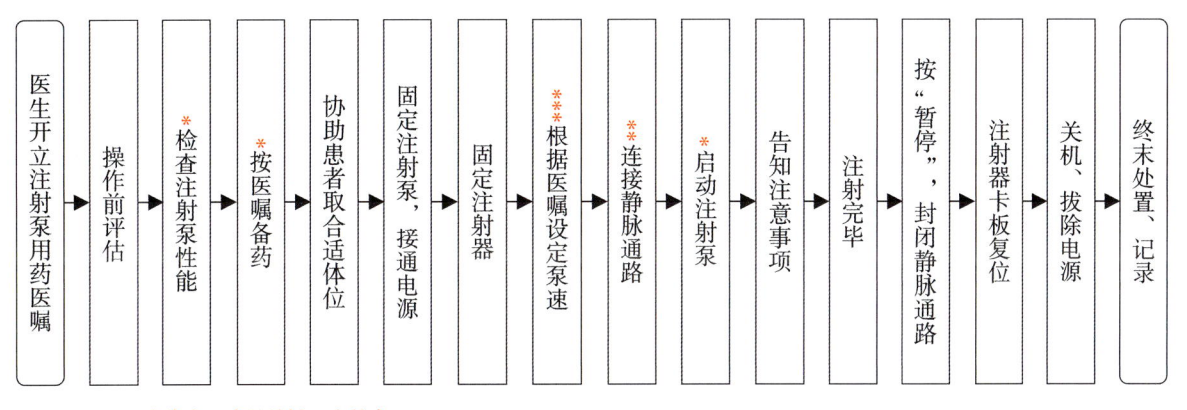

医生开立注射泵用药医嘱 → 操作前评估 → *检查注射泵性能 → *按医嘱备药 → 协助患者取合适体位 → 固定注射泵,接通电源 → 固定注射器 → ***根据医嘱设定泵速 → **连接静脉通路 → *启动注射泵 → 告知注意事项 → 注射完毕 → 按"暂停",封闭静脉通路 → 注射器卡板复位 → 关机、拔除电源 → 终末处置、记录

注:*越多代表此步骤关键程度越高。

【操作细则】

项目	操作步骤	步骤解释说明
操作前评估	1. 双人核对医嘱。 2. 床旁正确识别患者身份。 3. 向患者解释操作目的、方法及配合事项。 4. 评估患者全身状况、有无静脉血管通路、肢体活动度、配合程度。 5. 评估注射泵性能,电量是否充足。	● 无静脉血管通路,评估穿刺部位皮肤及血管情况。

项目	操作步骤	步骤解释说明
护士准备	1. 着装整洁,仪表规范。 2. 洗手,戴口罩。 3. 根据执行单准备药物,查对药物名称、剂量、给药途径、给药时间、有效期。 4. 根据医嘱配置药液,将延长管与注射器连接,松解保护帽,排净空气,置于无菌盘内。	• 七步洗手法。 • 需避光的药液,应使用避光注射器抽取药液,并选择避光延长管。
操作过程	1. 携用物至患者床旁,核对患者身份,核对医嘱。 2. 再次解释、告知操作目的,协助患者取合适体位。 3. 卫生手消毒。 4. 固定注射泵,接通电源,打开电源开关。 5. 将注射器正确固定于注射泵卡槽内(标签朝外,详见【操作要点】),确保所装注射器实际规格与仪器所指示的规格相一致。 6. 遵医嘱调节泵入速度。 7. 按"快进"键,确认管路通畅。 8. 卫生手消毒,消毒正压接头,正确脉冲式冲管,确认血管通路通畅后将延长管与患者静脉导管连接。 9. 再次核对患者身份及药物。 10. 按"启动"键,开始输注。 11. 观察血管通路是否通畅,穿刺部位有无红肿,询问患者主诉。 12. 再次核对患者信息、药液信息、执行单与泵入速度,填写巡视单各项内容。 13. 协助患者舒适体位,整理床单位。 14. 告知患者注意事项并解释注射泵的报警提示音。 15. 注射完毕,按"暂停"键,分离延长管与静脉导管静脉通路,并正压式封管。 16. 将压板恢复初始位置,按"电源"键关机,拔下电源插头。 17. 卫生手消毒。	• 采取查看床头卡、反问式询问、核对腕带(或使用 PDA 扫码)确认患者身份。 • 患者的身份查对不少于两种(姓名、性别、年龄等)独立的标识,严禁将床号作为身份查对的唯一标识。 • 注射泵放在床头桌上,或固定在输液架上,妥善固定,避免磕碰。 • 如患者无静脉血管通路,给予建立静脉通路。 • 持续使用时,每 24 h 更换延长管及注射器。 • 每小时巡视观察疗效。出现报警时,按"暂停"键,根据不同原因进行相应的处理。
整理用物	1. 整理物品,医疗废物分类处置。 2. 规范洗手。 3. 记录护理单。	• 整理治疗车,先上层再下层。 • 七步洗手法。

【操作要点】

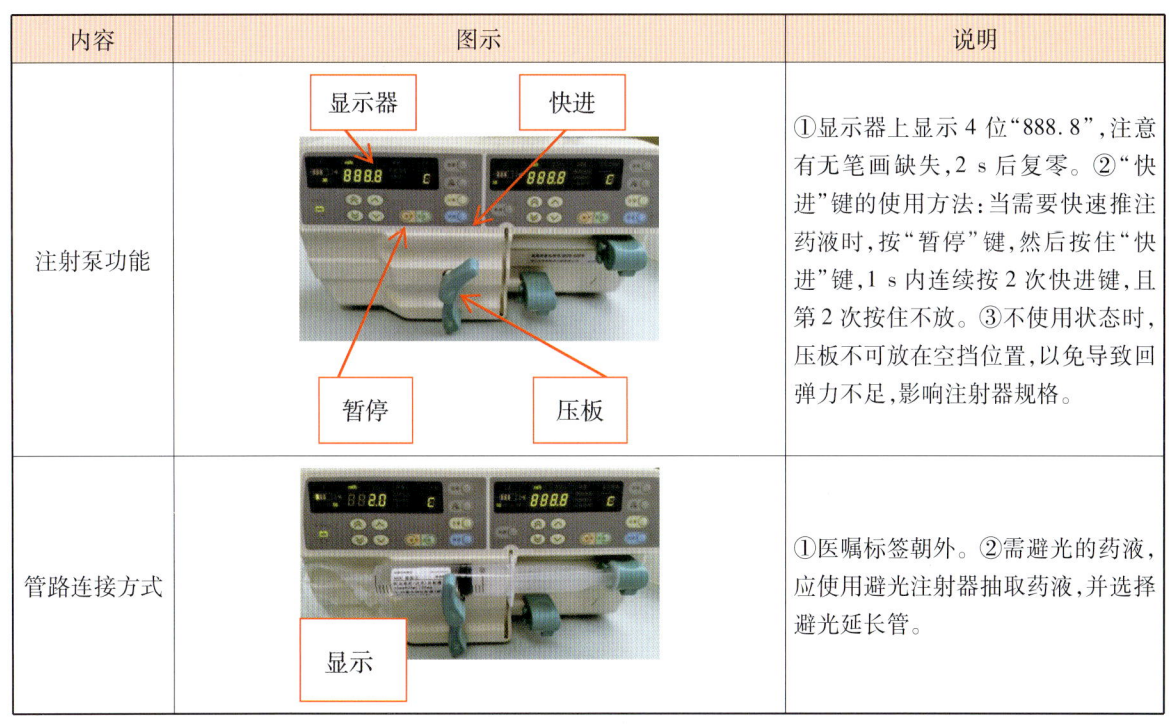

内容	图示	说明
注射泵功能	显示器、快进、暂停、压板	①显示器上显示4位"888.8",注意有无笔画缺失,2 s后复零。②"快进"键的使用方法:当需要快速推注药液时,按"暂停"键,然后按住"快进"键,1 s内连续按2次快进键,且第2次按住不放。③不使用状态时,压板不可放在空挡位置,以免导致回弹力不足,影响注射器规格。
管路连接方式	显示	①医嘱标签朝外。②需避光的药液,应使用避光注射器抽取药液,并选择避光延长管。

注:1. 备好静脉输液通路。

2. 使用中如需要更换输注速度,则先按暂停键,重新设置后再按启动键;更换药液时,应暂停输注,更换完毕复查无误后,再按启动键。

3. 此操作流程适用于史密斯WZS-50F6系列注射泵,其他厂家及型号请参考各自说明书使用。4. 依据产品使用说明书定期维护注射泵。

【护理记录】

1. 注射泵使用药物名称、剂量、输注速度。
2. 输注日期、时间,患者主诉及穿刺部位皮肤情况。

【风险防范】

1. 泵液失控

(1)原因:机器故障;调节参数错误导致泵入药液剂量不准确。

(2)临床表现:患者出现不适症状或达不到治疗效果。

(3)预防:①使用注射泵前检查,告知患者使用注射泵的目的,泵入药物的名称、速度;②告知患者肢体不要随意移动或擅自调节注射泵,以保证用药安全;③启动泵前检查管路连接是否完好、静脉通路是否通畅,正确设定泵速;④使用过程中加强巡视,发现问题及时处理;⑤更换药液时必须核对泵入速度;⑥如有不适及时告知医护人员;⑦定期检测注射泵的性能和准确度。

(4)处理:立即停止泵入药物;查看分析报警原因,解除故障,必要时更换注射泵。

2. 常见报警

(1)空气报警。①原因:注射器或延长管内有气泡存在。②处理:暂停泵药,排除气体。

(2)阻塞报警。①原因:管路阻塞,液体外渗。②处理:排除管路阻塞,查看有无管路扭曲,保证通畅;查看输液部位是否肿胀,并及时处理。

(3)暂停超时报警。①原因:设置参数之后,机器处于待机状态超过1 min。②处理:按"静音"键消除报警,及时按"启动"键开始泵入。

(4)输液完成报警。①原因:输液累积达到输液设定量。②处理:按"静音"键消除报警,根据实际情况再行设定。

(5)电池报警。①原因:机内备用电池已经用完,出现低电压报警。②处理:连接外电源,机器显示充电后报警将消失。

3.静脉回血

(1)原因:患者穿刺侧肢体放置过高;延长管与静脉通路连接处未使用正压接头预防静脉回血;患者如厕时未给予关闭静脉留置针夹子。

(2)临床表现:血液回流至延长管甚至回流至注射器内。

(3)预防:对患者进行健康宣教,告知患者输液肢体应避免剧烈活动;延长管与静脉留置针连接处应安装正压接头。

(4)处理:应根据所用药物性质和回血量采取不同措施。①对给药速度要求不严、回血量极少的药物,可直接按"快进"键。②多巴胺、氨茶碱等药物不能简单地按"快进"键处理回血,应将装有生理盐水的注射器接在针头上,将回血缓慢推入。③如回血较多至延长管时,需更换泵管,切勿直接推注,会造成给药过速引起不良后果。

【案例思考】

患者张某,男,62岁,入院诊断为主动脉夹层,现患者胸、腹部疼痛剧烈,疼痛评分6分,测得血压168/101 mmHg,遵医嘱给予乌拉地尔注射液100 mg+生理盐水30 mL以5 mL/h泵入以调节血压,地佐辛注射液10 mg+生理盐水48 mL以5 mL/h泵入镇痛。

请思考:①现患者血压下降不明显,遵医嘱暂停乌拉地尔注射液泵入,更改为尼卡地平注射液20 mg+生理盐水30 mL以5 mL/h泵入调节血压,作为护士,该如何操作?②在应用尼卡地平注射液进行注射泵应用时,应选择怎样的延长管泵入?③经过1 h镇痛,患者诉疼痛程度较前有所缓解,遵医嘱给予调节微量泵地佐辛注射液以2 mL/h泵入,该如何操作?

二十四 间歇充气压力装置使用技术

【操作目的】

1.利用压力促使下肢静脉血流加速,减少血流淤滞,以降低下肢深静脉血栓(DVT)形成的风险。

2.利用循环充气和放气加快深静脉的血液流动,达到预防血栓的作用。

【相关理论】

1.通过加压泵装置从远心端到近心端有序充盈产生的生理性机械引流效应加快血液流动,促进静脉血液和淋巴液的回流;逐级压力治疗可以改善血液淤滞,通过压力诱导的纤维蛋白溶解系统改善高凝状态,同时压力本身也可以改善内皮细胞功能紊乱。

2.适应证

(1)发生DVT风险且无禁忌证的患者。

(2)可用于对抗凝治疗有禁忌的患者(如神经外科,头部创伤的患者等)。

3. 禁忌证

(1)充血性心力衰竭、肺水肿。

(2)下肢局部情况异常,如皮炎、感染、坏疽、近期接受皮肤移植手术等。

(3)新发的 DVT、肺栓塞发生或血栓性静脉炎。

(4)下肢血管严重动脉硬化或狭窄、其他缺血性血管病(糖尿病性等)、下肢严重畸形等。

(5)对间歇充气压力装置材料过敏。

(6)外周神经或其他原因所致感觉损伤。

(7)严重的下肢水肿慎用,应查明病因后权衡利弊应用。

(8)卧床超过 72 h 后,再使用间歇充气压力装置应慎重,因有可能促进新形成的血栓脱落而导致肺栓塞的发生。

【用物准备】

皮尺,间歇式充气加压泵,腿套(足套),无菌治疗巾,酒精,速干手消毒剂,PDA,医疗废物桶。

【操作流程】

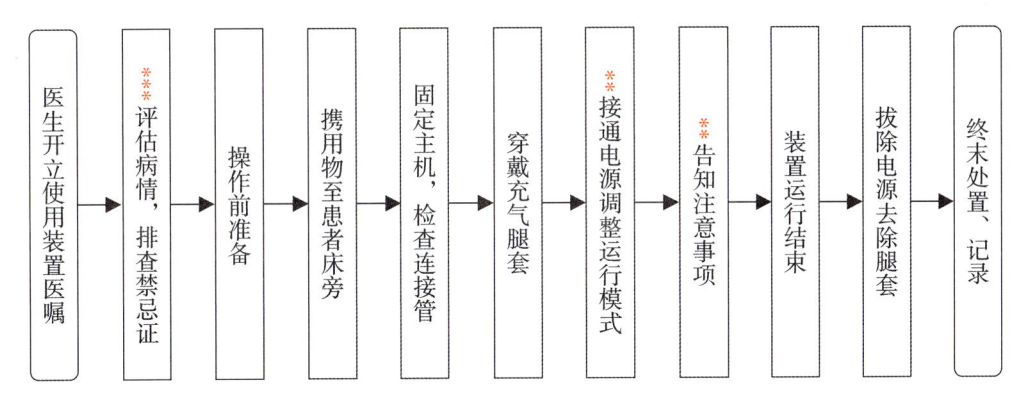

医生开立使用装置医嘱 → ***评估病情,排查禁忌证 → 操作前准备 → 携用物至患者床旁 → 固定主机,检查连接管 → 穿戴充气腿套 → **接通电源调整运行模式 → **告知注意事项 → 装置运行结束 → 拔除电源去除腿套 → 终末处置、记录

注:*越多代表此步骤关键程度越高。

【操作细则】

1. 间歇充气压力装置使用技术

项目	操作步骤	步骤解释说明
操作前评估	1. 双人核对使用间歇充气压力装置医嘱。 2. 查看患者及病历,是否存在装置使用禁忌证。 3. 床旁正确识别患者身份。 4. 向患者解释操作目的、方法及配合事项。 5. 评估患者双下肢有无手术切口、管道、皮肤等情况。	重点评估以下内容。 ● 意识状态:□清醒 □意识障碍(格拉斯哥昏迷评分、烦躁、全身麻醉未醒)* ● 手术部位。切口:□正常 □异常*;管道情况:□有* □无;局部软组织肿胀程度:□正常 □异常*;末梢血液循环情况:□正常 □异常*

项目	操作步骤	步骤解释说明
操作前评估	6. 检查机器性能是否完好,充气压力带有无破损,连接管有无破损、是否通畅,连接是否紧密。 7. 询问并协助患者大小便。	• 排查装置使用禁忌证:□肿 □充血性心力衰竭* □肺水肿* □下肢严重水肿*;□栓 □新发DVT* □PE* □血栓性静脉炎*;□下肢局部皮肤情况异常□皮炎* □感染* □坏疽* □近期接受皮肤移植手术*;装置材料过敏*;□下肢血管严重动脉硬化或狭窄*;□其他缺血性血管病*;□下肢严重畸形*;□外周神经或其他原因所致感觉损伤* 评估项目*越多代表使用该装置的风险越高,应通知医生。
护士准备	1. 着装整洁,仪表符合要求。 2. 规范洗手,戴口罩。 3. 准备用物,物品摆放合理。	• 七步洗手法。
操作过程	1. 携用物至患者床旁处,再次识别患者身份。 2. 向患者解释操作目的、方法及配合要点。 3. 根据病情,协助患者取仰卧位。 4. 下肢手术切口处使用无菌治疗巾包裹肢体。妥善固定各种管道(详见【操作要点】)。 5. 卫生手消毒,再次核对。 6. 检查连接管是否出现扭曲,连接电源,打开开关,调试仪器,确认机器运行模式。 7. 护士站于床旁,协助患者抬起近侧下肢,腿套平铺于床上,再协助下肢放于腿套中央,整理好患者裤子,由下至上依次粘好搭扣(或由下至上拉链固定)。连接管置于肢体上方,腿套位置居中,膝盖部位暴露于腿套之外(详见【操作要点】)。 8. 护士转至对侧肢体旁,按上述方法将对侧穿好,观察腿套,卫生手消毒。 9. 根据病情,设置机器运行参数,启动"开始"键试运行。双侧均充气后,保证充气压力在有效范围内。观察一个运行周期,评估患者对使用充气压力装置的耐受力,确认机器运行强度及压力。 10. 再次设置机器运行模式、运行时间、运行压力,启动"开始"键,机器正常运行。 11. 再次核对患者信息。 12. 整理床单位。告知患者注意事项,将呼叫器放于患者可及之处。 13. 巡视病房,发现异常及时处理。	• 采用3种方式进行患者身份识别(反问式、床头卡、腕带),使用PDA扫描患者腕带二维码。 • 保护手术切口,预防交叉感染。 • 下肢手术患者,应避开引流管切口处。 • 间歇充气加压装置佩戴过程中动作要轻柔,以免引起患者不适。 • 间歇充气加压装置腿套松紧度以伸入两横指为宜,固定带松紧适宜,位置居中。 • 固定过松,导致促进血液循环作用减弱;固定过紧,导致下肢血液循环不畅。 • 使用前先穿患侧再穿健侧肢体。 • 强度符合病情需要,充气压力值适宜,患者能够忍受为宜。 • 随时观察患者病情。

2. 停用间歇充气压力装置

项目	操作步骤	步骤解释说明
操作过程	1. 间歇充气加压装置运行时间到,自动停止。 2. 床旁正确识别患者身份。 3. 向患者说明原因、方法及配合事项。 4. 卫生手消毒。 5. 确认装置运行时间结束,关闭开关,拔掉电源。 6. 嘱患者配合,将间歇充气加压装置腿套取下;护士站于近侧肢体旁,由上至下依次解开搭扣,抬起下肢,取出腿套。 7. 按上述之方法取下对侧肢体腿套。 8. 检查患者局部皮肤及手术切口情况有无异常,去除无菌治疗巾,妥善固定管道。 9. 协助患者取舒适体位,整理床单位,告知患者注意事项。 10. 酒精擦拭后整理腿套、连接管、主机及电源线,晾干后,妥善保存。	● 操作结束后先去除健侧肢体腿套,再去除患侧肢体腿套。
整理用物	1. 整理物品,医疗废物分类处置。 2. 规范洗手。 3. 记录护理单。	● 整理治疗车,先上层再下层。 ● 七步洗手法。 ● 必要时记录。

【操作要点】

方法	图示	说明
固定引流管		①将引流管妥善固定于暴露出的膝盖空隙处。②保持引流管通畅,避免扭曲、打折。
穿戴小腿腿套		①护士依次(先健侧后患侧)为患者妥善穿戴双腿的腿套,并由下至上依次粘贴好搭扣,松紧适宜。②操作完成后,整理好气压泵各充气管道。

【护理记录】

1. 间歇充气压力装置使用的日期和时间,装置使用过程中患者的反应及情况。
2. 间歇充气压力装置停用的日期和时间,装置停用过程中患者的反应及情况。

【案例思考】

患者张某,男,65岁,神志清楚,意识正常,既往有高血压、糖尿病、下肢静脉曲张病史,人工膝关节表面置换术后2 d。

请思考:①该患者是否需要使用间歇充气压力装置?②该患者是否存在间歇充气压力装置使用禁忌证?禁用或慎用间歇充气压力装置的情况有哪些?③对该患者进行操作时应注意的重点是什么?④操作结束后应如何向患者交代相关注意事项?⑤停用装置时应该注意观察哪些内容?

二十五 轴线翻身法

【操作目的】

1. 协助不能起床的患者(如牵引、脊椎受损、脊椎手术、人工髋关节置换术后患者等)更换卧位,使其感觉舒适。
2. 满足检查、治疗和护理的需要,如背部皮肤护理、更换床单或整理床单位等。
3. 预防并发症,如压力性损伤、坠积性肺炎等。

【相关理论】

轴线翻身技术又称滚筒式翻身,以脊柱为中轴,由2~3名护士协助患者改变体位,要求患者头、颈、躯干呈一条直线,像轮轴转动一样同时翻动,不能上下扭转。轴线翻身法主要用于颈、胸、腰部疾病的患者。

【用物准备】

护理车,床单,被套,枕套,清洁患者衣、裤,软枕,翻身卡,速干手消毒剂,压力性损伤用品(必要时),PDA,生活垃圾桶,医疗废物桶。

【操作流程】

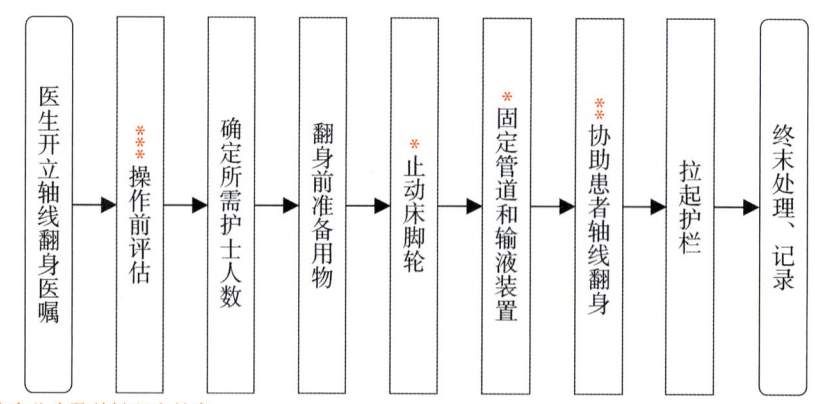

医生开立轴线翻身医嘱 → ***操作前评估 → 确定所需护士人数 → 翻身前准备用物 → *止动床脚轮 → *固定管道和输液装置 → **协助患者轴线翻身 → 拉起护栏 → 终末处理、记录

注:*越多代表此步骤关键程度越高。

【操作细则】

1. 轴线翻身法（平卧转侧卧）

项目	操作步骤	步骤解释说明
操作前评估	1. 双人核对轴线翻身医嘱。 2. 床旁正确识别患者身份。 3. 评估患者的年龄、体重、病情、治疗情况,有无禁忌证,心理状态等全身情况及合作程度,确定翻身方法和所需用物。检查床单位及病服衣裤,如有污染,给予更换。 4. 向患者及家属解释操作目的、方法及配合要点。 5. 环境整洁、安静、温度适宜,光线充足,必要时进行遮挡。	● 为手术患者翻身时应先检查切口敷料是否潮湿或脱落,如已潮湿或脱落,应先更换敷料并固定妥当再行翻身,翻身后注意切口不可受压。
护士准备	1. 着装整洁,仪表符合要求。 2. 规范洗手,戴口罩。 3. 根据患者情况决定护士操作人数。	● 七步洗手法。
操作过程	1. 携用物至患者床旁处,再次识别患者身份。 2. 固定:止动床脚轮。 3. 安置:将各种管道及输液装置固定妥当,必要时将盖被折叠至床尾或一侧。 4. 取卧位:协助患者取仰卧位,两手放于腹部,两腿屈曲。 5. 翻身 △二人协助患者轴线翻身法 (1)移动患者:两名护士站在病床同侧,将大单置于患者身下,分别抓紧靠近患者肩部、腰部、背部、髋部、大腿等处的大单,将患者拉至近侧,拉起床挡。 (2)安置体位:护士绕至对侧,将患者近侧手臂置在头侧,远侧手臂置于胸前,两膝间放一软枕。 (3)协助侧卧 1)护士双脚前后分开,两人双手分别抓紧患者肩部、腰背、髋部、大腿等处的远侧大单,由其中一名护士发口令,两人动作一致地将患者整个身体以圆滚轴式翻转至侧卧。 2)髋关节置换术后患者:一名护士站在床尾,两膝之间放置软枕(详见【操作要点】1),两手托扶患者患肢(详见【操作要点】2),另一名护士双手扶肩部、腰部,托扶患肢的护士发口令,两人一同协助患肢与身体长轴平行翻转至侧卧(详见【操作要点】1)。 △三人协助患者轴线翻身法 (1)移动患者:由3名护士完成,第一名护士站于患者床头,另外两名护士站于病床同侧。	● 防止翻身时引起导管连接处脱落或扭曲受压。 ● 髋关节置换术后患者需先去掉"丁字鞋"。 ● 适用于脊椎受损(颈椎损伤者除外)及髋关节置换术后的患者。 ● 髋关节置换术后患者两膝之间放置软枕使关节保持外展,防止髋关节内收。 ● 翻转时勿让患者身体屈曲,以免脊柱错位。 ● 适用于颈椎损伤的患者。翻身前检查和固定颈托,翻身过程中严密观察患者呼吸、面色等。

项目	操作步骤	步骤解释说明
操作过程	第一名护士固定患者头颈部，纵轴向上略加牵引，使头、颈部随躯干一起慢慢移动(详见【操作要点】2)。第二名护士双手分别置于患者肩部、背部。第三名护士双手分别置于患者腰部、臀部，使患者头、颈、腰、髋保持在同一水平线上，移至近侧。 (2)转向侧卧：由第一名护士发口令，三人同时用力将患者翻转至侧卧位，翻转角度不超过60°。 6.检查安置：检查受压部位皮肤，酌情给予皮肤护理或叩背协助排痰，背部及双膝间垫软枕。检查肢体各关节保持功能位；各种管道保持通畅。 7.整理床单位，洗手。 8.记录交班：记录翻身时间及皮肤状况，做好交接班。	• 第一名护士于患者转至侧卧后，在颈托下方垫软枕(与肩同高)，保持头颈与躯干呈同一水平。 • 双下肢肌力差的患者，第三名护士在翻身前协助患者远侧下肢屈曲，并于转至侧卧后协助患者双下肢稍屈曲，两膝间垫软枕，保持膝关节、踝关节处于功能位置。 • 颈椎或颅骨牵引患者，翻身时不可放松牵引。保持患者脊椎平直，上身略向后偏，以免垂直侧卧时使肩、股骨大粗隆部位过于受压。 • 保持双膝处于功能位置。依次观察患者身体骨突出部位(耳郭、肩、肘、腕、指关节、髋、膝、踝、足跟、趾关节)皮肤情况。 • 根据患者情况及皮肤受压情况，确定翻身间隔时间，如发现皮肤发红或破损应及时处理，酌情增加翻身次数，同时记录于翻身卡上。

2.轴线翻身法(侧卧转平卧)

项目	操作步骤	步骤解释说明
操作过程	1.患者体位转换时长到或者要求更换体位。 2.正确识别患者身份。 3.向患者及家属解释操作目的、方法及配合要点。 4.嘱患者双手环抱于胸前，撤去背部软枕及双膝间软枕。 5.护士一手扶患者肩背部、一手扶臀部，保持脊柱与身体长轴呈一条直线，协助患者平躺。 6.同样托住肩、背、腰、髋将患者移向床中央。 7.检查各种管路，妥善固定。 8.协助患者取舒适卧位，整理床单位。	• 为满足治疗和护理需求，或患者存在翻身意愿时，为其更换卧位。 • 翻身操作人数同翻身前。 • 颈椎损伤者，需增加一位护士固定患者头颈部，沿纵轴向上略加牵引，使头、颈、躯干同时缓慢移动。 • 髋关节置换术后增加一名护士托扶患者患肢，协助患肢与身体长轴平行移动至平卧，并协助穿好"丁字鞋"。
整理用物	1.整理物品，医疗废物分类处置。 2.规范洗手。 3.记录护理单。	• 整理治疗车，先上层再下层。 • 七步洗手法。 • 必要时记录。

【操作要点】

1.正确体位

方法	图示	说明
两腿间垫软枕		髋关节置换术后患者轴线翻身，需在两腿间垫软枕，保持髋关节处于外展中立位。

2. 正确固定

方法	图示	说明
佩戴颈托		①颈椎损伤者,需佩戴颈托,松紧以颈托与皮肤之间可伸入一指为宜。②颈托内垫软垫,预防压力性损伤。
专人固定头部		颈椎损伤者,由一名护士固定其头颈部,沿纵轴向上略加牵引,使头部、颈部随躯干同时缓慢移动。
专人固定腿部		①髋关节置换术后患者,一名护士站在床尾,两手托扶患肢。②另一名护士双手扶肩部、腰部,协助患肢与身体长轴平行翻转至侧卧。

【护理记录】

记录轴线翻身的日期和时间,皮肤状况,翻身过程中患者的状态和反应。

【并发症】

轴线翻身的主要并发症是管道脱落

1. 原因:患者躁动、谵妄,拉扯管道;未有效固定各管道。
2. 临床表现:管道脱出至体外。
3. 预防:①妥善固定各管道,保证各管道有足够的长度。②做好健康宣教,严防患者突然自行翻转。③翻身时宜缓慢,从头到脚整理各管道,应与身体纵轴方向一致,置于翻转侧预留足够长度。
4. 处理:①一旦管道脱落,护士应立即检查管道断端的完整性,通知医生换药,必要时协助医生做好重新置管的准备。②观察伤口渗血、渗液情况及患者的生命体征。③记录管道脱落的时间、原因及处理经过,做好交接班。

【案例思考】

患者韦某,女,57 岁,主诉:双上肢麻木 1 年,加重 1 个月。门诊以"颈椎病"为诊断收入脊柱脊髓外科。患者神志清楚,T 36.7 ℃,P 80 次/min,R 19 次/min,BP 126/72 mmHg。在全身麻醉下行"颈椎前路椎体次全切除减压融合术",现患者术后 6 h,协助患者轴线翻身侧卧。

请思考:①为该患者进行轴线翻身前要重点评估哪些内容?②护士协助患者轴线翻身过程中需要注意哪些事项?

二十六 患者搬运法

【操作目的】

1. 护送不能自行移动的患者入院、出院、检查、治疗、手术或转运。
2. 协助患者活动,减轻其局部组织的压力、促进血液循环和体力恢复。

【相关理论】

1. 患者搬运法是指将患者从一处搬运到另一处,通常是从发病或事故现场到医疗设施场所。在转移和运送患者过程中,搬运者应将人体力学原理正确地运用于操作中,以避免发生损伤,减轻双方疲劳及患者痛苦,提高工作效率,并保证患者安全与舒适。使用正确的搬运法可以确保患者的安全,并减少对搬运者的伤害风险。

2. 适应证:昏迷患者;脊椎损伤患者;外科大手术患者;其他患者,如婴幼儿、病情危重患者等不能自行活动的患者。

【用物准备】

平车,担架,被子,医用护理垫,中单,毛毯,别针,软枕,氧气袋,输液架,过床担架,医用过床器,一次性滑移垫,PDA,生活垃圾桶,医疗废物桶。

【操作流程】

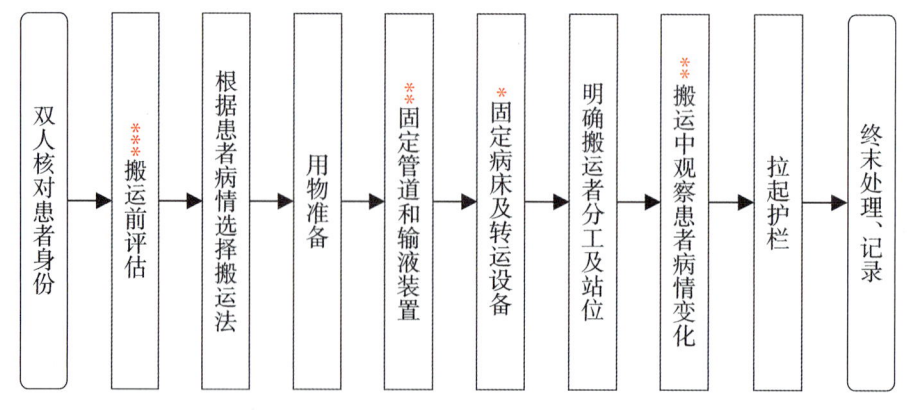

双人核对患者身份 → ***搬运前评估 → 根据患者病情选择搬运法 → 用物准备 → **固定管道和输液装置 → *固定病床及转运设备 → 明确搬运者分工及站位 → **搬运中观察患者病情变化 → 拉起护栏 → 终末处理、记录

注:*越多代表此步骤关键程度越高。

【操作细则】

项目	操作步骤	步骤解释说明
操作前评估	1. 双人核对患者身份信息,确认患者需要搬运。 2. 评估患者的年龄、病情、意识状态、体重、肌力情况、有无约束、管路、治疗等全身情况及理解、合作程度。 3. 对清醒的患者,解释操作目的、方法及注意事项,取得患者配合。 4. 视患者情况采用合适的搬运方法。 5. 环境评估准备:移开障碍物,保证环境宽敞,便于操作。 6. 搬运前,检查平车、轮椅的性能,清洁平车并将棉褥平铺于平车上。	重点评估以下内容。 ● 年龄:□<75岁 □≥75岁* ● 病情:□四肢骨折 □多发肋骨骨折 □脊柱骨折* □危重症患者 □心脏手术史 □机械通气患者* □颅脑损伤* ● 意识状态:□清醒 □意识障碍(格拉斯哥昏迷评分、烦躁、全身麻醉未醒)* ● 一般情况。肌力情况:□正常 □障碍*;管路情况:□引流管* □尿管* □胃管* □静脉输液管路* □胸腔闭式引流管* □其他管路*;皮肤情况:□正常 □异常*;支具佩戴:□颈托* □胸腰支具* □四肢支具*;活动水平:□不能移动* □可以坐但不能站立* 评估项目*越多代表风险越高,应采用合适的搬运方法。 ● 检查平车的车轮、车面、止动闸等各部件性能,保证患者安全。 ● 检查轮椅的车座、椅座、脚踏板、制动闸等各部件性能,保证安全。
护士准备	1. 着装整洁,仪表符合要求。 2. 规范洗手,戴口罩。	● 七步洗手法。
操作过程	1. 将平车或轮椅等转运用具推至患者床旁,双人核对患者身份。 2. 判断患者的意识状态,向患者或家属解释患者搬运的目的及要点。 3. 固定床脚轮及转运用具。 4. 妥善固定各种导管及输液装置,必要时将盖被折叠至床尾或一侧。 5. 移动患者 △挪动法 (1)推平车至患者床旁,移开床旁桌、椅,松开盖被。 (2)将平车与床平行,大轮靠近床头,扳制动闸使平车止动。 (3)协助患者将上身、臀部、下肢依次向平车移动。 (4)协助患者在平车上躺好,用被单或包被包裹患者,先足部,再两侧,头部盖被折成45°,拉起平车两侧护栏。	● 告知患者操作目的、方法,取得配合。 ● 保证患者安全。 ● 避免导管脱落、受压或液体逆流。 ● 根据患者的病情及体重,确定搬运方法。 ● 适用于能在床上配合移动者。 ● 平车贴近床沿便于搬运。患者头部枕于大轮端。 ● 搬运者止动平车,防止平车滑动,保证安全。 ● 患者离开平车回床时,应协助患者先移动下肢,再移动上肢。 ● 患者保暖、舒适包裹整齐、美观。

项目	操作步骤	步骤解释说明
操作过程	△一人搬运法 (1)推平车至患者床旁,大轮靠近床尾,平车与床呈钝角,扳制动闸使平车止动(详见【操作要点】)。 (2)松开盖被,协助患者穿好衣服。 (3)搬运者一臂自患者近侧腋下伸至肩部,另一臂伸入患者臀下;患者双臂过护士肩部,双手交叉于护士颈后;搬运者抱起患者,稳步移动将患者放于平车中央,盖好盖被,拉起护栏。 △二人搬运法 (1)同一人搬运法步骤(1)(2)。 (2)站位:搬运者甲、乙二人站在患者同侧床旁,协助患者将双臂交叉于胸前。 (3)搬运者甲一手伸至患者头、颈、肩下方,另一手伸至患者腰部下方。 (4)搬运者乙一手伸至患者臀部下方,另一手伸至患者膝部下方。 (5)两人同时抬起患者至近侧床沿,再同时抬起患者向平车处移动,将患者放于平车中央,盖好棉被,拉起护栏。 △三人搬运法 (1)同一人搬运法步骤(1)(2)。 (2)站位:搬运者甲、乙、丙三人站在患者同侧床旁,协助患者将双臂交叉于胸前。 (3)分工:搬运者甲一手伸至患者头、颈、肩及胸部;搬运者乙双手托起患者背、腰、臀部;搬运者丙双手托起患者膝部及双足。 (4)三人同时抬起患者至近侧床沿,再同时抬起患者向平车处移动,将患者放于平车中央,盖好盖被,拉起护栏。 △四人搬运法(1) (1)同挪动法步骤(1)(2)。 (2)站位:搬运者甲、乙分别站于床头和床尾,搬运者丙、丁分别站于病床和平车的一侧。 (3)将帆布兜或中单或医用过床器或一次性滑移垫放于患者的腰、臀下方。 (4)分工:搬运者甲抬起患者的头、颈、肩,必要时搬运者甲应协助固定维持患者生命的重要管道,如气管插管、脑室引流管、ECOM管路等;搬运者乙抬起患者的双足;搬运者丙、丁分别抓住帆布兜或中单的四角。四人同时抬起患者向平车移动,将患者放于平车中央,盖好盖被,拉起护栏。	• 适用于上肢活动自如、儿童或体重较轻者。 • 缩短搬运距离,省力。如果采用轮椅进行转运,将轮椅推至患者床旁,使椅背与床尾齐平,椅面朝向床头,扳制动闸使轮椅止动,翻起脚踏板。 • 止动平车,防止滑动,保证安全。 • 搬运者双下肢前后分开站立,扩大支撑面;略屈膝、屈髋,降低重心,便于转身。 • 适用于不能活动、体重较重的患者。 • 缩短搬运距离,省力。 • 搬运者甲应该使患者头部处于较高位置,以减轻不适。 • 抬起患者时,应尽量使患者靠近搬运者身体,省力。 • 适用于不能活动及体重超重的患者。 • 搬运颅脑损伤、颌面部外伤以及昏迷患者,应将患者头偏向一侧;搬运颈椎损伤的患者时,头部应保持中立位。搬运者甲应该使患者头部处于较高位置,减轻不适。 • 三人同时抬起患者,应保持平稳移动,以减少意外伤害。 • 适用于病情较重的患者。 • 搬运骨折患者,平车上应放置木板,固定骨折部位。 • 搬运前应确保帆布兜或中单能承受患者的体重。 • 搬运者应协调一致,搬运者甲应随时观察患者的病情变化;患者平卧于平车中央,避免坠床及磕碰。

项目	操作步骤	步骤解释说明
操作过程	△四人搬运法(2) (1)同一人搬运法步骤(1)(2)。 (2)站位:搬运者甲站于患者床头,搬运者乙、丙、丁三人站在患者同侧床旁,协助患者将双臂交叉于胸前。 (3)分工:搬运者甲站在头侧,固定患者头部,必要时协助固定维持患者生命的重要管道;搬运者乙一手伸至患者颈、肩及胸部;搬运者丙双手托起患者背、腰、臀部;搬运者丁双手托起患者膝部及双足。将患者放于平车中央,盖好盖被,拉起护栏(详见【操作要点】)。 6. 整理床单位。 7. 运送:松开制动闸,推患者至目的地。 8. 规范洗手。 9. 记录、交班:记录离开病房时间及病情,做好交接班。	• 适用于脊柱骨折及病情较重的患者。 • 搬运颈椎骨折患者时,应专人固定患者颈椎,使其颈胸腰椎在同一水平面上,避免二次损伤。 • 若患者有气管插管、体外膜肺氧合(ECMO)管路、脑室引流管、胃管等,搬运过程中应专人固定。

【操作要点】

内容	图示	说明
一人搬运法中平车位置		推平车至患者床旁,大轮靠近床尾,平车与床呈钝角,扳制动闸使平车止动。
四人搬运法(2)护士站位		①搬运者甲站在头侧,固定患者头部,必要时协助固定维持患者生命的重要管道。②搬运者乙一手伸至患者颈、肩及胸部;搬运者丙双手托起患者背、腰、臀部。③搬运者丁双手托起患者膝部及双足。④搬运颈椎骨折患者时,应专人固定颈椎,使其颈椎、胸椎、腰椎在同一水平面上,避免二次损伤。若患者有气管插管、ECMO管路、脑室引流管、胃管等,搬运过程中应专人固定,避免脱管。

【护理记录】

记录患者搬运的原因、时间、地点及搬运时患者的状态及反应。

【并发症】

1. 跌倒/坠床

(1) 原因：患者体重过重；护士未对患者可能发生跌倒/坠床的危险因素进行全面评估；安全监管不到位。

(2) 预防

1) 加强对护士转运技术安全性的培训，指导护士通过总结工作经验，重视搬运过程中对患者的安全管理，并应根据患者的病情，合理地选择搬运方法。

2) 及时评估患者可能发生跌倒/坠床的风险指数。对风险系数高的患者，必要时多增加一名搬运者，以确保患者的搬运安全。

(3) 处理

1) 如患者发生跌倒/坠床，对患者的情况做初步诊断，如测量 BP、HR、P，判断患者意识等，若病情允许将患者移至抢救室或者床上；同时通知医生。

2) 医生到场后，协助医生进行检查，为医生提供信息，遵医嘱进行正确处理。

3) 密切关注患者生命体征及病情变化，并做好记录。

4) 按照院内不良事件上报流程进行上报。

2. 管路滑脱

(1) 原因：患者搬运过程中未妥善安置及固定导管；引流管缝合不牢固；二次固定的方式缺乏经验。

(2) 预防

1) 搬运携带管路患者时，搬运前评估管路的位置，妥善安置及固定管路。

2) 胸腔管、腹腔引流管等除缝线固定外，搬运时可使用导管固定贴固定于衣服远端，同时把引流袋固定于床单上，减少搬运时管路滑脱的风险。

(3) 处理

1) 加强管路护理，妥善固定，保持引流通畅。一旦发生管路脱落，护士应保持镇静，根据管路类型立即采取相应的应急流程。

2) 严格执行无菌操作，脱出的管路切忌回纳。

3) 立即报告医生到现场指导，积极采取补救措施，确保患者安全。

4) 密切观察患者全身或局部情况，根据病情采取相应措施，并客观、准确、及时做好记录。

5) 按照院内不良事件上报流程进行上报。

【案例思考】

患者李某，男，36 岁，从高处坠落导致腰椎骨折而急诊入院，T 36.7 ℃，P 92 次/min，R 23 次/min，BP 100/70 mmHg。患者现在需要行 CT 检查，故须将患者搬运至 CT 机的床面上。

请思考：①该患者在搬运前要重点评估哪些内容？②根据患者的病情，应采用哪种搬运方法？③护士将患者从病床转运至平车的过程中需要注意哪些事项？

二十七　患者约束法

【操作目的】

1. 维护患者安全:预防跌倒、坠床。
2. 限制患者烦躁行为:避免患者行为紊乱干扰治疗,防止患者自我拔管、移除医疗设备。
3. 限制攻击性行为:避免患者伤己、伤人,保障医护人员、家属及其他人员安全。

【相关理论】

1. 身体约束:使用相关用具或设备附加在临近于患者的身体,限制其身体或身体某部位自由活动和(或)触及患者身体的某部位。
2. 保护性约束:用合适的约束工具约束因心理、生理或疾病等原因造成不能自主控制自己行为的患者,防止其发生自伤、伤人或非计划性拔管等意外事件。
3. 最小化约束:最小范围或最短时间限制患者身体或身体某部位的自由活动。
4. 约束替代:可用于代替约束用具、减少身体约束的干预措施,如环境改变、巡视、倾听、陪伴等。
5. 约束用具:用于限制患者身体或身体某部位自由活动的工具,如各种类型的约束带、约束手套、约束衣裤等。
6. 适应证:患者烦躁,有拔管可能;患者具有攻击性行为;患者存在威胁生命的治疗/设备;有抓伤可能;有撞伤可能;有跌倒(坠床)可能;认知障碍;精神错乱;消极;有自伤、自杀可能。
7. 禁忌证:感染、心脏疾患等内科病情不稳定者;易骨折的患者;曾有受虐待经历者;取代监督;减少感觉刺激会导致恶化的脑部疾病;代替治疗;作为处罚;对于拒绝治疗或活动的反应;对令人不快行为的反应。

【用物准备】

速干手消毒剂,约束用具,棉垫,水胶体敷料。

【操作流程】

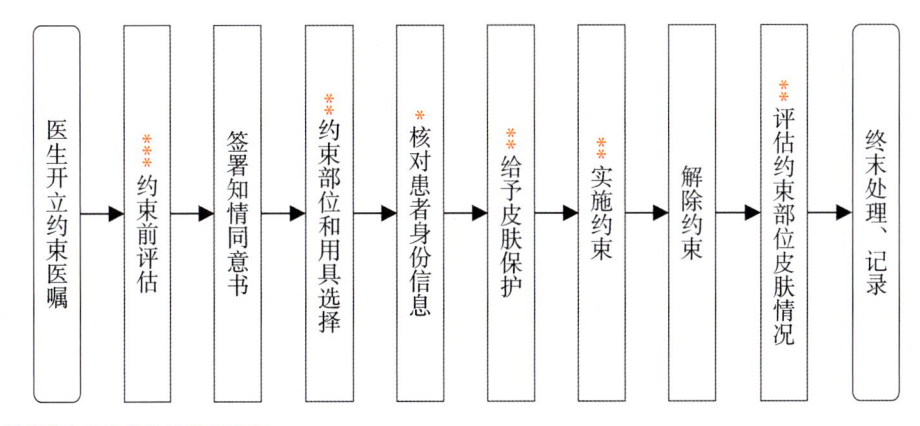

医生开立约束医嘱 → 约束前评估*** → 签署知情同意书 → 约束部位和用具选择** → 核对患者身份信息 → 给予皮肤保护** → 实施约束** → 解除约束 → 评估约束部位皮肤情况** → 终末处理、记录

注:*越多代表此步骤关键程度越高。

【操作细则】

1. 患者约束法实施

项目		操作步骤	步骤解释说明
约束前评估	意识状态	睁眼能力 4分：自发睁眼。 3分：能通过语言吩咐睁眼。 2分：通过疼痛刺激睁眼。 1分：不能睁眼。	• 总分：15分，正常清醒。 12~14分，轻度意识障碍。 9~11分，中度意识障碍。 4~8分，昏迷。 3分，深昏迷。 • 格拉斯哥昏迷评分≤8分的可不行身体约束。
		语言能力 5分：正常交谈。 4分：胡言乱语。 3分：只能说出单词(不适当的)。 2分：只能发声。 1分：不能发音。	
		运动能力 6分：按吩咐运动。 5分：对疼痛刺激产生定位反应。 4分：对疼痛刺激产生屈曲反应。 3分：异常屈曲(去皮质状态)。 2分：异常伸展(去脑状态)。 1分：无反应。	
	肌力	0级：肌肉无任何收缩，完全瘫痪。 1级：肌肉轻微收缩，但不能产生动作。 2级：肢体收缩可引起关节活动，但不能对抗地心引力，即不能抬起。 3级：肢体能对抗重力抬离床面，但不能抵抗阻力。 4级：肢体能做对抗外界阻力的运动，但未达到正常。 5级：肌力正常，运动自如。	• 肌力评估≤3级为肌无力，可不行身体约束。
	行为	有攻击性(+4分)：有暴力行为。 非常躁动(+3分)：试图拔出管道。 躁动焦虑(+2分)：身体剧烈移动，无法配合治疗。 不安焦虑(+1分)：焦虑紧张但身体轻微移动。 清醒平静(0分)：清醒自然状态。 昏昏欲睡(-1分)：没有完全清醒，但可保持清醒超过10 s。 轻度镇静(-2分)：无法维持清醒超过10 s。 中度镇静(-3分)：对声音有反应。 中度镇静(-4分)：对身体刺激有反应。 昏迷(-5分)：对声音及身体刺激都无反应。	• Richmond躁动-镇静评分(RASS)评分≤+1分可不行身体约束。
	治疗/设备	支持生命的治疗/设备 颅内压监测或留置脑室引流管、胸腔导管、T管、耻骨上导尿管(膀胱造瘘)、气管插管/切开导管、机械通气、三腔二囊管、肺动脉导管、临时起搏器、主动脉内球囊反搏、动脉导管、体外膜肺氧合管路、连续肾脏替代治疗管路、脉搏指数连续心排量监测导管、中心静脉导管、静脉滴注维持血流动力学稳定的药物(血管活性药物)等。	• 非治疗/设备可不行身体约束。
		非支持生命的治疗/设备 留置普通引流管、直肠造瘘袋/肛管、胃造口引流管、氧气面罩或鼻导管、监护导联、脉搏血氧仪、血压袖带、鼻胃管、气囊导尿管、外周静脉置管等。	

项目		操作步骤	步骤解释说明
约束评估	约束方式和用具选择	1. 患者有抓伤、自行拔管等行为,宜采用上肢约束,常用工具有约束带、约束手套。 2. 患者躁动、有攻击性行为,宜采用四肢约束,常用工具有约束带。 3. 患者躁动、具攻击性行为且存在威胁生命的治疗/设备,宜同时采用四肢和躯干约束,常用工具有约束带、约束衣或约束背心。	
护士准备		1. 着装整洁,仪表符合要求。 2. 规范洗手,戴口罩。 3. 准备用物,物品摆放合理。 4. 检查物品质量及效期。	● 七步洗手法。
操作过程		1. 查看患者家属已签署《身体约束知情同意书》。 2. 双人核对约束医嘱。 3. 携用物至患者床旁处,再次识别患者身份。 4. 清醒患者告知患者约束的目的、方法及配合要点,询问患者有无需求并协助其解决。 5. 卫生手消毒,根据医嘱对患者采取约束护理。 △**四肢约束**(详见【操作要点】1) (1)卷起患者衣袖或裤腿,暴露腕部或踝部。 (2)患者腕部或踝部使用棉垫或水胶体敷料进行保护。 (3)将约束用具一端套于患者腕部或踝部的棉垫上,另一端固定于床沿两侧。维持患者四肢的功能位。 △**躯体约束** (1)使用约束衣或约束背心固定患者躯干部位。 (2)搬动过程中勿使患者伤处移位、扭曲、振动。 (3)约束胸、腹部时,注意保持其正常呼吸功能。 △**维持患者身体各部位的功能位**(详见【操作要点】2) (1)约束中至少每2 h评估一次患者的意识、生命体征,放松约束带,观察局部皮肤完整性、颜色、温度、感觉、末梢循环等。 (2)约束中至少每2 h评估一次约束有效性,包括约束器具是否妥善固定、松紧度及位置。 (3)约束中应至少每4 h评估一次患者的生理需求。 (4)约束中应至少每4 h评估一次患者情绪反应与心理变化。 (5)约束中观察患者所处环境,包括温度、湿度、声音、光线以及整洁度等。 (6)随时评估患者床单位舒适度,包括被子、褥子、枕头、体位垫等用物。 (7)整理用物及患者床单位,向患者交代注意事项,将呼叫器放于患者可触及位置。 (8)规范洗手,记录。	● 紧急情况下,可先实施约束,并通知医生补录医嘱。 ● 如患者出现谵妄、躁动、约束并发症等情况,立即通知医生,增加评估频次并记录。 ● 清醒患者可采用分散注意力、情感支持、共同交流等方法缓解其心理压力。 ● 尽量降低声音、光线等刺激。 ● 应最大限度确保患者舒适。

2. 患者约束法解除

项目	操作步骤	步骤解释说明
解除约束前评估	评估约束解除指征： 1. 患者意识清楚,情绪稳定,精神或定向力恢复正常,可配合治疗及护理,无攻击、拔管行为或倾向。 2. 患者深度镇静状态、昏迷、肌无力。 3. 支持生命的治疗/设备已终止。 4. 可使用约束替代措施。	
操作过程	1. 双人核对约束解除医嘱。 2. 床旁正确识别患者身份。 3. 向清醒患者说明约束解除的原因、方法及配合事项。 4. 为患者解除约束。 5. 协助患者合适卧位,整理床单位。 6. 卫生手消毒。	
整理用物	1. 整理物品,医疗废物分类处置。 2. 规范洗手。 3. 记录护理单。	● 约束用具专人专用。 ● 一次性约束用具使用后按照医疗废物处理,重复使用的约束用具使用后按照产品说明书处理。

【操作要点】

1. 约束实施中操作要点

内容	图示	说明
执行查对制度		医生开立约束具使用医嘱、选择合适的约束部位和约束用具,或使用PDA核对患者身份,执行查对制度。
皮肤保护		可选择棉垫包裹或水胶体敷料粘贴约束部位。

内容	图示	说明
保证约束有效性		①保证约束有效性：约束具固定牢固。②给予患者最大舒适情况下约束具末端固定且不宜被患者轻易解除、移除，但要确保紧急情况下能被医护人员解除。③不应固定在可移动物体上，例如床头桌、移动吊塔、床档移动范围较大的地方。
约束松紧适宜		有一定活动度，松紧度以容纳1~2横指为宜。

2. 约束中动态观察

观察点	图示	说明
约束松紧度		松紧度容纳1~2横指，不宜过松或过紧。
局部皮肤颜色、血运		①观察皮肤颜色，是否出现淤紫，苍白等。②观察局部皮肤温度、感觉等。

观察点	图示	说明
评估患者生理需求		应至少每2 h评估患者的生理需求（口渴、饥饿、舒适、如厕等）1次，并根据患者病情予以满足。

【护理记录】

1. 实施约束的日期和时间，每2 h评估约束部位松紧度、局部皮肤颜色、血运，约束部位皮肤完好度。

2. 约束解除的日期和时间。

【并发症】

1. 肢体肿胀

(1)原因：①通常由于软组织损伤引起局部水肿，导致肿胀和不适。②约束带约束过紧，影响静脉回流。③约束时间较长，未定时松解，导致局部组织长期受压。④约束带过紧，使得约束部位压强增大。⑤约束方法错误，患者躁动后越束越紧，影响局部血液循环。

(2)临床表现：①1度，通过仔细观察会发现皮肤有轻微肿胀，约束肢体皮肤较其他正常皮肤突出，但皮纹还在。②2度，皮肤肿胀比较明显，会直观看出皮肤肿胀，此时皮纹消失。③3度，用手按压时，皮肤上会有比较明显的凹坑，这个凹坑较长时间才会恢复到原来状态，且患肢皮肤紧张发亮，皮纹消失，且出现张力性水疱。

(3)预防及处理：立即松解约束，抬高患肢并制动，及时通知医师对症处理。评估肿胀部位皮肤颜色、温度、肢端血运情况并记录。

2. 皮下淤血

(1)原因：①约束器具使用过紧或患者不配合频繁扭动、撕扯。②约束部位未放置棉垫或粘贴水胶体敷料，局部皮肤受到摩擦。③保护垫太薄，起不到保护作用。④约束带捆绑过紧。⑤在水肿或病变皮肤处使用约束带。⑥约束肢体附近有锐利、坚硬的物品，躁动肢体与其发生碰撞、摩擦。

(2)临床表现：约束部位疼痛，出现皮肤破损、皮下淤血、瘀斑。

(3)预防及处理：应立即更换约束部位，通知医生对症处理；观察淤血范围及颜色变化并记录。

3. 器械相关压力性损伤

(1)原因：一般与约束部位长时间受压有关。

(2)临床表现：约束部位出现不同程度的皮肤损伤，符合压力性损伤不同分期的症状。

(3)预防及处理：①立即解除约束。②评估受压部位皮肤损伤程度，根据压力性损伤分期对症处理。③遵医嘱更换约束部位或实施约束替代。

4. 静脉血栓：一般与约束部位过紧，局部血流受阻有关。

(1)原因：一般与约束造成约束部位血流减慢有关。

(2)临床表现:局部疼痛发红、发热、肿胀、体温升高。

(3)预防及处理:①立即解除约束,抬高患肢并制动,局部禁止热敷、按摩、压迫,及时通知医生对症处理。②观察患侧肢体肿胀、皮肤温度及颜色、动脉搏动及肢体周径等情况并记录。③遵医嘱更换约束部位或实施约束替代。

5. 关节脱位或骨折

(1)原因:使用约束带过程中,患者配合度较差,出现极力挣脱约束的现象、过度牵拉肢体时,或患者伴有骨质疏松问题时,易导致关节脱位或骨折。

(2)临床表现:患者局部疼痛、肿胀、功能障碍,可能存在皮下淤血症状。不清醒患者出现躁动不安。

(3)预防及处理:①立即解除约束,患肢制动,及时通知医生对症处理。②评估受伤局部及肢端血液循环、活动、感觉等情况并记录。③遵医嘱更换约束部位或实施约束替代。

6. 神经损伤

(1)原因:①约束肢体未处于功能位。②约束过紧。③约束时间较长,肢体长时间未活动而出现肢体麻木和关节僵硬。④约束肢体过度伸张,主要由背心式和手腕式约束联合应用造成。床头抬高时,向下拉的腕部约束带导致背心约束带向上压迫腋窝,因而对远端臂丛神经造成损伤。

(2)临床表现:上肢和肩背、胸部等感觉缺失,出现麻木、功能障碍、活动受限等。

(3)预防及处理:①立即解除约束,将患肢处于功能位,及时通知医生对症处理。②评估患肢活动及感觉情况,宜尽早对患肢进行主动及被动康复训练并记录。

7. 窒息

(1)原因:①约束具缠绕颈部而造成的呼吸窒息。②胸部受压而造成的窒息。

(2)临床表现:①患者血氧饱和度下降,出现明显的呼吸困难。②患者可能会表现出全身肌肉痉挛、血管收缩、血压升高以及心动过缓、口角流涎、肠胃运动亢进的现象,患者面色、嘴唇发绀。③患者通常可见痉挛突然消失、血压骤降、呼吸变浅等现象,之后很快就可能会出现呼吸和心搏骤停的情况。

(3)预防及处理:①立即解除约束,开放气道,判断有无心搏、呼吸骤停,如出现心搏、呼吸骤停,应立即行心肺复苏术,同时通知医生对症处理。②保持呼吸道通畅,给予氧疗,密切观察患者神志、心率、血压、呼吸、血氧饱和度等情况并做好抢救记录。

【案例思考】

患者王某,男,48岁,颅脑损伤,行"血肿清除术+颅内压探头植入术",术毕由手术室转入ICU,患者全身麻醉未醒,留置颅内压探头、经口气管插管、右颈内三腔深静脉置管、动脉导管、尿管,遵医嘱给予患者实施约束。

请思考:①应为患者选择哪种约束方式及约束部位?②约束过程中,应多久评估一次约束的有效性?约束的有效性的评估内容包括哪些?③如患者右上肢约束过程中出现持续性肿胀,处理措施是什么?

专科操作项目

呼吸系统

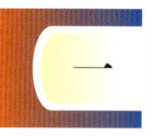

一、氧气吸入技术

【操作目的】

纠正缺氧,提高动脉血氧分压和血氧饱和度水平,促进组织代谢。

【相关理论】

1. 氧气吸入疗法(oxygen therapy):通过吸入高于空气氧浓度的气体,以提高动脉血氧分压、血氧饱和度及氧含量,纠正低氧血症的治疗方法,简称氧疗。

2. 氧疗适应证:①呼吸系统疾病影响肺活量者;②心功能不全,使肺部充血致呼吸困难者;③中毒,使氧气无法通过毛细血管渗入组织而发生缺氧者;④昏迷患者,如脑血管意外等;⑤大部分外科手术术中、术后的患者;⑥休克或颅脑疾病的患者;⑦产程延长或胎心音不良的孕妇;⑧慢性病康复期、亚健康人群的氧疗保健等。

3. 动脉血氧饱和度(oxygen saturation level measured by pulse oximetry,SaO_2):经皮肤检测外周小动脉(通常用手指端)搏动时循环血液中氧合血红蛋白占全部血红蛋白的百分比。

4. 动脉血氧分压(arterial partial pressure of oxygen,PaO_2):血浆中物理溶解的氧分子所产生的压力,正常值为80~100 mmHg。

5. 动脉血二氧化碳分压(arterial pressure of carbon dioxide partial,$PaCO_2$):血浆中物理溶解的二氧化碳分子所产生的压力,正常值为35~45 mmHg。

6. 低氧血症:标准大气压下,血液中动脉血氧分压<60 mmHg、动脉血氧饱和度<90%。

7. 储氧面罩:为提高吸氧浓度,在常规氧气面罩上附加有体积为600~1 000 mL储气囊的一种给氧装置。

【用物准备】

治疗盘,无菌治疗巾,氧气压力装置,氧疗装置(鼻氧管、普通面罩、储氧面罩),一次性使用一体式鼻氧管及有效期标识,无菌棉签,手电筒,温开水,纱布,弯盘,执行单,速干手消毒剂,PDA,医疗废物桶,生活垃圾桶。

【操作流程】

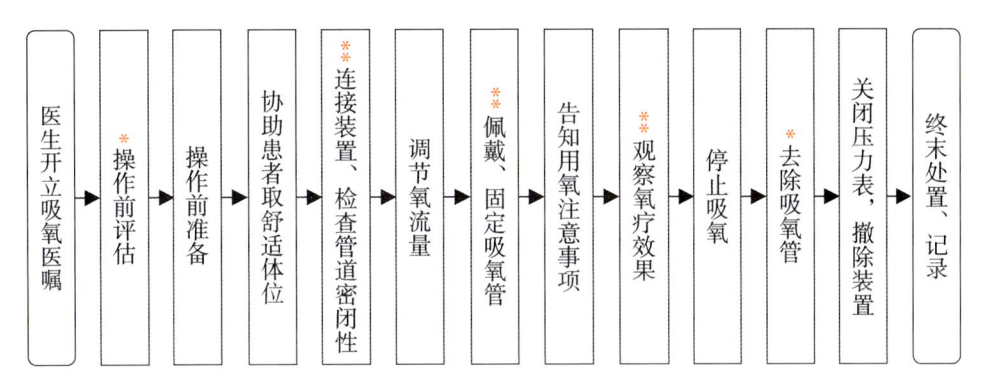

医生开立吸氧医嘱 → *操作前评估 → 操作前准备 → 协助患者取舒适体位 → **连接装置、检查管道密闭性 → 调节氧流量 → **佩戴、固定吸氧管 → 告知用氧注意事项 → **观察氧疗效果 → 停止吸氧 → *去除吸氧管 → 关闭压力表，撤除装置 → 终末处置、记录

注：*越多代表此步骤关键程度越高。

【操作细则】

1. 氧气吸入技术

项目	操作步骤	步骤解释说明
操作前评估	1. 双人核对医嘱，确定氧疗方式（详见【操作要点】1）。 2. 床旁识别患者身份。 3. 向患者解释操作目的、方法及配合事项。 4. 评估患者意识、呼吸状况及缺氧程度、气道通畅情况。 5. 评估患者既往史、手术史、有无高碳酸血症风险。 6. 评估患者鼻腔情况。 7. 评估供氧设备及周围环境。	● 根据评估情况选择合适的氧疗方式（详见【操作要点】1）。 ● 评估鼻腔有无鼻痂、鼻中隔偏曲、损伤和出血、检查是否鼻塞。
护士准备	1. 着装整洁，仪表符合要求。 2. 规范洗手，戴口罩。 3. 准备用物，物品摆放合理。 4. 检查物品质量及有效期。	● 七步洗手法。 ● 检查所有一次性物品有效期、包装是否完好，流量表的外观、浮球、开关是否正常。
操作过程	1. 携用物至患者床旁，识别患者身份。 2. 向患者解释，取得配合。 3. 协助患者取舒适卧位，分别用2支湿棉签清洁双侧鼻腔。 4. 卫生手消毒，将流量表连接在中心供氧装置上，连接给氧装置（含管路）、湿化装置，检查连接紧密性及安全性（详见【操作要点】2）。 5. 根据医嘱或患者病情调节氧流量（详见【操作要点】2）。 6. 检查有无漏气、管道是否通畅。	● 采取查看床头卡、反问式询问、核对腕带（或使用PDA扫码）确认患者身份。 ● 需要调节氧流量时，先将患者鼻导管取下，调节好氧流量后再与患者连接。

143

项目	操作步骤	步骤解释说明
操作过程	7. 佩戴鼻氧管或其它氧疗装置,并妥善固定(详见【操作要点】3)。 8. 安置患者:整理床单位,协助患者取舒适卧位,卫生手消毒。 9. 观察缺氧状况有无改善。 10. 告知患者及家属吸氧时注意事项。	• 一体式鼻氧管粘贴有效期标识(详见【操作要点】2)。 • 观察患者的意识状态、心率、呼吸、发绀改善程度及有无氧疗并发症。 • 观察鼻腔黏膜情况,黏膜干燥时宜使用水基润滑剂涂抹。 • 观察管路与患者的连接情况:管道破损、断裂和可见污染时应立即更换。 • 评价 SaO_2 或动脉血气分析结果,未达目标 SaO_2 范围、临床表现或动脉血气分析结果未改善或进一步恶化,应及时告知医生。 • 严禁吸烟,防油、防火、防热。
整理用物	1. 整理物品,医疗废物分类处置。 2. 规范洗手。 3. 记录。	• 整理治疗车,先上层再下层。 • 七步洗手法。 • 吸氧方式、吸氧开始时间、氧流量。

2. 停止氧气吸入

项目	操作步骤	步骤解释说明
操作过程	1. 双人核对医嘱。 2. 正确识别患者身份。 3. 向患者说明停止氧气吸入的原因。 4. 卫生手消毒。 5. 先松解颌下吸氧的调节器,分别从两耳取下吸氧管,用纱布包裹,擦净鼻面部,分离吸氧管。 6. 协助患者取舒适卧位。 7. 撤除氧气装置:关流量开关、卸湿化瓶、拔出流量表(详见【操作要点】4)。	 • 纱布污染面避免触碰手及物品。 • 湿化瓶、流量表放于治疗车下层。
整理用物	1. 整理物品,医疗废物分类处置。 2. 规范洗手。 3. 记录。	• 整理治疗车,先上层再下层。 • 七步洗手法。 • 氧气停止时间、氧疗效果。

【操作要点】

1. 选择氧疗方式

氧疗方式	图示	说明
鼻导管		①提供氧流量:1~5 L/min。②适用于无高碳酸血症风险的低氧血症患者。

氧疗方式	图示	说明
普通面罩		①提供氧流量：5～10 L/min。②适用于严重的单纯低氧血症患者；不宜用于伴高碳酸血症的低氧血症患者。
储氧面罩		①提供氧流量：6～15 L/min。②适用于需高氧疗需求的患者；不宜用于有高碳酸血症风险的患者。

2. 安装氧气压力装置，连接给氧装置

方法	图示	说明
使用前检查流量表		将流量表插入壁式氧气孔并听到"咔嚓"声。
安装湿化瓶，紧密连接		湿化瓶内装入无菌注射用水 1/3～1/2 或使用一次性氧气湿化瓶。

方法	图示	说明
粘贴有效期标识		1. 有效期标识朝外，便于查对。 2. 有效期时间参照生产厂家建议。
根据医嘱调节氧流量		①流量应以流量计浮标中间位置为准，氧流量以球心水平或者锥形上端平面为标准。②检查装置是否通畅。

3. 妥善固定给氧装置

氧疗方式	图示	说明
鼻导管		应将导管前端置于患者鼻孔中，悬挂于双耳或挂于枕后，调节吸氧管调节器，松紧适宜。
普通面罩		①应置于患者面部，将系带放挂于枕后，松紧适宜。②保持面罩与面部贴合。

氧疗方式	图示	说明
储氧面罩		①在连接储氧面罩前,应检查单向活瓣是否工作正常,调节氧气流量,充盈储气袋。②置于患者面部,将系带挂于枕后,松紧适宜,保持面罩与面部贴合。使用过程中应保持储气袋充盈以避免塌陷。

4. 卸表

方法		图示	说明
移除鼻氧管			先松解束紧扣,再轻轻取下鼻氧管。
关流量表			向流量表关闭方向进行旋转。
卸湿化瓶			旋转并分离湿化瓶。
卸流量表	固定流量表		一手夹住氧气流量表,手指扣紧。

方法		图示	说明
卸流量表	解锁气源接头		另一手拇指和示指按住气源接头锁套并向后推动。
	拔流量表		将氧气流量表向外退出，松开气源接头锁套，自动关闭气源接头。

【护理记录】

1. 吸氧开始时间、氧流量、氧疗方式、患者情况。

2. 吸氧装置停止时间、氧疗的效果。

【并发症】

1. 氧中毒：因吸入氧浓度过高或吸氧时间过长（吸氧浓度≥60%）持续时间≥24 h 或吸氧浓度 100%、持续时间≥6 h，全身机体可能产生的功能性或器质性损害，通常表现为肺及其表面黏膜、毛细血管和中枢神经系统的损害。

（1）原因

1）氧中毒在临床上极为少见，但患者在疲劳、健康水平下降、精神紧张等情况下对氧过敏或耐受力下降时可发生。

2）因吸入氧浓度过高或吸氧时间过长：①吸氧浓度＞60%，持续时间≥24 h；②或吸氧浓度 100%、持续时间≥6 h。

3）高浓度氧进入人体后产生的过氧化氢、过氧化物基、羟基和单一态激发氧，能导致细胞酶失活和核酸损害，从而使细胞死亡。这种损伤最常作用于肺血管细胞，早期毛细血管内膜受损，血浆渗入间质和肺泡中引起肺水肿，最后导致肺实质的改变。

（2）临床表现

1）全身机体可能产生的功能性或器质性损害，通常表现为肺及其表面黏膜、毛细血管和中枢神经系统的损害。

2）患者可出现胸骨后灼热感、疼痛、恶心、呕吐、烦躁、干咳、进行性呼吸困难、血氧饱和度下降。

（3）预防

1）严格掌握吸氧指征、停氧指征，选择恰当给氧方式。

2）吸氧浓度一般不超过 45%，高浓度吸氧时，应加强巡视，根据病情和医嘱及时调整吸氧流量和时间。

3）告知患者吸氧过程中不能擅自调节氧流量。

(4)处理:动态观察氧疗效果,一旦出现氧中毒症状,立即降低吸氧流量,报告医生,遵医嘱对症处理。

2. 高碳酸血症:标准大气压下,血液中的动脉血二氧化碳分压>45 mmHg。

(1)原因:慢性缺氧患者高浓度给氧,吸氧过程中患者和家属擅自调节吸氧流量。

(2)临床表现:患者可出现神志模糊,嗜睡,面色潮红,呼吸浅、慢、弱,皮肤湿润,情绪不稳,行为异常,甚至呼吸停止。

(3)预防

1)存在高碳酸血症风险者,应给予控制性氧疗。

2)应加强气道管理,保持气道通畅。

3)告知患者及家属低流量吸氧的重要性。

4)在血气分析动态监测下调整给氧浓度,以纠正低氧血症,避免患者或家属擅自调大吸氧流量。一般以氧浓度25%为宜,不超过29%。

(4)处理

1)如患者出现SaO_2下降、神志改变、呼吸变快进而变慢、心率变快或减慢、尿量减少等变化,则有高碳酸血症可能,应根据医嘱给予动脉血气分析。

2)应在血气分析指导下调整氧疗方案,维持目标SaO_2,密切监测$PaCO_2$变化。必要时遵医嘱给予呼吸兴奋剂或机械通气以增加通气量从而纠正高碳酸血症。

3. 医疗器械相关压力性损伤

(1)原因

1)器械因素:器械活动性差、弹性弱、材质较硬等都容易产生摩擦力,若机械设计不合理则会直接对皮肤产生压力。不合适的医疗器械会产生类似止血带阻断血流的效应,阻碍局部的体液回流;医疗器械佩戴不正确也会导致水肿,造成局部缺血、缺氧。

2)时间因素:医疗设备使用时间越长,对患者皮肤或黏膜造成的重复受压机会越多。

3)患者因素:包括全身性因素(年龄、意识、营养、缺氧状况)、局部因素(皮肤状况、皮肤温湿度)及其他因素(药物作用及相关并发症)。

(2)临床表现:可出现水疱,表皮松解脱落,真皮外露。

(3)预防:①选择适宜型号的鼻导管、面罩,正确佩戴,对器械下方和周围受压皮肤进行评估。②对易发生压力性损伤者,应增加皮肤评估频次。采取合适的减压敷料,去除医疗器械的压力。

(4)处理:防止继续受压;保持皮肤干湿平衡;局部皮肤涂抹皮肤保护剂、使用减压敷料。

【案例思考】

患者李某,男,61岁,主因"慢性咳嗽、咳痰20年,活动后喘息、气短8年,加重10 d"入住呼吸科病房。既往史:既往吸烟40年,20支/d,否认冠心病、高血压病史。查体:呼吸快,口唇、颜面发绀,桶状胸,双侧触觉语颤减弱,双肺呼吸音减弱,呼气期延长,双肺底可闻及湿啰音,双下肢无水肿。生命体征:T 36.3 ℃,P 132次/min,R 30次/min,BP 135/78 mmHg,持续低流量给氧(2 L/min)条件下血氧饱和度90%。血气分析:pH 7.35,PCO_2 50 mmHg,PO_2 82 mmHg。胸部X射线提示:两肺野透亮度增高。入院诊断:慢性阻塞性肺疾病伴有急性下呼吸道感染。

请思考:①可以为患者选择何种氧疗工具?②针对该患者的氧疗操作要点有哪些?③该患者出现面色潮红、嗜睡等症状时,应怎么处理?

二 雾化吸入技术

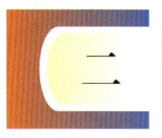

【操作目的】
1. 预防、治疗呼吸道感染。
2. 解除支气管痉挛,改善通气功能。
3. 气道湿化。

【相关理论】
1. 保持深而慢的呼吸,有利于气溶胶在下气道和肺泡的沉积,吸气后屏气也有助于增加药物在气道的沉积。
2. 雾化吸入时,指导患者采取坐位,此体位有利于药液沉积到终末细支气管和肺泡,对于意识模糊、呼吸无力者可采取半坐卧位,此体位可使膈肌下降,胸腔容积增大,增加气体交换,提升效果。
3. 雾化吸入配合气道廓清技术、辅助器具排痰和体位引流,效果更佳。
4. 适应证:①上呼吸道水肿、声门下水肿和术后呼吸道的管理。②咽喉炎、支气管炎、支气管扩张、支气管哮喘等患者的治疗。③人工气道患者。④需进行痰标本采集的患者。
5. 禁忌证:①支气管狭窄、气道高反应病变或雾化吸入可能导致病情恶化的其他临床情况;②依从性差或不愿意配合的患者。

【用物准备】
治疗盘,无菌治疗巾,注射器,雾化装置,无菌纱布,雾化器,弯盘,雾化药物,砂轮,执行单,一次性杯子,速干手消毒剂,PDA,医疗废物桶,生活垃圾桶。

【操作流程】

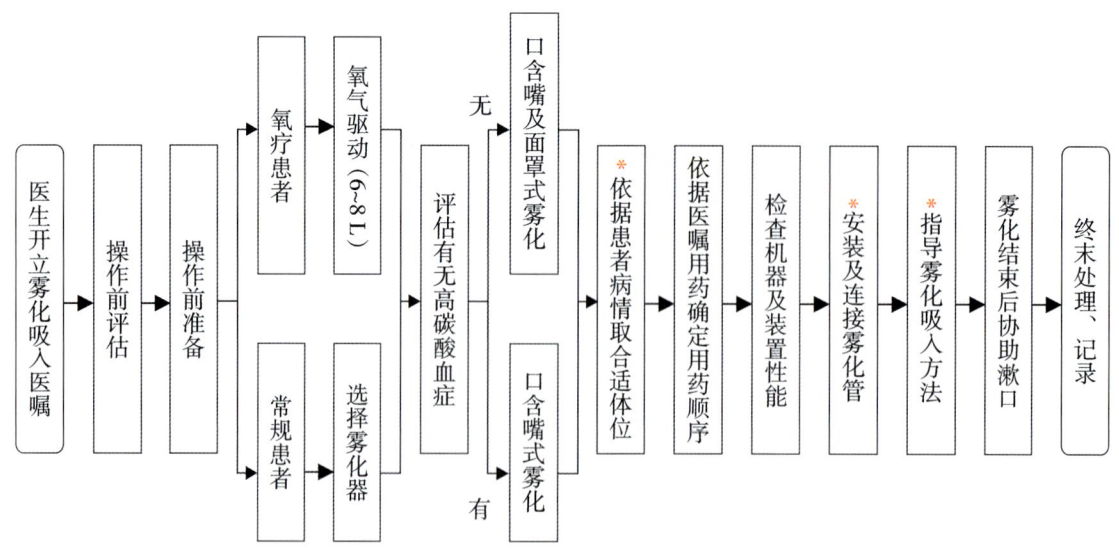

医生开立雾化吸入医嘱 → 操作前评估 → 操作前准备 → 氧疗患者 / 常规患者 → 氧气驱动(6~8 L) / 选择雾化器 → 评估有无高碳酸血症 → 无:口含嘴及面罩式雾化 / 有:口含嘴式雾化 → *依据患者病情取合适体位 → 依据医嘱用药确定用药顺序 → 检查机器及装置性能 → *安装及连接雾化管 → *指导雾化吸入方法 → 雾化结束后协助漱口 → 终末处理、记录

注:*越多代表此步骤关键程度越高。

【操作细则】

项目	操作步骤	步骤解释说明
操作前评估	1. 双人核对医嘱,准备药物。 2. 床旁正确识别患者身份。 3. 向患者解释操作目的、方法及配合事项。 4. 评估患者病情、有无高碳酸血症、意识状态、过敏史、认知及配合程度,选择合适的吸入方式和吸入工具。 5. 评估患者呼吸状况、痰量、口腔黏膜,清除口、鼻腔分泌物,了解患者进食时间。	• 雾化吸入宜在餐前半小时或餐后1 h进行。
护士准备	1. 着装整洁,仪表符合要求。 2. 规范洗手,戴口罩。 3. 准备用物,物品摆放合理。 4. 检查物品、药品质量及有效期。	• 七步洗手法。 • 遵医嘱抽吸药液。
操作过程	1. 携用物至患者床旁处,再次识别患者身份。 2. 向患者解释用药目的、方法,取得配合。 3. 根据患者病情,协助取其合适体位。观察口腔黏膜情况,协助患者漱口。 4. 连接雾化器电源,打开开关,检查机器性能是否良好(氧气驱动时应调节氧流量6~8 L/min时,喷出雾粒更均匀,在肺内沉积性更好)。 5. 卫生手消毒。再次核对患者及医嘱信息,根据医嘱将雾化药液注至雾化装置内。 6. 正确连接雾化装置(详见【操作要点】1),指导患者采取正确的呼吸方式:使用口含嘴式连接装置时,嘱患者采用口吸鼻呼,间断用口深吸气、鼻呼气的呼吸方式;使用面罩式连接装置时,嘱患者自然呼吸(详见【操作要点】2)。 7. 再次核对,卫生手消毒。 8. 结束雾化 (1)药液雾化吸入完毕,取出雾化口含嘴,分离雾化装置。 (2)关闭雾化器开关,拔出电源。	• 采取查看床头卡、反问式询问、核对腕带(或使用PDA扫码)确认患者身份。 • 患者的身份查对不少于两种(姓名、性别、年龄等)独立的标识,严禁将床号作为身份查对的唯一标识。 • 清醒患者坐位最佳,儿童取抱立位,对意识模糊、呼吸无力者采取侧卧位,并将床头抬高30°,使膈肌下移,胸腔扩大,增加气体交换量,提高治疗效果;根据患者的姿势调整适当的角度和位置。 • 雾化前应清除口腔分泌物及食物残渣,防止呛咳、误吸进入气管。 • 注意配伍禁忌。 • 雾化过程中观察患者意识状态、生命体征、呼吸困难、痰液黏稠度情况及不良反应。 • 观察雾化连接装置的释雾情况,释雾不佳时检查雾化驱动与连接装置,必要时更换。 • 每次使用时间15~20 min。 • 停止雾化吸入时,应先取下雾化连接装置,再关闭开关。指导患者及时漱口(口腔左、右、前、咽部)3~5次后,饮100 mL温开水,鼓励有效咳嗽促进排痰。

项目	操作步骤	步骤解释说明
操作过程	9. 协助患者漱口,擦干患者面部,协助其取舒适卧位,整理床单位。 10. 卫生手消毒。 11. 健康教育。	• 不可涂抹油性面霜。 • 用面罩者应紧贴面部,避免药物进入眼睛。 • 告知患者雾化吸入连接装置清洁与保存方法,专人专用,避免交叉感染。
整理用物	1. 整理物品,医疗废物分类处置。 2. 规范洗手。 3. 记录护理单。	• 整理治疗车,先上层再下层。 • 七步洗手法。 • 记录雾化后疗效及患者反应。

【操作要点】

1. 连接雾化吸入装置

方法	图示	说明
口含嘴式雾化吸入装置		注意检查雾化吸入装置零部件完整性。
连接T形管与储药槽		确保连接紧密。
连接口含嘴与螺纹管		粗的一端连接口含嘴,避免手指接触口含嘴前端,保持清洁。

方法	图示	说明
连接储药槽与导管		紧密连接,以防雾化过程中断开。

2.雾化吸入装置使用方法

方法	图示	说明
口含嘴式雾化吸入装置		嘱患者双唇含住口含嘴,采用平静呼吸或深而慢的经口呼吸,尽可能经鼻腔呼气。
面罩式雾化吸入装置		面罩式雾化吸入装置。

【护理记录】

雾化吸入过程中患者发生不良反应时应详细记录症状、处理方法及效果。

【并发症】

1.口腔真菌感染

(1)原因:吸入性糖皮质激素易残留在口咽部。

(2)临床表现:患者声音嘶哑、咽喉疼痛、口腔内有白斑或溃疡。

(3)预防:①吸入糖皮质激素后,进行有效漱口,漱口结束饮 100 mL 温开水。②不能有效漱口者雾化吸入结束后可进行口腔护理。③口腔有白斑、溃疡等症状时暂不宜给予吸入性糖皮质激素。

(4)处理:①出现口腔真菌感染者,需暂停吸入性糖皮质激素治疗。②轻度口腔真菌感染患者使用漱口水治疗,中、重度者可给予局部药物治疗。

2. 肌肉震颤

(1) 原因: 使用支气管扩张剂后的不良反应。

(2) 临床表现: 吸入过程中出现咳嗽、恶心、呕吐、肌肉震颤等表现。

(3) 预防及处理: 可改成间歇雾化, 严重者暂停雾化。

3. 胸闷、呼吸困难

(1) 原因: 雾化药液温度过低、雾量过大诱发支气管痉挛。

(2) 临床表现: 雾化吸入过程中出现胸闷、气短、心悸、呼吸困难、血氧饱和度下降等表现。

(3) 预防及处理: 暂停雾化吸入治疗, 通知医生, 给予对症处理。

【案例思考】

患者王某, 男, 78 岁, 神志清楚, 精神差。慢性阻塞性肺疾病急性加重, 主诉咳嗽、咳痰、喘息 20 年余, 加重 1 周, 入院时血气分析结果示: pH 为 7.330, PO_2 63.8 mmHg, PCO_2 58 mmHg。遵医嘱给予吸入性糖皮质激素(布地奈德混悬液) 2 mg + β_2 受体激动剂(特布他林) 2 mL 压缩雾化吸入每日 2 次。

请思考: ①雾化吸入前, 应协助患者取哪种体位? ②应为患者选择何种雾化连接管? ③患者雾化总时长为多少? ④如何指导患者漱口?

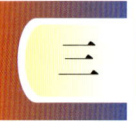

三 肺部叩击技术

【操作目的】

1. 防止气道分泌物潴留, 促进排痰, 预防肺部并发症。
2. 改善通气功能, 促进肺膨胀, 增加肺活量。
3. 改善心、肺功能。

【相关理论】

1. 肺部叩击技术是指有节奏地自下而上、由外到内对肺部进行叩击/振动, 以促使气道分泌物松动而排出体外的技术。

2. 适应证: ①气道痰液过多、黏稠、咳嗽无力的患者; ②慢性阻塞性肺疾病(简称慢阻肺)急性加重、肺不张、肺部感染的患者; ③支气管扩张、囊性肺纤维化伴大量咳痰患者; ④急性呼吸衰竭伴分泌物潴留的患者; ⑤年老体弱、长期卧床和排痰无力的患者。

3. 禁忌证: ①心律失常、血流动力学不稳, 安装心脏起搏器的患者; ②胸壁疼痛、脊柱疾病、骨质疏松、肋骨骨折及胸部开放性损伤的患者; ③胸部皮肤破溃、感染的患者; ④不稳定的深静脉血栓或肺动脉栓塞的患者; ⑤可疑或存在活动性咳血患者; ⑥未经引流的气胸患者。

【用物准备】

听诊器, 中单, 痰盂, 漱口水, 治疗碗, 吸管, 纸巾, 负压吸引装置(必要时), 软枕, 速干手消毒剂, 医疗废物桶, 生活垃圾桶。

【操作流程】

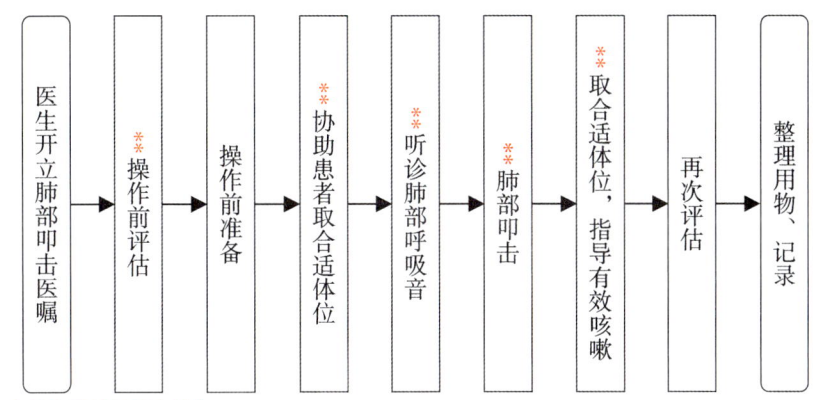

医生开立肺部叩击医嘱 → **操作前评估 → 操作前准备 → 协助患者取合适体位 → **听诊肺部呼吸音 → **肺部叩击 → **取合适体位，指导有效咳嗽 → 再次评估 → 整理用物、记录

注：*越多代表此步骤关键程度越高。

【操作细则】

项目	操作步骤	步骤解释说明
操作前评估	1. 双人核对医嘱。 2. 正确识别患者身份。 3. 向患者解释操作目的、方法及配合事项。 4. 评估患者年龄、病情、意识状态、疼痛、肌力、皮肤及心理状况，有无骨折、牵引、管道、伤口敷料等。 5. 听诊肺部呼吸音，阅读胸片，明确痰液潴留的位置。 6. 评估病房环境，温度、湿度适宜，必要时使用屏风遮挡。	● 评估叩击时机：餐后 2 h 至下一餐前 30 min 为宜。
护士准备	1. 仪表端庄，衣帽整齐。 2. 规范洗手，戴口罩。 3. 准备用物，物品摆放合理。	● 七步洗手法。
操作过程	1. 携用物至患者床旁，识别患者身份。 2. 向患者或家属解释操作目的及有关注意事项。 3. 关闭门窗，屏风遮挡，妥善固定各种管道，盖被折叠于床尾。 4. 听诊双肺呼吸音及痰鸣音，评估患者自主咳痰能力及痰液黏稠程度，根据病情及耐受情况采取合适体位。 5. 评估叩击部位皮肤情况。 6. 取合适体位：侧卧位或坐位。 （1）侧卧位：拉起对侧床档，护士站于患者同侧，协助患者取仰卧位，双手放于腹部，将肩部、臀部、双下肢移至护士侧床沿，协助患者屈膝；一手拖肩，一手扶膝部，翻转患者面向对侧。 （2）坐位：拉起对侧床档，护士站于患者同侧，一手拖肩，一手扶膝部，协助患者坐起。	● 皮肤清洁无破损，管道通畅，固定良好。 ● 颈椎或颅骨牵引者，翻身时不可放松牵引，并使头、颈、躯干保持在同一水平。

项目	操作步骤	步骤解释说明
操作过程	7. 护士站于患者同侧,暴露叩击部位,覆盖中单,将手指弯曲并拢,掌侧呈杯状,抖动腕关节,从肺底自下向上,由外向内,快速有节奏的叩击(详见【操作要点】)。 8. 观察患者面色及呼吸情况,询问患者感受。 9. 根据患者病情协助患者取坐位或半坐位,指导患者进行有效咳嗽,擦拭患者口周。 10. 再次听诊肺部呼吸音,评估排痰效果。 11. 协助患者取舒适卧位,肢体和关节处于功能位。 12. 整理床单位,卫生手消毒。 13. 健康教育。	• 叩击力度适宜,每一肺叶叩击 1~3 min,频率 100~120 次/min,应避开肾区、肝区和脾区、脊柱、胸骨、女性乳房、切口和引流管处,避免直接在裸露的皮肤上叩击。 • 必要时遵医嘱留取痰标本。
整理用物	1. 整理物品,医疗废物分类处置。 2. 规范洗手。 3. 记录护理单。	• 整理治疗车,先上层再下层。 • 七步洗手法。 • 记录患者肺叩击前后呼吸音变化,排出痰液的颜色、性状、量及呼吸型态变化。

【操作要点】

方法	图示	说明
叩击顺序		从下至上、从外至内,背部从第 10 肋间隙、胸部从第 6 肋间隙开始向上叩击至肩部。
叩击手法		①叩击时两手手指弯曲并拢,使掌侧呈空杯状。②以手腕力量,迅速而有节律地叩击,振动气道,每一肺叶叩击 1~3 min。

【护理记录】

1. 记录肺叩击的效果。
2. 排出痰液的性质、颜色及量。

【并发症】

1. 皮肤红肿

(1)原因:叩击用力过大;患者皮肤敏感;操作手法不正确。

(2)临床表现:皮肤出现发红、青紫。

(3)预防:①对年老体弱患者叩击时不能用力过大,力度以皮肤不发红为宜。②叩击不可在裸露的皮肤上进行。③护士应采用正确的叩击手法:五指并拢,呈空心拳,以手腕为支点,借助上臂力量有节奏地叩拍。

(4)处理:停止肺部叩击,观察皮肤色泽变化并记录。

2. 疼痛

(1)原因:①过度的叩击刺激(患者不耐受、操作不当)。②患者对于疼痛耐受度低。

(2)临床表现:患者烦躁不安、心率增快、喘憋、发绀加重。

(3)预防:①实施叩击要谨慎,力度适宜。②叩击时要注意观察患者的呼吸、心率、皮肤及口唇是否青紫。③对患者进行全面、客观的疼痛评估。

(4)处理:①停止肺叩击,协助患者采取舒适体位。②给予患者吸氧,并通知医生。③遵医嘱给予对症处理,严密观察患者的病情变化。④及时记录护理单。

【案例思考】

患者李某,女,68岁,因咳嗽、咳痰、气短10年余,活动后气短加重1周入院。患者反复咳嗽、咳痰、气短10年余。1周前着凉后出现咳嗽、咳痰和气喘,痰多黏稠,活动后气短加重。听诊双肺部呼吸音弱,可闻及散在湿啰音,因病情需要对患者进行肺部叩击排痰。

请思考:①为患者进行肺部叩击前,需准备什么用物?②肺部叩击排痰的时机是什么时候?③肺部叩击排痰的手法是什么?④如患者出现烦躁不安、心率增快,应如何处理?

四 口咽通气管置入术

【操作目的】

1. 防止舌后坠,保证气道开放。
2. 缓解机体的缺氧与二氧化碳潴留,改善通气。
3. 有利于吸痰。

【相关理论】

1. 口咽通气管置入术(oropharyngeal airway insertion)是指将口咽通气管插入到口咽部,使其维持气道通畅的技术。

2. 选择合适口咽通气管,即通气道末端位于上咽部,将舌根与咽后壁分开,使下咽部到声门的气道通畅。宽度以能接触上颌和下颌的2~3颗牙齿为最佳。

3. 随口咽通气管型号增大,其形状和长度逐渐增加,一般长度相当于从门齿至耳垂或下颌角的距离。

4. 适应证:呼吸道梗阻的患者;气道分泌物增多;癫痫发作或抽搐时保护舌齿免受损伤;同时有气管插管时,取代牙垫作用;需较长时间解除舌后坠者;手法托下颌无效者。

5. 禁忌证:呼吸肌麻痹或中枢性呼吸衰竭;下呼吸道梗阻;患者需要进行机械通气;呕吐频繁;咽反射亢进。

【用物准备】

一次性口咽通气管(型号按需),一次性吸痰管,压舌板,开口器(按需),医用胶带,检查手套,手电筒,听诊器,负压吸引装置,速干手消毒剂,PDA,医疗废物桶,生活垃圾桶。

【操作流程】

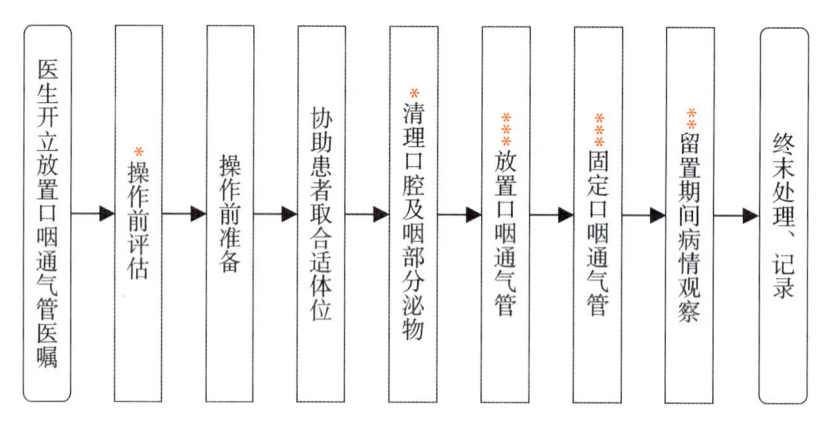

医生开立放置口咽通气管医嘱 → 操作前评估* → 操作前准备 → 协助患者取合适体位 → 清理口腔及咽部分泌物* → 放置口咽通气管*** → 固定口咽通气管*** → 留置期间病情观察** → 终末处理、记录

注:*越多代表此步骤关键程度越高。

【操作细则】

项目	操作步骤	步骤解释说明
操作前评估	1. 双人核对医嘱。 2. 床旁正确识别患者身份。 3. 向患者解释操作目的、方法及配合事项。 4. 评估患者病情、生命体征、意识及合作程度,检查口腔及黏膜的情况,咽部有无梗阻、气道分泌物情况,牙齿活动度、有无义齿。 5. 检查床旁负压吸引装置完好备用,将负压调至<0.02 MPa(150 mmHg)。	• 避免压力过大,损伤口腔和气道黏膜。
操作前准备	1. 着装整洁,仪表符合要求。 2. 规范洗手,戴口罩。 3. 准备用物,物品摆放合理。 4. 检查物品质量及有效期。 5. 选择合适型号的口咽通气管(详见【操作要点】1)。	• 长度应从门齿至耳垂或下颌角的距离,宽度以能接触上颌和下颌的2~3颗牙齿为最佳。

项目	操作步骤	步骤解释说明
操作过程	1. 携用物至床旁,再次识别患者身份。 2. 向患者解释操作目的、方法及配合事项。 3. 放平床头,协助患者取平卧位,头后仰。 4. 将一次性吸痰管与负压装置连接,清理口腔及咽部分泌物,卫生手消毒。 5. 放置口咽通气管 (1) 戴手套,取出活动性义齿。 (2) 对清醒合作患者嘱其张口,若患者不能配合张口,将开口器从患者臼齿处放入,协助其张口,用压舌板压住舌部前1/2,暴露咽后壁。 (3) 采用反向插入法或直接放置法将口咽通气管放入口腔(详见【操作要点】2)。 (4) 当口咽通气管的末端距门齿大约2 cm,用双手托起下颌,使舌离开咽后壁,用双手的拇指向下推送口咽通气管,达到唇部上方的位置,感觉有气体呼出。 (5) 使用手电筒检查口腔,防止舌或唇夹于口咽通气管和牙齿之间。 6. 以两条医用胶带,贴于口咽通气管的上下边缘,固定于患者面颊部/绕口咽通气管一周并交叉固定于面颊。脱手套,卫生手消毒。 7. 协助患者舒适卧位,整理床单位。 8. 健康教育:告知家属注意事项。 9. 留置口咽通气管期间的观察 (1) 监测患者脉搏、动脉血氧饱和度的变化,及时清理口咽部分泌物。 (2) 每2 h取出口咽通气管,检查口腔、唇部和舌部。 (3) 口咽通气管用0.9%氯化钠注射液湿纱布覆盖或使用加温、加湿的面罩。 (4) 若留置口咽通气管时间超过48 h,尽早建立人工气道。	● 牙齿松动者,用细线固定,细线尾端用医用胶带粘于面颊部,防止牙齿掉入气道。 ● 确保气道开放,放置到位。 ● 妥善固定口咽通气管,避开头发及面颊破损处,保持通气道的开口处通畅,防止口咽通气管脱出。 ● 若出现脉搏、动脉血氧饱和度下降,报告医师并予以处理。 ● 避免出现口唇及舌部压伤。 ● 对吸入气体进行过滤和加湿。
整理用物	1. 整理物品,医疗废物分类处置。 2. 规范洗手。 3. 记录护理单。	● 整理治疗车,先上层再下层。 ● 七步洗手法。

【操作要点】

1. 选择合适型号的口咽通气管

方法	图示	说明
口角至耳垂		①注意测量点位置顺序。②原则上，宁长勿短，宁大勿小，因为口咽管太短不能越过舌根，无法达到开放气道的目的。
口角至下颌角		患者坐位或仰卧位时，注意保持身体正直。

注：美国心脏协会指南建议使用口角和下颌角之间的距离。临床上多使用门齿至耳垂或下颌角的距离来选择口咽通气管型号。

2. 正确放置口咽通气管

方法	图示	说明
反向插入法		①将口咽通气管的咽弯曲部朝上插入口腔。②前端接近口咽部后壁时，将其反转180°呈正位，用双手拇指向下推送至合适位置。
直接放置法		①在舌拉钩或压舌板的协助下，将口咽通气管放入口腔，送至上咽部，使舌根与咽后壁分开。②临床操作时，将口咽通气管推送至咬合处，在患者上下牙之间即可，或使翼缘到达患者口唇。

注：合适的口咽通气管应是末端位于上咽部，翼缘置于患者口唇，将舌根与口咽后壁分开，使下咽部到声门的气道通畅。

【护理记录】

1. 记录口咽通气管放置的日期和时间、放置过程中患者的反应。
2. 记录患者留置口咽通气管期间的血氧饱和度、口唇部和舌部的颜色变化等。

【并发症】

1. 咽部出血

（1）原因：①口咽通气管放置过程中动作不够熟练损伤咽部黏膜而出血。②患者烦躁、不能配合等原因造成咽部黏膜的损伤。

（2）临床表现：主要表现为可见分泌物中带血、微血丝，血多时可表现为鲜红色分泌物。

（3）预防及处理：①操作者熟练掌握口咽通气管放置的技术和技巧。②口咽通气管放置过程中动作轻柔，以免损伤咽部黏膜。③清醒患者若不能张口配合，切勿强行插入或者撤出，一定要耐心说服，消除其紧张情绪。④及时告知医生，必要时遵医嘱给予止血类药物应用及相关处理措施。

2. 窒息

（1）原因：口咽通气管放置步骤、手法等不规范导致阻塞气道；口咽通气管型号不合适导致气道梗阻。

（2）临床表现：表现为患者烦躁不安、鼻翼扇动、口唇青紫或发绀，伴血氧饱和度下降，严重时可出现脉搏弱而快，血压下降，瞳孔散大等表现。

（3）预防及处理：①操作者熟练掌握口咽通气管放置的步骤和技巧，并将口咽通气管放置到位。②根据患者的情况选择合适型号的口咽通气管，确保气道开放。③密切观察患者留置口咽通气管期间的动脉血氧饱和度、口唇部和舌部的颜色变化等。④保持患者气道通畅。⑤若有异常情况及时告知医生并处理。

【案例思考】

患者李某，男，42岁，患脑梗死10 d余，昏迷状态，现患者出现舌后坠，血氧饱和度为85%，需放置口咽通气管以改善机体缺氧状态。

请思考：①患者昏迷状态时如何正确识别患者身份？②根据患者的情况，如何选择合适型号的口咽通气管？③结合患者的情况，宜选取哪种口咽通气管置入方法？④留置口咽通气管期间需要密切观察哪些内容？⑤若留置口咽通气管期间患者出现窒息，应如何处理？

五 经口/鼻腔吸痰技术

【操作目的】

1. 维持呼吸道通畅，保证肺通气与换气，改善缺氧状况。
2. 清除鼻咽区唾液、肺分泌物和其他外来物质，减少肺部感染、肺不张等并发症的发生。

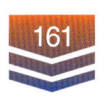

3. 避免不必要的用于清除呼吸道分泌物的气管插管。
4. 取痰标本做微生物学或细胞学分析。

【相关理论】

经口/鼻腔吸痰技术指的是利用负压吸引的原理,经过口腔或鼻腔将无菌吸痰导管插入气管(必要时可使用口咽通气道),以吸出不能通过自发性咳嗽清除的呼吸道分泌物或异物,以保持呼吸道通畅的一种方法。

1. 适应证:患者咳嗽无力,且存在以下情况。①大/中央气道有可见分泌物。②胸部听诊有呼吸音粗大、干啰音或呼吸音减弱。③胸部触诊语音震颤增强。④怀疑胃内容物误吸及窒息患者急救。⑤无诱因的低氧血症或高碳酸血症。⑥胸片显示有导致肺不张或肺实变的分泌物。⑦患者痰液黏稠,用力咳嗽仍不能排出者。

2. 禁忌证

（1）绝对禁忌证:会厌炎或喉炎者。

（2）相对禁忌证:①鼻道阻塞、鼻出血者；②急性头、面或颈部损伤者；③凝血功能障碍或出血性疾病者；④喉或支气管痉挛、过敏性哮喘、上呼吸道感染、气道术后者；⑤胃部高位吻合术后者；⑥心肌梗死者。

【用物准备】

中心负压装置或电动吸引器,治疗盘,型号适宜的吸痰管,无菌治疗巾,无菌纱布,无菌生理盐水,无菌塑杯,鼻(口咽)通气管、压舌板,心电监护,听诊器,吸氧装置,手电筒,速干手消毒剂,PDA,医疗废物桶,生活垃圾桶。

【操作流程】

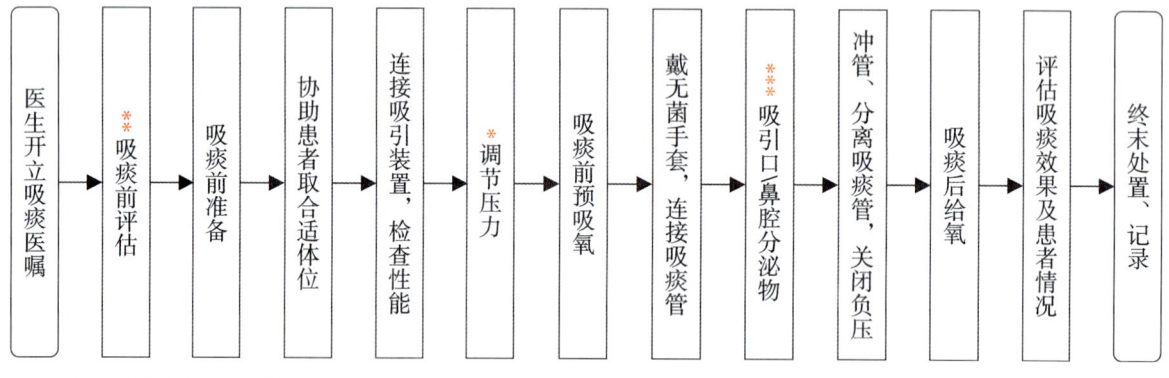

医生开立吸痰医嘱 → **吸痰前评估 → 吸痰前准备 → 协助患者取合适体位 → 连接吸引装置,检查性能 → *调节压力 → 吸痰前预吸氧 → 戴无菌手套,连接吸痰管 → ***吸引口/鼻腔分泌物 → 冲管、分离吸痰管,关闭负压 → 吸痰后给氧 → 评估吸痰效果及患者情况 → 终末处置、记录

注:*越多代表此步骤关键程度越高。

【操作细则】

项目	操作步骤	步骤解释说明
操作前评估	1. 双人核对吸痰医嘱。 2. 床旁正确识别患者身份。 3. 向患者或家属解释操作目的、方法、注意事项及配合。 4. 评估吸痰指征(详见【操作要点】1)。 5. 评估患者病史、一般情况、口腔及鼻腔情况。 6. 听诊患者肺部呼吸音(详见【操作要点】1)。 7. 如紧急情况下应立即吸痰。	是否符合吸痰指征(符合一项即可) • 持续性咳嗽,闻及气道分泌物:□是 □否;肺部听诊粗湿啰音或气泡音:□是 □否;患者自觉咽部分泌物多,要求吸痰:□是 □否;患者突然出现动脉血氧饱和度下降等临床异常表现,怀疑由气道分泌物过多导致:□是 □否(注:遵循按需吸痰原则) 重点评估以下内容。 • 意识状态:□清醒 □意识障碍(格拉斯哥昏迷评分、烦躁、全身麻醉未醒)* • 配合情况:□配合 □不配合* • 循环系统状况:□正常 □异常* • 动脉血氧饱和度状态:□正常 □异常* • 是否有吸痰不耐受史:□是* □否 • 与可能导致颅内压升高或血压升高的操作间隔10 min:□间隔 □未间隔* • 口腔及鼻腔情况。鼻腔通畅情况:□正常 □异常*;鼻腔完整性:□正常 □异常*;牙齿松动:□有* □无;活动性义齿:□有* □无 • 病史:□会厌炎或喉炎* □心肺疾病史(冠心病、支气管哮喘、肺栓塞、气胸)* □胃部高位吻合术史* □鼻/喉/胃/食管手术史* □头、面颈部损伤史* □凝血功能障碍或出血* □喉或支气管痉挛* □上呼吸道感染* 评估项目*越多代表操作风险越高,应备好抢救物品。 • 必要时可在纤维支气管镜等可视设备的引导下吸痰。
护士准备	1. 着装整洁,仪表符合要求。 2. 规范洗手,戴口罩。 3. 准备用物,物品摆放合理。 4. 检查物品质量及有效期。	• 七步洗手法。

项目	操作步骤	步骤解释说明
操作过程	1. 携用物至患者床旁,再次识别患者身份。 2. 向患者解释操作目的、方法及配合事项。 3. 协助患者取合适体位。 4. 连接电动吸引器/中心负压吸引装置,检查负压吸引器的性能是否良好及一次性连接管是否连接正确。 5. 调节负压,成人负压为 0.040～0.053 MPa(40.0～53.3 kPa,300～400 mmHg)。儿童<40 kPa。 6. 必要时给予叩背。 7. 吸痰前预吸氧,适当调高吸氧流量,防止低氧血症。 8. 卫生手消毒。 9. 打开吸痰包,右手戴无菌手套,垫纸放于患者颌下。 10. 左手持吸痰管外包装,右手取出吸痰管并盘绕在手中,左手取负压连接管,并连接吸痰管(详见【操作要点】2)。 11. 试吸生理盐水:左手关闭吸痰管根部侧孔,右手持吸痰管前端放入生理盐水中,观察吸引是否通畅。 12. 零负压将吸痰管轻轻插入口/鼻咽部,带负压边左右旋转边向上提拉,吸净口/鼻腔分泌物。 13. 吸痰时注观察患者痰液情况(量、颜色、性质、黏稠度等)、动脉血氧饱和度、生命体征变化。 14. 拔出吸痰管后用生理盐水冲洗吸痰管。 15. 关闭负压,分离吸痰管,反脱手套将吸痰管包裹,弃于医疗废物桶。卫生手消毒。 16. 吸痰后高流量给氧,待血氧饱和度升至正常水平后,将氧流量调至合理水平。 17. 擦净口鼻,肺部听诊,观察口鼻腔有无破损。 18. 协助患者取舒适体位,整理床单位,卫生手消毒。 19. 健康教育。	• 患者头偏向一侧,根据具体情况选择合适的体位,多采用半卧位。脑卒中患者可采用侧卧位,抬高床头15°～30°。 • 痰液黏稠时可适当增加负压,负压值根据痰液的性质、量、患者耐受程度进行调整。 • 吸痰前常规给予患者30～60 s高浓度氧气吸入。 • 遵循无菌原则。 • 昏迷患者用压舌板或开口器帮助其张口。每次插入吸痰的时间不超过15 s。 • 痰液黏稠者,可配合叩击、雾化吸入,提高吸痰效率。 • 电动吸引器贮液瓶内液体达2/3满时,及时倾倒。 • 每次吸痰前,均应更换吸痰管。 • 给予患者30～60 s高浓度氧气吸入或根据患者病情调节氧流量。
整理用物	1. 整理物品,医疗废物分类处置。 2. 规范洗手。 3. 记录护理单。	• 整理治疗车,先上层再下层。 • 七步洗手法。

【操作要点】

1. 听诊部位

方法	图示	说明
前胸听诊部位		前胸听诊部位：①锁骨上窝,锁骨中线上、中、下部。②腋前线上、下部和腋中线上、下部。③左右两侧,共16个听诊部位。
背部听诊部位		背部听诊部位：①腋后线上、下部。②肩胛间区上、下部。③肩胛下区内外部,左右两侧共12个部位。
锁骨上窝		①锁骨上窝在锁骨上方凹陷的部位。②胸上部、颈下可见左右对称与肩膀相连突出的S形骨头是锁骨,其上的凹陷就叫锁骨上窝。
锁骨中线		锁骨中线为通过锁骨胸骨端与锁骨肩峰端的中点所引的垂直线。
腋前线		腋前线为通过腋窝前皱襞,沿前侧胸壁向下的垂直线。

方法	图示	说明
腋后线		腋后线为通过腋窝后皱襞,沿后侧胸壁向下的垂直线。
肩胛区		肩胛区位于背部两肩胛骨之间(在肩胛下角水平以上)的区域。
肩胛下区		肩胛下区(左、右)为两肩胛下角的连线与第12胸椎水平线之间的区域。后正中线将此区分为左右两部分。

吸痰听诊的主要部位在左右两侧肺尖、肺门和肺底这六个部位,如下图。

方法	图示	说明
肺尖		肺尖:左右锁骨中线第二肋间。
肺门		肺门:左右胸骨旁第四肋间。
肺底		肺底:左右腋中线第六肋和第七肋之间。

2.遵循无菌原则

方法	图示	说明
取出吸痰管		①撕开外包装,右手戴无菌手套,取出吸痰管。②不能用左手(未戴手套)触碰吸痰管前端。
连接负压管		右手(戴无菌手套)避免污染。
试吸生理盐水		左手(未戴手套)关闭吸痰管根部侧孔,右手(戴无菌手套)持吸痰管前端放入生理盐水中。

【护理记录】

1. 记录吸痰时间、痰液性质、口/鼻腔黏膜情况等,吸痰时患者的反应如面色、呼吸、心率、血压等。
2. 吸出痰液的性状、量、颜色。

【并发症】

1. 低氧血症

(1)原因:①吸痰前后未调高吸氧浓度;②吸痰过程中断吸氧;③吸痰管选择不当;④反复吸痰刺激咳嗽。

(2)临床表现如下。①初期:心率升高、呼吸升高、血压升高。②缺氧加重:疲劳,反应迟钝、精细动作失调。③严重缺氧。

(3)预防

1)吸痰前后给予30~60 s高流量吸氧或纯氧。

2)按需吸痰,吸痰过程中观察患者的生命体征,SaO_2等情况。

3)选择合适的吸痰管(成人12~14号,儿童10号,新生儿6~8号),吸痰插入深度要适宜,经口腔一般插入深度14~16 cm,经鼻腔插入深度22~25 cm,吸痰的过程小于15 s,患者有呛咳时暂停吸痰。

4)一旦发生低氧血症,需立即通知医生,加大氧流量或者使用面罩吸氧,遵医嘱使用药物,必要时机械通气。

(4)处理:如病情需要必须进行,要持谨慎态度,操作前备好抢救用物,在医生指导下进行;如患者出现呼吸、心搏骤停,按照医院应急抢救预案实施抢救。

2.气道黏膜损伤

(1)原因:吸痰管管径过大、粗糙、质量差;操作不当;鼻腔黏膜干燥;患者烦躁不合作。

(2)临床表现:咯血性痰;黏膜糜烂、肿胀、出血。

(3)预防及处理:①选择合适吸痰管。②动作轻柔,掌握吸痰时间及插管长度,禁止带负压插管。③调节合适负压。④不能配合操作的患者,由另一护士固定头部,必要时使用镇静剂,一旦发生气道黏膜损伤,立即关闭负压,通知医生,遵医嘱用药。

3.感染

(1)原因:①未严格执行无菌操作。②吸痰时空气加温、清洁、加湿的作用消失。③各种原因引起的呼吸道黏膜损伤,严重时均引起感染。

(2)临床表现:①局部黏膜充血、肿胀、疼痛。②肺部感染,高热,寒战,黏液痰或脓痰,听诊有湿啰音。③胸片,散在或片状阴影。④痰培养可找到致病菌。

(3)预防及处理:①严格无菌操作,吸痰管一管一用;②掌握吸痰顺序,人工气道—口腔—鼻腔;③加强营养,增强机体抵抗力;④发生局部感染者给予处理,全身感染者,合理选择抗生素。

4.心律失常

(1)原因:①吸引时间过长,引起缺氧和二氧化碳潴留。②吸痰管插入过深。③低氧血症严重时均引起心律失常。

(2)临床表现:轻者,无明显症状;重者,乏力、头晕、心绞痛、心力衰竭、心搏骤停。

(3)预防及处理:①掌握吸痰的方法及注意事项。②预防低氧血症。③一旦发生心律失常立即停止吸痰,退出吸痰管,给氧或加大氧流量。④一旦发生心搏骤停,立即实施有效的抢救措施。

5.阻塞性肺不张

(1)原因:①吸痰管外径过大,吸痰时氧气被吸出,进入肺内的空气过少。②吸痰时间过长,压力过高。③痰痂阻塞形成无效吸痰。

(2)临床表现:①X射线胸片,按肺叶、段分部的致密影。②急性大面积肺不张、咳嗽、喘鸣、咳血、脓痰、畏寒和发热或因缺氧出现发绀。

(3)预防及处理:①选择合适吸痰管。②避免吸痰时间过长,负压过高。③防止无效吸引。④采取体位排痰、加强翻身拍背,雾化稀释痰液。⑤密切观察肺部呼吸音及生命体征,一旦发生肺不张,采取必要措施,如气管切开,遵医嘱充分灌洗。

【案例思考】

患者张某,男,75岁,因发热、咳嗽、咳痰5 d,诊断"肺部感染"入院。诉痰多不易咳出,医嘱予吸痰sos(必要时吸痰一次,12 h内有效)。

请思考:①吸痰前,肺部听诊部位有哪些?②吸痰插管时应注意什么?③当患者在吸痰时出现血氧饱和度下降,应如何做?④痰液的黏稠度分级如何?⑤气道内吸痰不当可引起哪些后果?

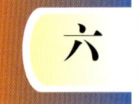

六 气囊压力监测技术

【操作目的】

1.维持合适的人工气道气囊压力,可实现上下气道隔离,保持正压机械通气时无气体泄漏。

2. 可降低气囊周围分泌物吸入风险,减少呼吸机相关肺炎(VAP)的发生。

3. 可降低气囊过度充气而导致的机械通气并发症的发生率,如气管食管瘘、气管黏膜缺血、溃疡、软骨损伤等。

【相关理论】

1. 研究显示,气囊压力<20 cmH$_2$O,VAP 发生率明显增高;>30 cmH$_2$O 则气道损伤发生率增高。因此,相关指南推荐将人工气道气囊压力维持在 20~30 cmH$_2$O,以 25 cmH$_2$O 左右为佳。间断测量(将气囊压力维持在 25~30 cmH$_2$O,指南推荐每 6~8 h 监测 1 次)是目前临床最常用的气囊监测手段。合适的气囊压力维持需要持续监控,并进行个体化设置。

2. 适应证:经口置入有气囊人工气道患者、气管切开置入有气囊气切套管患者。

【用物准备】

治疗盘,无菌治疗巾,气囊压力表,延长管,三通,酒精棉片,记录本,PDA,医用垃圾桶,生活垃圾桶。

【操作流程】

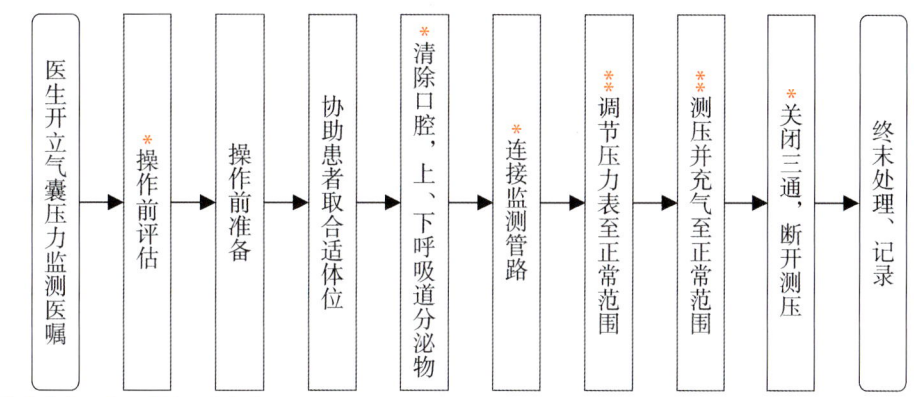

医生开立气囊压力监测医嘱 → 操作前评估* → 操作前准备 → 协助患者取合适体位 → 清除口腔,上、下呼吸道分泌物* → 连接监测管路 → 调节压力表至正常范围** → 测压并充气至正常范围** → 关闭三通,断开测压* → 终末处理、记录

注:*越多代表此步骤关键程度越高。

【操作细则】

项目	操作步骤	步骤解释说明
操作前评估	1. 双人核对气囊压力监测医嘱。 2. 床旁正确识别患者身份。 3. 向清醒患者解释操作目的、方法及配合事项。 4. 评估患者意识状态、年龄、病史、生命体征、气囊充盈度、呼吸机参数。	重点评估以下内容。 ● 一般情况:吞咽功能 □正常 □障碍*;咳嗽反射:□正常 □障碍*; ● 吸氧方式:□人工气道加温湿化吸氧 □高流量接人工气道 □人工气道辅助呼吸 ● 病史:□心肺疾病史(冠心病、支气管哮喘、肺栓塞、气胸) □脑卒中史* □鼻/喉/胃/食管手术史* □脊髓损伤史* □误入气道史* ● 机械通气监测。潮气量:□正常 □异常 □漏气报警* □低潮气量报警*;气囊充盈度:□正常 □异常 ● 口鼻咽:□随呼吸气泡音 评估项目*越多代表气囊压力监测操作风险越高,应通知医生。

项目	操作步骤	步骤解释说明
护士准备	1. 着装整洁,仪表符合要求。 2. 规范洗手,戴口罩。 3. 准备用物,熟悉患者病情及目的,物品摆放合理。 4. 检查物品质量及有效期。	• 七步洗手法。
操作过程	1. 携用物至患者床旁处,再次识别患者身份。 2. 向清醒患者解释。 3. 协助患者取合适卧位。 4. 卫生手消毒,再次评估用物处于备用状态。 5. 全面清除口腔及上、下呼吸道分泌物。	• 在测压前要做好患者的口腔护理并清理上、下呼吸道分泌物,避免测压过程中产生误吸,以及因此产生的气道反应性损伤和患者不适。
操作过程	6. 酒精棉片消毒气囊接口,气囊压力表连接延长管和三通并关闭通路,调节压力表压力至正常范围(25~30 cmH$_2$O),三通另一端连接气囊接口。 7. 打开三通及通路,测得气囊压力,并充气至正常范围(25~30 cmH$_2$O),关闭三通,断开与气囊接口的连接(详见【操作要点】)。 8. 协助患者舒适卧位,整理床单位。 9. 卫生手消毒。	• 连接气囊前,预先充气至正常压力,可减少连接过程中出现的压力降低。 • 监测过程中嘱患者平静呼吸,勿咳嗽。 • 气囊压力受患者呼吸型态、体位、咳嗽、气道内吸痰、正压通气压力大小以及人工气道型号、气囊材质、气囊形状、自然气道的内径和形状等众多因素影响。
整理用物	1. 整理物品,医疗废物分类处置。 2. 规范洗手。 3. 记录护理单。	• 整理治疗车,先上层再下层。 • 七步洗手法。

【操作要点】

步骤	图示	说明
气囊压力表连接延长管一端		注意保持连接紧密。
延长管另一端连接三通并关闭		注意连接紧密。

步骤	图示	说明
关闭三通		三通呈45°关闭各方向。
气囊压力表预充至正常范围		连接患者气囊前预先充气至正常压力可减少连接过程中出现的压力降低。
三通连接人工气道气囊		连接完成后,即可打开三通完成测压,并在充气后关闭三通,断开连接。

【护理记录】

1. 气囊压力监测的日期和时间,测得气囊压力数值。
2. 每6~8 h监测1次并记录。

【并发症】

1. 呛咳

(1)原因:①气囊压力变化引起患者气道高反应,引起呛咳。②囊上滞留物清除不彻底,气囊压力变化引起滞留物下行,刺激气道,导致呛咳。

(2)临床表现:患者突发咳嗽、咳痰。

(3)预防:①连接患者气囊前预先充气至正常压力,测压后充气应慢而少量,避免充气压力过高刺激气道。②在测压前要做好患者的口腔护理并全面清理上、下呼吸道分泌物,避免测压过程中产生误吸导致呛咳。

(4)处理:①避免过快或过多地抽出和充入气囊气体,如充气压力过高应及时放气调节压力。②如分泌物下行应立即吸痰。

2. 误吸

(1)原因:①未及时监测或测量气囊压力,间隔时间过长导致测得压力远低于前一次测定压力。②气囊压力受患者呼吸型态、体位、咳嗽、气道内吸痰等因素影响,缓慢降低,未能封闭气道。③患者气道狭窄,异形导致气囊封闭不全。

（2）临床表现：患者出现呛咳；吸痰抽出胃内容物。

（3）预防

1）在规定的时间间隔，测量气囊压力数值过低于前一次测定压力时，可设定压力在目标压以上 5 cmH$_2$O 左右，或采用持续气囊监测调控。

2）气囊压力会受患者呼吸型态、体位、咳嗽、气道内吸痰、正压通气压力大小以及人工气道型号、气囊材质、气囊形状、自然气道的内径和形状等众多因素影响。所以，合适的气囊压力维持需要持续监控，并进行个体化设置。

3）抬高床头 30°，降低误吸风险。

4）如呼吸机出现持续低压报警，在气管插管处可听到漏气声或者用注射器从内囊内无限抽出气体时，或充气后很快压力降低，可能出现气囊漏气，应立即通知医生更换气管导管。

5）不推荐常规定时气囊放气，因常规定时气囊放气会造成微量误吸，且对气道黏膜压力的缓解效果不能肯定。

6）患者出现烦躁不安、心率加快、血氧饱和度下降、呼吸机气道低压报警或低潮气量报警时，应重新检查气囊压力。

（4）处理：出现误吸，及时清理上、下呼吸道分泌物，必要时行纤维支气管镜检查。

【案例思考】

患者高某，男，77 岁，脑出血术后 20 d，昏迷状态，气管切开套管接呼吸机辅助呼吸，体温 36.8 ℃，血流动力学稳定，留置胃管行肠内营养治疗。

请思考：①患者气囊压力应保持在多少？②需要持续肠内营养时应如何摆放患者体位？③患者喉部随呼吸出现大量气泡音时应怎么做？④如床旁没有气囊压力表时该怎么给气囊充气（最小闭合技术）？

七 声门下吸引技术

【操作目的】

1. 有效清除积聚在气囊上方的分泌物，减少口咽部、胃肠道致病菌逆行吸入的机会，有效预防肺部感染。

2. 降低呼吸机相关肺炎的发生率、延迟呼吸机相关肺炎发生时间。

3. 减少并发症，缩短机械通气时间和住院时间。

【相关理论】

1. 声门下吸引又称为声门下分泌物引流（subglottic secretion drainage，SSD），是指应用附带于气管导管壁内的引流管路对气囊上滞留物进行持续或间断负压引流。

2. 成人带有声门下吸引的气管导管（气管插管或气管切开套管），型号为 7.0~9.0 号。

3. 适应证：①经口或鼻气管插管（带有声门下分泌物吸引）超过 48 h 或 72 h 的患者；②气管切开（带有声门下分泌物吸引）的患者。

4. 禁忌证：①凝血功能异常所致气道黏膜出血患者。②气道重建术后及甲状腺术后患者。

③咽部、食管、气管外伤或手术患者。

5. 至少每2 h评估1次气道分泌物情况,按需实施声门下吸引。

6. 根据患者病情合理选择吸引方法。

7. 根据患者病情、吸引方法、分泌物的量和黏稠度合理选择吸引压力。

【用物准备】

1. 间断(持续)声门下气道分泌物吸引:无菌治疗盘,一次性治疗巾,负压吸引连接管,吸痰管,一次性痰液收集器,中央负压吸引装置,气囊压力表,无菌手套,听诊器,灭菌注射用水,弯盘,快速手消毒剂,PDA,医疗废物桶,生活垃圾桶。

2. 气流冲击法声门下气道分泌物吸引:中央负压吸引装置,中心供氧设备,氧气连接管,吸痰管,气囊压力表,简易呼吸器,弯盘,10 mL注射器,听诊器,无菌手套,灭菌注射用水,快速手消毒剂,PDA,医疗废物桶,生活垃圾桶。

【操作流程】

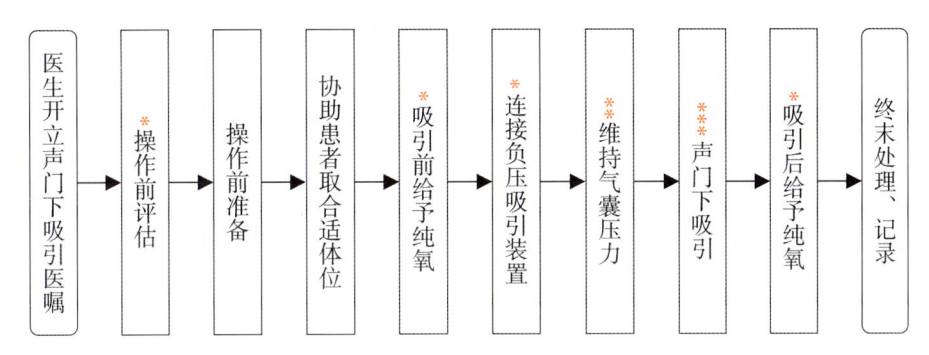

医生开立声门下吸引医嘱 → *操作前评估 → 操作前准备 → 协助患者取合适体位 → *吸引前给予纯氧 → *连接负压吸引装置 → **维持气囊压力 → ***声门下吸引 → *吸引后给予纯氧 → 终末处理、记录

注:*越多代表此步骤关键程度越高。

【操作细则】

项目	操作步骤	步骤解释说明
操作前评估	1. 双人核对声门下吸引医嘱。 2. 床旁正确识别患者身份。 3. 评估患者年龄、基础疾病、意识状态、凝血功能、痰细菌学结果、心理状态及合作程度等,判断有无相关操作的禁忌证。 4. 评估血气分析结果,判断氧合情况。 5. 评估双肺听诊情况,判断是否有异常呼吸音。 6. 评估胸片,判断是否有胸腔积液或肺部实变。 7. 病室环境整洁,光线充足,适宜操作。	重点评估以下内容。 ● 基础疾病:□心肺疾病史(COPD、冠心病、支气管哮喘、肺栓塞、气胸) □头部和(或)颈部损伤 □咽部/胃/食管手术史* ● 意识状态:□清醒 □意识障碍(格拉斯哥昏迷评分、烦躁、全身麻醉未醒)* ● 凝血功能:□正常 □障碍* ● 抗凝药物:□无 □有* ● 痰细菌学结果:□阴性 □阳性* 评估项目*越多代表操作风险越高,应谨慎操作。

项目	操作步骤	步骤解释说明
操作前准备	1. 着装整洁,仪表符合要求。 2. 规范洗手,戴口罩。 3. 准备用物,物品摆放合理。 4. 检查物品质量及有效期。	• 七步洗手法。
操作过程	1. 携用物至患者床旁处,再次识别患者身份。 2. 向患者解释操作目的、方法及配合事项。 3. 监测并调节气囊压力。 4. 清除人工气道及口/鼻腔分泌物。 5. 调整体位。 6. 声门下吸引前应给予吸入 1~2 min 纯氧。 7. 吸引方法(详见【操作要点】) △持续声门下吸引 (1)连接声门下吸引管与负压吸引装置。 (2)调节负压维持在 2.67 kPa(20 mmHg),吸出气管导管气囊上方的分泌物。 (3)用无菌注射器抽吸灭菌注射用水,通过气管导管背侧冲洗气囊上滞留物,并用负压吸引冲洗液,直至冲洗液清澈。 (4)监测气囊压力。 △间断声门下吸引 (1)连接声门下吸引管与负压吸引装置。 (2)调节负压为 8~11 kPa(60~80 mmHg),吸出气管导管气囊上方的分泌物。 (3)用无菌注射器注入灭菌注射用水进行气管冲洗,并用负压吸引冲洗液,直至冲洗液清澈。 (4)监测气囊压力。 △气流冲击法(两人合作完成) (1)1 名护士准备储氧人工气囊连接氧气,调节氧流量至 10 L/min,断开呼吸机以 10~12 次/min 的频率膨肺 3~5 次,潮气量 500~600 mL;另外 1 名护士进行气管内吸痰,吸痰时间少于 15 s。 (2)1 名护士先常规吸痰操作后保持吸痰管处于气道内,另 1 名护士用 10 mL 注射器缓慢松开气囊让处于气囊上方的分泌物落下,而落下的痰液正好被吸痰管吸出。	• 气囊压力正常范围在 25~30 cmH$_2$O。 • 不同部位需更换吸痰管。 • 持续(间断)声门下吸引:抬高床头 30°~45°,预防和降低 VAP 的发生。 • 气流冲击法:为患者取平卧位或依照患者病情给予头低足高位(抬高足部 15°)。 • 持续声门下吸引适用于声门下分泌物较多者。 • 对于长期置管患者,正常每隔 2 h 用生理盐水 5~10 mL 冲洗 1 次。 • 每 4 h 测定 1 次气囊压力,保持导管气囊与气管壁的间隙处于封闭状态。 • 间断声门下吸引适用于声门下分泌物少者,能减少对呼吸道黏膜刺激,每 1~2 h 进行间歇吸引。 • 每 4 h 测定 1 次气囊压力,保持导管气囊与气管壁的间隙处于封闭状态。 • 松开气囊的护士需观察痰液的性状以判定松开气囊的速度。

项目	操作步骤	步骤解释说明
操作过程	（3）迅速充人工气道气囊（气囊压力 25～30 cmH$_2$O），反复操作 2～3 次。 8. 吸引中持续观察和监测患者面色、血氧饱和度、心率（律）、血压、呼吸机波形等。 9. 气道分泌物吸引后应给予吸入纯氧 30～60 s。 10. 用灭菌注射用水或生理盐水冲洗负压管路。	
整理用物	1. 整理物品，医疗废物分类处置。 2. 规范洗手。 3. 记录护理单。	• 整理治疗车，先上层再下层。 • 记录分泌物量、颜色、性质等。

【操作要点】

方法	图示	说明
持续声门下吸引		①吸引时间：用恒定负压持续吸引。②吸引负压：2.67 kPa（20 mmHg）。③体位：抬高床头 30°～45°。
间断声门下吸引		①吸引时间：每 1 h 1 次、每 2 h 1 次。②吸引负压：8～11 kPa（60～80 mmHg）。③体位：抬高床头 30°～45°。
气流冲击法		①双人配合。②简易呼吸器连接供氧装置：氧流量至 8～10 L/min。③体位：取平卧位或依照患者病情给予头低足高位（抬高足部 15°）。

【护理记录】

1. 记录患者的生命体征变化，在连接负压前、后 1 min，观察并记录患者血压、心率、血氧饱和度数值。
2. 记录分泌物量、颜色、性质等情况。

3. 记录患者是否出现呛咳、气道出血、气管黏膜脱垂堵塞吸引孔等症状。

【并发症】

1. 呛咳

(1) 原因：患者局部气管黏膜的压力在吸引的过程中不断增加而引发。

(2) 临床表现：连续咳嗽、咳出异物后缓解等相关呼吸系统症状，也可伴或不伴心率、血氧饱和度的变化。

(3) 预防及处理：①根据患者病情、分泌物的量等选择合适的吸引方法，减少反复刺激。②声门下吸引时选择合适的负压吸引压力，避免压力过大造成频繁呛咳。③若呛咳持续出现，则合理调整吸引压力或停止吸引。

2. 气道出血

(1) 原因：①负压吸引压力过大导致局部气管黏膜压力增大而引发。②机械通气等原因造成呼吸道黏膜的损伤、炎症。

(2) 临床表现：主要表现为囊上分泌物中带血、微血丝，出血多时可表现为鲜红色分泌物。

(3) 预防及处理：①选择合适的吸引方式及负压。②若患者凝血功能较差，可适当降低负压以保证患者安全。③若能选择间断声门下吸引则不选择持续吸引，以减少气道出血的发生率。④及时告知医生，必要时遵医嘱给予止血类药物及相关处理措施。

【案例思考】

患者王某，女，35岁，重症肺炎10 d，昏迷状态，机械通气治疗经口气管插管（带声门下吸引），痰液黏稠、气道分泌物较多，凝血功能正常，未接受过咽部、食管等手术治疗。

请思考：①结合患者临床表现和症状情况，其适宜选择哪种声门下吸引方式？②声门下吸引时，患者宜摆放为何种体位？③为该患者进行口、鼻、咽部分泌物吸引时的顺序是什么？④如何减少声门下吸引过程中呛咳的发生？⑤若声门下吸引出分泌物中带血时应如何处理？

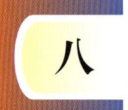

八 非机械通气气管切开吸痰技术

【操作目的】

1. 清理呼吸道分泌物。
2. 保持呼吸道通畅。
3. 改善呼吸功能及肺通气。
4. 预防肺部并发症的发生。

【相关理论】

1. 分泌物管理对有效的气体交换至关重要，尤其是对建立人工气道的患者。吸痰是清除分泌物的必要措施，是重症监护中最常执行的干预措施之一，包括患者准备，通过导管进行吸引及吸痰后护理等步骤。

2. 尽管人工气道吸痰通常被认为是安全的，但并非没有潜在并发症。研究报道，22%～26%的吸痰会导致不良反应,如血氧饱和度下降、出血、血流动力学变化和颅内压增高等。此外,长期不规范的气道吸痰可能导致医院获得性感染。

3.2022版《AARC临床实践指南:人工气道内吸痰》建议吸痰管外径应选择占儿童和成人患者<50%的气管插管管腔,新生儿<70%。

4.适应证:①只在有分泌物时进行气管内吸痰,而不是常规吸痰;②患者出现血氧饱和度下降、呼气末二氧化碳升高等症状,怀疑气道分泌物增多引起;③人工气道出现可见的痰液;④双肺听诊出现大量的湿啰音,怀疑是气道分泌物增多所致。

【用物准备】

治疗盘,无菌治疗巾,无菌生理盐水,有盖容器(盛放无菌生理盐水),一次性吸痰管,无菌纱布,听诊器,弯盘,气囊压力监测表,简易呼吸器,压舌板,开口器,负压吸引装置(功能良好),手电筒,速干手消毒剂,PDA,医疗废物桶,生活垃圾桶。

【操作流程】

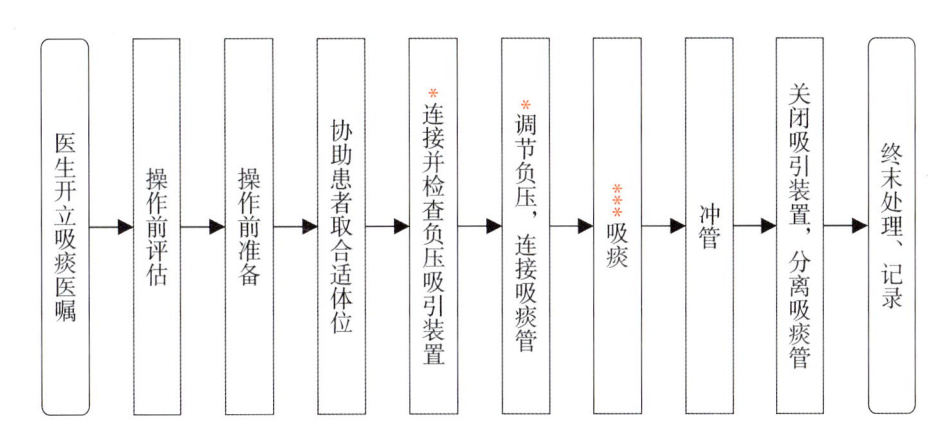

医生开立吸痰医嘱 → 操作前评估 → 操作前准备 → 协助患者取合适体位 → *连接并检查负压吸引装置 → *调节负压,连接吸痰管 → ***吸痰 → 冲管 → 关闭吸引装置,分离吸痰管 → 终末处理、记录

注:*越多代表此步骤关键程度越高。

【操作细则】

项目	操作步骤	步骤解释说明
操作前评估	1.双人核对吸痰医嘱。 2.床旁正确识别患者身份。 3.向清醒患者解释操作目的、方法及配合事项。 4.评估患者吸痰指征。	是否符合吸痰指征(符合1项即可)。 ● 持续性咳嗽,听见或闻及气道分泌物:□是*□否。 ● 肺部听诊粗湿啰音或气泡音:□是*□否。 ● 患者自觉咽部分泌物多,要求吸痰:□是*□否。 ● 患者突然出现血氧饱和度下降等临床异样表现,怀疑由气道分泌物过多导致:□是*□否 注:遵循按需吸痰原则。
	5.评估患者病情、意识状态、生命体征、合作程度、呼吸情况。	

项目	操作步骤	步骤解释说明
护士准备	1. 着装整洁,仪表符合要求。 2. 规范洗手,戴口罩。 3. 准备用物,物品摆放合理(详见【操作要点】1)。 4. 检查物品质量及有效期。	• 七步洗手法。
操作过程	1. 携用物至患者床旁处,再次识别患者身份。 2. 向清醒患者解释。 3. 给予床头抬高30°~40°,协助患者取舒适卧位。 4. 连接电动吸引器(中心负压吸引装置),检查负压吸引装置的性能是否良好及一次性连接管是否连接正确。 5. 调节负压,建议新生儿及儿童的吸痰负压<40 kPa,成人吸痰负压为40.0~53.3 kPa。 6. 为防止患者缺氧,可在吸痰前后给予2 min纯氧的吸入。 7. 卫生手消毒,根据患者气切套管型号选择吸痰管,检查灭菌有效期,撕开外包装,右手戴无菌手套取出吸痰管,盘绕在手中,开口端连接负压吸引装置。 8. 用戴无菌手套的手持吸痰管前端,用生理盐水试吸通畅后,另一只手折叠导管末端,插至气管深部左右旋转,向上提拉,边退边吸,吸净气道内分泌物。 9. 更换吸痰管,将吸痰管轻轻插入口咽部,然后放松吸痰管末端,左右旋转从深部向上提拉,边退边吸,将口腔、咽部的分泌物吸净。 10. 吸痰管退出后,抽吸生理盐水冲洗,防止分泌物堵塞。 11. 吸痰过程中注意观察患者的反应,如血氧饱和度、面色、呼吸、心率、血压等,吸出痰液的颜色、性质和量,吸痰后再次评估患者的呼吸情况(详见【操作要点】2)。 12. 吸痰完毕,关闭吸引装置,分离吸痰管并丢弃,脱手套,将负压连接管妥善固定,干燥保存,卫生手消毒。 13. 擦净患者面部,肺部听诊,协助患者取舒适体位,卫生手消毒。 14. 必要时更换吸痰瓶(详见【操作要点】2)。	• 并非所有患者都需要100%的氧气,预先吸入氧浓度(FiO_2)在高于基线20%的情况下无须增加至100%,这对于成人和儿科患者可能足够。 • 吸痰管外径应占儿童和成人患者<50%的气管插管管腔,新生儿<70%。 • 尽可能在进行开放式吸痰时保持无菌,以保护患者免受潜在的交叉感染。 • 吸痰深度直接影响气道清理效果,过浅无法有效清除分泌物,过深容易导致气道黏膜损伤、出血等不良事件。 • 建议常规使用浅吸痰技术以避免潜在的气道损伤;深吸痰通常仅在浅吸痰无效时使用。 • 每次吸痰时间尽可能短,不超过15 s。
整理用物	1. 整理物品,医疗废物分类处置。 2. 规范洗手。 3. 记录护理单。	• 整理治疗车,先上层再下层。 • 七步洗手法。

【操作要点】

1. 吸痰前准备工作

方法	图示	说明
连接负压装置		使用前应确保负压吸引装置性能良好，处于备用状态。
准备吸痰盘		吸痰的用物应每24 h更换1次，且有盖容器需准备2个，分别标注"气道""口腔"，不能混用。
选择合适吸痰管		吸痰管外径应占儿童和成人患者<50%的气管插管管腔，新生儿<70%。

2. 注意事项

内容	图示	说明
严格执行无菌操作		佩戴无菌手套，每次需更换吸痰管，以保护患者免受潜在的交叉感染。

内容	图示	说明
密切观察		①注意观察患者反应及心电监护仪上患者的生命体征。②如出现发绀、血氧饱和度下降等缺氧症状,应立即停止吸痰。
更换吸痰瓶		①吸痰瓶及时更换,避免污染、堵塞中心负压装置。②吸痰瓶内液体量到达2/3,需更换。

【护理记录】

吸痰前患者的症状,吸出痰液的性质、颜色、量,以及吸痰后患者的症状改善情况。

【并发症】

1.低氧血症

(1)原因:①吸痰过程中供氧中断,导致低氧血症。②吸痰过程反复,引起患者咳嗽,使呼吸频率下降,引起缺氧。③患者原有缺氧性疾病,吸痰时致使缺氧。④吸痰时负压过高,时间过长,吸痰管外径过粗,置管过深等均可造成低氧血症。

(2)临床表现:①轻度缺氧时表现为呼吸加深加快、心率加快、血压升高、肢体协调动作差等。②中度缺氧时表现为疲劳、精细动作失调、注意力减退、反应迟钝、思维紊乱。③严重缺氧时表现为头痛、发绀、眼花、恶心、呕吐、耳鸣、全身发热,不能自主运动和说话,很快出现意识丧失、心跳减弱、血压下降、抽搐、张口呼吸甚至呼吸停止,继而心搏骤停,甚至死亡。

(3)预防:①吸痰管口径的选择要适当,使其能够将痰液吸出,且不阻塞气道。②刺激气管隆嵴处易引起患者咳嗽反射,不宜反复刺激。③吸痰不宜深入支气管处,否则易阻塞呼吸道。④吸痰前后给予患者高浓度氧气吸入,可给予100%纯氧。⑤吸痰时密切观察患者的心率、心律、动脉血压和血氧饱和度的变化。

(4)处理:已经发生低氧血症者,立即加大吸氧流量,酌情适时静脉注射阿托品、氨茶碱、地塞米松等药物,必要时进行机械通气。

2.呼吸道黏膜损伤

(1)原因:①吸痰管质地僵硬、粗糙、管径过大,容易损伤气管黏膜。②操作不当,缺乏技巧,例如动作粗暴、插管次数过多、插管过深、用力过猛、吸引时间过长、负压过大等,均可致使黏膜损伤。③对烦躁不安、不合作的患者,在吸痰过程中,吸痰管的头部容易刮伤气道黏膜,造成黏膜损伤。④呼吸道黏膜有炎症水肿及炎性渗出,黏膜相对脆弱,易受损。

(2)临床表现

1)口腔黏膜受损可见表皮破溃,甚至出血。

2)气道黏膜受损可吸出血性痰,纤维支气管镜检查可见受损处黏膜糜烂、充血肿胀、渗血甚至出血。

(3)预防

1)使用优质、前端纯圆有多个侧孔、后端有负压调节孔的吸痰管,吸引前先试吸无菌蒸馏水或生理盐水使其头端润滑。

2)选择型号合适的吸痰管,即外径小于1/2气切套管内径的吸痰管。

3)吸痰管避免插入过深损伤黏膜;插入时动作轻柔,不可蛮插,不可用力过猛,禁止带负压插管;抽吸时,吸痰管必须旋转向外提拉,严禁提插。

4)每次吸痰的时间不宜超过15 s。若痰液一次未吸净,可暂停3~5 min再吸痰。

5)每次吸痰前先将吸痰管放于无菌生理盐水中测试导管是否通畅和负压是否适宜,以调节合适的吸引负压。建议新生儿及儿童的吸痰负压为120 mmHg以下,成人吸痰负压为200 mmHg以下。

3. 感染

(1)原因

1)没有严格执行无菌技术操作,没有戴无菌手套。使用的吸痰管消毒不严格或一次性吸痰管外包装破裂以致吸痰管被污染。吸痰管和冲洗液更换不及时。用于吸口、鼻咽与吸气管内分泌物的吸痰管混用等。

2)人工气道失去了上气道对空气的清洁作用,致使空气中的细菌进入到肺内;失去了上气道对空气的加湿作用,致使下呼吸道分泌物黏稠,分泌物不易咳出、结痂,可致下呼吸道炎症改变。

3)各种导致呼吸道黏膜损伤的原因,严重时均可引起感染。

(2)临床表现

1)口鼻局部黏膜感染时,出现局部黏膜充血、肿胀、疼痛,偶有脓性分泌物。

2)肺部感染时出现寒战、高热、痰量增多、黏液痰或脓痰,听诊肺部有湿啰音,X射线检查可发现散在或片状阴影,痰培养可找到致病菌。

(3)预防

1)吸痰时严格遵守无菌技术操作原则,采用无菌吸痰管,使用前认真检查有无灭菌,外包装有无破损等。准备两套吸痰管,一套用于气管内吸痰,另一套用于口鼻咽腔吸痰,两者不能混用。

2)吸痰管及用物固定专人使用,放置有序。吸痰时洗手、戴无菌手套,冲洗吸痰管液用生理盐水或灭菌蒸馏水,注明口腔、气道。冲洗液24 h更换1次。吸引瓶内吸出液应及时更换,不超过其高度的2/3。

3)痰液黏稠者,应进行雾化吸入,必要时根据患者的症状给予地塞米松或氨茶碱,以便稀释痰液,易于排痰或吸痰。

4)加强口腔护理,一般常规使用生理盐水或1∶2 000氯己定溶液。当培养出致病菌时,可根据药敏试验结果,选择适当的抗生素应用。

5)吸痰所致的感染几乎都发生在呼吸道黏膜损伤基础上,所有防止呼吸道黏膜损伤的措施均适合于预防感染。

(4)处理:疑似感染者应及时留取标本进行培养。出现全身感染时行血培养,肺部感染时行痰培养,做药敏试验,根据药敏试验结果选择抗菌药物应用。

4. 心律失常

(1)原因

1)在吸痰过程中,吸痰管在气管导管内反复吸引时间过长,造成患者短暂性呼吸道不完全堵塞以及肺不张引起缺氧和二氧化碳潴留。

2) 吸引分泌物时吸痰管插入较深,反复刺激气管隆嵴引起迷走神经反射,严重时致呼吸、心搏骤停。

3) 吸痰刺激使儿茶酚胺释放增多所致。

4) 上述各种导致低氧血症原因,严重时均可引起心律失常或者心搏骤停。

(2) 临床表现

1) 轻者可无症状,重者可影响血流动力学而致乏力、头晕等症状。

2) 原有心绞痛或心力衰竭患者可因此而诱发或加重病情。

3) 听诊心律不规则,严重者可致心搏骤停。

(3) 预防:因吸痰所致心律失常几乎都发生在低氧血症的基础上,所有防止低氧血症的措施均适合预防心律失常。

(4) 处理

1) 如发生心律失常,应立即停止吸痰操作,给予高浓度吸氧。

2) 一旦发生心搏骤停,立即按心搏骤停抢救流程抢救。

【案例思考】

患者张某,男,65岁,反复咳嗽、咳痰20年余,诊断为慢性阻塞性肺疾病急性加重、气管切开术后。目前,患者神志模糊,口唇发绀、呼吸急促、可闻及痰鸣音,给予吸痰处理。

请思考:①患者吸痰前,可给予何种呼吸支持?②患者吸痰前,可采取何种体位?③当患者吸痰后,痰鸣音消失,但是仍然存在呼吸困难,是否可给予再次吸痰?

九 机械通气经口人工气道吸痰技术

【操作目的】

1. 吸除患者气管、支气管及肺内的分泌物。
2. 改善患者的咳嗽症状。
3. 预防吸入性肺炎。
4. 采集下呼吸道分泌物标本协助病原学诊断。

【相关理论】

1. 经口人工气道是将气管插管经口腔、咽喉,通过气管到达主支气管的导管;一般置管长度为(24 ± 2)cm,为防止反流误吸及封闭气道,气囊压力维持在25~30 cmH$_2$O,部分插管带有囊上滞留物吸除管道。置入后导管末端位置在主支气管末端隆突上2~3 cm。

2. 机械通气经口人工气道吸痰技术是利用机械吸引,经口腔、鼻腔或人工气道将呼吸道分泌物吸出,保持呼吸道通畅,预防吸入性肺炎、肺不张的一种方法。适用于无力咳嗽、年老体弱、危重、昏迷、气管切开、麻醉未清醒等各种原因所致的不能有效自主咳嗽的患者。

3. 使用密闭式吸痰技术有利于维持良好的气道压力,对肺换气功能以及血流动力学影响较小,对呼吸系统顺应性无影响;使用该技术还可以尽量减少脱机操作从而保证通气,减少肺不张的发生。

4. 适应证

(1) 经口人工气道患者需要清除气道内分泌物、维持人工气道通畅、留取痰标本。

(2)吸痰指征:直接观察到气管导管内有分泌物;肺部听诊大气道可闻及痰鸣音;机械通气监测示高压报警、低潮气量报警、流速-曲线监测呈锯齿状改变;血氧饱和度下降或呼吸频率过快、心率过快。

5. 相对禁忌证

(1)患者出现心律失常时慎用。

(2)患者出现极低血氧饱和度时慎用。

【用物准备】

1. 机械通气经口人工气道吸痰技术:治疗盘,无菌治疗巾,无菌生理盐水,塑杯2个,一次性吸痰管数根,检查手套,无菌纱布2片,中心负压吸引装置一套,压舌板,听诊器,开口器,舌钳,速干手消毒剂,PDA,医疗废物桶,生活垃圾桶。

2. 机械通气经口人工气道密闭式吸痰技术:治疗盘,无菌治疗巾,无菌生理盐水,塑杯2个,一次性吸痰管,密闭式吸痰管,灭菌注射用水,输液器,瓶套,中心负压吸引装置一套,无菌纱布2片,舌钳,压舌板,听诊器,开口器,速干手消毒剂,PDA,医疗废物桶,生活垃圾桶。

【操作流程】

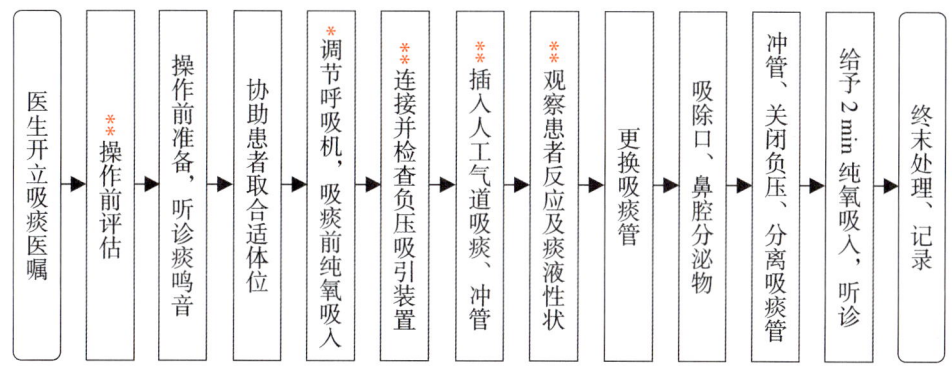

医生开立吸痰医嘱 → **操作前评估 → 操作前准备,听诊痰鸣音 → 协助患者取合适体位 → *调节呼吸机,吸痰前纯氧吸入 → **连接并检查负压吸引装置 → **插入人工气道吸痰、冲管 → **观察患者反应及痰液性状 → 更换吸痰管 → 吸除口、鼻腔分泌物 → 冲管、关闭负压、分离吸痰管 → 给予2 min纯氧吸入,听诊 → 终末处理、记录

注:*越多代表此步骤关键程度越高。

【操作细则】

项目	操作步骤	步骤解释说明
操作前评估	1. 双人核对吸痰医嘱。 2. 床旁正确识别患者身份。 3. 向清醒患者解释操作目的、方法及配合事项。 4. 评估患者意识状态、生命体征、病史、心理状态及合作程度。 5. 查看人工气道情况,评估呼吸机参数。 6. 听诊患者肺部情况,是否存在吸痰指征。	重点评估以下内容。 ● 意识状态:□清醒 □意识改变(如平静变烦躁,清醒变意识不清)* ● 生命体征:□心率加快 □呼吸加快* □血氧饱和度下降* ● 机械通气监测:□高压报警* □低潮气量报警*(排除管道问题) □流速-曲线监测呈锯齿状改变* □用氧浓度(吸氧浓度高提示氧储备差,需要严格控制吸痰时间)* ● 人工气道:□气管导管内可见分泌物* ● 听诊:□大气道可闻及痰鸣音* 评估项目*越多代表吸痰需求及吸痰风险越高。

项目	操作步骤	步骤解释说明
护士准备	1. 着装整洁,仪表符合要求。 2. 规范洗手,戴口罩。 3. 准备用物,熟悉患者病情及目的,物品摆放合理。 4. 检查物品质量及有效期。	• 七步洗手法。
操作过程	1. 携用物至患者床旁处,再次识别患者身份。 2. 向清醒患者解释。 3. 给予床头抬高30°~40°,协助患者取舒适卧位。 4. 卫生手消毒。 5. 评估呼吸机参数,调节呼吸机提供2 min纯氧(详见【操作要点】1),将患者面部转向操作者。 6. 打开中心负压吸引装置,检查负压吸引器的性能是否良好,检查一次性使用连接管是否连接正确,负压装置密闭性是否良好,调节负压。 7. 卫生手消毒。 8. 吸痰 △使用一次性吸痰管 (1) 根据患者痰液的黏稠度选择吸痰管并检查吸痰管灭菌有效期,撕开外包装,一手戴手套取出吸痰管,盘绕在手中,开口端与吸痰器的负压管连接(详见【操作要点】1)。 (2) 打开呼吸机延长管前端小孔,轻轻插入气管插管,插入时松开负压孔零负压插入,插入最深处后退出0.5 cm,按住负压孔,左、右旋转从深部向上提拉,边退边吸,将气道及插管内的分泌物吸净,关闭呼吸机延长管前端小孔。 (3) 分离吸痰管,脱手套,卫生手消毒。 △使用密闭式吸痰管 (1) 连接密闭式吸痰管,打开可旋转接头,打开吸痰管前端开关,一手握着可旋转接头,另一手执吸痰管外薄膜封套用拇指及示指将吸痰管移动插入气管插管内所需的深度,并按下控制钮吸痰(详见【操作要点】2)。 (2) 吸痰完成后,缓慢地抽回吸痰管,直到看到吸痰管上的黑色指示线为止。关闭吸痰管前端开关,经冲水口注入灭菌注射用水,按下控制钮,以便清洗导管内壁(详见【操作要点】2)。 8. 卫生手消毒,更换吸痰管,戴手套轻轻插入口咽部,左、右旋转从深部向上提拉,边退边吸,将口咽部的分泌物吸净,必要时清除囊上滞留物。	• 采取查看床头卡、反问式询问、核对腕带(或使用PDA扫码)确认患者身份。 • 一般压力:成人40.0~53.3 kPa(300~400 mmHg);儿童<40.0 kPa(300 mmHg)。 • 吸痰管直径以小于各种气管套管内径的1/2为宜,吸痰管型号的Fr可换算为吸痰管直径1 Fr≈0.33 mm。 • 打开外包装时注意无菌原则。 • 严格无菌操作,插入动作轻柔、敏捷。 • 负压不可过大,进吸痰管时不可给予负压,以免引起气道损伤。注意观察插管深度。 • 吸痰时动作要轻、稳、准、快,切不可动作粗暴导致气道黏膜出血。 • 一次吸痰时间不宜超过15 s,吸痰间隔以纯氧吸入。 • 吸痰管一次性使用,避免交叉感染。 • 痰液黏稠可配合雾化吸入、机械排痰、叩击等方法,不推荐气道内滴入湿化。 • 病情危重、分泌物多及对缺氧耐受差者,吸痰时不宜一次吸净,应分次吸痰(间隔时间应大于3~5 min)或使用密闭式吸痰管。

项目	操作步骤	步骤解释说明
操作过程	9. 吸痰管退出后,抽吸生理盐水冲洗,防止分泌物堵塞。 10. 吸痰过程中:观察气道是否通畅,患者的反应(面色、呼吸、心率、血压)、吸出痰液的性质、量、颜色,判断痰液的黏稠度(详见【操作要点】3)。 11. 吸痰完毕,关闭负压吸引装置开关,分离吸痰管,脱手套,将连接管置于床旁盛有消毒液的瓶内,卫生手消毒。 12. 给予2 min纯氧吸入,调整呼吸机参数。 13. 用纱布擦净患者面部,肺部听诊。 14. 协助患者取舒适卧位,整理床单位,卫生手消毒。	● 吸痰过程中密切观察患者的病情变化,如有心率、血压、呼吸、血氧饱和度发生明显改变时,应当立即停止吸痰,并给予纯氧吸入。 ● 痰液收集器内吸出液达容积的2/3时,应及时更换。
整理用物	1. 整理物品,医疗废物分类处置。 2. 规范洗手。 3. 记录护理单。	● 整理治疗车,先上层再下层。 ● 七步洗手法。

【操作要点】

1. 注意事项

方法	图示	说明
吸痰前后纯氧吸入		①打开呼吸机上纯氧标识,呼吸机给予2 min纯氧吸入。②吸痰前后纯氧吸入,以增加患者氧储备,预防和纠正吸痰引起的低氧血症。
机械通气吸痰路径		①打开呼吸机延长管前端小孔,轻轻插入气管插管。②插入时松开负压孔,不能带有负压,插入最深处时多为隆突上,需要后退0.5 cm再吸引,以免损伤气道黏膜。

2. 吸痰管使用方法

方法	图示	说明
密闭式吸痰管的连接		①使用密闭式吸痰技术有利于维持良好的气道压力，对肺换气功能以及血流动力学影响较小，对呼吸系统顺应性无影响。②还可以尽量减少脱机操作从而保证通气，减少肺不张的发生。
安全锁的使用		①旋转接头关闭可避免误操作。②连接密闭式吸痰管，需打开旋转接头。
打开吸痰管前端开关		①吸痰管前端开放才可以进行人工气道吸痰。②关闭后再冲管可避免冲洗液流入气道。
冲洗吸痰管		①吸痰完成后，缓慢地抽回吸痰管，直到看到吸痰管上的黑色指示线为止，关闭吸痰管前端开关，冲管，冲洗时观察痰液的量、颜色、性质、黏稠度。②经冲水口注入灭菌注射用水，按下控制钮，以便清洗导管内壁。

3. 判断痰液黏稠度

黏稠度分级	图示	说明
Ⅰ度		①稀痰，呈米汤状或白色泡沫状，比较容易咳出，在吸痰后吸痰管内壁上没有明显痰液残留。②湿化过度或肺水增加，可告知医生，遵医嘱调低湿化或加强利尿。

黏稠度分级	图示	说明
Ⅱ度		①质地较Ⅰ度痰液黏稠，颜色呈白色或黄白色，需要用力咳才能咳出，在吸痰后吸痰管内壁上有少许痰液残留。②较适宜痰液黏度，易咳出，易抽吸。
Ⅲ度		①明显黏稠，颜色呈黄色，伴有血丝，患者不能咳出，在吸痰后吸痰管内壁上有大量的痰液残留。②不易抽出，需加强湿化，还可结合雾化吸入、机械振动排痰等方式促进痰液排出。

【护理记录】

记录吸痰日期和时间，吸出痰液的性质、量、颜色、黏稠度。

【并发症】

1. 呼吸、心搏骤停

(1)原因

1)患者既往患有心脏病、高血压等病史，或合并心律失常的老年患者，吸痰管进入气道时可产生剧烈的咳嗽反射，重者可致呼吸困难，诱发严重心律失常甚至心搏骤停。

2)剧烈咳嗽引起腹内压骤升，内脏血管收缩，回心血量骤增，导致心脏负荷过重。

3)患者有昏迷等脑损伤症状，脑组织缺血缺氧，功能障碍。吸痰刺激使迷走神经兴奋，反射性引起患者屏气和呼吸道痉挛，致通气功能障碍，同时呛咳、躁动使机体耗氧量增加，进一步加重脑缺氧。

(2)临床表现：患者突发意识变化，抽搐，双目上视，意识丧失，面色发绀，血氧饱和度下降，继之大动脉(颈动脉、股动脉)搏动消失，呼吸停止。

(3)预防：①为有心脏病史患者吸痰须谨慎小心。②必要时可先使用布地奈德雾化，给予2 min纯氧吸入后给予吸痰。③操作中严密监测生命体征，如发现异常，立即停止操作，并采取相应抢救措施。

(4)处理：①如病情需要必须吸痰，要持谨慎态度，严密观察患者生命体征。②患者出现呼吸、心搏骤停，按照医院应急抢救预案实施抢救。

2. 气道黏膜损伤和出血

(1)原因：①反复吸痰刺激或吸引负压过大造成气道黏膜损伤或口、鼻咽黏膜损伤。②长期留置经口人工气道对口咽黏膜的刺激引起黏膜糜烂。③重症感染导致患者血小板急速下降。

(2)临床表现：抽出血性痰；口鼻腔流出血性液体；部分患者有感染症状。

(3)预防及处理：①查看患者血小板及凝血功能是否正常。②对需要长期留置经口人工气道者，建议气管切开。③吸痰时动作要轻、稳、准、快，切不可动作粗暴。④负压应选择能够吸出痰液的最小压力，如果痰液黏稠可适当增加吸引器的负压。⑤吸痰管插入不顺利，遇到阻力时，应分析原因并遵医嘱及时处理。

【案例思考】

患者刘某,男,83岁,慢性阻塞性肺疾病急性期,经口气管插管接呼吸机辅助呼吸,FiO_2 40%,昏迷状态,T 36.8 ℃,血流动力学稳定,痰鸣音明显。

请思考:①听诊肺部痰鸣音时应听诊哪几个部位?②为患者选择吸痰管的依据是什么?③患者血氧饱和度下降至多少时,需要吸痰?④吸痰过程中如何预防VAP?⑤吸痰过程中如何预防气道黏膜损伤?

十 气管切开护理技术

【操作目的】

1. 检查、观察患者切口恢复情况。
2. 保持气管造瘘口处清洁干燥,防止气管造瘘口处感染。
3. 清除造瘘口处的分泌物,减轻细菌及分泌物的刺激。
4. 促进创面愈合,使患者舒适。

【相关理论】

1. 气管切开术是切开颈段气管前壁,通过新建立的与外界相通的管道进行呼吸的一种手术。
2. 气管切开术的适应证:任何原因引起的喉梗阻;下呼吸道分泌物潴留;预防性气管切开;长时间辅助呼吸。
3. 气管切开换药技术是了解气管切开患者造瘘口愈合情况,清除气管造瘘口周围的分泌物,使创面清洁,减少细菌及分泌物的刺激,预防感染,促进创面愈合,增加患者舒适度的一种换药技术。

(1)气管切开换药适应证:气管造瘘口处敷料有血迹;气管造瘘口分泌物多;气管造瘘口至少每日换药1次。

(2)气管切开换药禁忌证:有出血倾向的患者;特殊伤口(新的手术方式形成的造瘘口、感染伤口)、要求医生换药的气管切开患者。

4. 气管套管包括金属套管和塑胶气管套管,见表2-1。

表2-1 气管套管种类

套管类型	图示
金属套管	

续表2-1

套管类型	图示
塑胶套管	

5. 敷料的选择:无菌开口纱布、泡沫敷料、水胶体敷料(表2-2、表2-3)。

表2-2 敷料的选择

切口局部情况	切口周围消毒用物	敷料选择
0度:导管入口处皮肤无变化	生理盐水棉球	无菌开口纱布敷料
Ⅰ度:导管入口处皮肤红肿直径≤0.5 cm	碘伏棉球	新型开口泡沫敷料
Ⅱ度:导管入口处皮肤红肿直径>0.5 cm	碘伏棉球	银离子敷料+无菌开口纱布敷料
Ⅲ度:导管入口处皮肤红肿且有脓性分泌物	碘伏棉球	藻酸盐银离子敷料+无菌开口纱布敷料

表2-3 敷料的种类

敷料种类	图示
无菌开口纱布敷料	
新型开口泡沫敷料	
银离子敷料	

续表2-3

藻酸盐银离子敷料	

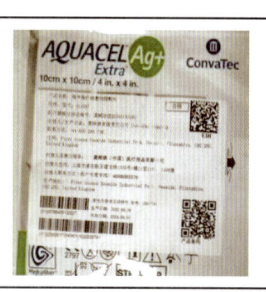

6. 消毒液的选择：生理盐水、络合碘消毒剂（碘伏）。

【用物准备】

治疗碗，治疗盘，弯盘，无菌治疗巾，一次性换药包，一次性吸痰包，灭菌棉球，生理盐水，敷料（无菌开口纱布、泡沫敷料），无菌手套，无菌小剪刀，清洁手套，听诊器，系带，胶布，皮肤消毒剂，速干手消毒剂，PDA，医疗废物桶，生活垃圾桶。

【操作流程】

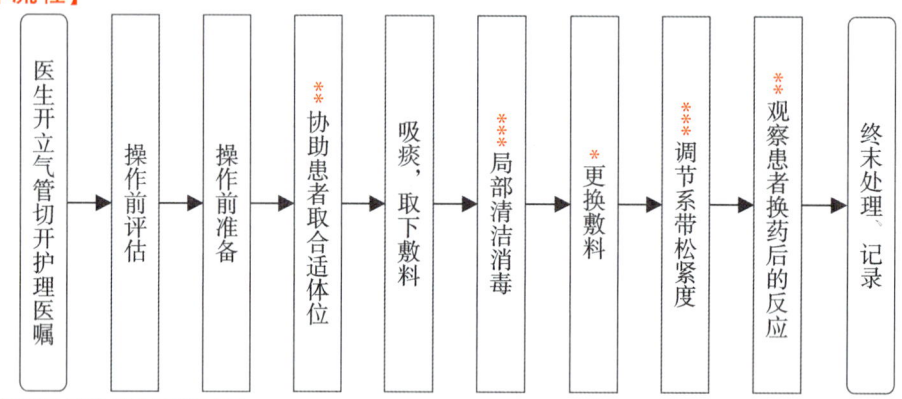

医生开立气管切开护理医嘱 → 操作前评估 → 操作前准备 → **协助患者取合适体位 → 吸痰，取下敷料 → ***局部清洁消毒 → *更换敷料 → ***调节系带松紧度 → **观察患者换药后的反应 → 终末处理、记录

注：*越多代表此步骤关键程度越高。

【操作细则】

项目	操作步骤	步骤解释说明
操作前评估	1. 双人核对气管切开医嘱。 2. 床旁正确识别患者身份。 3. 向患者及家属解释操作目的、方法及配合事项。 4. 评估患者意识状态、年龄、痰液情况、气囊压力、病史、心理状态及合作程度。 5. 检查患者气管套管通气状态。 6. 询问并协助患者大小便。	重点评估以下内容。 ● 意识状态：□清醒 □意识障碍（格拉斯哥昏迷评分、烦躁、全麻未醒）* ● 年龄：□<75岁 □≥75岁* ● 一般情况。配合能力：□正常 □异常*；痰液的情况：□正常 □痰液多，黏稠*；气囊充气情况：□正常 □异常*；吸氧方式：□储氧面罩* □高流量* □人工气道辅助呼吸*；口腔情况：□正常 □异常* ● 病史：□心肺疾病史（冠心病、支气管哮喘、肺栓塞、气胸）* □脑卒中史* □鼻/喉/胃/食管手术史* □脊髓损伤史* 评估项目*越多代表操作风险越高。

项目	操作步骤	步骤解释说明
护士准备	1. 着装整洁,仪表端庄。 2. 规范洗手,戴口罩、帽子。 3. 准备用物,物品摆放合理。 4. 检查物品质量及有效期。	• 七步洗手法。 • 检查物品是否漏气、所有物品是否变质。
操作过程	1. 携用物至患者床旁,再次识别患者身份。 2. 向患者解释,取得配合。 3. 卫生手消毒,打开换药包,准备物品。 4. 清醒患者协助其取坐位或仰卧位(昏迷患者取仰卧位)。仰卧位时协助患者解开衣领,肩下垫软枕,充分暴露颈部气管造瘘口。 5. 卫生手消毒,戴手套。 6. 为患者吸净气管套管内的痰液,取下气管敷料入医疗废物桶。 7. 观察造瘘口周围的皮肤颜色有无红肿、水疱等情况。 8. 脱去手套,卫生手消毒。 9. 询问患者有无不适。 10. 戴无菌手套,消毒 (1)距离套管柄10 cm处由外向内Z字形依次消毒皮肤,直至套管柄周围,消毒面积为切口周围15 cm²。 (2)消毒顺序依次为套管:上侧—对侧—近侧—下侧(详见【操作要点】1)。 (3)夹取棉球擦拭套管柄的下方,顺序同上,擦拭时如果套管柄紧贴皮肤,可以用镊子轻提套管系带,便于擦拭干净(详见【操作要点】1)。 11. 用生理盐水棉球擦净套管柄上的分泌物。 12. 选择合适的敷料(详见【相关理论】5)。 13. 用镊子夹取准备好的敷料垫于气管套管柄下,注意动作轻柔,避免引起患者咳嗽,用胶布固定好敷料。 14. 脱手套,卫生手消毒。 15. 检查、调节系带的松紧度(详见【操作要点】2)。观察换药后的患者反应。 16. 协助患者取舒适体位,整理床单位。 17. 告知患者及家属注意事项。	• 采取查看床头卡、反问式询问、核对腕带(或使用PDA扫码)确认患者身份。 • 治疗巾全部展开,打开换药包,将棉球用生理盐水或者络合碘浸泡,棉球完全浸湿,用两个镊子拧至不滴水为最佳;将胶布、开口纱布或者泡沫敷料放置于合适位置。 • 浸泡棉球时注意无菌原则。 • 泡沫敷料垫需用无菌小剪刀剪出E形备用。 • 观察分泌物的颜色、性质、气味、量。 • 夹取棉球时,注意遵循无菌原则(详见【操作要点】1)。 • 每次擦拭均应观察棉球上分泌物的量、颜色、性质,观察擦拭效果。 • 系带松紧度以容纳一指为宜。

项目	操作步骤	步骤解释说明
整理用物	1. 整理物品,医疗废物分类处置。 2. 规范洗手。 3. 记录护理单。	• 整理治疗车,先上层再下层。 • 七步洗手法。

【操作要点】

1. 无菌原则

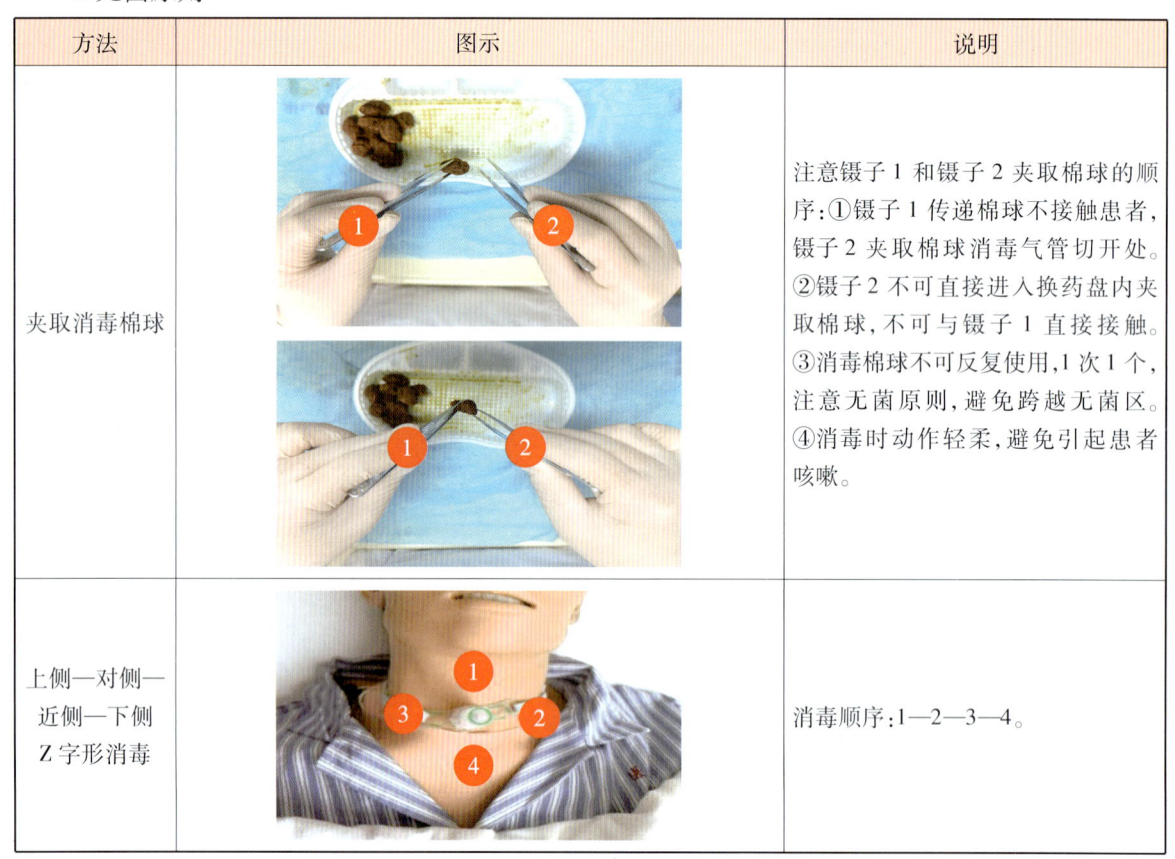

方法	图示	说明
夹取消毒棉球		注意镊子1和镊子2夹取棉球的顺序:①镊子1传递棉球不接触患者,镊子2夹取棉球消毒气管切开处。②镊子2不可直接进入换药盘内夹取棉球,不可与镊子1直接接触。③消毒棉球不可反复使用,1次1个,注意无菌原则,避免跨越无菌区。④消毒时动作轻柔,避免引起患者咳嗽。
上侧—对侧—近侧—下侧 Z字形消毒		消毒顺序:1—2—3—4。

注:1. 一个棉球只能用1次,不能重复使用;两个镊子之间不能相碰。
　　2. 消毒时捏紧棉球,不可松动,防止棉球落入气管套管内。

2. 准确系带的固定

方法	图示	说明
系带固定方法		系带的固定以容纳一指为宜,打死结,不可松动。

【并发症】

1. 气管套管阻塞

(1)原因:①在消毒换药时患者痰液黏稠,造成痰液阻塞气道。②有效吸痰不够:吸痰不彻底,吸痰管插入深度不够致使分泌物滞留于气道局部,形成痰痂堵塞气道。③在操作的过程中,异物不慎落入气道造成气道阻塞。④套管原因:使用一次性无内套管的气管套管,不能定时清洗、消毒,易形成痰痂阻塞气道。

(2)临床表现:患者呼吸急促,发绀,血氧饱和度下降,吸痰管插入受阻。

(3)预防:①有效湿化:及时有效遵医嘱进行气道湿化,遵医嘱使用湿化液湿化痰液,可以根据痰液的黏稠度调节湿化液的速度;湿化效果以患者痰液能够轻松咳出为宜。②有效吸痰,每次吸痰后观察吸痰效果、患者的反应,用听诊器听患者气道有无痰鸣音。③换药操作时动作轻柔、准确,减少对患者的刺激,防止消毒棉球经气管套管时落入气道。

(4)处理:①患者出现呼吸困难时,立即停止换药进行吸痰,吸痰后若患者症状好转,可继续换药。②吸痰后患者症状未见好转者,迅速拔出气管内套管,然后自外套管吸痰,内套管清洗消毒后再重新置入。③如果为异物阻塞,立即通知医生准备抢救用物,配合医生进行异物取出术。

2. 气道刺激症状

(1)原因:换药时使气管套管摩擦气管壁。

(2)临床表现:患者出现咳嗽、咳痰。

(3)预防及处理:①操作前认真评估患者气道情况,及时清理患者呼吸道分泌物。②操作时动作轻柔,减少气管套管的活动。③气管套管柄下方不可反复擦洗,以免引起剧烈咳嗽。

3. 气管套管移位

(1)原因:①多发生于肥胖、颈部粗短者、系带过松者。②颈部敷料过厚压迫套管底板或者将套管推向一侧,颈部过度处于屈、伸位。

(2)临床表现:发生短期或者渐进性呼吸困难,表现为憋气、气短、烦躁不安,无脱管,无痰痂,无分泌物过多,但套管内气流减弱。

(3)预防及处理:①换药前检查患者系带的松紧度,以能容纳一指为宜,不可过松,亦不可过紧。②发现气管套管移位,立即通知医生,配合医生取出内套管,置入套管内芯使气管套管顺着窦道送回,内套管清洗消毒后再置入。若不能直接送回到窦道内,配合医生拔出外套管,重新再置入。

4. 气管套管脱出

(1)原因:系带固定不牢固或者过松;气管套管衬垫过厚;剧烈咳嗽时意外脱管;患者烦躁、挣扎时意外脱管;气管套管类型或型号选择不当时,肥胖颈部粗短者易致脱管。

(2)临床表现:患者面色发绀,烦躁,呼吸、心率加快,血压升高,套管不居中,套管口有轻微的气流,说明是半脱管,套管口无气流通过,说明是完全脱出。

(3)预防及处理:①每日检查气管套管系带的松紧度,以能容纳一指为宜,特别是患者颈部水肿消失,侧支循环建立后。②换药时及吸痰时动作轻柔,避免刺激气管套管。③每日检查气管套管的情况,患者的生命体征,如有异常,及时与医生进行沟通处理。④发现气管套管脱出,立即通知医生,并配合医生重新置入。

【案例思考】

患者李某,男,52岁,喉梗阻Ⅲ度,入院后立即行气管切开术术后2 d,T 36.8 ℃,现病情稳定,遵医嘱气管切开换药每天1次。

请思考:①换药前,患者应采取何种体位?②换药前,应评估患者的哪些内容?③当患者出现呛咳时,应采取哪些措施?④换药后需要观察患者的哪些内容?⑤在换药的过程中,若患者出现面部发绀、烦躁不安,该如何处理?

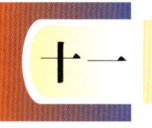

十一 经口气管插管口腔护理技术

【操作目的】

1. 保持口腔清洁、湿润,预防口腔感染等并发症。
2. 预防或减轻口腔异味,清除牙垢,确保患者舒适。
3. 评估口腔内的变化(如黏膜、舌苔及牙龈等),提供患者病情动态变化的信息。
4. 预防口腔分泌物下行和口腔局部细菌移位,预防呼吸机相关肺炎。

【相关理论】

1. 经口气管插管术是经口在气管内插入导管,建立通畅的气体交换通道,改善通气功能,从而纠正机体缺氧的状态。常与呼吸机连接进行通气治疗,在危重症、急诊、麻醉、呼吸等学科应用广泛。

2. 气管插管是将导管经口腔、声门置入气管,导管尖端距门齿(22±2)cm。成年女性一般插入长度为17~23 cm,成年男性一般为19~25 cm,1岁及以上儿童插入导管公式:插入长度=(年龄/2)+12 cm。

3. 根据患者情况选择合适的气管插管,男性一般选用7.5~8.5型号气管导管,女性一般选用7.0~8.0型号导管。2岁及以上儿童选择气管插管公式:气管插管型号=(16+年龄)/4。

4. 适应证:经口气管插管的患者。

5. 相对禁忌证:①血流动力学不稳定、脑灌注压低的患者;②俯卧位通气的患者;③病情危重正在抢救的患者。

【用物准备】

治疗盘,无菌治疗巾,注射器,吸引器,清洁手套,生理盐水或0.12%氯己定含漱液,听诊器,气囊测压表,压舌板,负压吸引牙刷,牙垫及胶布,唇膏,监护仪(必要时),呼吸气囊(必要时),氧气(必要时),PDA,速干手消毒剂,医疗废物桶,生活垃圾桶。

【操作流程】

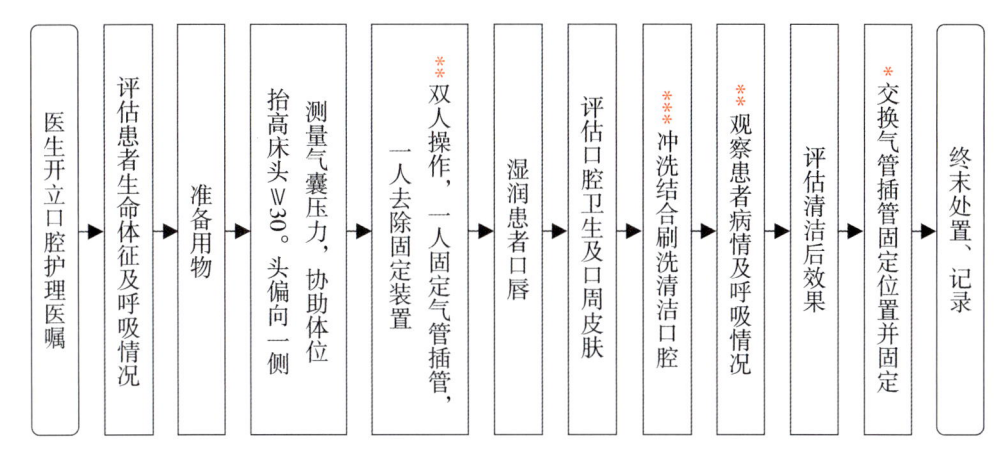

医生开立口腔护理医嘱 → 评估患者生命体征及呼吸情况 → 准备用物 → 抬高床头≥30°，头偏向一侧 → 测量气囊压力，协助体位 → 双人操作，一人去除固定装置，一人固定气管插管** → 湿润患者口唇 → 评估口腔卫生及口周皮肤 → 冲洗结合刷洗清洁口腔*** → 观察患者病情及呼吸情况** → 评估清洁后效果 → 交换气管插管固定位置并固定* → 终末处置、记录

注：*越多代表此步骤关键程度越高。

【操作细则】

项目	操作步骤	步骤解释说明
操作前评估	1. 双人核对口腔护理医嘱。 2. 床旁正确识别患者身份。 3. 评估患者意识状态、生命体征、合作程度、机械通气运行状态。 4. 听诊双侧呼吸音，评估气管插管深度、有无移位及气道通畅情况。 5. 评估口腔卫生状况（如牙齿、牙龈、舌、黏膜、唾液、口唇、气味等）及周围皮肤。	重点评估以下内容。 ● 意识：□清醒 □意识障碍（格拉斯哥昏迷评分、烦躁、全身麻醉未醒）* ● 生命体征：□血氧饱和度 □心率 □血压 ● 合作程度：□合作 □躁动* ● 机械通气评估。吸氧浓度：□<60% □≥60%*；呼吸：□正常 □呼吸（脱机患者）>30次/min*；血氧饱和度：□≥90% □<90%* ● 口腔状况评估。牙齿：□无活动牙齿 □有活动牙齿*；口腔黏膜：□无痰痂/血痂附着 □有痰痂/血痂附着* ● 固定带周围皮肤情况：□完整 □不完整* 评估项目*越多代表操作风险越高。
护士准备	1. 着装整洁，仪表符合要求。 2. 规范洗手，戴口罩。 3. 准备用物，物品摆放合理。 4. 检查物品质量及有效期。 5. 熟悉患者病情，了解插管深度。	● 七步洗手法。 ● 成人气管导管尖端距门齿(22±2)cm。

项目	操作步骤	步骤解释说明
操作过程	1. 将用物推至患者床旁,正确识别患者身份。 2. 向清醒患者或家属告知操作的目的、方法、注意事项及配合要点。 3. 协助患者床头抬高30°,头部偏向操作者。 4. 卫生手消毒,打开塑杯,向塑杯内倾倒生理盐水。 5. 测量气管插管气囊压力,调节负压装置压力。 6. 卫生手消毒,戴手套。 7. 松开寸带,取出牙垫,观察牙齿及口腔黏膜情况。 8. 助手以下颌为支点,以拇指和示指固定好气管插管(详见【操作要点】1)。操作者打开负压吸引牙刷,湿润口唇。 9. 嘱患者张口或用压舌板撑开上下齿,操作者一手持注射器冲洗,另一手持负压吸引牙刷进行刷洗及吸引(详见【操作要点】2)。先刷洗对侧,助手将气管插管移向近侧白齿处,操作者由内向外刷洗牙齿的外侧面、咬合面、内侧面及颊部。 10. 助手将气管插管移向对侧白齿处,同样方法刷洗近侧,最后刷洗舌面、舌下、硬腭及气管插管表面。按需行口鼻、气道、声门下吸引。 11. 弃掉负压吸引牙刷。放置牙垫,评价口腔护理效果,再次观察口唇有无破溃,口唇干裂者给予涂液体石蜡,有溃疡者遵医嘱用药。 12. 脱手套,卫生手消毒。 13. 确认气管插管深度及管道固定情况。 14. 听诊双侧呼吸音,与操作前对照,必要时吸痰。 15. 重新监测气管插管气囊压力,保证其在正常范围。 16. 协助患者取舒适体位,符合病情要求,整理床单位。	• 采取查看床头卡、反问式询问、核对腕带(或使用PDA扫码)确认患者身份。 • 使用气囊测压表检查气囊压力,维持压力在25~30 cmH$_2$O。 • 检查牙齿数目及有无松动,口、鼻腔黏膜情况。 • 抽吸生理盐水,确认管道通畅。 • 将负压吸引值控制在-80~120 mmHg。观察吸引液的颜色、性质、量。 • 操作过程中观察患者的病情变化,必要时停止操作。 • 观察两侧胸部起伏是否对称,听诊双肺呼吸音是否一致。
整理用物	1. 整理物品,医疗废物分类处置。 2. 规范洗手。 3. 记录护理单。	• 整理治疗车,先上层再下层。 • 七步洗手法。

【操作要点】

1. 妥善固定气管插管

方法	图示	说明
刷洗时固定气管插管		口腔刷洗时,助手以下颌为支点以拇指和示指固定好气管插管。
工字形胶带+寸带固定法		①胶带尺寸:12 cm×4 cm。②将胶带上面一字正中贴于上唇和鼻之间,下面一字包绕导管。③寸带固定牙垫,绕颈一圈打结固定。
人字形胶带+寸带固定法		①将人字形胶带贴于一侧面部。②上面胶带固定于上唇和鼻之间。下面胶带包绕导管。③寸带固定牙垫,绕颈一圈打结固定。

2. 成人经口气管插管患者口腔护理方法

方法	图示	说明
刷洗牙齿、颊部		牙齿外侧面、内侧面由内向外纵向刷或颤动刷。
		①咬合面前后来回刷。②颊部弧形刷。

方法	图示	说明
刷洗舌面、舌下		①舌面由内向外刷。②舌下由内向外刷。
刷洗硬腭、气管插管		①硬腭由内向外刷。②气管插管由内向外刷。

注:1. 操作由两人进行,躁动者适当给予约束和镇静,避免气管插管移位,防止误吸窒息。

2. 可选择生理盐水、0.12%氯己定含漱液等进行口腔护理,冲洗时注液速度不宜过快。

3. 清洁口腔时,注意动作轻柔,避免触及咽喉部。

4. 口腔护理后更换气管插管及牙垫位置,以避免长时间压迫,造成舌或口唇口腔黏膜及牙龈损伤。

【护理记录】

1. 记录气管插管置入日期和时间,气管插管前端距门齿距离,操作过程中的反应。
2. 记录气管插管气囊的压力。

【并发症】

1. 呼吸机相关肺炎

(1)原因:①实施气管插管过程中,由于牙菌斑及呼吸道病原菌等进入下呼吸道极易造成患者出现呼吸机相关肺炎(VAP)。②气管插管会对患者呼吸道屏障功能造成破坏,造成患者口腔菌落平衡失调,引起口咽部细菌增加。③胃内容物误吸入气道机会提高也会增加患者 VAP 的发生。④实施机械通气时患者自身免疫力下降,造成革兰氏阴性菌增加,由口咽部进入下呼吸道,从而引发 VAP。

(2)临床表现:VAP 临床表现包括气道分泌物增多,出现发热症状、神志发生改变。革兰氏阴性菌中的鲍曼不动杆菌是 VAP 的主要致病菌。

(3)预防:①进行口腔护理降低 VAP 的发生。②气囊压力维持在 25～30 cmH_2O,防止误吸,预防 VAP。③进行声门下吸引,减少误吸风险,预防 VAP 的发生。④床头抬高避免胃内容物反流、早期活动、缩短气管插管时间能预防 VAP 的发生。

(4)处理:①给予吸痰护理,清除气道内痰液。②协助患者翻身叩背、使用高频胸壁振荡排痰治疗仪等促进痰液排出。③鼓励患者自主活动,改善肺功能。④遵医嘱给予祛痰类药物雾化吸入,抗感染类药物静脉输入。

2. 气管插管脱出

(1)原因:①气管插管固定过松,气管插管移位,导致气管插管脱出。②患者烦躁,身体躁动。

(2)临床表现:气管插管外露长度增加;喉部发声;呼吸机低潮气量或低压报警;呼吸急促、发绀、血氧饱和度下降。

(3)预防及处理:①妥善固定气管插管,预防气管套管脱出。②对于躁动患者,做好评估,必要时适当约束和镇静。③向患者做好气管插管解释说明,取得患者的充分合作。及时评估拔管指征,遵医嘱尽快拔除导管。④若发生气管套管脱出,立即给予吸氧或简易呼吸器辅助通气,通知医生,必要时协助医生重新置管。

3. 气管插管受损

(1)原因:患者烦躁、用力咬管导致气管插管变形或破损。

(2)临床表现:①气管插管管腔变形或破损。②气道压力过高,呼吸困难,血氧饱和度下降。

(3)预防及处理:①向患者宣教气管插管的重要性,取得患者配合,避免患者烦躁,暴力咬管致使气管插管受损。②发现气管插管受损后,立即解除压迫,妥善固定牙垫及气管插管。③若插管无法维持通气,立即气囊放气,给予吸氧或简易呼吸器辅助通气,必要时协助医生更换气管插管。

4. 气管插管误入支气管

(1)原因:①患者气管插管固定较松,导管移位,末端导管滑至一侧支气管。②患者躁动,翻身后气管插管误入一侧支气管。③气管插管过深,插入一侧主支气管。

(2)临床表现:①气管插管外露长度变短;②一侧胸廓起伏减弱、呼吸音减弱或消失,血氧饱和度下降。

(3)预防及处理:①妥善固定气管插管,防止插管移位滑入支气管。②向患者做好宣教,避免患者躁动使插管误入支气管。③立即行气道及口咽部分泌物吸引,气囊放气,调整气管插管末端至门齿(22±2)cm,听诊双肺呼吸音对称,必要时行胸片确认。

5. 误吸、窒息

(1)原因:气管插管气囊上分泌物聚集多,气囊压力降低时,分泌物误入气道导致患者误吸或窒息;胃内容物反流导致患者误吸。

(2)临床表现:呛咳、气道压力过高;呼吸窘迫,烦躁不安,血氧饱和度下降。

(3)预防及处理:①及时清除口腔、气管插管气囊上分泌物,监测气囊压力,防止分泌物下行进入肺部,预防误吸的发生。②给予气管插管患者半卧位,防止胃内容物反流导致患者误吸。③立即清除误吸物,提高吸入氧浓度。调整气囊压力至25~30 cmH_2O。④必要时协助医生行纤维支气管镜治疗。

6. 恶心、呕吐

(1)原因:气管插管刺激咽喉部导致恶心、呕吐;患者卧床,胃肠蠕动减弱导致胃胀气所致;患者使用药物引起恶心、呕吐。

(2)临床表现:上腹部不适、紧迫欲吐,皮肤苍白、出汗、流涎;胃或部分肠内容物经食管、口腔排出体外。

(3)预防及处理:向患者进行相关宣教,评估患者胃肠功能,指导患者进行活动锻炼;立即清除呕吐物,保持气道通畅及气囊压力在正常范围;必要时遵医嘱给予药物治疗。

7. 口腔及口周皮肤异常

(1)原因:患者气管插管困难、插管工具使用不当情况下容易发生口腔软组织损伤;气管插管固定位置不合适,管壁长时间、强力压迫口腔局部组织,造成口腔及周围软组织损伤。

(2)临床表现:口腔及口周皮肤出血、红肿、溃疡、破损等。

(3)预防及处理:①妥善固定气管插管,减轻管壁对口腔局部组织的压力,及时更换压迫部位,

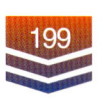

避免长时间压迫口腔组织的同一部位。②给予压迫止血、敷料保护或遵医嘱药物涂抹等对症处理。

【案例思考】

患者张某,男,63岁,诊断:肺癌。行手术切除后全身麻醉未清醒转入,带入气管插管,7.5型号、置入导管尖端距门齿约24 cm,带入右侧颈内静脉置管、胸腔闭式引流管、尿管,血流动力学稳定。

请思考:①患者肺癌术后,气管插管辅助呼吸,应将患者摆放为何种体位?②为患者进行口腔护理时,应注意什么?③如何预防患者口腔及周围黏膜压力性损伤?④气管插管如何妥善固定?⑤如何预防患者口腔分泌物下行进入肺内,导致VAP的发生?

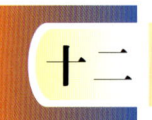

十二 胸腔闭式引流管护理技术

【操作目的】

1. 维持胸膜腔的负压,保证纵隔正常位置,促进肺组织复张。
2. 保证胸腔闭式引流装置的密闭性及通畅性,能够充分有效地引流。
3. 方便医护人员评估患者的病情,引流液颜色、性质、量、速度、气体逸出等情况,及时识别并处理并发症。
4. 保证胸腔闭式引流装置在使用有效期内。
5. 当胸腔闭式引流装置无菌密闭状态被打破时,及时更换,保证引流的安全。

【相关理论】

1. 胸腔闭式引流:是将胸腔引流管一端经胸壁置入胸膜腔,另一端连接胸腔引流装置,借助气压差或重力引流胸膜腔内积气、积液,达到重建胸膜腔内负压,保持纵隔的正常位置,促进肺组织复张的技术。

2. 胸腔引流装置:一种由连接管、一次性引流瓶或闭式引流袋等组成,与胸腔引流管相连,排出胸膜腔内积气和(或)积液,并阻止空气和(或)液体进入胸膜腔内的引流装置,分为水封式和干封阀式,临床多使用水封式。

3. 胸腔引流装置更换时机

(1)应遵循产品说明书要求的频次或量更换引流装置。

(2)当引流装置无菌密闭状态被破坏(如连接处断开、装置损坏等)时,应立即更换。

4. 胸腔引流装置的选择与使用

(1)应根据医嘱及患者病情准备胸腔引流装置。

(2)水封式胸腔引流装置的使用见表2-4。使用水封式胸腔引流装置时,应按照产品说明书加入无菌生理盐水或灭菌水,水位线达到指定位置:①对于单瓶/双瓶,水封瓶内长管应没入液面下3~4 cm。②对于三瓶,水封瓶内长管应没入液面下3~4 cm,调压瓶内通气管宜没入液面下15~20 cm。

表2-4 水封式胸腔引流装置的分类及适用情况

分类	适用情况
单瓶胸腔引流装置	少量、中量积气
	少量积液
双瓶胸腔引流装置	积气
	中量、大量积液
三瓶胸腔引流装置	积气
	积液
	需外部负压吸引

5.置管期间患者的病情观察与护理

(1)根据患者的护理级别按照分级护理的要求巡视,观察患者的生命体征、观察引流液的颜色、性质、量、速度、气体逸出情况及水封瓶内水柱波动情况。

(2)每日检查置管部位有无渗血、渗液、皮肤过敏以及伤口敷料有无松脱、污染等。

(3)发生下列情况时,应通知医师处理:①引流装置中出现大量鲜红血液、引流物混浊或有沉淀、脓栓。②术后引流血液量>200 mL/h。③乳糜胸患者引流量>200 mL/h。④引流装置内大量气体突然逸出、气体逸出突然停止或气体持续逸出。

(4)根据病情需要,鼓励患者咳嗽、深呼吸和早期活动。

【用物准备】

治疗盘,无菌治疗巾,一次性使用胸腔引流装置,胸腔引流管标识,胶带,检查手套,纱布,医用棉签,管道固定贴,无菌生理盐水/灭菌水,卵圆钳,速干手消毒剂,皮肤消毒剂,PDA,医疗废物桶,生活垃圾桶。

【操作流程】

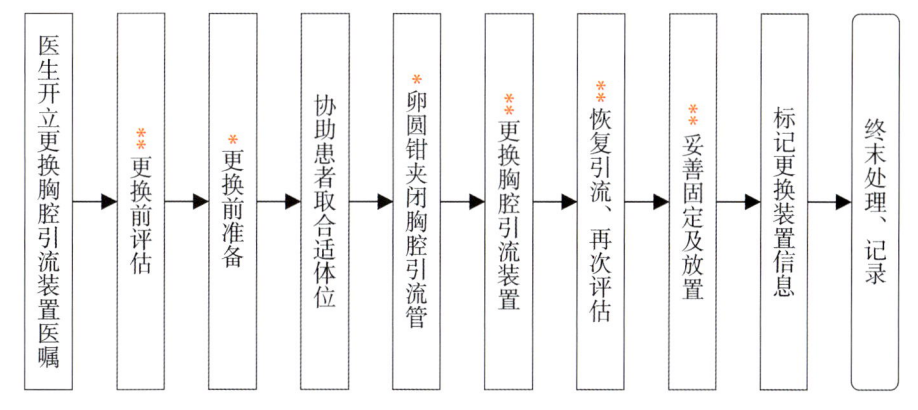

医生开立更换胸腔引流装置医嘱 → 更换前评估** → 更换前准备* → 协助患者取合适体位 → 卵圆钳夹闭胸腔引流管* → 更换胸腔引流装置** → 恢复引流、再次评估** → 妥善固定及放置** → 标记更换装置信息 → 终末处理、记录

注:*越多代表此步骤关键程度越高。

【操作细则】

项目	操作步骤	步骤解释说明
操作前评估	1. 双人核对医嘱。 2. 床旁正确识别患者身份。 3. 向患者解释操作目的、方法及配合事项。 4. 评估患者意识状态,配合程度,生命体征,疼痛情况,切口处敷料情况,引流管固定情况,引流液颜色、性质、量及气体逸出情况。	重点评估以下内容。 ● 意识状态:□清醒 □意识障碍(格拉斯哥昏迷评分、烦躁、全麻未醒)* ● 生命体征:□血氧饱和度 □心率 □血压 ● 疼痛:□NRS 评分<4 分 □NRS 评分≥4 分* ● 切口敷料:□干燥清洁 □少量渗出 □大量渗出* ● 引流管固定:□缝线良好 □缝线松脱* ● 引流液。颜色及性质:□血性 □乳糜性 □脓性*;引流量:□<500 mL □≥500 mL*;气体逸出:□是* □否 评估项目*越多代表操作风险越高。
护士准备	1. 着装整洁,仪表符合要求。 2. 规范洗手,戴口罩。 3. 准备用物,物品摆放合理。 4. 检查物品质量及有效期。	● 七步洗手法。 ● 根据医嘱及患者病情准备胸腔引流装置,按照产品说明书加入无菌生理盐水或灭菌水,水位线达到指定位置(详见【操作要点】1);胸腔引流装置连接管的连接符合标准(详见【操作要点】1)。
操作过程	1. 携用物至患者床旁处,再次识别患者身份。 2. 向患者及家属解释。 3. 拉起床帘,清醒患者协助其取半卧位或坐位。 4. 暴露置管处皮肤,再次评估患者伤口敷料及引流管的固定情况。 5. 一手固定引流管近端,另一手挤压引流管,充分引流并观察引流液的颜色、性质和量。 6. 关闭外部吸引装置,分离吸引装置与引流装置(必要时)。 7. 卫生手消毒。 8. 摆放物品,铺无菌治疗巾于引流管和连接管下方。 9. 卵圆钳双向夹闭引流管,持续时间小于 60 s(详见【操作要点】2)。 10. 戴手套,分离引流管与连接管。 11. 消毒引流管口,连接新的引流装置。 12. 松开卵圆钳,评估引流管通畅性及密闭性。 13. 撤治疗巾,脱手套,卫生手消毒。 14. 妥善固定引流管及放置胸腔引流装置(详见【操作要点】2)。	● 采取查看床头卡、反问式询问、核对腕带(或使用 PDA 扫码)确认患者身份。 ● 注意保护患者隐私。 ● 打开外包装时注意无菌原则。 ● 治疗巾全部展开,手不可触碰治疗巾表面。 ● 消毒引流管口时使用碘伏棉签,分别消毒引流管内口、外口、横截面各 2 遍。 ● 评估引流管是否通畅可通过观察引流装置内长管的水柱波动情况:□有波动 □咳嗽时有波动 □无波动 ● 若引流管长管内无水柱波动,须根据患者有无呼吸困难、听诊呼吸音是否正常、胸部 X 射线片情况等判断引流管是否通畅。 ● 引流装置需保持直立,放置低于患者胸壁引流口平面 60~100 cm。 ● 保持管路密闭、通畅,避免牵拉、打折、盘曲、受压。

项目	操作步骤	步骤解释说明
操作过程	15. 重新连接吸引装置与引流装置，开启外部吸引装置（必要时）。 16. 标记更换日期、时间等，卫生手消毒。 17. 健康教育。	• 引流管脱出时，屏气，捏紧伤口处皮肤，勿剧烈咳嗽，立即呼叫医生或护士。
整理用物	1. 整理物品，医疗废物分类处置。 2. 规范洗手。 3. 记录护理单。	• 整理治疗车，先上层再下层。 • 七步洗手法。 • 记录引流液的颜色、性质和量。

【操作要点】

1. 胸腔引流装置的准备

装置类型	图示	说明
单瓶胸腔引流装置	水液面	水封瓶内长管应没入液面下 3~4 cm。
双瓶胸腔引流装置		水封瓶内长管应没入液面下 3~4 cm。
三瓶胸腔引流装置		水封瓶内长管应没入液面下 3~4 cm，调压瓶内通气管宜没入液面下 15~20 cm。

2.胸腔引流管的夹闭和固定

方法	图示	说明
卵圆钳双向夹闭		此方法需要两把卵圆钳分别从引流管两侧夹闭引流管,防止更换过程中由于一把卵圆钳夹闭松脱导致空气进入胸腔内。
高举平台法		将管道固定贴从正中 360° 包绕导管,使导管高于皮肤 0.5 cm,将胶带粘贴固定于两边的皮肤上。

【护理记录】

1. 引流装置的更换目的。

2. 更换引流装置的时间、类别,引流液的颜色、性质、量及水柱波动情况,有无漏气,是否使用负压进行引流等。

【并发症】

1. 管腔堵塞

(1)原因:①引流管管腔过细;②引流管的扭曲、打折导致引流液长时间集聚、凝结;③患者呼吸表浅,不能进行有效深呼吸、咳嗽、咳痰;④患者高凝状态,血性胸液的凝结。

(2)临床表现:患者深呼吸、有效咳嗽后引流装置中无水柱波动,听诊患侧呼吸音较低或消失,患者出现胸闷不适、气管偏移至健侧。

(3)预防:①根据患者病情选择合适管径的引流管。②妥善固定引流管,指导患者及其家属患者活动时避免引流管的扭曲、打折及受压。③指导患者在病情允许的情况下早期下床活动,行深呼吸及咳嗽功能锻炼。④评估患者的呼吸及咳嗽能力,对于自主咳嗽能力差的患者给予定时挤压引流管。

(4)处理:①发现引流管堵塞,通过对引流管的挤压、指导患者坐起进行有效咳嗽,恢复引流管的引流。②协助医生使用无菌生理盐水进行引流管的冲洗,恢复引流管的有效引流。

2. 疼痛

(1)原因:①引流管对胸壁、膈肌、肺组织等周围组织的刺激。②引流管的挤压、牵拉等刺激。③手术对表皮神经、肋间神经的损伤。

(2)临床表现:胸部切口疼痛,NRS 评分≥4 分,呼吸表浅,不能有效深呼吸、咳嗽、不能自行坐起及活动,影响睡眠。

(3)预防及处理:①及时有效评估胸部疼痛的程度、性质及相关因素(如引流管牵拉、肺复张)。②可使用非药物措施(如置管部位冷疗、音乐疗法等)或遵医嘱使用药物镇痛,并监测镇痛效果。③妥善固定各种管道,减少管道对患者的刺激。根据患者情况适时挤压引流管,避免增加因挤压引流管引起的疼痛。④当患者翻身或坐起时,应注意保持管道与身体同步,把管道托起以减轻管道刺激引起的不适,防止管道牵拉、扭曲所引起的疼痛。⑤患者深呼吸或咳嗽时,可用手按压其切口,防止牵拉缝线引起切口疼痛加剧。⑥及时评估拔管指征,在患者病情允许的情况下尽早拔除引流管。

3. 复张性肺水肿

(1)原因:成人大量胸腔积液患者引流量达 1 000~1 500 mL/h,儿童达 20 mL/(kg·h)引起的胸腔内负压增大,肺复张时血流量增加和微血管血压增高。

(2)临床表现:胸腔引流通畅,但患者咳嗽加剧,出现气急、胸痛、呼吸困难、血氧饱和度下降等症状,听诊肺部呼吸音较前增强且可闻及湿啰音。

(3)预防及处理:①引流速度不宜过快,尤其是置管初期,首次引流量不宜过大,一般不大于 1 000 mL。②引流过程中定时观察患者的生命体征、痰液性状、血氧饱和度、呼吸频率、呼吸音、咳嗽等情况的变化以及患者的主诉。③必要时应遵医嘱夹闭胸腔引流管,给予正压通气。

4. 皮下气肿

(1)原因:肺组织漏气、引流管引流不充分、胸腔压力增高或胸壁皮肤引流口过大等,导致气体沿皮下组织间隙蔓延,从而发生皮下气肿。

(2)临床表现:患者出现胸部或腹部、颈部、手臂甚至面部皮肤肿胀,触之有海绵样感觉或捻发音等。

(3)预防及处理:①应观察患者的生命体征、皮下气肿范围及呼吸道压迫等情况。②应及时通知医师并协助查找皮下气肿的原因,检查切口周围皮肤及引流管有无堵塞、滑脱。③局限性皮下气肿者,应密切监测生命体征及皮下气肿的范围变化;广泛性皮下气肿者,应协助医生行皮下切开引流。

【案例思考】

患者刘某,男,78 岁,肺癌晚期,左侧胸腔大量胸腔积液,左侧肺部压缩 70%,于入院当日行"胸腔闭式引流术"。现术后第 2 天,患者胸腔引流装置内可见黄色浆液性引流液 600 mL,遵医嘱给予更换胸腔引流装置。

请思考:①更换引流装置选择哪种装置(单瓶、双瓶、三瓶)更为合适?②更换引流装置前,需要评估的内容有哪些?③患者在引流期间有可能发生的并发症有什么?需要观察和护理的重点是什么?

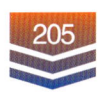

十三 动脉血气分析标本采集技术

【操作目的】

1. 评估有无急性呼吸困难并辅助进行治疗手段与措施的选择。
2. 记录氧气或二氧化碳交换所存在的问题和严重程度。
3. 判断酸碱平衡情况。
4. 评估呼吸措施的有效性,如持续的辅助通气或氧疗的有效性。
5. 观察血液中气体成分的动态变化。

【相关理论】

1. 动脉血气分析是通过对人体动脉血液中的pH、氧分压和二氧化碳分压等指标进行检测,从而对人体的呼吸功能和血液酸碱平衡状态作出评估的一种方法。动脉血气分析项目的检测指标已从传统的pH、氧分压和二氧化碳分压等指标,扩展到电解质、血细胞比容、血糖、血红蛋白、乳酸等多个检验项目。

2. 侧支循环检查,改良Allen试验方法如下(图2-1)。
   (1)嘱患者握拳约30 s:若患者无法配合,操作者可握紧患者拳头。
   (2)操作者用手指分别同时按压尺动脉与桡动脉,终止其血流。
   (3)数秒钟后,嘱患者伸开手指,此时手掌因缺血变苍白。
   (4)将压迫尺动脉的手指抬起,保持对桡动脉的压迫,观察手掌颜色恢复的时间。①若手掌颜色在5~15 s恢复,提示尺动脉供血良好,该侧桡动脉可用于动脉穿刺。②若手掌颜色没有在5~15 s恢复,提示该侧手掌侧支循环不良,该侧桡动脉不适宜穿刺。

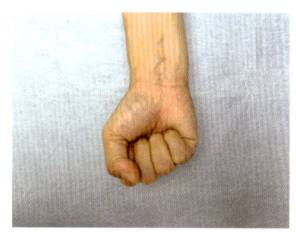

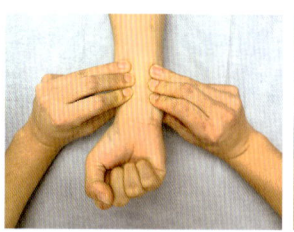

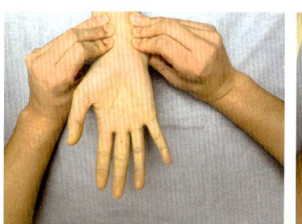

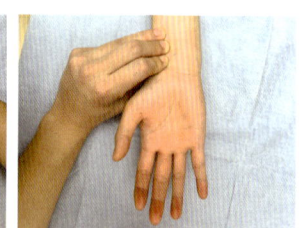

图2-1 改良Allen试验

3. 适应证:需要采集动脉血评估通气、换气,氧合功能,酸碱状态和微循环灌注状况的患者。
4. 禁忌证:有出血倾向的患者慎用动脉穿刺法采集动脉血标本。

【用物准备】

治疗盘,弹力绷带,治疗巾,皮肤消毒剂,动脉采血器,条形码标签,医嘱执行单,无菌纱布块(棉球),医用棉签,无菌手套,标本盒,垫巾(软枕),锐器盒,速干手消毒剂,PDA,医疗废物桶,生活垃圾桶。

【操作流程】

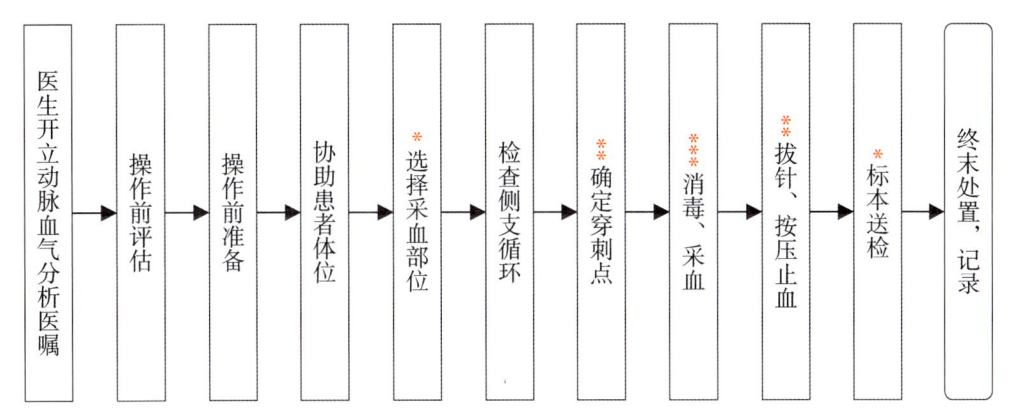

医生开立动脉血气分析医嘱 → 操作前评估 → 操作前准备 → 协助患者体位 → *选择采血部位 → 检查侧支循环 → **确定穿刺点 → ***消毒、采血 → **拔针、按压止血 → *标本送检 → 终末处置，记录

注：*越多代表此步骤关键程度越高。

【操作细则】

项目	操作步骤	步骤解释说明
操作前评估	1. 双人核对医嘱、检验申请单（或医嘱执行单）及采血标签。 2. 床旁正确识别患者身份。 3. 向患者（清醒者）或家属（昏迷患者）解释操作目的、方法及配合事项。 4. 评估： （1）患者生命体征、治疗情况、意识状态及肢体活动能力。 （2）穿刺部位的皮肤及动脉搏动情况，评估患者穿刺部位有无创伤、手术、穿刺史。 （3）吸氧或呼吸机使用情况（呼吸机参数的设置）。 （4）患者有无进食热饮、洗澡、运动等。 （5）患者有无血液性传染病及凝血功能情况。 （6）评估环境。	● 评估患者穿刺部位有无创伤、感染、硬结、皮疹、破溃等，避免从以上部位采集标本。 ● 若氧疗方式或吸氧浓度改变，采血前宜至少等待20～30 min，以达到稳定状态。 ● 记录患者姓名、年龄、住院号、体温、氧疗方式、通气模式、吸氧浓度、吸氧流量、标本采集日期及时间。 ● 评估患者的血小板计数、凝血功能检测结果是否使用抗凝药物，凝血功能障碍者，尽量避免穿刺股动脉。 ● 环境：清洁、宽敞、光线充足，必要时拉起床帘。
护士准备	1. 着装整洁，仪表符合要求。 2. 规范洗手，戴口罩。 3. 准备用物，物品摆放合理。 4. 核对医嘱，检查物品质量及有效期。	● 七步洗手法。

项目	操作步骤	步骤解释说明
操作过程	1. 携用物至患者床旁处,再次识别患者身份。 2. 向患者(清醒者)或家属(昏迷患者)解释操作的目的、注意事项,取得配合。 3. 站立于穿刺侧,协助患者取平卧位或半卧位。 4. 选定合适的穿刺部位(详见【操作中要点】)。 桡动脉:上肢外展,手掌朝上,手指自然放松。腕关节下垫一软枕(用治疗巾包裹软枕),帮助腕部保持过伸和定位。 肱动脉:患者手臂完全伸展,转动手腕使手心向上,必要时可使用软枕帮助肘部保持过伸和定位。 足背动脉:患者足背过伸绷紧。 股动脉:拉床帘,协助患者脱去内裤,患者取平卧位,下肢略外展。 5. 确定穿刺点位置 桡动脉:距腕横纹一横指(约1~2 cm)、距手臂外侧0.5~1 cm处,以桡动脉搏动最明显处为穿刺点。 肱动脉:肱二头肌内侧沟动脉搏动最明显处(肘窝上2 cm靠内侧);或以肘横纹为横轴,肱动脉搏动为纵轴,交叉点周围0.5 cm范围内。 足背动脉:以足背内、外踝连线中点至第一跖骨间隙的中点处,动脉搏动最明显处为穿刺点。股动脉:腹股沟韧带中点下方1~2 cm,或耻骨结节与髂前上棘连线中点,以股动脉搏动最明显处为穿刺点。 6. 消毒: (1)消毒部位:患者穿刺区域皮肤以及操作者的示指或示、中指(定位手指)。 (2)第一遍消毒:以穿刺点为中心由内向外进行擦拭,消毒范围≥8 cm,自然待干,打开动脉采血器,取出配件,按照产品说明书的要求将针栓调整到预设位置。 (3)第二遍消毒:再次消毒后,戴无菌手套,抽取两根干棉签备用。 (4)佩戴非无菌气手套时,需消毒操作者左手示指或示、中指,消毒范围为第1~2指节掌面和双侧面。 7. 再次核对。 8. 去针帽,左手示指或示、中指再次确认穿刺点,使穿刺点固定于手指下方,右手以持笔姿势持动脉采血针,针头斜面向上逆血流方向。	• 采取查看床头卡、反问式询问、核对腕带(或使用 PDA 扫码)确认患者身份。 • 患者的身份查对不少于两种(姓名、性别、年龄等)独立的标识,严禁将床号作为身份查对的唯一标识。 • 穿刺前嘱患者平卧或静坐 5 min。 • 对于留置动脉导管的患者,可通过导管采集动脉血标本。 • 采用桡动脉穿刺时,给予侧支循环检查:改良 Allen 试验(详见【相关理论】2)。 • 操作过程中要避免定位手指被污染。若佩戴非无菌手套时,需消毒定位手指。 • 消毒两遍,消毒剂与皮肤接触接触至少 30 s。 • 根据需要准备无菌纱布或无菌棉球。 • 血压过低者,采血前应将针栓推至 0 刻度,缓慢抽拉采血。 • 使抗凝剂均匀分布于整个管壁。

项目	操作步骤	步骤解释说明
操作过程	9. 穿刺 桡动脉:沿左手示指边缘与皮肤呈 30~45°。 肱动脉:进针角度为 45°。 足背动脉:进针角度建议为 15°。 股动脉:在示指与中指间,进针角度建议为 90°。 缓慢穿刺,见血后停止进针,待动脉血自动充盈采血器至预设位置后拔针。 10. 拔针后立即用干棉签按压穿刺点 5~10 min,并检查出血是否停止。 11. 单手将锁扣扣入针头,立即旋下针头丢入利器盒,换上安全针座帽,封闭动脉采血器。 12. 轻柔颠倒混匀 5 次,手搓 5 s,保证血液与抗凝剂充分混匀。 13. 再次核对身份,注明采集时间、吸氧浓度、体温,粘贴采血标签。 14. 脱手套,卫生手消毒。 15. 协助患者舒适卧位,整理床单位。 16. 送检标本。	• 穿刺时注意回血。 • 穿刺不成功,动脉可能已被穿透,可将针头轻轻地退出少许直到针尖再次进入动脉并可见回血流入针筒。 • 针头进入动脉失败,而动脉搏动明显,可退出针头至针头斜面靠近穿刺点处并改变方向,向脉搏最强处再行穿刺。 • 有高血压、凝血时间延长或应用抗凝药物者,需延长按压时间。 • 如未能止血或开始形成血肿,应重新按压直至完全止血。 • 不得使用加压包扎替代按压止血。 • 若血标本中有气泡,应针头朝下,保持气泡在针筒上方,换上针座帽,缓慢推动针栓,将气泡从孔口排出。 • 如果孔口遇血已被封闭则需翻转采血器,将纱布置于动脉采血器乳突处,轻推针栓,缓慢排出气泡。 • 采血后应立即送检,并在 30 min 内完成检测,若进行乳酸检测,需在 15 min 内完成检测。 • 如果无法在采血后 30 min 内完成检测,应 0~4 ℃ 低温保存。 • 低温保存的血标本仅能进行气体压力测定,不能用于电解质检测。
整理用物	1. 整理物品,医疗废物分类处置。 2. 规范洗手。 3. 记录护理单。	• 整理治疗车,先上层再下层。 • 七步洗手法。

【操作要点】

部位	图示	说明
桡动脉		①推荐桡动脉为首选动脉采血部位。 ②桡动脉穿刺前,应进行 Allen 试验。 ③对于留置动脉导管的患者,可通过导管采集动脉血标本。

部位	图示	说明
肱动脉		①桡动脉不能使用时,可选用肱动脉进行动脉穿刺。②不推荐儿童,尤其是婴幼儿进行肱动脉穿刺。
足背动脉		足背动脉一般只作为桡动脉、肱动脉不能使用或穿刺失败时的选择。
股动脉		①股动脉穿刺时可能会导致股神经损伤或误采静脉血。②股动脉部位通常是动脉采血最后选择的部位,一般只有当桡动脉、肱动脉不可使用或者这两个部位穿刺失败时才选用股动脉。③新生儿禁忌选择股动脉进行穿刺。

【护理记录】

1. 动脉采血的日期、时间、采血部位、采血时是否吸氧及吸氧的浓度、流量,采血过程中患者的反应。
2. 动脉采血的阳性结果。

【并发症】

1. 出血(血肿):动脉穿刺最常见的并发症,常见于肱动脉及股动脉穿刺后。

(1)原因

1)短时间内反复多次在血管同一部位穿刺使血管壁形成多个针孔造成皮下渗血。

2)护士缺乏穿刺部位知识及经验,对血管解剖位置及走向不熟悉,盲目进针,针头在皮下多次进退,造成血管损伤。

3)抽血完毕后穿刺部位按压时间及压力不够,或拔针后护士未仔细地指导按压要点,患者及家属仅压迫皮肤针孔处而未压迫血管针孔处,导致出血,积聚皮下出现血肿。未充分了解患者病情,按压时间不足导致血肿,如动脉粥样硬化、烧伤、应用抗栓药物及凝血功能异常或使用抗凝剂的患者。

4)穿刺针头太大,引起血肿;穿刺时用力过大,针头穿过血管壁,造成血肿。

5)动脉管壁厚,易滑动,穿刺后患肢过早活动。

6)老年患者血管脆性大、弹性差,合并糖尿病时因存在血管内皮损害引起穿刺愈合较慢,易形成术后穿刺点渗血和血肿。

(2)临床表现

1)穿刺点周围皮肤苍白、毛孔增大、皮下肿大、边界清楚。次日,穿刺点周围皮肤青紫,肿块边界不清,水肿加剧;患者局部疼痛、灼热、活动受限。

2)股动脉反复穿刺出血引起腹腔血肿时,患者有休克的表现:皮肤湿冷、血压下降、脉搏细速等及自觉难以忍受的腰背痛。

(3)预防及处理

1)掌握进针的角度和深度,防止穿破动脉后壁,引起出血。避免在同一部位反复穿刺,以免引起动脉痉挛,增加对动脉的损伤,造成出血不止。

2)如血肿轻微,应观察肿胀范围有无扩展。肿胀局限不影响血流时,可暂不行特殊处理;若肿胀加剧或血流量<100 mL/min,应立即按压穿刺点并同时进行硫酸镁湿敷。

3)若压迫止血无效可以加压包扎,局部加压止血3~5 min,或用小沙袋压迫止血直到不出血为止。若患者发生穿刺点血肿,需解开原有加压绷带,重新按压穿刺点15 min以上,再用新的绷带加压包扎。如患者出现穿刺点大出血,立即让患者平躺于床上,戴无菌手套,用无菌敷料将明胶海绵按压在穿刺点,直至不出血为止。

4)血肿发生后可采用局部湿、热敷。24 h内采用冷敷使局部血管收缩利于止血;24 h后采用热敷促进局部血液循环利于血肿吸收,也可使用水胶体敷料或烤灯照射。

5)内服、外用活血化瘀的中药,以消除血肿。

2. 感染

(1)原因:①多由于未严格执行无菌操作所致。②动脉穿刺点未完全结痂前,有污染的液体渗入穿刺处。③股动脉穿刺时大腿根部与会阴部较近,易造成局部污染,大小便污染伤口。

(2)临床表现:穿刺部位皮肤有红、肿、热、痛;严重者有脓肿形成;个别患者会出现全身的症状,如高热、寒战等。

(3)预防及处理:①穿刺时严格遵守无菌原则,遵守操作规程,所使用的穿刺针确保无菌;穿刺时怀疑有污染应立即更换。②穿刺前认真选择血管,避免在有皮肤感染的部位穿刺。③穿刺结束后,穿刺部位严格消毒,按压5~10 min止血后,用无菌纱布覆盖,弹力绷带包扎。④已发生感染者,应遵医嘱应用抗生素治疗。

3. 动脉痉挛

(1)原因:动脉痉挛多发生在受刺激部位,由于动脉外膜中交感神经纤维的过度兴奋,引起动脉壁平滑肌的持续收缩,使血管呈细条索状,血管内血液减少甚至完全阻塞,足背动脉穿刺易发生血管痉挛。

(2)临床表现:血管痉挛时远侧动脉搏动减弱或消失,肢体可出现麻木、发冷、苍白等缺血症状,而局部无大出血或张力性血肿现象,长时间血管痉挛可导致血管栓塞。

(3)预防及处理:如果穿刺针头确定在血管内,可暂停抽血,待血流量渐进增加后,再行抽血,避免反复穿刺。若穿刺未成功,则拔针暂停穿刺,热敷局部血管,待痉挛解除后再行穿刺。

4. 神经损伤

(1)原因:肱动脉穿刺入路有重要的神经伴行,最容易发生神经损伤。

(2)临床表现

1)疼痛:早期因损伤部位和程度不同而各有差异,随着病情发展疼痛加剧,甚至出现持续性、难以忍受的剧痛。但当感觉神经纤维麻痹时,疼痛随之减退或消失。

2)运动和感觉功能障碍:先出现肌肉无力,进一步发展则可致完全丧失其收缩力。受累神经支配区的感觉异常,表现为感觉过敏、减退或消失;桡神经损伤出现垂腕、功能障碍、各指弯曲呈鹰爪状、拇指对掌功能丧失。

(3)预防及处理

1)同血肿的预防及处理。

2)尽快给患者止痛,以减轻患者的痛苦,可在医师指导下应用利多卡因行臂丛神经阻滞麻醉,必要时可以反复给药,也可肌内注射镇痛药。

3)注意观察患者肢体血运、感觉、运动情况。若肿胀程度加重,触诊时局部有严重压痛,肢体呈僵硬感无弹性,甚至呈圆筒状僵硬,应抬高穿刺肢体,立即用弹力绷带加压包扎,并测量臂围。将血氧饱和度夹于穿刺肢体末稍上,通过观察血氧饱和度变化,了解肢端血运情况,同时密切观察肢端皮温、皮色、张力及询问患者主诉,动态了解病情变化,如肢体双侧温差在 3 ℃ 以上,皮肤颜色苍白,感觉异常,运动障碍,及时请医生做适当处理。

5.假性动脉瘤形成:患者经过反复的、多次桡动脉或足背动脉穿刺后,血液通过破裂处进入周围组织而形成血肿,继而血肿机化后其表面被内皮覆盖,形成假性动脉瘤。

(1)发生原因

1)桡动脉或足背动脉经过反复的穿刺损伤、出血,引起动脉部分断裂,伤口小而曲折,血液不流出,血肿与动脉管腔相通,在局部形成搏动性血肿。伤后 4~6 周,血肿机化,形成外壁,内面动脉内膜延伸而来的内皮细胞,形成假性动脉瘤。

2)部分患者由于疼痛、肢体不适等不配合静卧休养,提前下床活动,导致假性动脉瘤的发生率升高。

3)肥胖患者皮下脂肪层厚度较大,股动脉的搏动性不够明显,导致穿刺治疗困难,很容易造成穿刺点偏移,同时由于脂肪层弹性较强,术后压迫护理时会严重影响重力压迫效果,使穿刺点闭合不完全。

(2)临床表现:假性血管瘤易活动,血管表浅、管壁薄、突出皮肤表面。局部有肿块并有"膨胀性"搏动,肿块可触及收缩期震颤,可听到收缩期杂音。检查时指压肿块近侧动脉,肿块缩小,紧张度减低并停止搏动。

(3)预防及处理

1)避免在同一部位反复穿刺。

2)严密观察按压止血效果,尤其是股动脉穿刺者。对合并假性股动脉瘤患者可采用手部直接压迫护理的方法。用左右手的示、中指在合并的情况下压迫患者股动脉,具体位置为穿刺点上方约 2 cm,每次压迫时间以 20 min 为宜。

3)在压迫过程中严密监测血压、心率、皮肤、颜色、体温等,其中血压是监测的重点,要注意患者是否存在明显的血压波动。一旦发生血压波动,立即与主治医师取得联系,并为其提供血压调节药物进行治疗。

4)动脉穿刺后可采用温度为 60~70 ℃ 的湿毛巾热敷,每天 1 次,时间为 20 min,以防止假性动脉瘤的形成,热敷过程中注意避免烫伤。

5)患者若有小的足背动脉瘤形成,嘱其穿宽松、软质面的鞋,以防瘤体受摩擦,引起破裂出血。

6)假性动脉瘤较大而影响肢体功能者,可采用手术直接修补。

【案例思考】

患者王某,男,65 岁,入院诊断为"COPD 急性发作",现需遵医嘱查动脉血气分析以发现氧气或二氧化碳交换所存在的问题和问题的严重程度。

请思考:①动脉血气采集首选哪个部位?②动脉血气采集的目的都有哪些?③Allen 试验如何做?④动脉采血并发症有哪些?血肿如何预防?

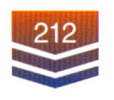

十四 俯卧位通气技术

【操作目的】

1. 俯卧位通气能够改善重症呼吸衰竭患者的氧合,尤其是对于急性呼吸窘迫综合征(ARDS)患者。
2. 俯卧位通气通过改变患者的体位,减少肺部受压,从而改善氧气的吸收和二氧化碳的排出。

【相关理论】

1. 俯卧位通气(prone position ventilation,PPV)是指将患者置于俯卧式体位,通过重力作用进行肺复张达到改善通气血流比以及肺顺应性的目的。
2. 适应证:①早期急性呼吸窘迫综合征(ARDS)顽固性低氧血症的患者;②机械通气患者,在积极肺复张及适当呼气末正压通气(PEEP)水平的基础上仍不能将吸氧浓度降至60%以下的患者;③气道引流困难的患者。
3. 禁忌证
(1)绝对禁忌证:脊柱不稳定和未监测的颅内压升高。
(2)相对禁忌证:开放性腹部伤、多发伤伴不稳定骨折、妊娠、严重血流动力学不稳定、气道与血管通路高依赖。

【用物准备】

软枕,水枕,电极片,减压敷料,护理垫,速干手消毒剂,翻身单(可承受患者重量且大小合适的单子)。

【操作流程】

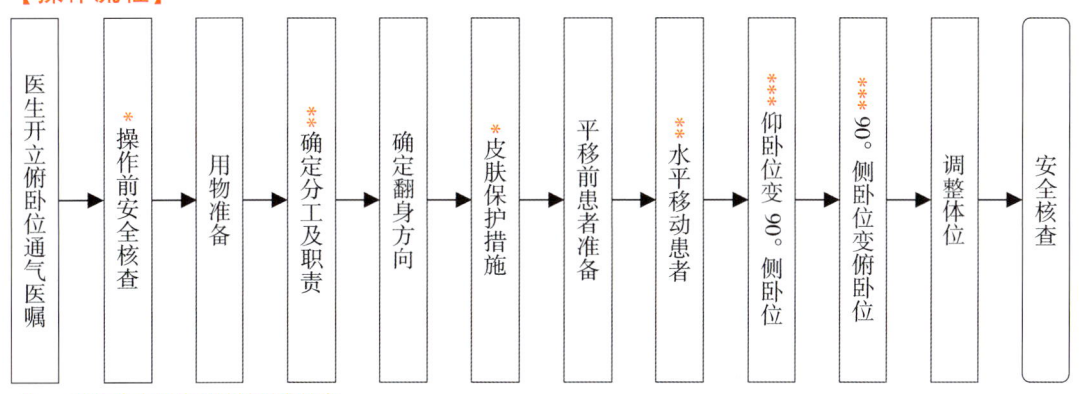

医生开立俯卧位通气医嘱 → 操作前安全核查* → 用物准备 → 确定分工及职责** → 确定翻身方向 → 皮肤保护措施* → 平移前患者准备 → 水平移动患者** → 仰卧位变90°侧卧位*** → 90°侧卧位变俯卧位*** → 调整体位 → 安全核查

注:*越多代表此步骤关键程度越高。

【操作细则】

1. 俯卧位通气技术

项目	操作步骤	步骤解释说明
操作前评估	1. 双人核对俯卧位通气医嘱。 2. 床旁正确识别患者身份。 3. 向患者或家属解释操作目的、方法及配合事项。	

项目	操作步骤	步骤解释说明
操作前评估	4.评估患者意识状态、生命体征、一般情况、病史、心理状态、合作程度及是否存在绝对禁忌证。 5.查看患者携带人工气道、各种引流管道、切口敷料情况。 6.询问并协助患者大小便。	重点评估以下内容。 ● 意识状态:□清醒 □意识障碍(格拉斯哥昏迷评分、烦躁、全麻未醒、非清醒患者处于深度镇静状态)* ● 生命体征:□血氧饱和度*;□心率*;□血压*;□呼吸* ● 一般情况。凝血功能:□正常 □障碍*;切口敷料:□正常 □异常*;吸氧方式:□储氧面罩* □高流量* □人工气道辅助呼吸*;回肠/空肠造口袋:□已排空 □未排空 ● 病史:□绝对禁忌证(脊柱不稳定、未监测的颅内压升高)* □相对禁忌证* □开放性腹部损伤/多发伤伴不稳定骨折/妊娠/严重血流动力学不稳定/气道与血管通路高依赖 评估项目*越多代表操作风险越高,应通知医生。
操作前准备	1.着装整洁,仪表符合要求。 2.规范洗手,戴口罩。 3.用物准备。 4.皮肤准备。 5.患者准备。	● 七步洗手法。 ● 患者面部颧骨处、双肩部、胸前区、髂骨、膝部、小腿部及其他骨隆突俯卧位易受压处粘贴减压敷料。 ● 清理患者气道内、口/鼻咽分泌物;患者应处于深度镇静状态,建议 RASS 评分-4～-5 分;俯卧位前 2 h 应暂停肠内营养摄入;暂时夹闭引流管,妥善固定静脉导管及气管插管。
操作过程	1.携用物至患者床旁处,再次识别患者身份。 2.向患者或家属解释。 3.拉起床帘,保护患者隐私。 4.卫生手消毒。 5.再次评估。 6.人员配备:应由至少 5 名操作者执行,人员分工及其职责详见【操作要点】。若患者正在接受连续性肾脏替代治疗(CRRT)、ECMO 等治疗,宜增加操作者 1～2 名。 7.俯卧位翻转方式(信封法):将患者移至床的一侧,上下两层翻身床单对齐,同时向患者卷起(详见【操作要点】)。 8.再将患者朝向对侧 90°侧卧(详见【操作要点】)。 9.将患者行 180°翻转至俯卧位(详见【操作要点】)。 10.持续生命体征监测,心电监测电极片贴于背部(详见【操作要点】)。 11.患者俯卧位后调整,确保各肢体处于功能位(详见【操作要点】)。 12.健康教育。	● 采取查看床头卡、反问式询问、核对腕带(或使用 PDA 扫码)确认患者身份。 ● 整理监护仪各导联线,并留出足够长度便于翻身;夹闭非紧急管路(如尿管、胃管等),妥善固定各导管,防止滑脱,整理各管路方向与身体纵轴方向一致,并留出足够长度便于翻身;主管医生再次确认患者血流动力学情况。 ● 将 2 个护理垫包裹的软枕分别置于患者胸前及会阴部,并将护理垫吸水面朝向患者皮肤,男性患者注意避开生殖器部位,将翻身单覆盖在软枕头上,患者双手置于两侧紧贴身体。
整理用物	1.整理物品,医疗废物分类处置。 2.规范洗手。 3.记录护理单。	● 整理治疗车,先上层再下层。 ● 七步洗手法。

2. 俯卧位通气结束

项目	操作步骤	步骤解释说明
操作过程	1. 双人核对俯卧位通气停止医嘱。 2. 床旁正确识别患者身份。 3. 向患者说明俯卧位通气结束的原因、方法及配合事项。 4. 卫生手消毒。 5. 清理呼吸道及口、鼻腔分泌物。 6. 将患者背部电极片粘贴到肩臂部。 7. 转为正常功能体位。 8. 生命体征平稳后将电极片粘贴于胸前。 9. 整理各管路,重新妥当固定。 10. 清洁颜面部,给予口腔护理。	● 首先明确人员分工及职责,各自妥善固定好所负责的管路,并由1号人员发出口令,其余人员同时将患者托起,先移向床的一侧,然后将患者转为侧卧,5号人员撤出患者身下的软枕,整理好床铺,然后将患者摆放至合适的体位。
整理用物	1. 整理物品,医疗废物分类处置。 2. 规范洗手。 3. 记录护理单。	● 整理治疗车,先上层再下层。 ● 七步洗手法。

【操作要点】

方法	图示	说明
人员分工及其职责		1号(头部):由高年资护士负责固定人工气道导管、发号施令及指挥。 2号(右上):负责预留足够长度的输液管,确保翻身过程中的用药安全。 3号(左上):负责预留足够长度的监护仪导线、呼吸机管路的安全、生命体征的观察。 4号(右下)、5号(左下):负责固定同侧引流管,避免受压。沿患者身体纵轴线方向放置引流管,将引流瓶及引流袋置于身体外侧,将尿袋置于患者两腿中间。
俯卧位翻转方式(信封法)		上下两层翻身床单对齐,同时向患者卷起。

方法	图示	说明
俯卧位翻转方式（信封法）		将患者移至床的一侧：①由1号人员固定患者的人工气道，其余4人将患者身上、身下两层翻身单边缘对齐，将其同时向上卷翻身单至最紧，固定住患者其他导管。②由1号人员发出口令，并与其余4人同时将患者托起，先移向病床一侧。
		确认患者及管道安全后，由1号人员发出口令同时将患者翻转为90°侧卧位。
		5人同时将患者行180°翻转至俯卧位。
整理背部电极片		粘贴电极片，连接心电监护。

方法	图示	说明
俯卧位体位摆放		①颈部强直的患者应给予一定的镇静镇痛,气管切开的患者需保障颈部悬空,留有操作空间。②调整患者肢体摆放位置、各管路位置是否顺畅,定期帮助患者活动踝关节、腕关节,保持功能位,防止肌肉萎缩。

注:1. 操作过程中注意协调一致,使患者头、肩、臀同步翻转,保持头、颈、脊柱在同一直线。
2. 注意人工气道、动静脉管道及各种引流管,防止出现压迫、扭曲、移位、脱出等情况。
3. 每20～30 min检查患者,每2 h更换软垫位置,避免同一部位长期受压。
4. 注意检查面部及眼睛,避免眼球直接受压损伤,男性注意生殖器,女性注意乳房。
5. 胸腹部悬空避免受压,注意手臂位置,防止神经损伤。

【护理记录】
1. 俯卧位通气开始的日期和时间,俯卧位通气过程中患者的反应。
2. 俯卧位通气停止的日期和时间,俯卧位通气后患者症状的改善情况。

【并发症】
1. 非计划拔管
(1)原因:①预留导管及设备导线长度不够。②管路固定不牢固,翻身时出现导管移位,口腔分泌物会使胶布固定气管插管的效果降低,大量出汗会影响中心静脉管路贴膜的密闭性与牢固性。③医务人员对重要管路的认识和评估不够,固定管路的方法没有统一标准。④患者躁动不安,约束不到位导致导管滑脱或移位。
(2)临床表现:导管移位或脱出。
(3)预防及处理:①俯卧位翻身前、后必须检查重要管路的固定情况,记录管路的外露长度。翻身时专人负责保护管路,防止脱出。定时检查胶布和贴膜的固定效果,及时维护。②翻身过程中,操作者动作应保持同步,避免不必要的管路牵扯。③对躁动不安的患者,遵医嘱适当应用镇静药及肌肉松弛药,并进行保护性约束。④加强对医务人员的培训,制定相应的应急预案。⑤对ECMO导管的意外脱出需非常谨慎。若人员充足,在翻身的过程中需单独增派一人管理ECMO导管。⑥如病情需要必须进行,要持谨慎态度,操作前备好抢救用物,在医生指导下进行。⑦一旦不慎出现某个导管的移位或脱出,应立即评估患者是否存在生命危险,立即处理危及患者生命的情况,再将导管回位或重新置管。⑧患者出现呼吸、心搏骤停,按照医院应急抢救预案实施抢救。

2. 血流动力学紊乱
(1)原因:①俯卧位时,因腹内压、胸膜腔内压的改变可影响回心血量,可能导致血流动力学不稳定、心律失常等并发症,严重者可发生心搏、呼吸骤停。②俯卧位通气过程中,可能因体位的改变或输液及血管活性药物的非计划性中断而影响血流动力学,导致血压的急剧波动或诱发心律失常。

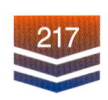

(2)临床表现:患者出现心律失常、血压和血氧饱和度骤变,若血氧饱和度过低,可出现双目对视,意识丧失,面色青紫等呼吸抑制状态。

(3)预防及处理:①密切监测患者血流动力学、SaO_2、动脉血气、呼吸机参数等,及时发现异常并处理。②俯卧位翻身时,保持静脉管道的通畅,保证血管活性药物持续准确的输注,避免引起患者血压和心率的大幅度波动。③俯卧位通气过程中,如出现危及生命的血流动力学紊乱,应立即进行对症处理,并终止俯卧位通气。

3. 压力性损伤

(1)原因:①低蛋白血症伴有全身性血肿、肥胖或过于消瘦的患者。②老年患者运动和感觉等功能的减弱、皮肤弹性减弱,降低了皮肤自身的屏障功能。③感染患者致使体温升高、多汗,皮肤极易潮湿。④无创通气的患者,冷凝水沉积面罩内,使患者颜面部潮湿。⑤俯卧位通气患者病情复杂,多有呼吸面罩、人工气道、胃管、导尿管、动脉血压监测等多种管路,若管理不当,易造成医疗器械相关性压力损伤。

(2)临床表现:患者颜面部、额部、眼睛、鼻子、下颌、双侧耳郭、肩部、胸部、两侧肋骨、手部、双肘关节、髂部、会阴部、膝关节、足部、脚趾等低垂位置水肿、破损。

(3)预防及处理:①每 2 h 观察压力性损伤高风险部位皮肤的受压情况,检查受压部位保护措施是否有效。②应每 2 h 进行左、右侧卧位翻身,角度为 15°~30°,躯干朝向应与头部朝向保持一致。③应悬空鼻尖、腹部、女性胸部、男性生殖器等易受压部位。④增加营养、积极纠正水肿,给予高蛋白、高维生素、高热量饮食。⑤涂抹促表皮生长因子、可吸收型敷料保护,促进创面愈合。⑥无创呼吸机面罩的固定带松紧度适宜,及时用清洁的纱布擦干无创呼吸机面罩内的冷凝水,使面部皮肤保持干燥、清爽。

4. 反流与误吸

(1)原因:①俯卧位时患者应用大量镇静肌松药,影响胃的排空增加胃残余量,翻身时造成胃内容物的反流。②由于重力的作用,口腔分泌物增多,容易发生误吸。③气囊压力不足。

(2)临床表现:患者口腔、鼻腔分泌物较多,患者出现呛咳现象。

(3)预防及处理:①俯卧位翻身前 2 h 暂停肠内营养,并准确测定胃的残余量,必要时留置鼻空肠营养管。②及时清理人工气道、口腔及鼻腔的分泌物,还可以放置吸水纸巾或棉垫以防止误吸。③每 4 h 监测气囊压并记录,维持压力在 25~30 cmH_2O。④如病情需要必须进行,要持谨慎态度,操作前备好抢救用物,在医师指导下进行。⑤备好抢救器材,负压引流装置。

【案例思考】

患者张某,男,75 岁,重症肺炎,ARDS 中度,体格检查:T 36.8 ℃,HR 72 次/min,R 30 次/min,BP 107/64 mmHg,患者神志清醒,双侧瞳孔 3.0 mm,对光反射(++),SaO_2 88%,血流动力学稳定。既往史:脑梗死病史。入院后给予经口气管插管接呼吸机,遵医嘱需进行俯卧位通气。

请思考:①俯卧位前,医护人员怎样分工站位?②气管插管期间,气囊压力正常值为多少?③俯卧位通气期间,医护人员怎样预防患者误吸?

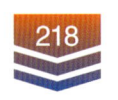

循环系统

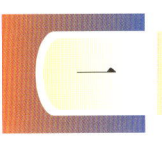

一、心电监测技术

【操作目的】

1. 连续监测患者心率、心律及血压等生命体征变化。
2. 为临床诊断、治疗及护理提供依据。

【相关理论】

1. 心电监测

（1）使用生理盐水浸湿的纱布清洁局部皮肤，清除皮脂和汗渍，防止电极片接触不良；不可用酒精做皮肤准备，酒精会使皮肤干燥，减少电流；有胸毛者要脱毛；皮肤过敏者，应选用透气性较好的抗过敏电极片；建议至少每48 h更换电极片，注意观察黏胶处有无皮疹。

（2）交流电干扰：病房内各类电器可能对心电监测造成干扰，在有电极脱落、导线断裂及导电糊干扰等情况时则更易发生。

（3）肌电干扰：各种肌肉震颤可引起细小而不规则的波动，掺杂在心电图波形内，会影响观察和判断。

（4）线路连接不良：电极片与皮肤接触不好，导线连接松动或断裂，可使基线不稳，大幅度漂移或产生杂波。

（5）胸痛、心前区不适等患者电极的粘贴应避开除颤时电极板的位置。

（6）心电图检查：心电监护只是为监测心率、心律的变化，不能用以分析ST段异常或诊断心脏器质性病变，如需更详细地分析心电变化，应及时做12导联心电图进行分析诊断。

2. 血压监测

（1）选择大小合适的袖带，气囊应至少包裹80%上臂，大多数成年人的臂围为25~35 cm，可使用气囊长22~26 cm、宽12 cm的标准规格袖带。肥胖者或臂围大者应使用大规格气囊袖带；儿童应使用小规格气囊袖带。袖带太窄，测得血压值偏高；袖带太宽，测得血压值偏低。

（2）若患者双上肢均无法测量血压，可将袖带缠绕于患者大腿下部，袖带下缘距腘窝3~5 cm（腘动脉）进行测量。

（3）右侧上臂血压比左侧上臂血压高10~20 mmHg，下肢血压高于上肢血压20~40 mmHg。

（4）监测血压时，患者至少应安静休息5 min以上。

3. 呼吸监测

（1）监测时，不仅要监测患者呼吸次数，也要监测患者呼吸节律、深度、声音是否正常。

（2）呼吸可受意识控制，因此在观察呼吸过程中，要嘱患者安静放松。

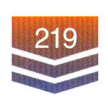

4. 血氧饱和度监测

（1）需选择满足皮肤温暖、局部组织灌注好、指甲完整已修剪、无灰指甲、无指甲油等条件的手指进行监测。

（2）监测探头不和血压袖带在同一侧肢体，防止因频繁测量无创血压或血压袖带过紧时血流完全或部分阻断，使 SaO_2 出现大幅波动。

5. 参数设置

（1）心律失常（心搏骤停、心室颤动、无脉室速）危急警报设置为危象/高优先级警报。

（2）报警参数设置应根据患者病情及时调整，一般患者至少每班检查一次；生命体征异常和不稳定的患者，需要随时调整。

（3）建议将监测参数警报阈值设定为患者平均监测数值±（20%～30%）；建议针对不同患者的病情动态或根据医嘱随时调整警报阈值。

（4）不同患者生理监测参数报警阈值设置见表2-5。

表2-5　不同患者生理监测参数报警阈值设置

监测参数	设置
心率	1. 正常心率（60～100次/min）：若无特殊情况，上限100次/min，下限60次/min。 2. 异常心率：根据患者的具体情况设置。 （1）心动过速：上限上浮5%～10%，最高不超过150次/min；下限下浮10%～20%，或遵医嘱设置警报阈值。 （2）心动过缓：上限上浮15%～20%，下限根据血流动力学情况，可调至45～50次/min，或遵医嘱设置警报阈值。 （3）有心脏起搏器：上限上浮10%～20%，或遵医嘱设置警报阈值；下限设置起搏器下限的频率。
血压	1. 正常血压[（90～140）/（60～90 mmHg）]：患者若无特殊情况，收缩压上限140 mmHg（1 mmHg≈0.133 kPa），下限90 mmHg，舒张压上限90 mmHg，下限60 mmHg。 2. 异常血压患者 （1）需要严格控制血压或使用血管活性药物的患者（如主动脉夹层、液体复苏过程），遵医嘱设置警报阈值。 （2）高血压患者：上限为现测血压上浮5%～10%，下限为现测血压下浮20%～30%；遵医嘱设置警报阈值。 （3）低血压患者：上限为现测血压上浮20%～30%，下限为现测血压下浮5%～10%；遵医嘱设置警报阈值。
呼吸	1. 呼吸正常患者（12～20次/min）：下限10次/min，上限24次/min。 2. 呼吸频率异常患者 （1）呼吸过缓（<10次/min）：下限不低于8次/min。 （2）呼吸急促（>20次/min）：上限不高于30次/min。 （3）呼吸暂停：呼吸警报设置中呼吸暂停时间的报警，建议设置20 s，某些特殊情况下遵医嘱高于20 s。 3. 根据医嘱设置警报阈值。
血氧饱和度	轻度低氧血症患者，警报阈值上限100%，下限90%；但Ⅱ型呼吸衰竭患者警报下限85%；高浓度氧气吸入时，SaO_2 仍低于95%，可根据患者的实际数据下浮5%作为警报下限，或根据医嘱设置警报阈值。

【用物准备】

多参数监护仪,一次性电极片,生理盐水纱布,纱布,弯盘,记录本、笔,器械车,脱毛膏(必要时),配电盘(必要时),速干手消毒剂,PDA,医疗废物桶,生活垃圾桶。

【操作流程】

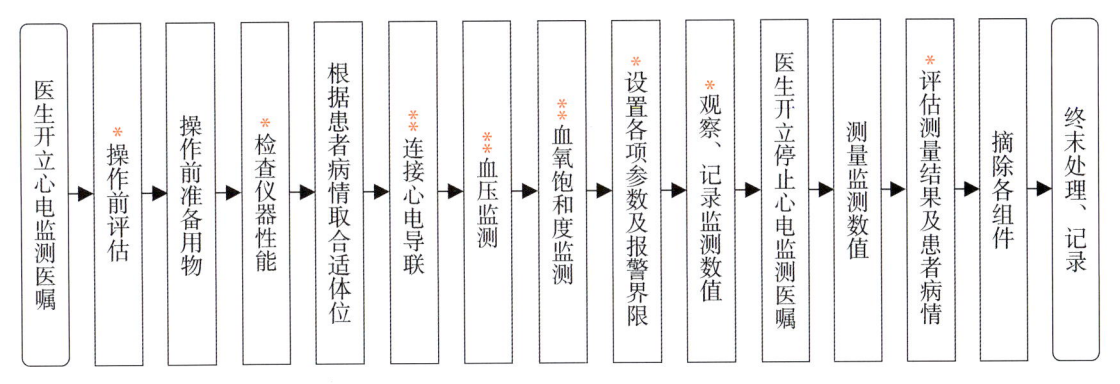

医生开立心电监测医嘱 → 操作前评估* → 操作前准备用物 → 检查仪器性能* → 根据患者病情取合适体位 → 连接心电导联** → 血压监测** → 血氧饱和度监测** → 设置各项参数及报警界限* → 观察、记录监测数值* → 医生开立停止心电监测医嘱 → 测量监测数值 → 评估测量结果及患者病情* → 摘除各组件 → 终末处理、记录

注:*越多代表此步骤关键程度越高。

【操作细则】

1. 心电监测技术

项目	操作步骤	步骤解释说明
操作前评估	1. 双人核对心电监测医嘱。 2. 床旁正确识别患者身份。 3. 向患者解释操作目的、方法及配合事项。 4. 评估患者意识状态、病情。 5. 评估患者胸部皮肤、肢体及手指情况,有无安装心脏起搏器。 6. 评估周围环境、光照情况及有无电磁波干扰。 7. 检测仪器性能。	重点评估以下内容。 • 仪器性能:□各插件 □仪器运行正常 • 意识状态:□清醒 □意识障碍(格拉斯哥昏迷评分、烦躁、全身麻醉未醒)* • 病情:□现病史 □心肺脑疾病史(冠心病、慢阻肺、脑卒中)* • 心前区皮肤:□皮肤完整 □破损* □胸毛*;肢体:□无外伤 □无静脉通路 □活动正常;手指:□无灰指甲 □无指甲油 □末梢循环好 • 环境:□光照充足 □无电磁波干扰 尽可能排除客观干扰因素,根据患者实际情况正确连接心电监测。
护士准备	1. 着装整洁,仪表符合要求。 2. 规范洗手,戴口罩。 3. 准备用物,物品摆放合理。	• 七步洗手法。

项目	操作步骤	步骤解释说明
操作过程	1. 携用物至床旁,再次识别患者身份。 2. 向患者解释,取得配合。 3. 拉起床帘,根据患者病情协助其取合适卧位。 4. 连接电源,打开开关,连接各监测插件,将电极片连接至心电监护仪导联线上。 5. 协助患者暴露胸部,清洁电极片粘贴部位皮肤(左、右两侧锁骨中点外下方,左、右两侧腋前线第6肋间及胸骨左缘第4肋间)。 6. 正确粘贴电极片,电极片与皮肤接触良好。各电极片粘贴部位如下(详见【操作要点】):LA. 左侧锁骨中点外下方;LL. 左侧腋前线第6肋间;V. 胸骨左缘第4肋间;RA. 右侧锁骨中点外下方;RL. 右侧腋前线第6肋间。 7. 缠绕血压袖带(详见【操作要点】)。 8. 佩戴血氧饱和度探头(详见【操作要点】)。 9. 启动血压测量键。 10. 根据患者病情设置参数、报警界限及测量血压间隔时间。 11. 记录监测时间、监测数值。 12. 整理监护仪各组件,避免打折、缠绕。 13. 协助患者舒适卧位,整理床单位,将呼叫器置于患者触手可及处,卫生手消毒。 14. 告知患者及家属监护仪使用注意事项。 15. 根据病情,按时记录监测数值。	• 采取查看床头卡、反问式询问、核对腕带(或使用PDA扫码)确认患者身份。 • 各插件正确连接。 • 根据要求及病情选择粘贴电极片部位(心前区不适、胸痛等患者粘贴电极片应避开除颤部位),使用生理盐水纱布清洁皮脂及汗液,后用干纱布擦拭。 • 选择测量血压的手臂应无外伤、无静脉输液通路、无活动障碍。 • 血氧饱和度探头不和血压袖带在同一侧手臂上,指示灯对准指甲。 • 操作期间注意保护患者隐私、注意保暖。 注意事项: • 远离手机等电子设备,避免电磁波干扰。 • 不要自行移动或摘除电极片。 • 不能触碰监护仪按钮、调节参数或拔除电源。 • 如粘贴电极片周围皮肤出现痒、痛或者仪器出现报警音及时告知医护人员。 • 血压袖带充放气时应将手臂摆放至与心脏同一水平,并避免说话、手臂用力等情况。

2. 停止心电监测

项目	操作步骤	步骤解释说明
操作过程	1. 双人核对停止心电监测医嘱。 2. 床旁正确识别患者身份。 3. 向患者说明停止心电监测的原因、方法及配合事项。 4. 测量血压，记录监测数据，关闭心电监护仪。 5. 摘除电极片，清洁局部皮肤，摘除血压袖带，摘除血氧饱和度探头。 6. 取舒适卧位，整理床单位。	● 摘除动作需轻柔，并评估皮肤情况。
整理用物	1. 整理用物，医疗废物分类处置。 2. 规范洗手。 3. 记录护理单。	● 整理治疗车，先上层再下层。将各组件与心电监护仪分离，清洁。 ● 七步洗手法。

【操作要点】

内容	图示	说明
心电导联位置		注意粘贴电极片位置。
袖带位置		驱尽袖带内空气后平整缠于患者上臂中部（袖带下缘位于肘窝上 2~3 cm），袖带上的动脉指示箭头指向肱动脉。
佩戴袖带		松紧度以可放入一横指为宜。

内容	图示	说明
监测血氧饱和度		血氧饱和度探头指示灯对准指甲。

【护理记录】

1. 心电监测开始监测的日期和时间,监测各数值。
2. 心电监测停止监测的日期和时间,监测各数值。

【并发症】

1. 皮肤过敏

(1)原因:①患者过敏体质,电极片粘贴部位出现皮肤过敏。②电极片粘贴时间过长。

(2)临床表现:监护电极片粘贴部位出现发红、起水疱甚至皮肤破损等,清醒患者主诉局部皮肤瘙痒不适等。

(3)预防:①清水纱布清洁局部皮肤,至少每48 h更换电极片。②去除电极时应小心谨慎,180°去除,防止撕破皮肤。③有条件者可使用脱敏的监护电极片。④告知患者粘贴部位不适应时及时告知护士,给予及时处理,避免指甲抓破皮肤。

(4)处理:①更换电极片粘贴部位。②破损皮肤可使用0.5%碘伏擦拭,大的水疱可用无菌小针头刺破抽液,无菌纱块覆盖换药。

2. 器械相关压力性损伤

(1)原因:①患者皮肤脆弱、水肿、循环差。②监护各线路在患者身体下或长时间压迫患者皮肤。③指脉氧探头未定时更换监测位置。

(2)临床表现:皮肤、手指等位置出现发红、水疱甚至皮肤破损等,清醒患者主诉局部皮肤麻木、疼痛、不适等。

(3)预防:①对于皮肤脆弱患者可在胸壁与线路之间垫上纱布或软垫。②将各线路妥善放置、避免过长、避免牵拉。③每2 h更换指脉氧监测部位,对于皮肤脆弱、末梢循环差者可缩短更换时间。

(4)处理:①皮肤破损的指端不可再监测指脉氧。②根据皮肤损伤情况给予对症处理。③定时检查局部皮肤,预防再发生损伤。

3. 局部血液循环受阻

(1)原因:①患者肢体水肿、循环功能差。②测量血压的袖带或指脉氧的部位长时间受压或松紧不当。

(2)临床表现:受监测肢体局部肿胀、发绀或湿冷,清醒患者主诉局部皮肤疼痛或麻木感。

(3)预防:①严密观察受压部位循环情况,定时更换部位,避免长时间监测一侧肢体或同一手指端。②每小时观察血压袖带松紧情况,根据病情调节测压时间。③对于神志不清、有意识障碍的患者及婴幼儿实行床旁交接班。

(4)处理:抬高肿胀肢体,更换测量部位,观察血液循环情况。

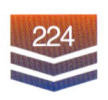

【案例思考】

患者张某,男,52岁,急性冠脉综合征,清醒,为监测生命体征,行心电监测。

请思考:①患者有胸毛时,应该怎么处理?②为该患者粘贴电极片时,应重点注意什么问题?③若患者左前臂输液、右桡动脉冠状动脉造影后加压包扎,如何测量血压?④患者心电图波形有异常时,应如何处理?⑤若患者测量血压偏高,应该如何设置参数?⑥若患者拒绝定时测量血压,应如何沟通?

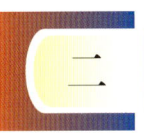

二 中心静脉压监测技术

【操作目的】

1. 了解有效血容量、心功能和周围循环阻力的情况。
2. 鉴别不明原因的急性循环衰竭、患者少尿或无尿的原因。
3. 观察血容量的动态变化,有无循环超负荷的危险,以指导临床补充血容量或液体。
4. 大手术的患者监测中心静脉压,以使血容量维持在最佳水平。

【相关理论】

1. 中心静脉压(central venous pressure,CVP)是上、下腔静脉进入右心房处的压力,可通过置入中心静脉导管直接测量。常选用锁骨下深静脉导管或颈内深静脉导管进行测量,在紧急情况下,可经 PICC 监测 CVP。CVP 受心功能、循环血容量及血管张力 3 个因素的影响。

2. CVP 的正常值范围为 $5 \sim 12$ cmH_2O,是评估心脏前负荷的指标,常用于临床上指导液体治疗的补液速度和补液量。补液试验:晶体液 250 mL 于 $5 \sim 10$ min 经静脉快速输入,CVP 与补液的关系见表 2-6。

表 2-6 CVP 与补液的关系

CVP	血压	原因	处理原则
低	低	血容量严重不足	充分补液
低	正常	血容量不足	适当补液
高	低	心功能不全或血容量相对过多	给强心药,纠正酸中毒,舒张血管
高	正常	容量血管过度收缩	舒张血管
正常	低	心功能不全或血容量不足	补液试验

3. 适应证

(1)严重创伤、各类休克及急性循环功能衰竭等危重患者。
(2)各类大手术或手术本身会引起血液动力学变化者。
(3)脱水、失血和血容量不足者。
(4)右心功能不全者。

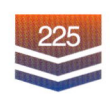

(5)大量静脉输液、输血时监测血容量动态变化。

4. **禁忌证**：无绝对禁忌证，相对禁忌证如下。

(1)血小板减少或其他凝血机制严重障碍者。

(2)局部皮肤感染者应另选穿刺部位。

(3)血气胸患者避免行颈内及锁骨下静脉穿刺。

【用物准备】

治疗盘,无菌治疗巾,多功能监护仪1台,压力导联线,压力传感器套件,加压袋,冲洗液(遵医嘱配置),无菌手套,酒精棉片,CVP管道标识,速干手消毒剂,PDA,生活垃圾桶,医疗废物桶。

【操作流程】

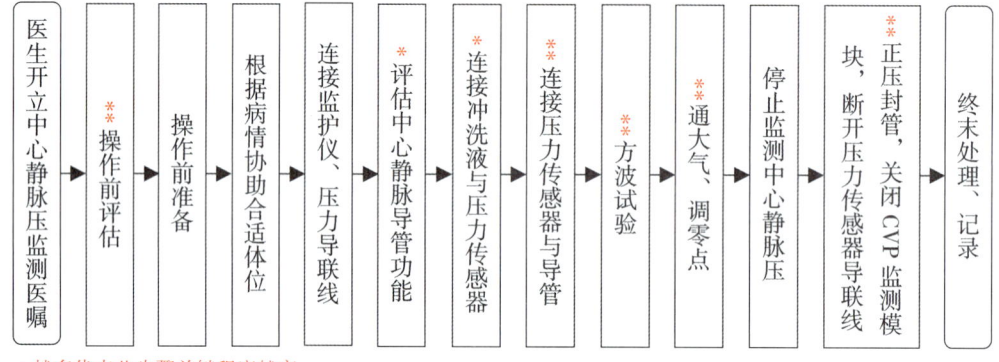

医生开立中心静脉压监测医嘱 → **操作前评估 → 操作前准备 → 根据病情协助合适体位 → 连接监护仪、压力导联线 → *评估中心静脉导管功能 → *连接冲洗液与压力传感器 → 连接压力传感器与导管 → **方波试验 → **通大气、调零点 → 停止监测中心静脉压 → **正压封管，关闭CVP监测模块，断开压力传感器导联线 → 终末处理、记录

注：*越多代表此步骤关键程度越高。

【操作细则】

项目	操作步骤	步骤解释说明
操作前评估	1. 双人核对中心静脉压监测医嘱。 2. 床旁正确识别患者身份。 3. 向清醒患者解释CVP监测的目的、方法及配合事项。 4. 评估患者意识状态、一般情况、导管功能、心理状态及合作程度。 5. 查看中心静脉导管置入部位。 6. 清醒患者询问有无需要,并协助患者大小便。	重点评估以下内容。 ● 意识状态:□清醒 □意识障碍(格拉斯哥昏迷评分、烦躁、全身麻醉未醒) □烦躁* ● 一般情况。心率:□正常 □异常*；呼吸:□正常 □异常*；血压:□正常 □异常*；吸氧方式:□自主呼吸 □机械通气* □PEEP*；血管活性药物:□无 □有*；凝血功能:□正常 □障碍* ● 导管功能:□导管通畅,回血良好 □导管不通畅,无回血* ● 心理状态及合作程度:□合作 □不合作* 评估项目*越多代表影响因素较多,应尽量减少干扰因素存在。

项目	操作步骤	步骤解释说明
护士准备	1. 着装整洁,仪表符合要求。 2. 规范洗手,戴口罩。 3. 准备用物,物品摆放合理。 4. 检查物品质量及有效期。	• 七步洗手法。
操作过程	1. 携用物至患者床旁处,再次识别患者身份。 2. 向清醒患者解释,协助患者取舒适体位。 3. 卫生手消毒,连接监护仪与压力导联线,选择监测模块,设定最适标尺,连接监护仪的导联线及压力传感器(详见【操作要点】1)。 4. 卫生手消毒。 5. 将配好的冲洗液置于加压袋中,连接冲洗液与压力传感器套件,加压袋充气加压至 300 mmHg(详见【操作要点】2)。 6. 冲洗管道,排气备用(详见【操作要点】3)。 7. 卫生手消毒,查看患者的生命体征。 8. 铺无菌治疗巾,选择合适的管腔。 9. 戴无菌手套,夹闭导管开关,打开导管接口,用酒精棉片消毒管道前端,将压力传感器导管端与中心静脉导管主腔相连接(详见【操作要点】3)。 10. 进行方波实验(详见【操作要点】4)。 11. 将患者置于平卧位,将传感器放置于腋中线第4肋间隙(右心房同一水平),卫生手消毒。 12. 校零调节传感器上的三通装置,关闭患者端,改与大气端相通,选择监护仪上的校零键,监护仪上CVP 显示一条直线,数值为"0"(详见【操作要点】5)。 13. 调节传感器上的三通装置,关闭大气端,将测压腔与传感器相通,监护仪显示波形及数值(详见【操作要点】6)。 14. 波形稳定后记录患者 CVP 数值,设置合适的报警线。 15. 再次检查传感器各部位是否连接紧密,妥善固定传感器,用无菌治疗巾包裹。 16. 粘贴管道标识。 17. 脱去手套,卫生手消毒。 18. 整理床单位。 19. 向患者或家属告知注意事项,协助患者取舒适体位。	• 采取查看床头卡、反问式询问、核对腕带(或使用 PDA 扫码)确认患者身份。 • 要充分排气,确保管道内无气泡。 • 如患者为多腔中心静脉导管,推荐使用主腔测量 CVP。 • 严格无菌操作,用酒精棉片消毒导管接口处时间不低于 15 s。 • 在患者处于平静状态时测量 CVP,测量时避免患者出现烦躁、抽搐、咳嗽等情况。如病情不允许,建议同一患者采取相同体位测量 CVP。 • 机械通气时,在保证患者安全的情况下,尽可能注意在操作过程中严防气体进入管道,以免形成空气栓塞。 • 常规每班校零,对监测数据、波形有异议时随时调零。监护仪波形显示异常时,及时查找原因并处理。 • 确保传感器电子芯片位置始终与右心房位于同一水平。 • 标识粘贴于压力传感器输液器的茂菲氏滴管下方 3~5 cm 处,注明监测项目名称及时间。 • 告知清醒患者,保持管道通畅,减少污染,在床上翻身活动时,注意不要牵拉管道等。
整理用物	1. 整理物品,医疗废物分类处置。 2. 规范洗手,并记录。 3. 记录护理单。	• 整理治疗车,先上层再下层。 • 七步洗手法。

【操作要点】

1. 连接监护仪的导联线及压力传感器套件

方法	图示	说明
连接监护仪的导联线		将测压用的导联线与监护仪的相应端口连接。
调出监护仪监测模块		调出监护仪的监测模块"CVP"。
连接监护仪的导联线与压力传感器套件		将压力传感器与监护仪的压力导联线连接。

2. 连接冲洗液与压力传感器套件及加压

方法	图示	说明
连接冲洗液与压力传感器套件		打开一次性压力传感器套件,检查传感器各部位是否连接紧密,连接冲洗液与压力传感器上的输液器。

方法	图示	说明
加压袋充气加压	压力标尺 300 mmHg	转动压力袋上的三通，封闭压力袋，加压至压力标尺 300 mmHg（1 mmHg≈0.133 kPa），通过加压袋持续输注 3~4 mL/h 液体，以保持导管端通畅并防止血栓形成。

3. 冲洗管道，连接中心静脉导管主腔

方法	图示	说明
冲管		牵拉压力传感器上的冲洗开关，冲洗管道，排尽空气。
连接		将压力传感器导管端与中心静脉导管主腔相连接。

4. 方波实验

方法	图示	说明
方波实验		①快速牵拉压力传感器上的冲洗开关后压力突然上升，呈现方波。②停止牵拉后只有两个振荡波形，每个振荡波形的振幅小于前一个的 1/3。③方波后的振荡波符合最佳衰减波形说明导管管腔通畅。

5. 压力传感器校零

方法	图示	说明
校零位置	注：A 为第 4 肋间；B 为腋中线。	归零点是将传感器部分固定于患者心脏水平，即平腋中线第 4 肋间的位置。
调节三通使传感器与大气端相通		转动传感器上面的三通，关闭患者端，使传感器与大气端相通。
校零		选择监护仪"校零"键，按压 CVP 归零，等待机器校零完成，屏幕上显示"0"时。

6. 监测波形及数值

方法	图示	说明
调回三通使传感器和中心静脉端相通		转动传感器上的三通，使传感器和中心静脉端相通。

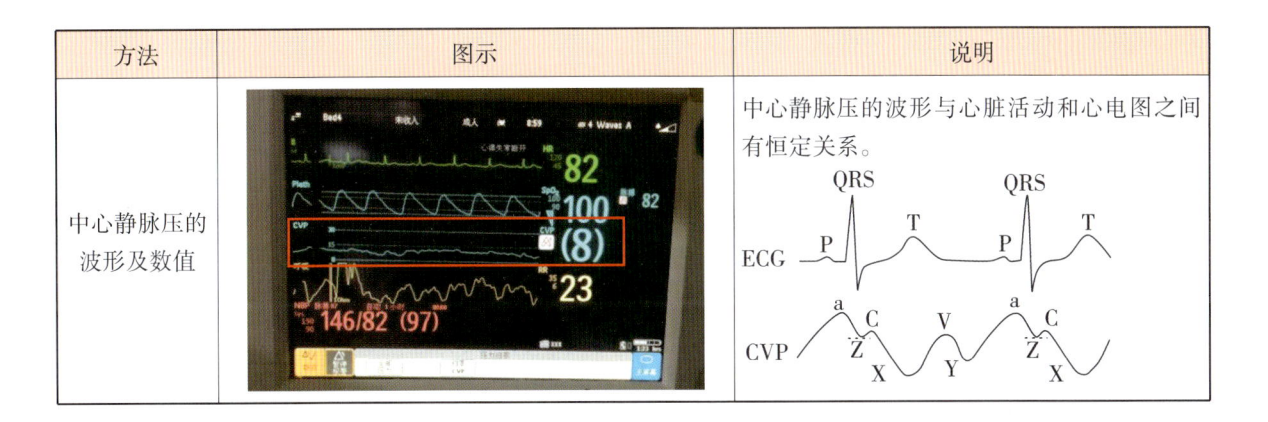

方法	图示	说明
中心静脉压的波形及数值		中心静脉压的波形与心脏活动和心电图之间有恒定关系。

【护理记录】

1. 记录中心静脉压监测的日期和时间,治疗过程中中心静脉压数值的变化。
2. 记录中心静脉压停止监测的日期和时间,拔管过程中患者的生命体征。

【并发症】

1. 导管感染

(1)原因:①操作时未严格执行手卫生或违反无菌操作原则。②未及时进行导管维护或未及时更换输液器或压力传感器。③导管断开后接口部位未按要求消毒。④导管留置时间过长。

(2)临床表现:患者局部感染时出现红、肿、热、痛、渗出等炎症表现,血流感染除局部表现外还会出现发热(>38 ℃)、寒战或低血压等全身感染表现。

(3)预防与处理

1)做好导管的维护,按要求及时更换敷料,严格无菌操作及手卫生,如有静脉输液时,输液器每24 h更换1次,尽量减少三通接头等附加装置的使用,如发现三通管或肝素帽有血迹应及时更换,导管断开后接口部位使用酒精棉片擦拭消毒5~15 s。

2)尽可能减少对压力监测装置的操作,压力传感器使用时应当遵循产品说明书或每96 h更换1次。

3)每日评估导管使用的必要性,不需要时尽早拔管。

4)每日评估穿刺部位的情况,如局部出现红、肿、渗出等炎症表现或怀疑发生血流感染,建议综合评估决定是否需要拔管,拔管时建议行导管尖端培养和(或)导管取血培养。

2. 导管堵管

(1)原因:①未及时正确进行冲、封管,尤其是在输注脂肪乳剂或输血前后未及时有效地进行冲、封管。②导管中有回血或导管扭曲、打折时未及时处理。③加压袋的压力值未保持在300 mmHg,或出现降低后未及时处理,致使无法有效地持续冲管。④输注药物时未注意配伍禁忌或输注特殊药物前后未充分冲管。⑤患者处于高凝状态。⑥患者输液速度过慢或导管留置时间过长。

(2)临床表现:①导管不完全堵塞时能够输液但不能回抽回血,输液速度减慢,冲管有阻力,严重者穿刺处皮肤可见渗液。②导管完全堵塞时不能输液,回抽无回血,无法冲管。

(3)预防与处理

1)保持导管通畅:加强巡视,定时观察导管中有无回血,有无导管扭曲、打折,维持液体输注速度不低于8 mL/h或根据导管型号调整。

2）保持中心静脉压力监测端加压袋的压力值在 300 mmHg，以保持导管尖端通畅并防止血栓形成。

3）建议使用生理盐水冲洗管路，对于容易出现中心静脉导管堵管的患者，建议选 2.5 U/mL 的肝素盐水持续冲洗管路，同时监测患者凝血功能变化。

4）中心静脉导管应每 6~8 h 进行 1 次脉冲式冲管，高凝状态的患者可缩短冲管间隔。在输注脂肪乳剂或输血前后要进行及时有效的冲管、封管。冲管建议选用 10 mL 及以上的生理盐水（不得低于导管及其附加装置管腔容积的 2 倍）进行脉冲式冲管，封管液可根据患者的病情及凝血情况选择生理盐水或肝素盐水进行正压封管，封管液的量应为导管及其附加装置管腔容积的 1.2 倍。

5）每日评估导管使用的必要性，不需要时尽早拔管。

6）一旦出现导管堵塞，可遵医嘱予以尿激酶稀释液（5 000 U/mL）疏通，切忌用力冲洗和推注，避免尿激酶稀释液进入血液循环；遵照医嘱及时拔除中心静脉导管。

3. 压力数值或波形异常

（1）原因：①导管置入过深或过浅；导管出现扭曲、打折；导管内出现血栓。②加压袋压力不足或延长管过多、过长。③未选择合适的管腔进行监测，或者导管前端出现贴壁现象。④患者体位改变，未及时调整传感器位置或长时间未校零。⑤呼吸机参数的影响。

（2）临床表现：患者 CVP 数值或波形出现过高、过低或与实际病情不符。

（3）预防与处理

1）观察导管的置入长度，确定导管尖端的位置；观察管道有无扭曲、打折，导管内有无血栓，三通方向是否正确，确保导管的通畅性。

2）保持中心静脉压力监测端加压袋的压力值在 300 mmHg，保持管道内无气泡，各部位连接紧密，推荐在中心静脉导管与测压管连接处使用≤1 个三通接头，不使用延长管。

3）多管腔中心静脉导管的，应选择主腔进行 CVP 监测。经多管腔中心静脉导管的一腔输注液体且速度<300 mL/h 时，可经主腔监测 CVP；经多管腔中心静脉导管的一腔输注液体且速度>300 mL/h 时，不推荐同时监测 CVP。

4）在患者处于平静状态时测量 CVP，推荐每次测量时患者取平卧位，因病情、体位限制等不能采取平卧位时，推荐同一患者采取相同体位测量 CVP。

5）机械通气时，在保证患者安全的情况下，尽可能脱离呼吸机或者调节 PEEP 为"0"后测量 CVP，CVP 随着 PEEP 水平的升高而升高，对于不能脱离呼吸机的患者，每次测量 CVP 时应考虑 PEEP 对测量结果的影响。

6）重新连接测压装置或心电监护仪，长时间改变体位时，建议重新校零后测量 CVP，建议校零前进行方波实验。

【案例思考】

患者李某，男，以 72 岁，"咳嗽咳痰 2 d，加重伴呼吸困难 5 h"为主诉急诊入院，既往有高血压、冠心病病史，现昏睡状态。T 37.3 ℃，HR 103 次/min，R 23 次/min，BP 85/49 mmHg，持续面罩吸氧 5 L/min，血氧饱和度波动在 96% 左右，留置有右锁骨下中心静脉置管，持续中心静脉压力监测，CVP 波动在 5~6 mmHg。

请思考：①针对该患者，液体速度应如何选择？②患者进行了初步的液体复苏后血压为 94/53 mmHg，CVP 波动在 5~6 mmHg，液体速度该如何选择？③针对该患者，有无更有效的血流动力学监测技术？

三 有创血压监测技术

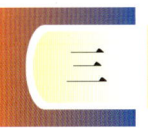

【操作目的】

1. 可连续精准地监测收缩压、舒张压和平均动脉压,并将其数值及波形实时显示在监护屏幕上,及时、准确地反映患者血压的动态变化。

2. 有助于判断体内血容量、心肌收缩力、外周血管阻力等的变化,及时指导临床治疗。

3. 通过动脉置管采集血标本,避免频繁穿刺给患者带来疼痛或血管损伤。

【相关理论】

1. 有创动脉压(invasive artery blood pressure,ABP)监测是将穿刺管直接插入动脉内,通过测压管连接换能器直接测压的监测方法,能连续、准确地提供动脉收缩压、舒张压及平均动脉压的数据,同时能绘制动脉压力曲线,可随时发现动脉压力变化,还可取动脉血做动脉血气分析。不受人工加压减压、袖带宽度及松紧度的影响。ABP监测是危重患者监测的首选方法。

2. 适应证

(1)各类危重患者、循环功能不全、体外循环下心内直视手术、大血管外科、脏器移植等可能术中大失血的手术患者。

(2)严重低血压、休克和其他血流动力学不稳的疾病,或者无创血压难以监测者。

(3)严重高血压、创伤、心肌梗死、心力衰竭、多器官功能障碍综合征(MODS)。

(4)需要反复抽取动脉血气标本的患者。

3. 禁忌证

(1)穿刺部位或其附近存在感染。

(2)凝血功能障碍:对已使用抗凝剂患者,最好选用浅表且处于机体远端血管的。

(3)患有血管疾病的患者,如脉管炎等。

(4)手术操作涉及同一部位。

(5)Allen试验未通过者禁忌行桡动脉穿刺测压。

4. 优缺点

(1)优点:可以迅速反映患者动脉血压变化,进行动态化的持续测量,对于休克、严重心肌梗死和心力衰竭、低温麻醉和控制性降压、接受复杂大手术等危重患者来讲,更能及时准确地掌握血压变化,为危重患者的治疗提供可靠依据,提升救治成功率。

(2)缺点:该测量方式属于侵入性操作,会对机体本身带来一定程度的损伤,操作不当会引发感染、血栓、出血等并发症。

【用物准备】

心电监护仪,压力导联线,压力传感器套件,加压袋,冲洗液(遵医嘱配置),治疗盘,弯盘,固定胶带,透明敷贴,酒精棉片,无菌手套,速干手消毒剂,ABP管道标识,PDA,生活垃圾桶,医疗废物桶。

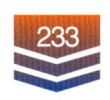

【操作流程】

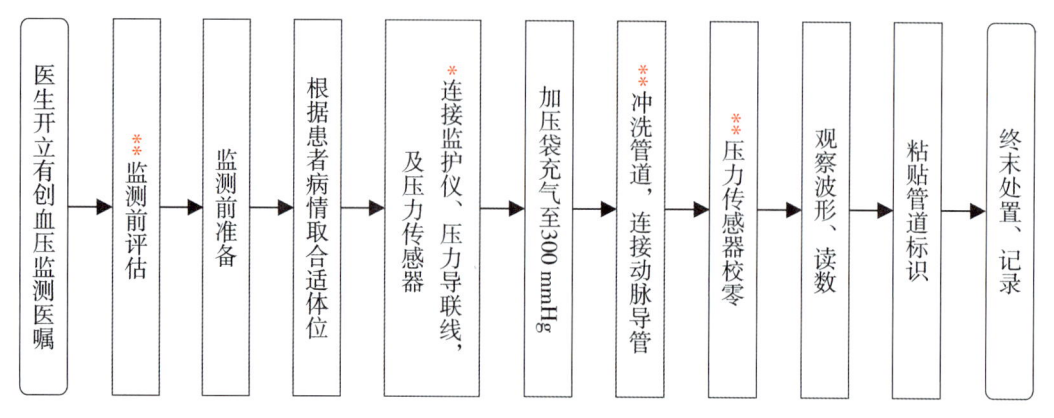

医生开立有创血压监测医嘱 → **监测前评估 → 监测前准备 → 根据患者病情取合适体位 → *连接监护仪、压力导联线、及压力传感器 → 加压袋充气至300 mmHg → **冲洗管道，连接动脉导管 → **压力传感器校零 → 观察波形、读数 → 粘贴管道标识 → 终末处置、记录

注：*越多代表此步骤关键程度越高。

【操作细则】

项目	操作步骤	步骤解释说明
操作前评估	1. 双人核对医嘱。 2. 床旁正确识别患者身份。 3. 向清醒患者解释操作目的、方法及配合事项。 4. 评估患者意识状态、年龄、一般情况、病史、心理状态及合作程度。 5. 评估患者病情、体位、自理能力，评估动脉搏动及侧支循环情况。	重点评估以下内容。 ● 意识状态：□清醒 □意识障碍（格拉斯哥昏迷评分、烦躁、全身麻醉未醒）□烦躁* ● 凝血状态评估：评估患者血小板计数和凝血分析结果，是否使用抗凝药物。凝血功能：□正常 □障碍* ● 一般情况。心率：□正常 □异常*；呼吸：□正常 □异常*；血压：□正常 □异常*；吸氧方式：□自主呼吸 □机械通气* □PEEP*；血管活性药物：□无 □有* ● 血管的评估：留置动脉导管首选桡动脉。Allen试验：□通过 □未通过* 注：评估项目*越多代表影响因素较多，应尽量减少干扰因素存在。
护士准备	1. 着装整洁，仪表符合要求。 2. 规范洗手，戴口罩。 3. 准备用物，物品摆放合理。 4. 检查物品质量及有效期。	● 七步洗手法。
操作过程	1. 携用物至患者床旁处，再次识别患者身份。 2. 向清醒患者解释，取得配合。 3. 协助患者取合适体位。	● 采取查看床头卡、反问式询问、核对腕带（或使用PDA扫码）确认患者身份。

项目	操作步骤	步骤解释说明
操作过程	3. 卫生手消毒,连接监护仪与压力导联线,选择监测模块,设定最适标尺,连接导线及压力传感器(详见【操作要点】1)。 4. 将配好的冲洗液置于加压袋中,连接冲洗液与压力传感器套件,加压袋充气加压至 300 mmHg(详见【操作要点】2)。 5. 卫生手消毒,准备胶布及透明敷贴,戴无菌手套,动脉置管成功后妥善固定。 6. 肝素盐水冲管,消毒动脉导管主腔,将压力传感器导管端与动脉导管主腔相连接(详见【操作要点】3)。 7. 将患者置于平卧位,将传感器放置于腋中线第4肋间隙,卫生手消毒。 8. 校零:将传感器置于患者右心房同一水平,调节传感器上的三通装置,关闭患者端,改与大气端相通,选择监护仪上的校零键,监护仪上 ABP 显示一条直线,数值为"0"(详见【操作要点】4)。 9. 调节传感器上的三通装置,关闭大气端,将测压腔与传感器相通,观察波形并读数(详见【操作要点】5)。 10. 妥善固定导管连接线(详见【操作要点】6)。 11. 粘贴管道标识,注明动脉导管置管时间。 12. 脱手套,卫生手消毒。 13. 将患者置于舒适体位,整理床单位,并告知其注意事项。	• 保持各接头连接紧密,严格无菌操作。 • 要充分排气,管内不要出现气泡。 • 注意无菌操作原则,动脉的选择以桡动脉为首选,股、肱、颞浅、足背、尺动脉均可,前提是不会致远端血供出现缺血性损害。 • 严格无菌操作,保持各接头连接紧密。 • 根据不同的体位,压力传感器位置与右心房同一水平,归零时嘱清醒患者平静呼吸。 • 注意在调整测压零点、取血等操作过程中严防气体进入动脉,以免形成空气栓塞。 • 常规每班调定零点,对监测数据、波形有异议时随时调零。 • 监护仪波形显示异常时,及时查找原因并处理。 • 固定好压力感器的位置,准确读数。 • 告知患者在床上翻身活动时,注意不要牵拉管道等。
整理用物	1. 整理物品,医疗废物分类处置。 2. 规范洗手。 3. 记录护理单。	• 整理治疗车,先上层再下层。 • 七步洗手法。

【操作要点】

1. 连接监护仪的导联线及压力传感器套件

方法	图示	说明
连接监护仪的导联线		将测压用的导联线与监护仪的相应端口连接。

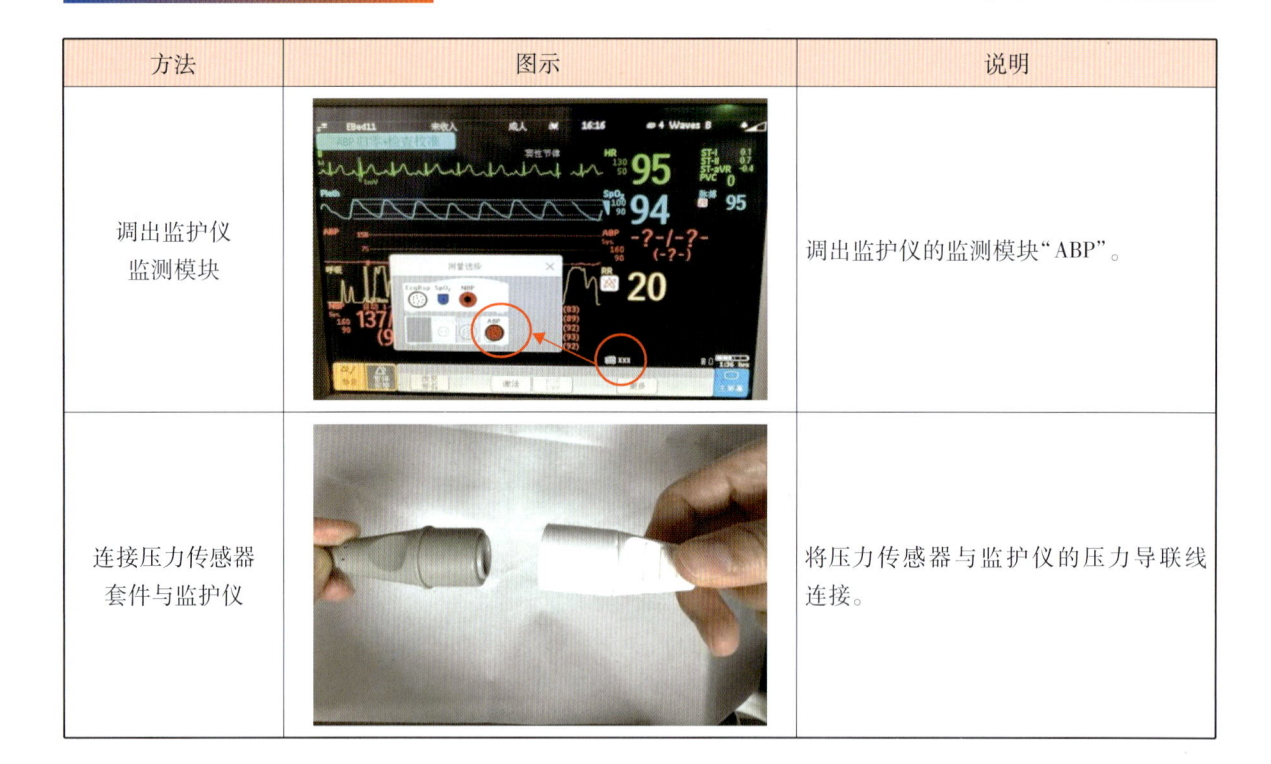

方法	图示	说明
调出监护仪监测模块		调出监护仪的监测模块"ABP"。
连接压力传感器套件与监护仪		将压力传感器与监护仪的压力导联线连接。

2. 连接冲洗液与压力传感器套件

方法	图示	说明
连接冲洗液与压力传感器套件		打开一次性压力传感器套件,检查传感器各部位是否连接紧密,连接冲洗液与压力传感器上的输液器。
加压袋充气加压	压力标尺 300 mmHg	转动压力袋上的三通,封闭压力袋,加压至压力标尺 300 mmHg。

3. 冲洗管道,连接动脉导管

方法	图示	说明
冲管		挤压压力传感器上的冲洗开关,冲洗管道,排尽空气,将压力传感器导管端与动脉导管主腔相连接。
连接		将压力传感器导管端与动脉导管相连接。

4. 压力传感器校零

方法	图示	说明
校零位置	A 为第 4 肋间;B 为腋中线。	归零点是将传感器部分固定于患者心脏水平,即平腋中线第 4 肋间的位置。
调节三通使传感器与大气相通		转动传感器上面的三通,关闭患者端,按"校零"键,等待机器校零完成,屏幕上显示"0"时。

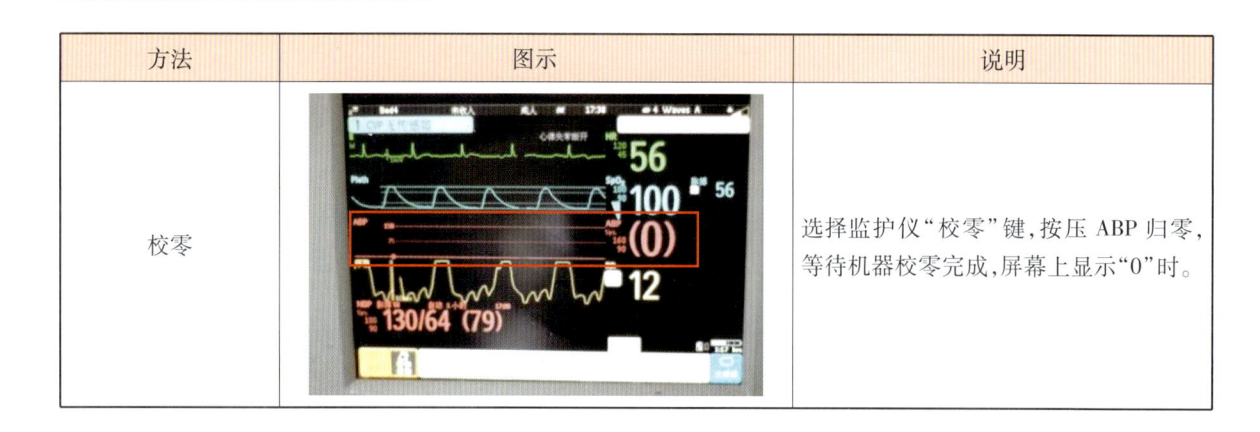

方法	图示	说明
校零		选择监护仪"校零"键,按压 ABP 归零,等待机器校零完成,屏幕上显示"0"时。

5. 监测波形及数值

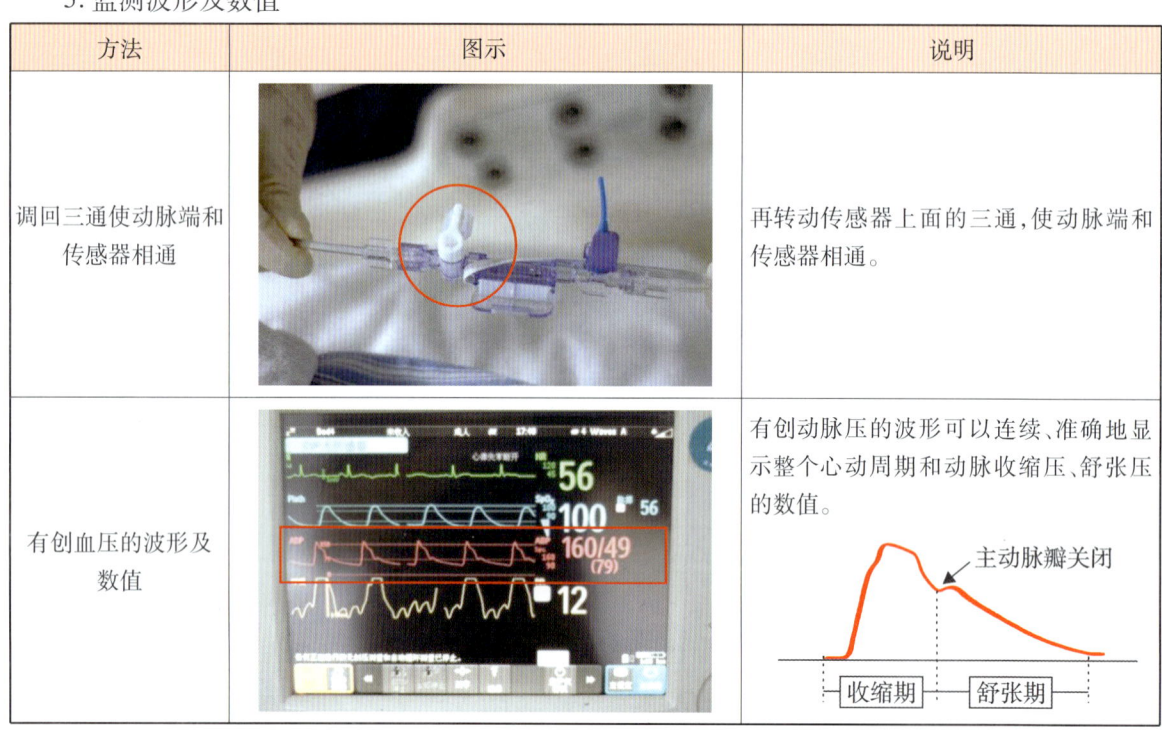

方法	图示	说明
调回三通使动脉端和传感器相通		再转动传感器上面的三通,使动脉端和传感器相通。
有创血压的波形及数值		有创动脉压的波形可以连续、准确地显示整个心动周期和动脉收缩压、舒张压的数值。

6. 妥善固定

方法	图示	说明
高举平台法	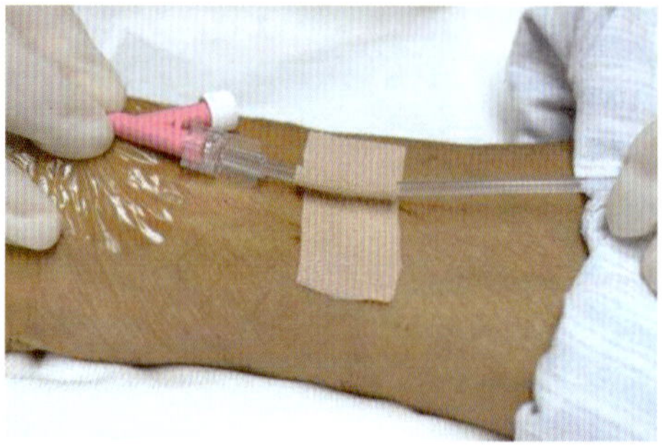	①穿刺部位用透明敷贴固定后再以胶布进行二次固定,避免管道受压或扭曲,保持管路连接紧密、通畅。②将胶带正中360°包绕导管,使导管高于皮肤 0.5 cm,将两边的胶带粘贴于两边的皮肤上。

【护理记录】
1. 记录留置动脉导管的日期和时间。
2. 动态观察患者血压、压力波形并准确记录。
3. 观察并记录动脉置管远端肢体的循环状态;评估置管部位周围皮肤的颜色、温度和感觉。
4. 观察患者有无出血倾向,并准确记录。

【并发症】
1. 出血、局部血肿
(1) 原因:①操作不熟练,同一血管多次穿刺。②未关注患者凝血功能及抗凝药物的用量,凝血功能差的患者未采取加压包扎穿刺部位,按压时间未延长。③管道连接不紧密,漏气、漏液。④管道拔出后,按压方法不规范,按压时长不足。
(2) 临床表现:穿刺点或管道接口出血,穿刺点周围血肿。
(3) 预防与处理
1) 熟练操作,尽量做到一次穿刺成功,凝血功能差的患者适当加压包扎穿刺部位,如无效应及时拔除留置针,减少出血。
2) 管道要保持连接紧密,无漏气、漏液,定时观察。
3) 对不配合或烦躁患者可酌情使用镇静药,约束肢体,防止管道意外拔出而出血。
4) 密切监测患者的凝血功能,根据凝血功能遵医嘱调整肝素用量。
5) 若穿刺失败,凝血功能正常的患者按压时间≥15 min,凝血功能异常的患者则需延长按压时间。
6) 出现血肿时,应立即拔出导管。少量出血或小血肿(直径<5 cm),如不压迫神经,未造成血流障碍,无症状者不予处理,可自然吸收;血肿直径>5 cm,可行超声探查,必要时请外科会诊。
7) 拔除管道后,局部按压≥15 min,随后用弹力胶布交叉加压包扎8～12 h后改为普通敷料包扎。加压包扎后每15 min观察1次,2 h后穿刺部位皮下血肿减小或消失可每小时观察1次,6 h后可延长至2 h观察1次,直至拔管后24 h,有出血倾向及烦躁的患者可适当增加观察频次。

2. 管道堵塞
(1) 原因:①未定时冲洗管道,通过动脉测压装置进行采血时,未及时冲管。②未定时查看监护仪上的动脉波形变化及观察管道是否折叠、扭曲,检查管道是否通畅。③发现有回血未快速冲洗管道,发现有血栓形成时继续冲洗。
(2) 临床表现:动脉穿刺留置针堵塞,监护仪上的动脉波形显示异常或不显示数值。
(3) 预防与处理:①穿刺成功后应立即冲管,以免血液在导管内凝固,阻塞管腔,采血后冲洗管道要及时,三通连接要牢固。②测压管腔堵塞时,及时查找原因,是否折叠、扭曲,用抽吸法疏通,可用肝素盐水冲洗,边冲边回抽,将血块吸出,若仍不能恢复通畅,则应拔除套管。③定时予以肝素盐水冲洗管道,每小时检查1次管道是否通畅。④密切观察监护仪上的动脉波形变化,波形异常时,检查管道是否折叠堵塞,有无气泡,冲洗管道并调零后仍无改善,应通知医生。⑤通过动脉测压装置进行采血时,及时冲管,冲洗速度不可过快。⑥发现有回血时,可快速冲洗管道,但如发现有血栓形成则禁止冲洗,应及时拔管冲洗。

3. 管道滑脱
(1) 原因:①动脉导管固定不牢固、不规范,未采取二次固定。②穿刺部位潮湿、渗液、透明膜未及时更换。③有躁动、不配合、不能有效沟通的患者,未采取应对措施,造成非计划拔管。

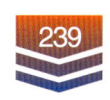

（2）临床表现：动脉留置针不完全或完全滑脱出血管。

（3）预防与处理：①动脉置管后需妥善固定肢体。②穿刺套管和连接管应妥善固定，连接紧密，遇有躁动、不配合、不能有效沟通的患者，应通知医生，遵医嘱给予镇静剂，适当约束穿刺部位肢体。③薄膜加胶布妥善固定管道，局部皮肤穿刺处需用透明贴膜覆盖，便于观察，穿刺部位潮湿、渗液、透明膜黏性下降时及时更换贴膜，更换时应双人协助进行。④导管不全滑脱，确定还在动脉管内，可继续使用，否则应拔除并按压置管处 15 min 以上，并加压包扎 30 min。⑤拔管后，对仍有动态血压监测要求的患者，则于另一肢体重新置管。

4. 局部感染

（1）原因：①穿刺及监测过程中，未严格执行无菌操作。②置管成功后，未定时按正确时机更换贴膜。③动脉内留置导管时间过长，未评估留置导管的必要性。

（2）临床表现：动脉穿刺点及周围皮肤红肿，皮温升高，伴或不伴体温升高。

（3）预防与处理：①严格执行无菌操作技术，保证动脉测压管无菌，保持穿刺点清洁，并用无菌透明敷料贴膜覆盖，防止污染。②置管成功后，要保持穿刺处皮肤干燥，清洁，无渗血。透明敷料每 3 d 更换 1 次。敷料潮湿，有卷曲，污染，有渗血时随时更换。③尽量减少测压管的置管时间，当循环及呼吸功能相对稳定时，尽早拔管，缩短置管时间，减少感染机会。在患者血压稳定时，有创血压监测一般不超过 72 h。④怀疑导管感染，做相应导管尖端培养和血培养，合理使用抗生素。

【案例思考】

患者李某，男，62 岁，神志清，上消化道出血，无创血压 80/55 mmHg，血流动力学不稳定，遵医嘱需进行有创血压监测。

请思考：①有创压监测首选的动脉血管是什么？②将配好的肝素盐水置于加压袋中，连接一次性压力套装，加压袋充气应加压至多少？③患者体位改变时，是否需要重新调试零点？若需要，应该怎样调整传感器的高度？④有创血压监测过程中，若发现穿刺点出血并有血肿的出现，应该怎样正确处理？

四　血管活性药物静脉输注技术

【操作目的】

改善心血管功能和全身微循环，维持稳定的血流动力学，从而保证重要脏器系统的血液灌注。

【相关理论】

1. 血管活性药物：通过调节血管舒缩状态，改善血管功能，维持稳定的血流动力学从而保证重要脏器血流灌注的一类药物。其用量微小，药效显著，用药不当容易导致人体血流动力学的大幅波动和不稳定。

2. 血管活性药物按其对血管的舒缩效应可分为血管收缩药物和血管扩张药物两大类，临床上常见血管活性药物的配制方法见下表，药理特点、输注要求及主要不良反应详见表 2-7。

表2-7 常见血管活性药物的配制方法

药物	图片	微量泵药液浓度配制/(mg/50 mL)		输入剂量/(1 mL/h)
多巴胺		常用:体重(kg)×3		1.0 μg/(kg·min)
		特殊	体重(kg)×6	2.0 μg/(kg·min)
			体重(kg)×1.5	0.5 μg/(kg·min)
多巴酚丁胺		常用:体重(kg)×3		1.0 μg/(kg·min)
		特殊	体重(kg)×6	2.0 μg/(kg·min)
			体重(kg)×1.5	0.5 μg/(kg·min)
肾上腺素		常用:体重(kg)×0.03		0.01 μg/(kg·min)
		特殊:体重(kg)×0.06		0.02 μg/(kg·min)
异丙肾上腺素		常用:体重(kg)×0.03		0.01 μg/(kg·min)
硝普钠		常用:体重(kg)×3		1.0 μg/(kg·min)
		特殊:体重(kg)×1.5		0.5 μg/(kg·min)
硝酸甘油		常用:体重(kg)×0.3		0.1 μg/(kg·min)
		特殊	体重(kg)×0.6	0.2 μg/(kg·min)
			体重(kg)×1.5	0.5 μg/(kg·min)
			体重(kg)×3	1.0 μg/(kg·min)

3. 临床上收缩血管的药物:如去甲肾上腺素、肾上腺素、异丙肾上腺素等,主要是收缩微循环来提高患者血压(表2-8)。此类药物刺激性强,在输注过程中一旦发生液体外渗,轻者可造成患者局部血管红肿,严重者可引起患者周围皮肤坏死,临床工作中要合理选择输液工具,输注过程中应加强巡视。

表2-8 常见血管活性药物的药理特点、输注要求及主要不良反应

药物	pH	起效时间/min	半衰期/min	主要代谢途径	初始剂量/($\mu g \cdot kg^{-1} \cdot min^{-1}$)	剂量调整/($\mu g \cdot kg^{-1} \cdot min^{-1}$)	主要不良反应
多巴胺	3.0~4.5	5	2	肝脏、肾脏	1~5	1~4	胸痛、呼吸困难、心悸、心律失常
多巴酚丁胺	2.5~5.0	1~2	2	肝脏	2.5~10.0	1~5	心律失常
米力农	3.2~4.0	5~15	120~180	肾脏	25~75 μg/kg	0.25~1.00	心律失常、头痛、血小板计数减少
去甲肾上腺素	2.5~4.5	即刻	1~2	肝脏	8~12	2~4	心律失常、局部缺血
肾上腺素	2.5~5.0	1~2	2	肝脏	0.01~0.05	0.01~0.05	心悸、头痛、血压升高、震颤、四肢发凉
硝普钠	5.0~7.0	1~2	3~5	肝脏	0.5	0.5	低血压、氰化物中毒
硝酸甘油	3.0~6.5	5~10	3	肝脏	0.2	0.2~0.5	头痛、恶心、低血压、心动过速
硝酸异山梨酯		即刻	60	肝脏	1~2 mg/h	8~10 mg/h	头痛、头晕、低血压

【用物准备】

治疗盘,无菌治疗巾,消毒液,无菌棉签,酒精棉片,微量泵延长管,注射泵,输液标签,医嘱执行单,巡视卡,医嘱备药,药物标识,弯盘,速干手消毒剂,治疗车,手表,锐器盒,PDA,生活垃圾桶,医疗废物桶。

【操作流程】

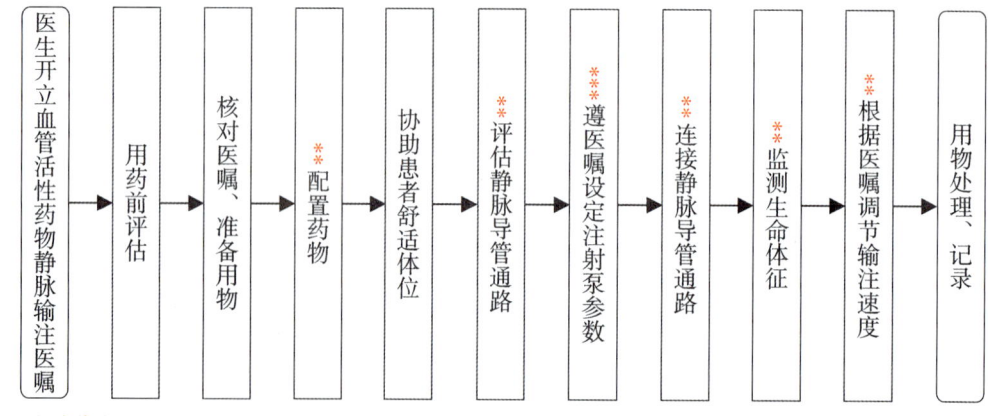

医生开立血管活性药物静脉输注医嘱 → 用药前评估 → 核对医嘱、准备用物 → **配置药物 → 协助患者舒适体位 → 评估静脉导管通路 → ***遵医嘱设定注射泵参数 → **连接静脉导管通路 → **监测生命体征 → **根据医嘱调节输注速度 → 用物处理、记录

注:*越多代表此步骤关键程度越高。

【操作细则】

项目	操作步骤	步骤解释说明
操作前评估	1. 双人核对医嘱,确认药物的用量、用法、速度。 2. 床旁正确识别患者身份。 3. 向患者或家属解释操作目的、方法及配合事项。 4. 评估患者血压、心率、心律、末梢循环、尿量等。 5. 评估静脉导管、注射泵性能和蓄电池电量是否满足输注要求。 6. 评估环境:整洁,光线充足,符合无菌技术操作要求。	• 有疑问及时与医生核实。 • 选择中心静脉通路输注,紧急情况下可选择外周大静脉输注,使用注射泵输注血管活性药物。
护士准备	1. 着装整洁、洗手,戴口罩。 2. 准备用物,物品摆放合理。 3. 配药前,双人核对药物名称、浓度、剂量、有效期、用法、时间,遵医嘱抽吸药液后,粘贴微量泵标签,将延长管与注射器连接后置于无菌盘内。	• 七步洗手法。 • 使用标签标识溶液,标签上应注明患者姓名、床号、药物名称、剂量、配置时间、输注速度,将标签粘贴于注射器上;输注多种血管活性药物时,应在输注管路头端和尾端分别标识。
操作过程	1. 携用物至患者床旁,再次识别患者身份。 2. 向患者解释,取得配合。 3. 协助患者取舒适卧位,评估血管通路,观察穿刺点有无红、肿、热、痛,液体有无外渗、输入是否顺利。 4. 卫生手消毒。 5. 将注射器置于注射泵槽内,连接延长管,排尽空气,设定泵入速度。 6. 再次核对。 7. 消毒输液接头,连接静脉导管,确保血管活性药物泵入顺利,粘贴标识(详见【操作要点】)。 8. 监测患者生命体征、观察有无不良反应、药物输入情况。 9. 协助患者取舒适体位,整理床单位。 10. 停止输注:先撤注射器及延长管,使用空注射器先抽吸输液端口内残留的药液,直到抽出血液后,再封闭静脉导管。	• 采取查看床头卡、反问式询问、核对腕带(或使用 PDA 扫码)确认患者身份。 • 患者的身份查对不少于两种(姓名、性别、年龄等)独立的核对标识,严禁将床号作为身份查对的唯一标识。 • 血管通路内有回血时,应先抽吸回血,确认通畅后,可用 0.9% 氯化钠溶液 5~10 mL 冲管;输注管路中有回血时应及时更换。 • 连接输注管路或静脉导管通路时,应确保药液排至输注管路接口处。危重患者可采用双泵法续泵法。 • 消毒输液接头平面及周围,消毒时间至少 15 s,待干。 • 初始使用或剂量调整时,应每 5~15 min 监测 1 次血压、心率、心律、呼吸、血氧饱和度;稳定后宜每 60 min 监测 1 次血压、心率、心律、呼吸、血氧饱和度、末梢循环、尿量、药物不良反应等。输注过程中应观察注射泵的给药速度和剩余药量。严密观察穿刺部位皮肤情况。出现药液渗出/外渗时,应遵循 WS/T433(静脉治疗护理技术操作规范)进行处理。

项目	操作步骤	步骤解释说明
整理用物	1. 整理用物,医疗废物分类处置。 2. 规范洗手。 3. 记录护理单。	• 整理治疗车,先上层再下层。 • 七步洗手法。

【操作要点】

双泵法续泵

步骤	图示	说明
根据医嘱配置药物		需持续输注药液的患者,在输注结束前 30 min 进行药液配置,连接延长管。
将药液置于注射泵卡槽内		根据注射泵的说明书进行操作。
按快进键完成排气		排气至延长管末端,确认无气泡。
连接至输液三通的第二端口		连接时注意无菌原则,旋紧三通,标注延长管有效期。

步骤	图示	说明
开启续泵开关		设定续泵速度与原泵速度相同。
原泵速度递减或调至"0"		递减速度循序渐进,动态观察生命体征。
启用新注射泵,关闭原泵		观察血流动力学指标。

注:下列情况宜使用双泵法续泵。①体外循环手术;②维持血流动力学稳定;③使用大剂量血管活性药物;④既往在续泵过程中发生过不良事件,对血管活性药物特别敏感,使用循环辅助装置,如主动脉内球囊反搏(IABP)。

【护理记录】

1. 开始输注时,记录开始输注的时间,药物的名称、剂量、浓度、速度,患者的血压、心率、心律等。
2. 调整药液或剂量时,记录药物的名称、剂量、浓度、速度、更换时间,患者的血压、心率、心律等。

【并发症】

1. 药液外渗性损伤

(1)原因:休克时组织有效循环灌注不足,血管通透性增加,而滴入多巴胺后,静脉壁的营养血管发生痉挛,静脉壁可因缺血、缺氧而通透性进一步增加致药液渗漏。

(2)临床表现:临床常见的血管收缩药,如去甲肾上腺素、多巴胺等,这类药物外渗引起毛细血管平滑肌收缩,致药液不能向近心端流入,而逆流至毛细血管,从而引起毛细血管床强烈收缩,局部表现为肿胀、苍白、缺血、缺氧。

(3)预防及处理

1)使用对组织有强烈刺激性的药物,选择中心静脉通路输注,紧急情况下可选择外周大静脉输注。输注前证实静脉导管确定在血管内,再换上有药液的注射器进行泵入,以免药物外溢而致组织坏死。

2）根据患者年龄、病情及药物性质，掌握输注速度，并随时听取患者主诉，观察局部情况及病情变化。

3）根据外渗药液的不同和损伤的程度，选择合适的处理方法，如多巴胺外渗，可在外渗后 1～6 h 用酚妥拉明 5～10 mg 加入生理盐水 20 mL 中，在肿胀外渗局部行菱形封闭。

4）可给予 3% 醋酸铅局部温热敷。醋酸铅系金属性收敛药，低浓度时能使上皮细胞吸收水分，皮下组织致密，毛细血管和小血管的通透性减弱，从而减少渗出；改善局部血液循环，减轻局部缺氧，增加组织营养，而促进其恢复。如上述处理无效，组织已发生坏死，则应将坏死组织广泛切除，以免增加感染机会。

2. 静脉炎

（1）原因：输注浓度较高、刺激性较强的药物，引起局部静脉壁发生化学炎症反应。

（2）临床表现：沿静脉走向出现条索状红线，局部组织发红、肿胀、灼热、疼痛，有时伴有畏寒、发热等全身症状。

（3）预防及处理

1）以避免感染、减少对血管壁的刺激为原则，严格执行无菌技术操作。对血管壁有刺激性的药物，应充分稀释，放慢输注速度，并防止药液溢出血管外。同时，要有计划地更换注射部位，保护静脉，延长其使用时间。

2）发生静脉炎时，应立即停止患肢静脉注射或输液等治疗，将患肢抬高、制动。

3）局部用 50% 硫酸镁或 95% 酒精溶液湿热敷，每日 2 次，每次 20 min；用超短波理疗，每日 1 次，每次 15～20 min；中药如意金黄散局部外敷，具有清热、除湿、疏通气血、止痛、消肿作用。

4）如合并感染症状，遵医嘱给予抗生素治疗。

【案例思考】

患者，男，36 岁，以"咳嗽咳痰 5 d，闷气 2 d"为主诉入院，身高 167 cm，体重 60 kg。患者既往体健，入院后积极完善检查，给予抗感染、祛痰平喘治疗。现患者神志淡漠，HR 82 次/min，BP 84/45 mmHg，SaO_2 95%，R 27 次/min，遵医嘱给予 0.9% 氯化钠注射液 30 mL+盐酸多巴胺注射液 200 mg 注射泵以 5 mL/h 泵入，根据血压调节速度，目标血压值为平均压 65 mmHg，补液抗休克治疗。

请思考：①该患者使用的盐酸多巴胺的剂量是多少？②盐酸多巴胺的药理作用是什么？不良反应有哪些？③用药后应该注意监测患者的哪些内容？④如何书写护理记录单？

五 亚低温治疗技术

【操作目的】

降低体温；降低脑代谢；抑制细胞死亡；影响离子泵和抑制兴奋性神经毒性；抑制免疫反应和炎症反应；减轻氧化应激损伤；保护血脑屏障和减轻脑水肿；改善细胞内外酸中毒和细胞代谢。

【相关理论】

1. 亚低温治疗是一种使用冬眠药物和物理降温的方法将患者的体温降低到预期水平而达到治疗疾病目的的方法,又称冬眠疗法或人工冬眠,具体方法为降温毯+肌松冬眠合剂+呼吸机辅助呼吸,这是目前国内外临床最常用的降温方法。

2. 一般将轻、中度低温(28~35 ℃)称为亚低温。研究表明,脑细胞损伤后早期实施亚低温治疗可以通过多种机制减轻神经元的损伤、降低脑组织耗量,减少脑组织乳酸堆积,保护血脑屏障,减轻脑水肿,改善预后。

3. 适应证:颅脑创伤,脑缺血、脑出血、蛛网膜下腔出血,心肺复苏后,中枢性高热、惊厥。

4. 相对禁忌证:高龄,严重心律失常,休克,颅内大出血,凝血功能异常等,入院时中心体温低于30 ℃,对血管活性药物或支持治疗无效的休克,明确脑死亡患者。

【用物准备】

亚低温治疗仪主机,管道系统,体温传感器,监测和报警系统,专用冰毯和冰帽,床单,灭菌注射用水,速干手消毒剂,PDA,生活垃圾桶,医疗废物桶。

【操作流程】

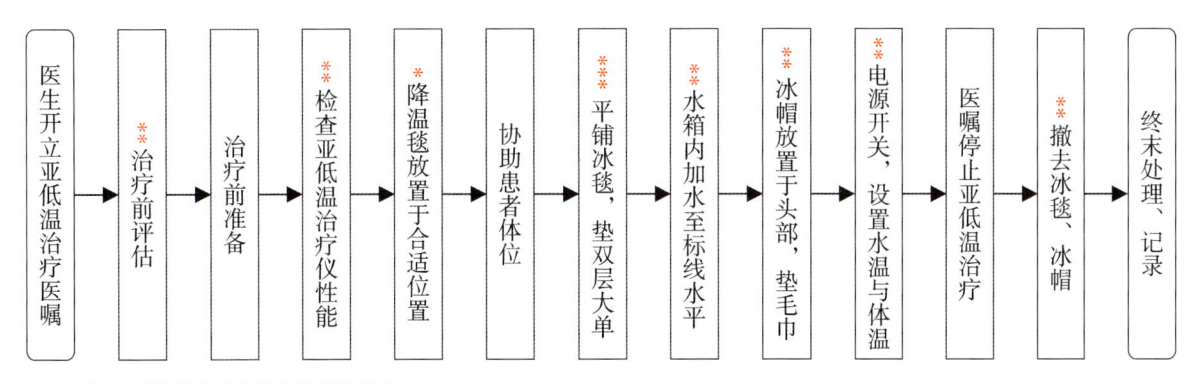

医生开立亚低温治疗医嘱 → 治疗前评估(**) → 治疗前准备 → 检查亚低温治疗仪性能(*) → 降温毯放置于合适位置 → 协助患者体位 → 平铺冰毯,垫双层大单(***) → 水箱内加水至标线水平(**) → 冰帽放置于头部,垫毛巾(**) → 电源开关,设置水温与体温(**) → 医嘱停止亚低温治疗 → 撤去冰毯、冰帽(**) → 终末处理、记录

注:*越多代表此步骤关键程度越高。

【操作细则】

1. 亚低温治疗技术

项目	操作步骤	步骤解释说明
操作前评估	1. 双人核对医嘱。 2. 床旁正确识别患者身份。 3. 向清醒患者解释操作目的、方法及配合事项。 4. 评估患者的年龄、病情、生命体征、皮肤情况。 5. 评估患者的心理状态及合作程度。 6. 检查亚低温治疗仪的性能(详见【操作要点】1)。	● 明确操作目的,根据治疗目的设定水温与患者的预期体温。
护士准备	1. 护士准备:着装整齐,仪表符合要求。 2. 规范洗手,戴口罩。 3. 准备用物,物品摆放合理。	● 七步洗手法。 ● 检查用物有效期,物品处于备用状态。

项目	操作步骤	步骤解释说明
操作过程	1. 携用物至患者床旁处,再次识别患者身份。 2. 向清醒患者解释操作目的。 3. 协助患者取平卧位,根据需要进行皮肤准备。 4. 连接电源,打开开关,检查亚低温治疗仪是否正常,将降温毯放置于合适位置(详见【操作要点】2)。 5. 将降温毯铺于患者背部皮肤下,上面垫双层大单(详见【操作要点】3)。 6. 降温毯铺放位置正确,冰帽、冰毯接口连接正确。 7. 向亚低温治疗仪水箱内加入灭菌注射液至水位计标线水平。 8. 根据患者的病情选择体温监测的部位。 9. 体温检测探头放置的位置准确、牢固。 10. 确认设置目标水温和体温正确(详见【操作要点】4)。 11. 启动及观察降温仪运转情况。 12. 清醒患者告知注意事项。 13. 再次核对,协助患者取舒适体位。卫生手消费。 14. 整理床单位。	• 采取查看床头卡、反问式询问、核对腕带(或使用PDA扫码)确认患者身份。 • 仰面平卧位。 • 将冰毯及温度传感器与主机连接,接通电源开机通过自检,观察降温仪显示数值是否正常。 • 毯面铺于肩部到臀部。 • 毯面放置大单,避免直接接触皮肤。 • 检查水位计水位。 • 传感器放置:放于腋下,应紧贴皮肤;于肛门时,成人应在肛门内5~7 cm。 • 降温过程中随时检查体温探头是否脱开,否则会给机器错误的信息,导致降温不当。
整理用物	1. 整理物品,医疗废物分类处置。 2. 规范洗手。 3. 记录护理单。	• 按医疗废物分类方法处理。 • 七步洗手法。

2. 停止亚低温治疗

项目	操作步骤	步骤解释说明
操作过程	1. 双人核对医嘱。 2. 床旁正确识别患者身份。 3. 向清醒患者说明原因、方法及配合事项。 4. 卫生手消毒。 5. 关闭控温毯电源,取出传感线 6. 撤除控温毯及床单,关闭电源。 7. 协助患者取舒适卧位,整理床单位。	
整理用物	1. 整理物品,医疗废物分类处置。 2. 规范洗手。 3. 记录护理单。	• 按医疗废物分类方法处理。 • 主机、管道表面、传感器和其他附件用75%酒精擦拭消毒,控温毯用500 mg/L含氯消毒剂擦拭。 • 七步洗手法。

【操作要点】

1. 评估冰毯性能

方法	图示	说明
连接管路		控温毯包括主机、传感线、控温毯、控温帽。
检查水位		①各管路连接紧密,水位适中,毯面及管路完好无破损,防水罩清洁干燥,传感器及电源线完好无破损。②使用前检查水箱是否漏水,水箱内水量适宜,现用现加。③检查冰毯是否漏水。
机器加水		①将加水处抽板抽出,再将灭菌注射用水缓缓倒入水槽,直至水位指示灯不再闪烁、蜂鸣器停止鸣叫为止。②水加到前水位指示管一半即可,再将抽板合上。③补充、更换循环液体应在停机状态下完成。

2. 安放机器

方法	图示	说明
机器放置位置		①将机器安放在床边或者其他方便的地方。②机器的4个侧面与墙壁或者其他物体至少保持20 cm距离,确保通风良好。

3. 铺降温毯

方法	图示	说明
患者体位摆放		将患者身上的多余衣物脱去,穿上单衣,并给予皮肤清洁。
铺冰毯		将控温毯平铺于患者身下(肩到臀部),毯面用床单覆盖。
佩戴冰帽		同时使用冰帽时,双耳及后颈部应垫上干毛巾或者棉布,以免发生冻伤。
放置传感器		将传感线放置于患者腋下,液晶显示板显示患者体温。

4. 冰毯机运行

方法	图示	说明
工作模式1:开机→设置温度(毯温)→设置温度(体温)→降温		①根据患者实测体温控制机器的启动、停止。观察实测体温值和设置体温值差,从而决定毯温设置的有效性。②体温在实测值小于28 ℃或者大于42 ℃时会出现提示音,报警时机器强制停止工作,并且停止界面操作。

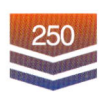

方法	图示	说明
工作模式2：一键运行		此模式在降温时默认毯温15 ℃，体温34 ℃下运行，有导航条提示，目的是更快捷、简便地使用。

【护理记录】

1. 在护理单上记录降温开始使用时间及停止使用时间。
2. 每30～60 min观察并记录1次患者的实际体温，随时调节水温以保持实际体温在预期的体温范围内。
3. 每1～2 h翻身1次，观察并记录患者背部皮肤有无苍白和青紫等。
4. 患者出现寒战、心律失常等并发症时及时报告医生并记录护理记录单。

【并发症】

1. 全身反应

(1) 原因：温度过低，持续时间过长，末梢循环不良，局部缺血。

(2) 临床表现：寒战、面色苍白、体温降低。

(3) 预防：①定时监测体温，关注降温情况，如有异常情况或不适及时处理。②对感染性休克、末梢循环不良、年老体弱患者及幼儿患者慎用。

(4) 处理：一旦出现全身反应，立即停止降温，给予保暖等措施。

2. 局部冻伤或压力性损伤

(1) 原因：①末梢循环不良，低温下维持血供的小动脉容易痉挛，造成局部组织缺血、坏死。②设置的毯温温度低，骨隆突处皮肤长时间受压，局部细胞代谢发生障碍，严重者发生组织坏死。

(2) 临床表现：局部皮肤颜色变青紫，感觉麻木，局部僵硬，变黑。

(3) 预防：①放置冰毯时保证平整，无折痕。体温下降到预期体温后应及时停止使用。②勤翻身，加强巡视，关注受压部位局部情况，有无发红、发紫的缺血表现。若有，应及时处理，防止组织坏死。

(4) 处理：一旦发生局部冻伤或有压力性损伤，立即停止使用，轻者予保暖可逐渐恢复，重者按医嘱对症处理。

3. 降温毯失控

(1) 原因：机器故障，水毯故障。

(2) 临床表现：降温治疗效果不佳或达不到治疗效果，水制冷效果差。

(3) 预防：规范化使用降温毯；正确连接水和机器；定期维护和检测，保证处于正常功能状态。

(4) 处理：如果不能正常地使用或者降温制冷效果不佳，应及时报告处理，送检维修。

【案例思考】

患者邱某，女，78岁，因"神志不清，鼾睡4 h"入院。患者前一晚20:00因劳累入睡，00:10家人发现其鼾睡，呼之不应，出汗多，小便失禁，急送医院。既往有高血压病史15年。入院后测

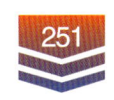

T 39.5 ℃,P 138 次/min,R 26 次/min,BP 195/105 mmHg;右侧肢体无力。拟以"脑出血"收入院。入院后遵医嘱给予物理降温而使用亚低温治疗仪。

请思考:①亚低温治疗过程中,为患者进行皮肤护理的注意事项有哪些?②对神志清楚的患者在使用亚低温治疗前应如何与患者沟通才能让其更好地配合?③亚低温治疗后复温过程中的护理要点有哪些?

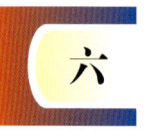

六 成人单人徒手简易呼吸器心肺复苏术

【操作目的】

抢救突然发生呼吸停止、心搏骤停的患者,使其恢复自主循环、呼吸功能及意识,保证重要脏器的血液供应。

【相关理论】

1. 心肺复苏(CPR)是针对心搏骤停、呼吸停止所采取的抢救措施,即应用胸外心脏按压形成暂时的人工循环并恢复心脏自主搏动和血液循环,用人工通气代替自主呼吸,达到恢复苏醒和挽救生命的目的。

2. 适应证:各种原因导致的心脏停搏(包括心室颤动、无脉性室速、无脉性电活动及心室静止)。

3. 《2020 年美国心脏协会心肺复苏及心血管急救指南》中未涉及心肺复苏的禁忌证。一般情况下,心肺复苏术无绝对禁忌证。

【用物准备】

治疗盘,简易呼吸器,麻醉面罩,60 mL 注射器,除颤器,听诊器,手电筒,纱布,弯盘,复苏板,踏脚凳,吸氧装置,储氧袋,生活垃圾桶,医疗废物桶。

【操作流程】

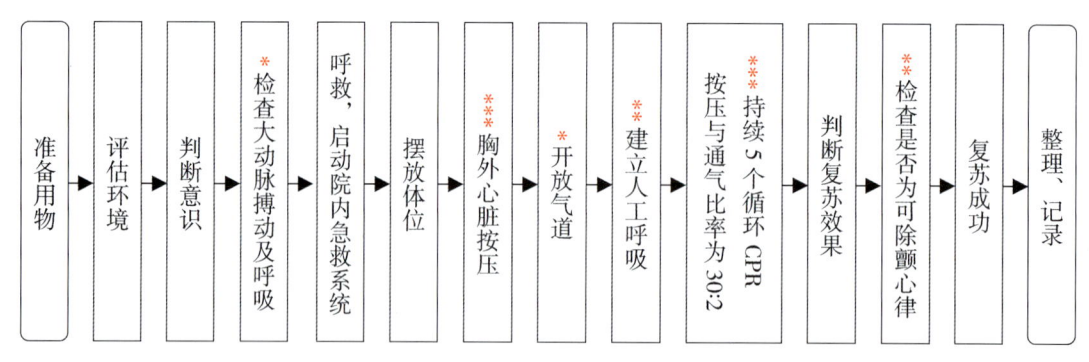

准备用物 → 评估环境 → 判断意识 → *检查大动脉搏动及呼吸 → 呼救,启动院内急救系统 → 摆放体位 → ***胸外心脏按压 → *开放气道 → **建立人工呼吸 → ***持续5个循环CPR 按压与通气比率为30:2 → 判断复苏效果 → **检查是否为可除颤心律 → 复苏成功 → 整理、记录

注:*越多代表此步骤关键程度越高。

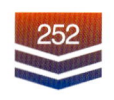

【操作细则】

项目	操作步骤	步骤解释说明
用物准备	简易呼吸器性能良好,除颤器电量充足。	
护士准备	1. 着装整洁,仪表符合要求。 2. 规范洗手,戴口罩。 3. 准备用物,物品摆放合理。 4. 根据需要穿戴防护用品。	● 七步洗手法。
操作过程	1. 评估环境:评估现场环境是否安全。 2. 发现患者异常,判断意识:双手轻拍患者双肩并呼唤"喂!你怎么了?"若患者无反应,呼叫他人帮助,立即启动应急反应系统,取得除颤器及急救设备。记录开始抢救的时间。 3. 检查颈动脉搏动及呼吸:以示指和中指尖触及患者气管正中部左右旁开两指,至胸锁乳突肌前缘凹陷处,触摸颈动脉搏动,同时观察胸廓是否起伏,判断有无自主呼吸(时间 5~10 s)。如没有呼吸或仅为喘息样呼吸,颈动脉无搏动,立即启动急救措施。 4. 摆放体位:将患者去枕平卧于硬板床(平地或复苏板),松解衣领及裤带。 5. 立即给予胸外心脏按压(详见【操作要点】1):按压深度至少为 5 cm,按压频率为 100~120 次/min,确保胸廓完全回弹;减少按压中断。 6. 开放气道 (1)判断有无颈椎损伤,清理口鼻腔分泌物,检查有无义齿。 (2)方法:用仰头抬颏法,颈、脊髓损伤时用双手抬颌法(详见【操作要点】2)。 7. 建立人工呼吸,使用简易呼吸器进行通气(详见【操作要点】3),连接氧源 8~10 L/min。 8. 胸外心脏按压与通气的配合:未建立高级气道前,胸外心脏按压与通气的比为 30∶2,即按压 30 次,连续简易呼吸器通气 2 次,5 个循环后以通气结束(心脏按压开始,通气结束)。 9. 判断自主呼吸与大动脉搏动是否恢复,若未恢复,继续心肺复苏,遵医嘱给予复苏药物,直至达到复苏成功或终止心肺复苏指征。 10. 除颤器到达后检查是否为可除颤心律:初始心律为可除颤心律的患者应尽快进行电除颤,1 次除颤后立即进行 5 个循环心肺复苏,持续约 2 min。如为不可除颤心律,继续心肺复苏。 11. 复苏成功,记录抢救时间。 12. 为患者擦净口、鼻周围,头复位,穿好衣裤,盖好被子。 13. 继续给予高级生命支持及自主循环恢复后的治疗。	● 检查颈动脉搏动及呼吸时间控制在 5~10 s。 ● 胸外心脏按压定位应准确,成人按压部位为胸部正中,胸骨下半部,两乳头连线中点胸骨处。每次中断按压时间<10 s。 ● 有活动性义齿者需取出。 ● 通气时间大于 1 s,每次通气潮气量为 500~600 mL,保持适宜的吸气/呼气时间。 ● 心肺复苏过程中应尽量减少胸部按压中断次数和持续时间,确保胸外按压在整体心肺复苏中所占比例至少为 60%。 ● 每 2 min 轮换一次按压员,如感觉疲劳可提前轮换。 ● 判断复苏是否成功五大指征:颈动脉搏动是否恢复;自主呼吸是否恢复;观察瞳孔有无缩小、对光反射是否恢复;口唇、肤色、甲床有无转红润;收缩压是否大于 60 mmHg。

项目	操作步骤	步骤解释说明
整理用物	1. 整理物品,医疗废物分类处置。 2. 规范洗手。 3. 记录护理单。	• 整理治疗车,先上层再下层。 • 七步洗手法。

【操作要点】

1. 正确的胸外心脏按压

方法	图示	说明
按压位置:两乳头连线中点(胸骨中下部)	（按压位置图示：两乳头连线中点，胸骨中下部；上半身前倾，腕、肘、肩关节伸直与胸壁垂直；借助上半身的体重和腰、背部肌肉的力量；按压时手指翘起离开胸壁；以髋关节为轴；按压深度≥5 cm）	①用左手掌根紧贴患者的胸部,按压时两手指翘起离开胸壁,上半身前倾,腕、肘、肩关节伸直,以髋关节为轴,垂直向下用力,借助上半身的体重和腰背部肌肉的力量进行按压。 ②按压频率为100～120次/min,按压深度至少5 cm。

2. 正确开放气道

方法	图示	说明
仰头抬颏法	（图示）	左手置于患者的前额,掌根向后方施加压力,右手示指和中指向上向前提起下颌,头部后仰的程度以下颌角与耳垂间连线与地面垂直为宜。
双手抬颌法	（图示）	适用于颈、脊椎损伤的患者,双手从两侧抓起患者的双下颌并托起,使头后仰,从而打开气道。

3. 正确使用简易呼吸器

方法	图示	说明
单人操作法		EC 手法:①用一手拇指和示指呈 C 形按压面罩,中指和环指放在下颌下缘,小指放在下颌角后面,呈 E 形,用力适度,以不漏气为宜,畅通气道。②另一手均匀地挤压呼吸球囊。
双人操作法		由一人固定面罩(双 EC 手法:用双手的拇指和示指放在面罩的主体,中指和环指放于下颌下缘,小指放在下颌角后面),畅通气道,另一人挤压球囊。

【护理记录】

1. 记录患者意识、颈动脉搏动及呼吸情况,瞳孔大小及对光反射,开始抢救的时间,给予实施的护理措施,遵医嘱应用的复苏药物。

2. 记录复苏成功的时间,患者的意识、心律、心率、瞳孔大小及对光反射、血压、血氧饱和度。

【并发症】

1. 肋骨和胸骨骨折

(1)原因

1)患者肋骨和胸骨骨折是 CPR 最常见的并发症,肋骨骨折多发生于左锁骨中线第 2~7 肋,成年人多见。

2)随着年龄增长,尤其是女性骨质疏松的风险增加,胸廓弹性下降及硬度增加所致相应的胸外按压的力度增加,导致胸壁损伤发生率增加。

3)肋骨和胸骨骨折发生率随按压时间延长而增加,由于骨折多为接近胸肋关节的肋软骨,断骨刺穿心、肺的概率很小。

4)骨折的发生与按压是否规范、按压速度和深度、按压持续时间、是否采用器械按压以及患者的性别和年龄等多重因素有关。

(2)临床表现:肋骨骨折的临床表现有局部疼痛、反常呼吸、血气胸等。

(3)预防:胸外心脏按压位置正确,按压深度不宜过深,速度不宜过快,按压持续时间不宜过长。

(4)处理:①对于单根肋骨骨折以及骨折断端无明显错位且其未合并其他器官损伤的患者,传统上多给予胸廓加压固定缓解疼痛等非手术治疗。②对骨折移位明显的患者,需及时行手术治疗,以避免患者死亡,减少并发症。

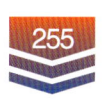

2. 心脏损伤

（1）原因：①心肺复苏时若患者合并心肌梗死、心肌炎等病变，心脏按压可能引发心脏破裂的危险，致心脏停搏死亡。②心脏破裂常发生于左心室，可能是由于心肌梗死最常见于左心室且心脏按压的有效部位在左心室的缘故，肋骨骨折也可能直接刺破心壁致心脏破裂。

（2）临床表现：①心脏破裂者可表现为难以缓解的剧烈胸痛，以及恶心、胸闷、气短、面色苍白、意识丧失等症状，常伴心电图 ST-T 改变，如发生心包大量积液，可出现心音遥远、奇脉与颈静脉怒张等急性心包压塞征，严重时可迅速发生电-机械分离而死亡。②心包穿刺可抽出大量血性液体，超声心动图可见心包积液，为诊断首选影像学检查方法。

（3）预防：胸外心脏按压位置正确，按压深度不宜过深，速度不宜过快，按压持续时间不宜过长。

（4）处理

1）及早体外生命支持，稳定血流动力学。通过内科优化治疗包括药物治疗（β受体阻滞剂、血管扩张剂、正性肌力药等）及心肺复苏、体外膜肺氧合、主动脉内球囊反搏（IABP）可以改善患者血流动力学状态，延缓病情进展，为后续治疗争取时间。

2）手术治疗虽然是心脏破裂的首选治疗方案，但实施起来却困难重重。一方面是多数患者迅速死亡，根本没有手术机会；另一方面是部分患者未能早期明确诊断，错过了手术时机；再者手术风险大，预后较差，家属或患者依从性差，以致手术比例低。

3）多学科会诊联合制订最佳治疗策略。心脏破裂是严重致死性并发症，涉及多学科综合治疗，因此，心脏内科、心脏外科、介入治疗科、重症监护科等多学科应合作共同商讨治疗策略，给予最佳治疗方案。

3. 肝脏破裂或出血

（1）原因：①上腹部器官如胃、肝脾由于其所处位置有可能在胸外按压中受损。②心肺复苏相关性严重肝损伤并不常见，脾脏和胃受损更为罕见。当肝脏体积较大或位置较高时，肝脏受损的发生率也有所增加，多为肝左叶。

（2）临床表现：突然发作的上腹痛，低血压及肝脏增大，可出现休克、腹部膨隆或腹膜炎表现，多数患者出现腹腔内积血、腹腔穿刺阳性。

（3）预防：胸外心脏按压位置正确，按压深度不宜过深，速度不宜过快，按压持续时间不宜过长。

（4）处理：争取早期进行手术治疗，术前进行抗休克处理。手术处理原则是彻底止血、清除失去活力的碎裂肝组织和安置腹腔引流管以防止继发感染。

CPR 相关性损伤的影响因素还包括持续时间和强度、患者的性别和年龄、抗凝药物的应用等。即使恰当的 CPR 也伴随医源性损伤的风险，这些风险不应对已证实有效的抢救措施的施行造成阻碍。临床医务人员在熟练掌握 CPR 操作技能的同时，需考虑到并发症发生的可能性。早期发现潜在的医源性并发症对提高 CPR 后患者的存活率极为重要。在需要行长时间 CPR 时，可告知患者家属抢救过程中可能出现的并发症及后果，并且签署抢救同意书。同时，我们要将心搏骤停急救之术体现在技术规范上，要规范培训、经常训练，从而保证技术操作准确到位，尽可能减少并发症。

【案例思考】

患者张某，男，70岁，晨起在公园晨练时，突感心前区剧烈疼痛，全身大汗，精神极度紧张，现场人员紧急呼救"120"。10 min 后患者到达就近医院抢救室，在病情评估与救治过程中，患者突发抽搐，意识丧失。

请思考：①此时应首先做什么？②高质量的胸外心脏按压要点是什么？③进行抢救操作时，如何开放气道？④如何进行人工通气？胸外心脏按压与通气如何配合？

七 同步电复律技术

【操作目的】

纠正除心室颤动、心室扑动或无脉性室性心动过速以外的快速心律失常，恢复窦性心律。

【相关理论】

1. 同步电复律是以患者自身的心电信号即心电图上的 R 波为触发标志，同步瞬间发放高能脉冲电流通过心脏，使某些异位快速心律失常转复为窦性心律的过程。

2. 通常经胸壁体外电复律能量选择为：①不稳定房颤初始剂量单相波 200 J 或双向波 120～200 J；②不稳定性单形性室性心动过速初始剂量单相波 100 J；③其他不稳定性室性心动过速或心房扑动 50～100 J；④不稳定性多形室性心动过速给予高能量电击。

3. 适应证：①心房颤动和心房扑动伴血流动力学障碍者可选择电复律。②药物及其他方法治疗无效或有严重血流动力学障碍的阵发性室上性心动过速、室性心动过速、预激综合征伴心房颤动者可选择电复律。

4. 禁忌证

（1）绝对禁忌证：洋地黄中毒引起的快速性心律失常；室上性心律失常伴完全性房室传导阻滞；持续性心房颤动在未用影响房室传导的药物情况下心室率已缓慢者；伴有病态窦房结综合征的异位性快速心律失常；近期有动脉栓塞或经超声心动图检查发现心房内有血栓而未接受抗凝治疗者。

（2）相对禁忌证：心房颤动患者有下列情况时：①拟近期接受心脏外科手术者。②电解质紊乱，尤其是低血钾，电复律应在纠正后进行。③左心功能严重损害者，因转复后有发生急性肺水肿的可能。④心脏、心房明显增大者，即使成功转复后，较难以维持窦性心律。⑤甲状腺功能亢进症伴心房颤动而未对前者进行正规治疗者。⑥伴风湿活动或感染性心内膜炎而未控制的心脏病患者。⑦复律后在奎尼丁或胺碘酮的维持下又复发或不能耐受抗心律失常药物维持治疗者。⑧心房颤动为阵发性，既往发作次数少，维持时间短，预期可自动转复者。

【用物准备】

除颤器，导电糊，电极片，医嘱备药，酒精纱布，干纱布，弯盘，速干手消毒剂，生活垃圾桶，医疗废物桶。

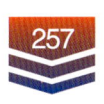

【操作流程】

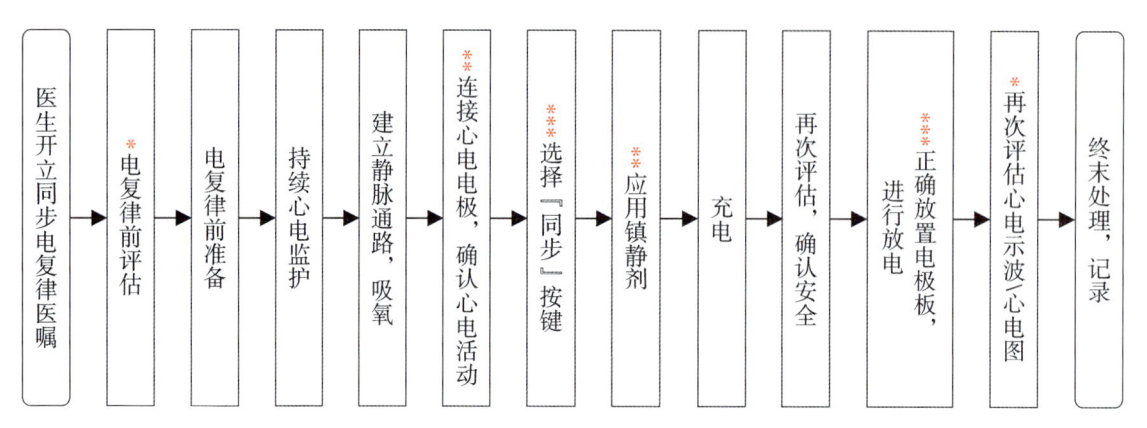

医生开立同步电复律医嘱 → *电复律前评估 → 电复律前准备 → 持续心电监护 → 建立静脉通路，吸氧 → **连接心电电极，确认心电活动 → ***选择"同步"按键 → **应用镇静剂 → 充电 → 再次评估，确认安全 → ***正确放置电极板，进行放电 → *再次评估心电示波/心电图 → 终末处理，记录

注：*越多代表此步骤关键程度越高。

【操作细则】

项目	操作步骤	步骤解释说明
操作前评估	1. 双人核对同步电复律医嘱。 2. 床旁正确识别患者身份。 3. 向患者解释操作目的、方法及配合事项。 4. 评估患者心电活动，有无禁忌证及电解质等结果。 5. 患者禁食 6 h，排空膀胱。	
护士准备	1. 着装整洁，仪表符合要求。 2. 规范洗手，戴口罩。 3. 准备用物，物品摆放合理。 4. 检查物品质量及有效期。	● 七步洗手法。
操作过程	1. 携用物至患者床旁处，再次识别患者身份。 2. 向患者解释，取得配合。 3. 将患者平卧于绝缘的硬板床上，松开衣领，有义齿者取下。 4. 完成术前心电图检查，持续心电监护。 5. 开放静脉通路，给予氧气吸入。 6. 做好复苏抢救准备。 7. 清洁电击部位皮肤，连接除颤器心电电极。 8. 连接电源，打开除颤器开关，选择 1 个 R 波高耸的导联进行示波观察，确认心电活动。 9. 选择"同步"键。	● 采取查看床头卡、反问式询问、核对腕带（或使用 PDA 扫码）确认患者身份。 ● 粘贴心电监测电极片时注意避开电复律部位。 ● 移除不具有抗除颤功能的传感器和仪器设备。

项目	操作步骤	步骤解释说明
操作过程	10. 遵医嘱应用镇静药物,直至神志朦胧状态,停止用药。 11. 根据不同心律失常选择复律电量,关闭氧气。 12. 充分暴露患者前胸,同时取出两个电极板,均匀涂抹导电糊,分别置于患者心底部和心尖部(详见【操作要点】)。 13. 再次评估心电示波。 14. 按下"充电"按钮,充电至所需能量。 15. 嘱任何人避免接触患者及病床,电极板与皮肤紧密接触,并有一定压力,两电极板同时放电。 16. 通过观察心电示波判断患者心律是否转为窦性,描记心电图。 17. 根据情况决定是否需要再次电复律。 18. 电复律成功后,将患者身上的导电糊擦拭干净,取舒适卧位,整理床单位。 19. 清洁电极板,消毒后归位。	• 麻醉过程中严密观察患者呼吸。 • 导电糊涂抹均匀,两电极板之间距离不小于10 cm;如有体内植入性起搏器,电极板不要靠近体内起搏器,放电完成后,应立即检查起搏器功能。 • 此时患者身体和四肢会出现抽动,停留片刻方可离开。 • 重复电复律最多3次。再次复律应增加电量,最大可用到双向波200 J,单向波360 J,反复发作的心室颤动、心室扑动除外。
整理用物	1. 整理物品,医疗废物分类处置。 2. 规范洗手。 3. 记录护理单。	• 整理治疗车,先上层再下层。 • 七步洗手法。

【操作要点】

安置位置	图示	说明
心尖部		左乳头外下方或左腋前线第5肋间。

安置位置	图示	说明
心底部		置于患者心底部,胸骨右缘锁骨下或第 2~3 肋间。

注:1. 如患者有植入性起搏器,应避开起搏器部位至少 10 cm。
　　2. 两电极板之间距离应大于 10 cm。

【护理记录】

1. 记录患者镇静剂使用的情况及镇静评分。
2. 记录电复律能量的选择、时间、次数,电击前后患者神志和生命体征变化,心电示波/心电图改变。

【并发症】

1. 各种心律失常

(1)原因:①期前收缩(早搏)发生率最高,认为与疾病本身和电刺激有关。②室性心动过速或室颤:可因同步装置不良、放电能量不足、心肌本身病变、洋地黄过量、低钾、酸中毒等因素引起。③缓慢型心律失常:最常见的是窦性心动过缓、窦性停搏和房室传导阻滞,这与直流电刺激迷走神经、复律前应用抗心律失常药物、本身已存在的潜在窦房结功能不良、房室传导阻滞等有关。

(2)临床表现:心电监护及心电图显示异常心电示波、心率下降;患者出现意识丧失。

(3)预防:①室性心动过速或心室颤动,应予以静脉注射利多卡因或普鲁帕酮、溴卡胺、5%碳酸氢钠,立即再行电复律/除颤。②遵医嘱正确应用镇静剂。

(4)处理:缓慢型心律失常多在短时间内消失,持续时间长或症状严重者可静脉注射阿托品 0.5~1.0 mg 或静脉滴注异丙肾上腺素,每分钟 1~2 μg,必要时行临时心脏起搏。

2. 栓塞

(1)原因:①慢性心房颤动电复律成功后,心房恢复有节律的收缩可使心房内的附壁血栓脱落,引起动脉栓塞。②复律后血栓发生率为 1%~5%。

(2)临床表现如下。①心血管系统栓塞:不同程度的胸痛、原有心绞痛加重、虚弱、恶心、呕吐、大汗等。②肺栓塞:晕厥、咳嗽、不明原因呼吸困难及气促、胸痛、咯血、烦躁不安、惊恐甚至濒死感。③下肢动脉血栓:突然起病,下肢疼痛剧烈或者下肢冰冷、无力,不能行走。

(3)预防:同步电复律前,完成血栓筛查;必要时应行外科手术,放置血栓滤网。

(4)处理:按栓塞部位进行对症处理。

3. 低血压

(1)原因:多见于高能量电击后,低血压的发生率为 1%~3%。

（2）临床表现：收缩压低于 90 mmHg、舒张压低于 60 mmHg。

（3）预防：大部分低血压持续短暂，在数小时内可自动恢复；加强生命体征监测。

（4）处理：如果血压持续降低，严重影响重要脏器血流灌注时，可遵医嘱应用升压药物。

4. 皮肤灼伤

（1）原因：电除颤时，电极板局部热量较高；电极板与皮肤接触不紧密，存在缝隙；导电糊涂抹不均匀。

（2）临床表现：除颤部位局部发红，可见明显电极板形状，严重者可见水疱形成。

（3）预防：①使电极板紧贴患者皮肤，用力按压电极板，压力约 5 kg，使电极板接触指示灯显示绿色。②正确使用导电糊，如涂有导电糊，应轻微转动电极板，使导电糊分布均匀。如没有导电糊或患者过于消瘦，每个电极板垫以 4～6 层生理盐水湿纱布。③禁止使用耦合剂代替导电糊。④保持皮肤清洁干燥，避免在皮肤表面形成放电通路，出现灼伤。⑤选择合适能量进行除颤。

（4）处理：如病情需要，紧急除颤，选择满足治疗需求合适剂量进行除颤；出现局部皮肤灼伤，对症进行局部治疗。

【案例思考】

患者王某，男，27 岁，打篮球后突发心悸、胸闷、无力 20 min 急诊就诊。查体：P 21 次/min，BP 96/56 mmHg HR 210 次/min，。两肺无湿啰音，心律整，无杂音。心电图示单形性室性心动过速。立即给予利多卡因 50 mg 静脉注射，无效，然后静脉注射胺碘酮 150 mg，继之 1 mg/min 静脉滴注，观察 15 min 室速未终止，拟行同步电复律。

请思考：①为患者进行同步电复律前，应进行哪些评估？②针对患者所出现的心律失常，应如何选择能量？③如何判定患者的镇静程度？④电击位置应如何选择？⑤电击结束后，应如何判断电击效果？

八 非同步电复律技术

【操作目的】

消除异位快速心律失常，恢复窦性心律。

【相关理论】

1. 非同步电复律技术又称电除颤，是指利用高能量的脉冲电流，直接或经胸壁瞬间通过心脏，使全部或大部分心肌细胞在短时间内同时除极，抑制异位兴奋性，使具有最高自律性的起搏点（通常是窦房结）发出冲动，恢复窦性节律的治疗过程。根据电极板放置的位置，电复律术可分为体外和体内两种方式，后者常用于急症开胸抢救者。本节主要阐述人工体外除颤术。

2. 适应证：心室颤动、心室扑动、无脉性室性心动过速。

3. 禁忌证：可触及脉搏患者；心电图分析示心室静止、无脉性电活动患者。

【用物准备】

治疗车，除颤器，导电糊一瓶或 4～6 层生理盐水纱布，电极片，弯盘，酒精纱布，干纱布，速干手消毒剂，记录单，急救物品及药品，医疗废物桶，生活垃圾桶。

【操作流程】

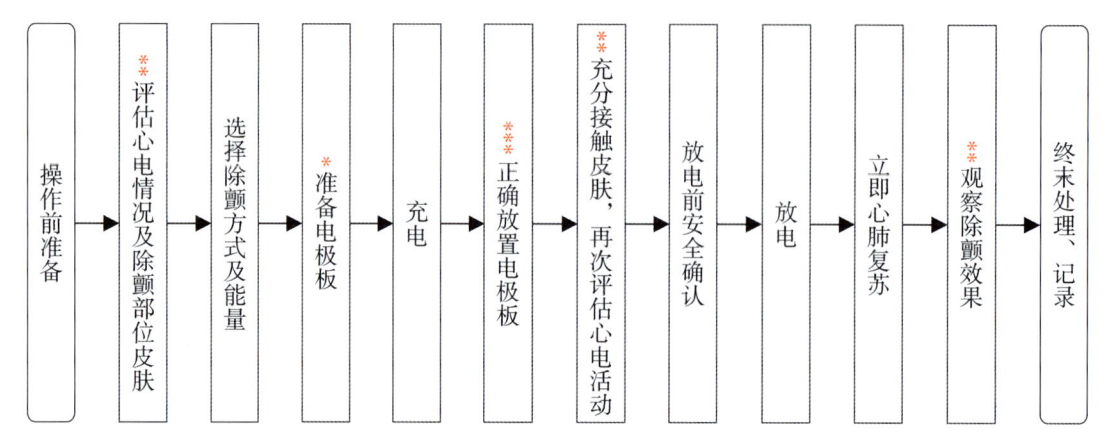

操作前准备 → **评估心电情况及除颤部位皮肤 → 选择除颤方式及能量 → *准备电极板 → 充电 → ***正确放置电极板 → **充分接触皮肤,再次评估心电活动 → 放电前安全确认 → 放电 → 立即心肺复苏 → **观察除颤效果 → 终末处理、记录

注:*越多代表此步骤关键程度越高。

【操作细则】

项目	操作步骤	步骤解释说明
操作前准备	1. 环境准备:评估环境是否安全。 2. 检查物品:检查除颤器性能是否正常。 3. 患者准备:除颤器未到前对患者进行高质量的CPR,除颤器到后确保患者去枕平卧于坚硬平面上,检查并除去身上的金属及导电物质,暴露胸部;检查局部皮肤有无潮湿、敷料,有无安装起搏器;如果汗液多,擦净胸壁汗液。	• 除颤器检查:屏幕显示正常、电量充足、充放电正常、导联线无老化,除颤器自检(详见【操作要点】1)。 • 保持皮肤清洁干燥,避免在皮肤表面形成放电通路,出现灼伤。
护士准备	1. 着装整洁,仪表符合要求。 2. 准备用物,物品摆放合理。 3. 必要时穿戴防护用品。	
操作过程	1. 评估患者:评估患者的意识状态。轻拍双肩,双侧耳旁呼唤患者,若患者无意识,立即启动应急反应系统并记录时间。 2. 评估心电活动:接通电源,连接心电监护导联线(避开除颤部位)。 3. 打开除颤器监护开关,选择Ⅱ导联,确认心电活动,明确除颤指征(详见【操作要点】2)。 4. 选择除颤方式:选择非同步电除颤。 5. 选择能量:根据不同除颤器选择合适能量。	• 迅速对目击下心搏骤停的患者实施电除颤。 • 监护部位:RA导联位于右锁骨下靠近右肩,LA导联位于左锁骨下靠近左肩,LL导联位于左下腹。 • 除颤指征:确认是否存在心室颤动、心室扑动、无脉性室性心动过速。 • 能量选择:成人首选双向波120~200 J或单相波360 J或仪器使用允许最大能量;儿童首次电击2 J/kg,第二次电击4 J/kg,后续电击≥4 J/kg,最高10 J/kg或成人剂量。

项目	操作步骤	步骤解释说明
操作过程	6. 准备电极板:同时取出两个电极板,确认电极板与除颤器正确连接,均匀涂抹导电糊。 7. 充电:按"充电"按钮,将除颤器充电至所需能量。 8. 正确放置电极板:一个电极板(APEX)置于患者心尖部,左乳头外下方或左腋前线第5肋间。一个电极板(STERNUM)置于患者心底部,胸骨右缘锁骨下或第2~3肋间(详见【操作要点】3)。 9. 充分接触皮肤:使用一定力量使两电极板充分接触皮肤。 10. 再次评估心电示波:确认是否存在心室颤动、心室扑动、无脉性室性心动过速。 11. 放电前安全确认:嘱无关人员离开患者和病床。 12. 放电:操作者双手拇指同时按压电极板"放电"按钮进行除颤。 13. 立即胸外按压:除颤后立即给予5个循环的高质量胸外心脏按压,并遵医嘱应用复苏药物。 14. 观察除颤效果:再次观察心电示波,若心律转为窦性,除颤成功,将除颤器调至监护状态;若无效时,再次确认心电活动,需要时再次进行除颤并记录时间。 15. 除颤后处理:将患者身上的导电糊擦拭干净,取舒适卧位,整理床单位。 16. 除颤器使用后应及时清洁,防止生锈影响除颤效果;除颤器定点放置,定期检查性能,及时充电,处于完好备用状态。	● 除颤前,使导电糊分布均匀,耦合剂不能代替导电糊。消瘦者涂抹导电糊,避免两个电极板相互摩擦,可轻微转动电极板或用生理盐水纱布代替导电糊。 ● 电极板必须紧贴患者皮肤,不留空隙,两电极板之间皮肤保持干燥,防止灼伤皮肤。 ● 电极板放置应注意避开永久性起搏器或ICD部位至少10 cm。 ● 电极板充分接触皮肤:压力约5 kg,电极板指示灯显示绿色。 ● 确保操作者与周围人无直接/间接与病床或患者接触。 ● 放电结束后电极板不要立即离开胸壁,使电极板充分放电。 ● 除颤后,大多数患者会出现数秒非灌流心律,需立即给予高质量胸外心脏按压,增加组织灌注。 ● 每日用干净软布巾清洁仪器,使用后或有污染时用75%酒精擦拭设备表面,防止液体流入机器,导致电路板受损,清洁前必须关闭除颤器并断开电源。 ● 电源线及导联线擦拭干净后,缠绕整齐,妥善放置,避免损坏电缆。
整理用物	1. 整理用物,清洁电极板,消毒后归位。 2. 规范洗手。 3. 记录护理单。	● 整理治疗车,先上层再下层。 ● 七步洗手法。

【操作要点】

1. 除颤器自检方法（以 Heart Start XL M4735A 为例）

方法	图示	说明
除颤器自检流程		①按压"条图"按钮，同时向左旋转旋钮至手动通档位。②屏幕提示按压旋钮2，确认电极板在板槽内，根据声音提示按下放电按钮。③打印自检条码，完成自检。
小剂量充放电自检流程		①能量选择 2~10 J，电极板正确放置于卡槽内。②按压充电按钮，充电完毕后按压双侧电极板放电按钮，顺利充放电一次，完成自检。

注：1. 不同型号除颤器根据说明书进行自检操作。
　　2. 机器性能检测内容包括屏幕显示正常、电量充足、充放电正常、导联线无老化。

2. 评估心电示波

心电示波	图示	说明
心室颤动		心电图全无规律，心脏没有收缩，没有心排血量。
心室扑动		类似正弦波的双相波，会恶化为心室颤动。
无脉性室性心动过速		心电图上出现宽 QRS 波，触摸脉搏无搏动。

3. 正确放置电极板位置

安置位置	图示	说明
心尖部		左乳头外下方或左腋前线第5肋间。
心底部		置于患者心底部,胸骨右缘锁骨下或第2~3肋间。

注:1. 如患者有植入性起搏器,应避开起搏器部位至少10 cm。
  2. 两电极板之间距离应大于10 cm。

【护理记录】
1. 正确记录抢救开始时间、除颤时间、除颤能量及方式、患者心律转复时间。
2. 正确记录抢救措施及抢救用药情况。

【并发症】
1. 皮肤灼伤 见"同步电复律技术"并发症。
2. 低血压 见"同步电复律技术"并发症。

【案例思考】
  患者王某,男,68岁,以"胸痛2 h"于18:50入急诊科。当日19:30患者输液过程中突然出现呼之不应。
  请思考:①作为当班护士,首先应该如何处置该患者?②患者脉搏不可触及,心电示波:心室颤动,同事已将除颤器、抢救车推至现场,这时你采用哪项操作?③除颤能量及方式如何选择?④除颤完成后应立即进行哪项步骤?

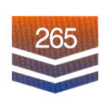

九 体外膜肺氧合护理技术

【操作目的】

1. 体外膜肺氧合可以通过机械的血液灌注,使正性肌力药物或血管活性药物的用量明显减少,微循环收缩得以改善,从而使组织灌注得以保障。

2. 对重症呼吸衰竭的患者,体外膜肺氧合支持时呼吸机的参数可调节到较低的范围,以达到肺保护性通气。

3. 对重症心力衰竭的患者,体外膜肺氧合支持时可有效地降低心脏的前负荷、后负荷,并减少正性肌力药物或血管活性药物的应用,进而使心肌氧耗减少,氧供增多。

4. 对重症慢性肺功能衰竭和心功能衰竭不能维持正常新陈代谢的患者,体外膜肺氧合的支持可维持充分的组织灌注和内环境稳定,阻断病理生理的恶性循环,并使患者的肺或心脏功能得到尽快恢复。

【相关理论】

1. 体外膜肺氧合(extracorporeal membrane oxygenation,ECMO)是以体外循环系统为基本设备,采用体外循环技术进行操作和管理的一种辅助治疗手段。体外膜肺氧合的原理是将静脉血从体内引流到体外,经膜式氧合器氧合后再用离心泵将血液灌入体内。临床上主要用于呼吸功能不全和(或)心脏功能不全的支持,体外膜肺氧合能够使心脏和肺脏得到充分休息,为心肺功能的恢复赢得时间。体外膜肺氧合有静脉-动脉(V-A)和静脉-静脉(V-V)两种辅助模式。

2. 适应证

(1) V-V 模式:各种原因所引起的急性呼吸衰竭;主要包括严重 ARDS、肺移植、肺栓塞等。

(2) V-A 模式:各种原因引起的心搏骤停或心源性休克:如急性心肌梗死、暴发性心肌炎、心脏介入治疗突发事件、等待心脏移植、长期慢性充血性心力衰竭患者急性失代偿等。

3. 禁忌证

(1) V-V 模式:不可恢复性中枢神经系统损伤;严重慢性肺疾患;伴有重度预后不良性疾患(如终末期癌症);免疫抑制性疾患;多器官功能衰竭;颅内出血>Ⅱ级。

(2) V-A 模式:①慢性器官功能不全。②肝衰竭:门静脉高压、肝硬化为绝对禁忌证。③年龄>70 岁为相对禁忌证。

4. ECMO 撤离标准

(1) V-V 模式:①原发疾病得到改善或得到控制。②肺部 X 射线影像学情况好转,氧合良好。③ECMO 血流速不变,气流速降至 0 的情况下,下列呼吸机条件下氧合良好:潮气量为 6 mL/kg(理想体重),平台压<30 cmH_2O,PEEP<12 cmH_2O,FiO_2<60%。

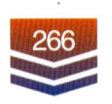

（2）V-A模式：原发病得到控制；无容量过负荷表现[多巴胺<5 μg/(kg·min)]；心脏指数>2.4 L/(min·m^2)；左室射血分数>30%；MAP>65 mmHg；肺动脉嵌顿压和(或)中心静脉压<18 mmHg。

【用物准备】

ECMO主机，驱动泵，手摇驱动泵，UPS电源，空氧混合器，彩色多普勒机器（超声），预充套包，0.9%氯化钠注射液，无菌管道钳，穿刺针，鞘管，导丝，微创扩张引流套件，静脉插管，动脉插管，手术衣，无菌铺巾包，无菌手套，换药包，缝合包，血管切开包，缝线，75%酒精，络合碘，耦合剂，无菌超声保护套，手电筒，ACT机器，ACT试管，0.9%氯化钠注射液，肝素钠注射液，20 mL注射器，50 mL注射器，扎带，扎带枪，水箱，PDA，生活垃圾桶，医疗废物桶。

【操作流程】

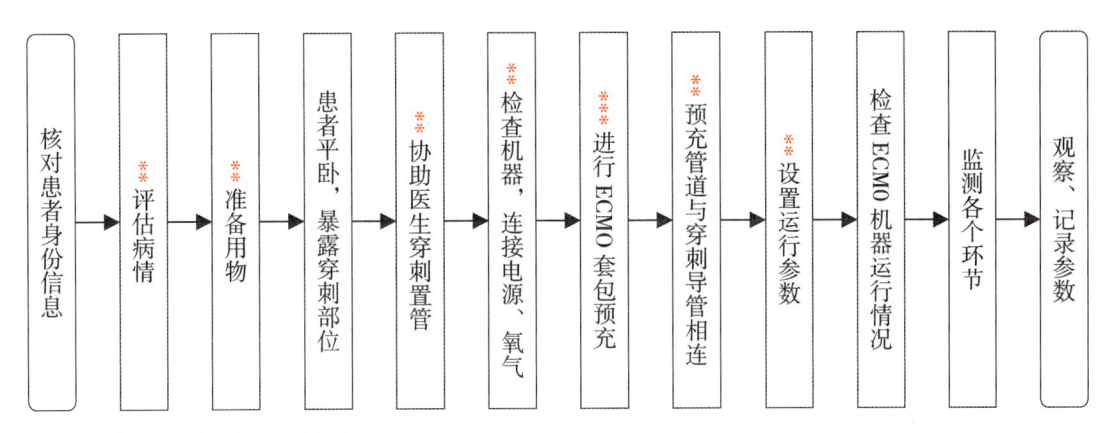

核对患者身份信息 → **评估病情 → **准备用物 → 患者平卧，暴露穿刺部位 → **协助医生穿刺置管 → **检查机器，连接电源、氧气 → ***进行ECMO套包预充 → **预充管道与穿刺导管相连 → **设置运行参数 → 检查ECMO机器运行情况 → 监测各个环节 → 观察、记录参数

注：*越多代表此步骤关键程度越高。

【操作细则】

1. 体外膜肺氧合护理技术

项目	操作步骤	步骤解释说明
操作前评估	1. 向患者家属解释操作目的、方法。 2. 评估患者病情、意识状态，确定ECMO模式；评估者心肺功能、预穿刺血管直径及有无血栓。 3. 穿刺前确认患者有无中心静脉置管及动脉置管。 4. 监测患者基础ACT数值。	● 与家属沟通并签署知情同意书：ECMO管路建立、ECMO治疗、高值耗材知情同意书。 ● V-V模式ECMO常选择穿刺血管为颈内静脉和股静脉，V-A模式ECMO常选择穿刺血管为股动脉和股静脉。
护士准备	1. 着装整洁，洗手，戴口罩。 2. 准备用物，物品摆放合理。 3. 检查物品质量及有效期。	● 七步洗手法。 ● 按照清单进行用物准备。

项目	操作步骤	步骤解释说明
操作过程	1. 识别患者身份。 2. 摆放体位：患者取平卧位，头略偏向一侧，双下肢外展外旋。 3. 备皮：双侧腹股沟备皮。 4. 消毒：用酒精脱脂后络合碘大面积消毒。 5. 铺巾：分别以颈部和股静脉穿刺点为中心铺巾。 6. 超声及用物准备：超声机器放在合适位置，打开超声无菌保护套和无菌耦合剂，一个金属弯盘倒入配制好的肝素盐水，向一次性弯盘内倒入 0.9% 氯化钠注射液。 7. 抗凝：插管前 5 min 给予肝素静脉推注，ACT>300 s。 8. 穿刺置管：医生在超声引导下穿刺置管，置管过程中要求顺畅，没有明显阻力，置入到一定刻度后（多数在 40~45 cm，需要根据患者身高调整），退出导丝和管芯，同时管道钳夹闭，肝素盐水进行冲管，冲管时避免气泡进入。 9. 预充：打开 ECMO 套包，检查各部分是否完好，在有效期内，整理管道确保各接口、密封帽、三通连接紧密，在氧合器前后连接三通或单腔输液接头，0.9% 氯化钠注射液 1 000 mL 接连接管并排气，进行预充，保证泵头、氧合器、管路内无气泡（详见【操作要点】）。 10. 连接：置管成功后将管路无菌包装盒打开，使用无菌管钳夹闭管道动静脉两端，使用无菌剪刀剪断管路并分别与动静脉管路连接，确保无气泡进入。 11. 运转：ECMO 机器逐渐上调转速，同时松开所有管道钳，观察流量和转速是否匹配，同时观察患者生命体征，调整至合适的转速和流量。待 ECMO 工作稳定后，超声评估静脉导管深度，使导管末端位于下腔静脉入右心房处为佳。 12. 缝合固定：标记导管位置、刻度，穿刺点处消毒，荷包缝合，同时下端再选择 2 个部位缝合，固定导管，无菌敷料包扎。	• 用酒精脱脂后络合碘大面积消毒，颈部以穿刺点为中心，范围在 15 cm 以上，下至乳头平面，上至耳后。 • 股静脉穿刺点要消毒双侧腹股沟，上至脐水平，下至膝关节，包括会阴部，消毒至少 3 遍。 • 打开缝合包和换药包，肝素钠 12 500 单位+0.9% 氯化钠注射液 500 mL 备用肝素钠 12 500 单位+0.9% 氯化钠注射液 18 mL 备用静脉注射。 • 提前准备 2 把无菌管道钳，置管前根据病情需要给患者静脉注射适量肝素进行肝素化，所选静脉导管直径不能超过血管直径的 2/3，导管用肝素盐水预充。 • 医生松开管路动静脉端管钳后，护士缓慢松开氧合器前、后管钳，同时缓慢调节转速，血流量达到 1.5~2.0 L/min，密切监测心率、血压，无异常后逐渐调节转速将血流量升至目标量（新生儿：150 mL/kg/min。儿童：70~100 mL/kg/min。成人：50~75 mL/kg/min）。 • 接口处用扎带进行双固定，确保管路连接紧密。
整理用物	1. 整理用物及床单位。 2. 规范洗手。 3. 记录护理单。	• 按照医疗废物分类方法处理。 • 七步洗手法。

2. ECMO 撤离护理配合技术

项目	操作步骤	步骤解释说明
操作过程	1. 双人核对医嘱。 2. 正确识别患者身份,使用 PDA 扫描患者腕带二维码。 3. 由医生评估患者符合 ECMO 撤离筛查标准,评估穿刺血管内有无血栓形成。 4. 缓慢调节转速至 1 000 r/min 以下,观察患者生命体征情况。 5. 拔除导管,协助医生行血管缝合术,按压 30 ~ 60 min 用弹力绷带加压包扎。 6. 监测肢体血运、温度,观察局部出血、渗血情况。	● 如达到筛查标准,行 ECMO 自主氧合试验和自主循环试验进行心功能和呼吸功能评估:夹闭氧合器前、后管道时,注意观察血氧饱和度、血压等变化情况,以鱼精蛋白中和肝素,使 ACT 数值在合适水平,注意观察穿刺局部出血情况。
整理用物	1. 整理物品,医疗废物分类处置。 2. 规范洗手。 3. 记录护理单。	● 消毒擦拭 ECMO 机器,归位备用。 ● 七步洗手法。

【操作要点】

步骤	图示	说明
将导管和离心泵头口连接紧密		打开 ECMO 套包,检查各部分是否完好,在有效期内,导管连接泵头。
固定链接处接口		用扎带双固定。
在氧合器前后两端分别连接三通或延长管		整理管道确保各接口、密封帽、三通连接紧密。

步骤	图示	说明
将两根预充管与预充液连接并排气		管道钳阻断两根预充管和预充液。
开放预充液和两根预充管的钳夹,冲洗离心泵头		使0.9%氯化钠注射液随重力流入管路内。
离心泵头排气完成,钳夹阻断泵头后管路		保证离心泵头及冲洗后的管路内无气泡。
涂抹耦合剂,将泵头安全地卡在驱动泵上		保证泵头与驱动泵卡接紧密。
将氧合器固定在专用卡座上		理顺整个循环管路,固定于适当位置。
连接气源		将氧气管一端与氧合器进气口相连,另一端连接空氧混合器。

步骤	图示	说明
连接ECMO电源		打开主开关,归零。旋转转速调节至0 r/min,按下管钳夹闭标识,按"0"键3 s归零,按报警消音键。
设定泵转速		打开管道钳,运行ECMO机器,开放离心泵头后管路上的钳夹,调节转速1 000 r/min以上,依次预充氧合器和无菌包里的管路。
检查管路和氧合器		排出管道钳前后管路内气体,轻轻拍打氧合器,确保无气泡,去除预充液和预充管。
连接水箱		设置适宜水温,进行水循环。

【护理记录】

1. 患者的生命体征、ECMO上机日期和时间、模式,静脉/动脉置管的型号、外露长度。
2. ECMO运行参数、动脉血气分析结果、ACT时间、肢体血运情况。
3. ECMO撤离的日期和时间,撤离后患者的生命体征情况和局部出血情况。

【并发症】

1. 出血

(1)原因

1)凝血机制紊乱:转流前严重呼吸衰竭、心力衰竭导致患者内环境紊乱,组织缺氧、酸中毒。

2)产生全身炎症反应,干扰凝血机制的平衡。转流过程中血小板、凝血因子在ECMO装置非生物表面激活、聚集,消耗凝血物质,增加出血倾向。

3)外科性出血:由于插管损伤,导致血管撕裂,局部止血不彻底。

4)其他原因:ECMO产生严重应激反应,可表现为胃肠道出血。

（2）预防与处理

1）避免不必要的有创操作，尽量减少在 ECMO 实施期间进行侵入性操作而造成的出血。在护理操作时注意保护黏膜，如吸痰、留置胃管和口腔护理等，要避免损伤出血。

2）加强外科止血：对手术创面进行细致的止血，转流过程中如插管处有明显出血则需要重新暴露，通过电灼、结扎血管、局部使用纤维蛋白胶等措施，以控制外科出血。

3）平衡凝血机制：监测 ACT 或凝血和血小板功能、血小板计数和血浆纤维蛋白原含量等，评估机体凝血状况。转流中血小板计数低于 $50×10^9/L$ 或者血浆纤维蛋白原低于 1.0 g/L 时，应进行相应的补充。通过调整肝素的维持用量，使 ACT 时间在适中范围，如循环支持，ACT 在 150～180 s。对有明显出血或可能发生出血并发症的高危患者，纤维蛋白原浓度应维持在 1.5 g/L 以上，ACT 控制在 140～160 s。

4）消化道出血的处理：ECMO 预充常规采用甲泼尼龙以减轻患者的全身性应激反应，减少消化道应激性溃疡的发生率。对于 ECMO 过程中发生消化道出血的患者，在控制抗凝和补充缺失的凝血因子的同时，可使用冰生理盐水洗胃，或使用抑酸剂。必要时使用垂体升压素收缩血管或局部加压止血。

2. 血栓形成

（1）原因

1）抗凝不充分：当前许多 ECMO 套包采用涂层技术，减少凝血因子的激活或减少肝素用量。随着转流时间的延长，涂层功效下降，抗凝水平需要调整。转流过程中血小板、凝血因子的消耗和丢失，使凝血功能紊乱，短时间大剂量补充血小板、凝血因子、纤维蛋白原，增加血液高凝状态，需要调整抗凝水平。转流过程中为控制严重出血，采用低水平抗凝，长时间后容易产生血栓。

2）血流过缓：ECMO 系统内局部血流缓慢或停滞，局部抗凝物质的消耗和其他部位抗凝物质的减少，使得局部血栓形成，在各种泵头、三通或膜肺内血流表面容易发生血栓。

（2）预防与处理

1）定期使用高亮光源检查 ECMO 管路，及早发现可能的血栓形成。

2）在监测 ACT 的基础上完善抗凝治疗：ECMO 过程中抗凝治疗常使用肝素，一般根据支持目的和患者的出凝血状况，及时调整肝素用量。

3）更换局部或整套 ECMO 装置：ECMO 系统内血栓形成对 ECMO 装置的正常运行或血栓导致患者出现血管栓塞，严重溶血，血小板和凝血因子快速消耗等不利后果时，如短时间内仍不允许撤离 ECMO 辅助，应积极对有血栓形成的 ECMO 局部装置或整套 ECMO 系统进行更换。

3. 插管问题

（1）原因

1）血管损伤：插管口径与血管口径不匹配，操作中静脉血管容易撕裂，动脉血管容易产生夹层。插管路径中如有一定阻力，暴力插管极易捅穿血管，有时产生不易发现的大出血，如纵隔出血、血胸、腹膜后血肿等。老年人动脉血管粥样硬化或迂曲，插管容易产生动脉夹层、斑块脱落、动脉穿孔等。

2）插管处渗血：插管与血管夹角过大，在夹角处发生持续性渗血。

3）插管远端缺血：股动脉血管痉挛，插管占据大部分管腔，远端容易产生缺血、坏死。

4）插管前未抗凝：插管操作时间长，又未给肝素抗凝，容易在插管内形成血栓。

5）插管脱出：插管与 ECMO 管道固定不牢，患者的躁动、搬运等过程中容易发生脱管现象，引起患者插管局部出血、血肿。

(2)预防与处理

1)常规操作:插管前给予适量肝素,选择大小合适的插管,插管前进行超声或造影检查了解血管状况,插管过程中避免插管角度过大,保障插管远端供血良好。插管后再运用X射线或超声检查,对插管位置进行确认。

2)插管固定:插管位置确认后对插管进行固定,术中观察静脉引流状态和灌注阻力的变化以及插管局部状况,及时发现和处理插管松脱,同时给予患者充分的镇静。

3)动脉损伤的处理:一旦确认动脉损伤,需要进行重新插管。如果原位重新插管有困难,则需要改变插管位置,并对原插管位置的血管进行修复。

4.感染

(1)原因

1)血管插管:作为体内异物,长期的血管插管及护理不当和局部血肿形成,是局部感染及诱发全身性感染的重要途径。

2)大量非生物材料表面:ECMO系统人工装置的大量非生物材料表面可通过补体激活、白细胞及血管内皮细胞激活及炎症介质释放等众多因素,导致全身性炎症反应和机体免疫功能的紊乱。

3)与血液循环的频繁接触:ECMO过程中因大量的血液标本的采集、静脉输液和用药等多种操作,血液循环将频繁与外界接触,增加了血液被污染的机会。

4)肺不张:对长时间使用呼吸机的患者,痰液或血液在气管或支气管内的淤积极可能导致肺不张,是肺部及全身性感染的重要诱因之一。

5)肠源性感染:由于术前全身性组织的缺血或缺氧和大量血管收缩药物的使用,ECMO患者肠黏膜屏障功能受损,肠黏膜通透性增加,肠道内细菌及毒素可被吸收入血,导致肠源性感染。

6)机体抗感染能力降低:在长时间ECMO过程中,血液与大量人工材料接触,补体和白细胞的激活,单核-巨噬细胞系统功能降低及白蛋白和免疫球蛋白生成减少等众多因素,可导致免疫功能紊乱及抗感染能力降低。

(2)预防与处理

1)局部无菌操作:ECMO过程中的各种操作均应严格遵守无菌操作原则,加强插管处局部皮肤的护理,尽可能减少与血液接触的机会。对局部形成的血肿和感染灶,及时进行外科处理。根据患者全身状态恢复情况,尽早恢复经口进食,减少静脉输液及药物注射。

2)加强肺部护理:定时吸痰,对常规呼吸道清洁困难或出现肺不张的患者,可行纤维支气管镜检查,及时清除气道内黏稠的痰液及血块。对呼吸功能尚好的单纯循环辅助患者,如能脱离呼吸机,待患者神志清醒、合作,则可考虑拔除气管插管。帮助患者尽快恢复经口进食,促进胃肠功能恢复,降低肠源性感染风险。

3)全身性抗感染措施:对ECMO患者需要常规使用抗生素治疗、预防感染发生。如患者表现出全身性感染征象,应尽早进行血液细菌和真菌培养,并根据培养及药敏试验结果、患者的全身情况,特别是肝、肾功能,感染部位及程度和抗生素药物代谢力学特点等,选择使用抗生素,必要时可联合用药。

4)改善患者全身状态:营养支持是ECMO长时间辅助治疗过程中重要的组成部分,除常规的支持疗法外,应根据患者状态及时补充全血、新鲜血浆、人血白蛋白和免疫球蛋白等,避免ECMO期间严重的负氮平衡及机体免疫功能严重下降。控制糖尿病患者的血糖水平和及时纠正酮症和酸中毒。

5)缩短 ECMO 时间:合理调整 ECMO 辅助的各项参数,为机体提供充分的心脏和(或)呼吸支持。通过有效的心肺支持,尽可能缩短患者需要辅助的时间。此外,在 ECMO 支持过程中定期评价患者循环和(或)呼吸功能恢复情况及各种并发症的发生迹象,适时终止 ECMO 辅助。

【案例思考】

患者,男,45 岁,以"发热 7 d,呼吸困难加重 3 d"为主诉入院,诊断为呼吸衰竭,重症肺炎。入院给予心电监护:T 38.3 ℃,HR 130 次/min,BP 106/58 mmHg,SaO_2 75%,给予气管插管呼吸机辅助呼吸,FiO_2 100%,PEEP 10 cmH_2O,并给予俯卧位通气,SaO_2 82%,PaO_2 56 mmHg。经过综合评估,现遵医嘱准备实施"V-V 模式 ECMO 辅助治疗"。

请思考:①ECMO 上机前需要准备的物品有哪些?②如何进行 ECMO 管道预充?③为该患者书写护理记录单的内容有哪些?④ECMO 运行过程中,可能的并发症有哪些?

消化系统

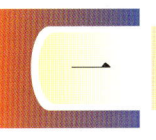

一、胃管(盲插)置管技术

【操作目的】

1. 为不能经口进食患者鼻饲和给药,以满足患者的营养及治疗需求。
2. 进行胃肠减压、手术前准备,将肠道内气体或液体排出,降低胃肠道压力及手术切口张力。
3. 通过对胃内容物性状的判断,进行病情观察,如消化道出血。
4. 防止误吸,增加手术的安全性。
5. 对服毒自杀或误食毒物患者进行洗胃,来减少毒素吸收。

【相关理论】

1. 鼻胃管是将胃管前端经鼻腔、咽喉,通过食管到达胃部的导管;一般置管长度为45~55 cm,为防止反流、误吸,置管长度可在55 cm以上或达到幽门部;若需经胃管注入刺激性药物,可将胃管置入长度再延长10 cm。

2. 根据胃管的材质、特点、用途、留置时间选择合适的胃管,长期鼻饲患者使用聚氨酯或硅胶胃管,成人可选择14号胃管。

3. 适应证

(1) 昏迷或不能经口进食患者,如破伤风、口腔疾患、口腔和咽喉手术后患者。
(2) 上消化道穿孔或胃肠道梗阻患者。
(3) 急性胃扩张患者。
(4) 急腹症有明显胀气者或较大的腹部手术前等。
(5) 服毒自杀或误食毒物需要洗胃患者。
(6) 其他:如早产儿、病情危重者、拒绝进食者等。

4. 禁忌证

(1) 鼻咽部有癌肿或急性炎症患者。
(2) 食管静脉曲张、上消化道出血、食管气管瘘、心力衰竭和重度高血压患者。
(3) 吞食腐蚀性药物患者。
(4) 严重的颌面部损伤患者。
(5) 食管梗阻及窒息的患者。
(6) 严重而不能控制的凝血功能障碍患者。
(7) 颅底上颌骨骨折患者。

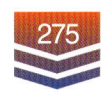

【用物准备】

治疗盘,无菌治疗巾,胃管,一次性弯盘、灌食器,无菌纱布,医用棉签,液体石蜡棉球,弯盘,压舌板,听诊器,手电筒,无菌手套,Y形鼻贴,胃管标识,治疗碗(内盛1/2灭菌注射用水),速干手消毒剂,PDA,生活垃圾桶,医疗废物桶。

【操作流程】

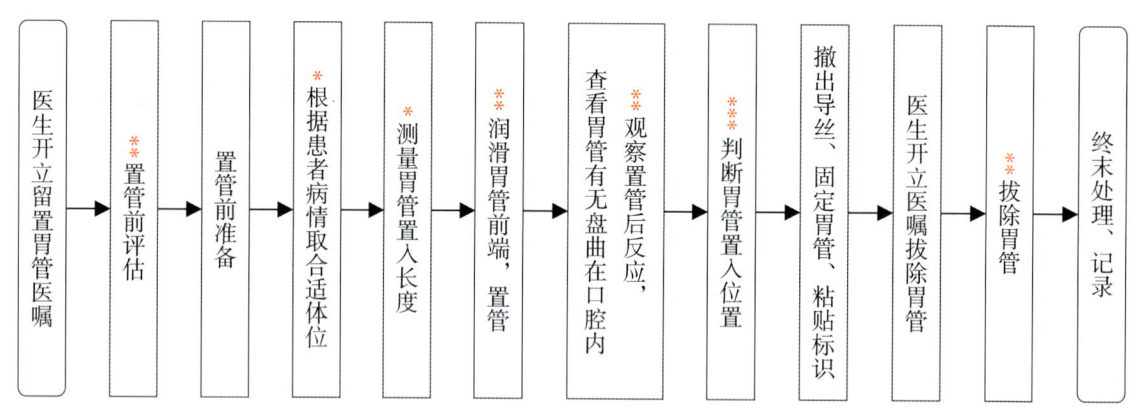

医生开立留置胃管医嘱 → **置管前评估 → 置管前准备 → *根据患者病情取合适体位 → *测量胃管置入长度 → **润滑胃管前端,置管 → **查看胃管有无盘曲在口腔内 → *观察置管后反应 → ***判断胃管置入位置 → 撤出导丝、固定胃管、粘贴标识 → 医生开立医嘱拔除胃管 → **拔除胃管 → 终末处理、记录

注:*越多代表此步骤关键程度越高。

【操作细则】

1. 胃管置管技术

项目	操作步骤	步骤解释说明
操作前评估	1. 双人核对置管医嘱。 2. 床旁正确识别患者身份。 3. 向患者解释操作目的、方法及配合事项。 4. 评估患者意识状态、年龄、一般情况、病史、心理状态及合作程度。 5. 查看鼻腔黏膜完整性及通气情况,是否存在鼻中隔偏曲。 6. 询问并协助患者大小便。	重点评估以下内容。 ● 意识状态:□清醒 □意识障碍(格拉斯哥昏迷评分、烦躁、全身麻醉未醒)* ● 年龄:□<75岁 □≥75岁* ● 一般情况。吞咽功能:□正常 □障碍*;凝血功能:□正常 □障碍*;鼻腔通畅性:□正常 □异常*;吸氧方式:□储氧面罩* □高流量* □人工气道辅助呼吸* ● 病史:□心肺疾病史(冠心病、支气管哮喘、肺栓塞、气胸)* □脑卒中史* □鼻/喉/胃/食管手术史* □脊髓损伤史* □误入气道史* 评估项目*越多代表置管风险越高,应通知医生。
护士准备	1. 着装整洁,仪表符合要求。 2. 规范洗手,戴口罩。 3. 准备用物,物品摆放合理。 4. 检查物品质量及有效期。	● 七步洗手法。

项目	操作步骤	步骤解释说明
操作过程	1. 携用物至患者床旁处，再次识别患者身份。 2. 向患者解释，取得配合。 3. 拉起床帘，清醒患者协助其取半坐位或坐位（昏迷患者取平卧位，头稍后仰）。 4. 卫生手消毒，用湿棉签清洁鼻腔。 5. 取治疗巾铺于患者颌下，确定剑突的位置，做好标记。 6. 取一次性弯盘置于患者口角旁，打开压舌板放入弯盘内。 7. 无菌纱布置于治疗盘内，从包装内取出液体石蜡棉球放置于纱布上（或将少许液体石蜡倒于纱布上）。 8. 打开胃管、灌食器放入治疗盘内。 9. 戴无菌手套。检查胃管是否通畅。 10. 测量胃管预置入长度（详见【操作要点】1）。 11. 用液体石蜡棉球润滑胃管前端。 12. 置管：一手托胃管，一手持纱布夹住胃管前端，沿一侧鼻孔轻轻插入至咽喉部10～15 cm，根据患者情况进行插管。 （1）清醒患者：嘱其做吞咽动作，顺势将胃管向前推进至预定长度。 （2）昏迷患者：左手将患者头托起，使下颌靠近胸骨柄，缓慢插入胃管至预定长度。 13. 插管25 cm左右时，检查胃管是否盘曲在口腔内。 14. 确认胃管是否在胃内（详见【操作要点】2）。 15. 撤出导丝，脱手套，卫生手消毒。 16. 擦干患者面部，妥善固定胃管（详见【操作要点】3）。 17. 胃管末端粘贴管道标识。撤去治疗巾、弯盘。 18. 卫生手消毒。协助患者舒适卧位，整理床单位。 19. 健康教育：预防胃管滑脱方法。	● 采用3种方式进行患者身份识别（反问式、床头卡、腕带），使用PDA扫描患者腕带二维码。 ● 舌后坠患者取右侧卧位，面部与床面呈70°；口服、误服毒物及食物中毒的急危重症患者取头低脚高左侧卧位；昏迷躁动患者取头高侧卧位；深昏迷合并舌后坠患者、气管插管患者取仰卧位。 ● 清洁双侧鼻腔。 ● 治疗巾全部展开，做标记时手不可触碰治疗巾表面。 ● 打开外包装时注意无菌原则。 ● 将胃管前端放置于盛有灭菌注射用水的治疗碗内，向胃管注入10～20 mL空气，推注顺利时，有气泡溢出。 ● 置管时一侧鼻腔如遇阻力，需更换另一侧鼻腔。 ● 护士应随患者的吞咽动作插管，必要时让患者饮少量温开水。 ● 置管时动作应轻柔，观察患者生命体征。若患者出现呛咳、呼吸困难、发绀等现象，应立即拔出胃管，积极查找原因，必要时使用可视设备协助插管。 ● 胃管插入不畅时应检查其是否盘曲在口咽部，或将胃管抽出少许，再小心插入。 ● 把标识粘贴于胃管末端5 cm处，注明置管长度、置管日期、时间、失效日期。

2. 胃管拔除技术

项目	操作步骤	步骤解释说明
操作过程	1. 双人核对拔管医嘱。 2. 床旁正确识别患者身份。 3. 向患者说明拔管的原因、方法及配合事项。 4. 卫生手消毒。 5. 戴手套。 6. 置弯盘于患者颌下,夹闭胃管末端,轻轻揭去固定的胶布。 7. 用纱布包裹近鼻孔处的胃管,嘱患者深呼吸,在患者吸气结束后屏气或呼气时拔管,边拔边用纱布擦胃管,至咽喉处快速拔出。 8. 脱手套,卫生手消毒。 9. 清洁患者口、鼻及面部。 10. 协助患者漱口,再次观察口鼻腔情况。 11. 取舒适卧位,整理床单位。 12. 健康教育:根据病情进行饮食指导。	• 夹闭胃管,以免拔管时管内液体反流。 • 至咽喉处快速拔出,以免管内残留液体滴入气管。 • 查看患者鼻腔黏膜有无破损。
整理用物	1. 整理物品,医疗废物分类处置。 2. 规范洗手。 3. 记录护理单。	• 整理治疗车,先上层再下层。 • 七步洗手法。

【操作要点】

1. 准确测量置管长度

方法	图示	说明
鼻尖—耳垂—胸骨剑突		注意测量点位置顺序。
前额发际正中—胸骨剑突		患者坐位或仰卧位时都要保持身体正直。

注:1. 成人一般插入45~55 cm,应根据患者的身高等情况确定个体化长度。
2. 为防止反流、误吸,插管长度可在55 cm以上。
3. 若需经胃管注入刺激性药物,可将胃管再向深部插入10 cm。

2. 准确判断胃管位置

常规方法	图示	说明
胃液抽吸法		①胃管末端连接注射器抽吸,能抽出胃液。②若抽吸无胃液或仅见少量白色分泌物,此方法不作为判断依据。
气泡试验法		①将胃管末端置于盛水的容器中,无气泡溢出。②若有气泡溢出不排除胃胀气的可能性。
气过水声听诊法		①需两名医生或护士参与判断胃管位置。②操作者将听诊器置于胃部,另一护士快速向胃内注入10～20 mL空气,听到气过水声。③听诊部位:剑突下偏左胃区。
pH检测法		①将抽吸液滴至pH试纸中部。②未服用胃酸抑制剂时pH≤4,服用胃酸抑制剂时pH≤6,抽吸液呈酸性为胃液,提示胃管在胃内。

注:不能满足3种有效常规方法判断或胃管易误入气道的高风险患者需加选以下任1种:①胸部X射线(金标准);②超声;③内镜。

3. 妥善固定导管

方法	图示	说明
高举平台法		将胶带正中360°包绕导管,使导管高于皮肤0.5 cm,将两边的胶带粘贴于两边的皮肤上。

方法	图示	说明
分叉交织固定法		①固定时擦净鼻部分泌物。②胶布头端固定于整个鼻部,分叉处一条沿胃管在鼻孔处(预留0.5 cm 缓冲)顺时针螺旋缠绕,另一条逆时针螺旋缠绕。
系带双套节固定法		将线绳缠绕于鼻胃管鼻翼处1~2圈,从耳后系死结于枕后。

【护理记录】

1. 记录留置胃管的日期和时间,置入深度,回抽胃内容物性状及置管过程中患者的反应。
2. 记录胃管拔除的日期和时间,拔管过程中患者的反应。

【并发症】

1. 呼吸、心搏骤停

(1)原因

1)患者既往有心脏病、高血压等病史,或合并慢性支气管炎的老年患者,当胃管进入咽部易产生剧烈的咳嗽反射,重者可致呼吸困难,诱发严重心律失常。

2)插管时恶心、呕吐剧烈,引起腹内压骤升,内脏血管收缩,回心血量骤增,导致心脏负荷过重。

3)患者有昏迷等脑损伤症状,脑组织缺血缺氧,功能障碍。胃管刺激咽部,使迷走神经兴奋,反射性引起患者屏气和呼吸道痉挛,致通气功能障碍;同时患者出现呛咳、躁动等,使机体耗氧增加,进一步加重脑缺氧。

4)处于高度应激状态,机体不能承受留置胃管的刺激,导致功能进一步衰竭,使病情恶化。

(2)临床表现:患者突发恶心、呕吐,抽搐,双目上视,意识丧失,面色青紫,血氧饱和度下降,继之大动脉(颈动脉、股动脉)搏动消失,呼吸停止。

(3)预防

1)为心脏病史患者留置胃管须谨慎小心。

2)在患者生命垂危,生命体征极不稳定时,应避免留置胃管,防止意外发生。

3)必要时在胃管置入前予咽喉部黏膜表面麻醉,先用小喷壶在咽喉部喷1%丁卡因3~5次,当患者自觉咽喉部有麻木感时再进行置管,以减少刺激和不良反应。操作要轻稳、快捷、熟练,尽量一次成功,避免反复刺激。操作中严密监测生命体征,如发现异常,立即停止操作,并采取相应抢救措施。

4)对合并慢性支气管炎的老年患者,置管前10 min 可选用适当镇静剂或阿托品肌内注射。床旁备好氧气,必要时给予氧气吸入。

(4)处理:①如病情需要必须进行,要持谨慎态度,操作前备好抢救用物,在医师指导下进行。②出现患者呼吸、心搏骤停,按照医院应急抢救预案实施抢救。

2. 咽、食管黏膜损伤和出血

(1)原因:①反复插管或因患者烦躁不安自行拔除胃管损伤鼻、咽及食管黏膜。②长期留置胃管对黏膜的刺激引起口、鼻黏膜糜烂及食管炎。③禁食导致唾液分泌减少,使黏膜易损伤。

(2)临床表现:①咽部不适、疼痛及吞咽障碍,且难以忍受。②鼻腔流出血性液体。③部分患者有感染症状。

(3)预防及处理:①查看患者凝血功能是否正常。②对长期留置胃管者,选用质地软、管径小的胃管。③向患者做好解释说明,取得患者的充分合作。④置管动作要轻稳、快捷。⑤长期留置胃管者,应每日用液体石蜡滴鼻,防止鼻黏膜干燥、糜烂。

3. 声音嘶哑

(1)原因:①胃管质地硬,在置管过程中损伤喉返神经。②患者咳嗽、说话致使胃管摩擦局部或机械刺激引起喉头水肿,压迫喉返神经造成声带麻痹。

(2)临床表现:置管后或留置胃管期间出现咽喉疼痛、声音嘶哑。

(3)预防及处理

1)根据年龄、性别、个体差异选择适宜的胃管,采用质地软的胃管可减轻局部刺激。

2)发现声嘶后嘱患者少说话,使声带得以休息。加强口腔护理,保持局部湿润,给予雾化吸入、口服B族维生素及激素治疗,以减轻水肿、营养神经、促进康复。

3)病情允许时应尽早拔除胃管。

4. 呃逆

(1)原因:留置胃管过程中膈神经受胃管刺激而产生的反应。

(2)临床表现:喉间呃呃连声,不能自制。轻者数分钟或数小时,重者昼夜发作不停,严重影响患者的呼吸、休息及睡眠。

(3)预防及处理

1)每天需做口腔护理,注意不用冷水刺激,以免加重呃逆,可用温开水,且棉球不宜过湿。

2)一旦发生呃逆,可首先采用分散注意力的方法,如给患者突然提问或交谈等。或轮流用拇指重按患者攒竹穴,每侧1 min,多能缓解。亦可将两示指分别压在患者左右耳垂凹陷处的翳风穴,手法由轻到重,压中带提,以患者最大耐受量为佳,持续1 min后缓慢松手即止呃。

3)若上述方法无效,可遵医嘱给予舌下含服硝苯地平10 mg,或予甲氧氯普胺注射液10 mg肌内注射,严重者可予盐酸氯丙嗪注射液50 mg肌内注射。

【案例思考】

患者张某,男,52岁,脑出血术后2 d,昏迷状态,T 36.8 ℃,血流动力学稳定,需留置胃管行肠内营养治疗以维持机体需要。

请思考:①胃管置入前,应将患者摆放为何种体位?②插管至15~20 cm时,应注意什么?③当患者呛咳不明显时,应如何判断胃管位置?④若未回抽出胃液或只有少量白色分泌物时,如何判断胃管位置?⑤如何预防胃管固定造成的压力性损伤?

二 胃肠减压技术

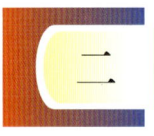

【操作目的】

1. 利用负压将胃肠道内的积气、积液通过胃管引流出来,以减轻胃肠道内的压力及胃肠胀气,预防手术并发症。
2. 进行胃肠道手术的术前准备。
3. 术后进行胃肠减压,可减轻胃肠胀气,减少缝线张力和伤口疼痛,促进伤口愈合。改善胃肠壁的血液循环,促进胃肠功能恢复。
4. 观察胃肠减压的引流液,有助于观察病情变化和协助诊断。

【相关理论】

1. 胃肠减压是将胃管从患者鼻腔插入,连接一次性胃肠减压装置,在负压作用下将积聚于胃肠道的气体及液体引出患者体外的一种方法。
2. 适应证:急性胰腺炎的患者;上消化道穿孔的患者;胃肠道梗阻的患者;急性胃扩张的患者;急腹症有明显胀气的患者;行胃肠道手术术前或术后的患者。
3. 禁忌证:近期有上消化道出血史的患者。

【用物准备】

治疗盘,无菌治疗巾,一次性负压引流装置,灌食器,清洁手套,治疗碗(内盛1/2灭菌注射用水),听诊器,管道标识,固定夹,纱布,PDA,速干手消毒剂,医疗废物桶,生活垃圾桶。

【操作流程】

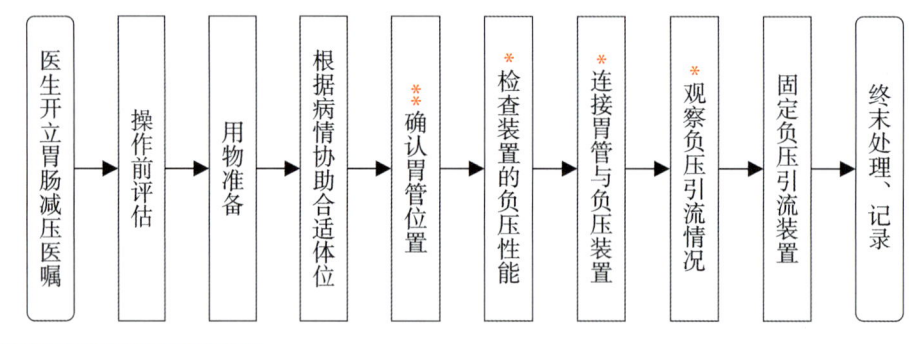

医生开立胃肠减压医嘱 → 操作前评估 → 用物准备 → 根据病情协助合适体位 → **确认胃管位置 → *检查装置的负压性能 → *连接胃管与负压装置 → *观察负压引流情况 → 固定负压引流装置 → 终末处理、记录

注:*越多代表此步骤关键程度越高。

【操作细则】

1. 胃肠减压

项目	操作步骤	步骤解释说明
操作前评估	1. 双人核对医嘱。 2. 向患者解释操作目的、方法及配合事项。 3. 评估患者意识状态、年龄、一般情况、病史、心理状态及合作程度。	重点评估以下内容。 • 意识状态：□清醒 □意识障碍（格拉斯哥昏迷评分、烦躁）* • 年龄：□<75岁 □≥75岁* • 病史：□消化道出血史* □误吸史* □心肺疾病史（冠心病、支气管哮喘、肺栓塞、气胸）* 评估项目*越多代表风险越高。
护士准备	1. 着装整洁，仪表符合要求。 2. 规范洗手，戴口罩。 3. 准备用物，物品摆放合理。 4. 检查物品质量及有效期。	• 七步洗手法。
操作过程	1. 携用物至患者床旁处，识别患者身份。 2. 协助患者取平卧位，头偏向一侧。 3. 检查胃管固定情况，查看胃管管道标识，确认胃管在胃内，卫生手消毒。 4. 打开无菌治疗巾，铺于胃管下方。 5. 取出一次性负压引流装置，检查负压性能，放入治疗盘内（详见【操作要点】）。 6. 戴手套。左手反折胃管末端，右手持负压引流装置引流管，连接胃管与负压装置（详见【操作要点】）。 7. 打开负压引流装置开关，观察引流是否通畅。 8. 妥善固定负压引流装置（详见【操作要点】）。 9. 撤去用物，脱手套，卫生手消毒。 10. 粘贴管道标识。 11. 协助患者取舒适体位，整理床单位。 12. 健康教育：留置胃肠减压管的注意事项。	• 采用3种方式进行患者身份识别（反问式、床头卡、腕带），使用PDA扫描患者腕带二维码。 • 核查胃管置入的有效期及深度。必要时行胸部X射线检查。 • 打开一次性负压引流装置的排气孔，排净空气后关闭排气孔，使一次性负压引流装置呈负压状态。 • 确保连接紧密，连接口无松动，必要时可使用胶带加固。 • 根据患者体位，妥善固定装置，防止引流管打折、避免脱出。 • 标识粘贴于胃管与负压装置连接口下方5 cm处，注明留置日期、时间、失效日期。
整理用物	1. 整理物品，医疗废物分类处置。 2. 规范洗手。 3. 记录护理单。	• 整理治疗车，先上层再下层。 • 七步洗手法。

2. 更换负压引流装置

项目	操作步骤	步骤解释说明
操作过程	1. 携用物至患者床旁,再次识别患者身份。 2. 向患者解释,取得配合。 3. 检查胃管固定情况,确认胃管在胃内。 4. 卫生手消毒,治疗巾铺于胃管与负压引流管连接处下方。 5. 检查负压装置的负压性能,放入治疗盘内。 6. 戴手套。关闭负压引流装置开关,反折胃管下段,纱布包裹胃管末端,双手分离胃管与负压引流装置。 7. 碘伏棉签擦拭胃管末端开口处,连接新的负压引流装置(详见【操作要点】)。 8. 打开负压引流装置开关,观察引流是否通畅。 9. 脱手套,卫生手消毒。 10. 妥善固定,粘贴标识。	• 核查胃管有效期、置入深度。必要时行胸部X射线检查。 • 确保连接紧密,连接口无松动,必要时可使用胶带加固。 • 确保一次性负压引流装置呈负压吸引状态。 • 根据患者体位,选择适宜的固定方法。
整理用物	1. 整理物品,医疗废物分类处置。 2. 规范洗手。 3. 记录护理单。	• 整理治疗车,先上层再下层。 • 七步洗手法。

【操作要点】

步骤	图示	说明
检查负压性能		按压到底,排空一次性负压引流装置内空气。确保排气孔处无漏气,保持有效负压。
连接胃管与负压装置		确保连接紧密,连接口无松动,必要时可使用胶带加固。

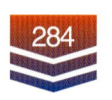

步骤	图示	说明
负压引流装置的固定（卧位）		患者卧位时,确保患者活动不受限的前提下,使用固定夹将胃肠减压装置引流管固定在患者枕边。
负压引流装置的固定（站立位或端坐位）		患者端坐或站立时,确保患者活动不受限的前提下,使用固定夹将胃肠减压装置引流管固定在患者胸前。
更换负压引流装置		负压引流器内容物达 2/3 时,及时更换或排出内容物。

注：成人胃肠减压时,需保持完全负压状态。

【护理记录】

1. 留置及更换负压引流装置的日期和时间。
2. 引流管的固定情况。
3. 胃管与负压引流装置的连接状态。
4. 引流液的量、颜色及性状。

【并发症】

胃肠减压技术的并发症主要为引流不畅。

1. 原因

(1) 接头堵塞：胃管与负压吸引器接头口径过小或胃液过分黏稠。

(2) 胃管堵塞：胃液黏稠及食物残渣过多。

(3) 胃管过长或过短：胃管过长,盘曲在胃内形成折叠影响胃液抽吸；胃管过短,不能达到胃内,使胃管不能充分接触到胃内容物。

(4)体位因素:体位改变使胃管前端在胃内扭转及胃管前段紧贴胃壁引起。

2.临床表现

(1)接头堵塞:接头可见黏稠堵塞情况,胃管有胃液而吸引器内无胃液抽出。

(2)胃管堵塞:胃管内无胃液抽出,患者自感腹胀、恶心、呕吐,呕吐物为胃内容物。

(3)胃管过长或过短:胃管内无胃液抽出,向胃管内注入生理盐水后无阻力而吸引受阻。

(4)体位因素:患者变换体位后有时有胃液抽出。

3.处理

(1)接头堵塞:用手挤捏接头处,如仍不通顺,重新更换一次性负压引流装置。

(2)胃管堵塞:使用灌注器抽生理盐水 10~20 mL,从胃管末端注入,冲洗胃管,如阻力消失表示通畅。

(3)胃管过长或过短:仔细检查置入胃管的长度。①如胃管过长,将胃管轻轻向外拔出所需的长度,边拔边观察吸引器中有无胃液抽出。②如胃管过短,用液体石蜡充分湿润鼻孔外剩余所需的胃管,然后再缓慢插入所需的长度,并妥善固定,避免脱出。

(4)体位因素:变换体位,由左侧到右侧或由右侧到左侧等,如果仍无胃液抽出,应将胃管向外轻轻拔出 5~8 cm,在鼻孔根部捏起胃管向左或向右轻轻旋转,再插入至所需长度。

【案例思考】

患者张某,男,45 岁,腹痛、腹胀伴恶心、呕吐 2 d,被诊断为"急性肠梗阻",需留置胃管行胃肠减压治疗。

请思考:①胃肠减压的目的是什么?②胃肠减压引流不通畅的常见原因有哪些?引流不通畅时该如何处理?③胃肠减压装置更换的时间是多久?

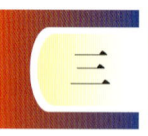

三 鼻空肠管(盲插)置管技术

【操作目的】

1.满足存在意识减弱或吞咽不充分、吞咽困难、胃食管反流或胃瘫等高误吸风险患者的营养及治疗需求。

2.满足无法耐受经胃管喂养患者的营养及治疗需求。

3.满足腹部手术后胃排空延迟患者的营养需求。

4.降低危重症患者出现误吸、反流的概率,减少吸入性肺炎的发生率。

【相关理论】

1.鼻空肠管置管技术是将鼻肠管经鼻腔置入胃内,通过不同的方法将其前端置入十二指肠或空肠的技术。它是根据导管尖端所在位置进行命名的。盲插鼻肠管是指在置管过程中,不借助任何影像学检查器械将鼻肠管置入空肠的一项操作。

2.目前临床中应用的鼻肠管类型包括螺旋形鼻肠管、重力头形鼻肠管、三腔鼻肠管、液囊空肠管等。

3.适应证:存在吞咽困难、胃食管反流或胃排空障碍(胃瘫)等高误吸风险的患者;无法耐受经胃管喂养的患者。

4. 禁忌证：①上消化道解剖结构异常的患者；②凝血功能严重障碍的患者；③颌面部及颅底损伤的患者；④存在食管胃底静脉曲张或上消化道出血的患者；⑤消化道穿孔、肠道坏死或上消化道梗阻的患者；⑥上消化道手术的患者；⑦腹部伤口无法使用彩色多普勒超声诊断仪的患者。

【用物准备】

治疗盘，治疗碗，弯盘，无菌治疗巾，无菌手套，无菌纱布，一次性鼻肠管，一次性50 mL注射器，液体石蜡棉球，医用棉签，生理盐水，甲氧氯普胺注射液，鼻肠管固定贴及标识，压舌板，听诊器，手电筒，卷尺，记号笔，pH试纸，速干手消毒剂，PDA，生活垃圾桶，医疗废物桶。

【操作流程】

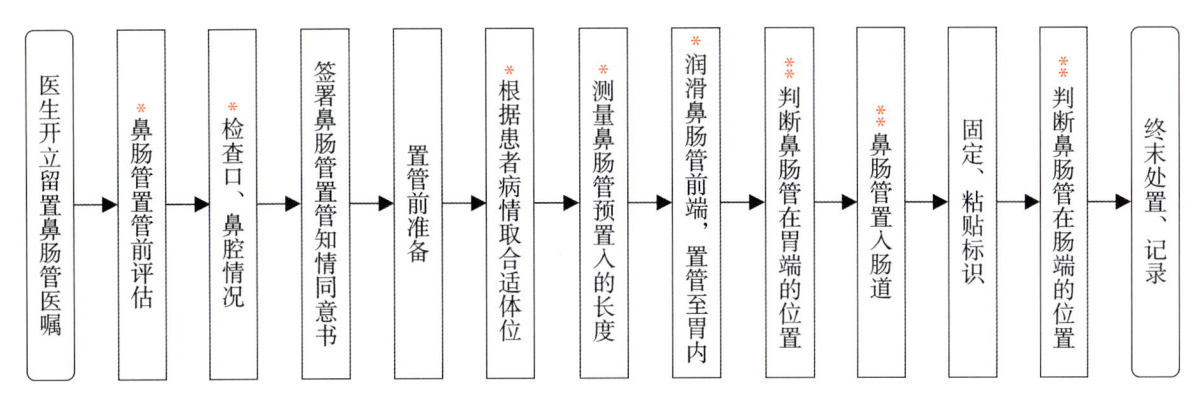

医生开立留置鼻肠管医嘱 → 鼻肠管置管前评估* → 检查口、鼻腔情况* → 签署鼻肠管置管知情同意书 → 置管前准备 → 根据患者病情取合适体位 → 测量鼻肠管预置入的长度* → 润滑鼻肠管前端，置管至胃内* → 判断鼻肠管在胃端的位置** → 鼻肠管置入肠道** → 固定、粘贴标识 → 判断鼻肠管在肠端的位置** → 终末处置、记录

注：*越多代表此步骤关键程度越高。

【操作细则】

1. 鼻肠管置管技术

项目	操作步骤	步骤解释说明
操作前评估	1. 双人核对置管医嘱。 2. 识别患者身份。 3. 向患者解释操作目的、方法及配合事项。 4. 评估患者意识状态、年龄、一般情况、现病史、既往史等。 5. 查看鼻腔、口腔黏膜完整性及鼻腔通气情况，是否存在鼻中隔偏曲，有无出血、炎症、鼻息肉。 6. 患者专科评估：营养风险筛查评分、吞咽及呛咳反射、误吸风险、消化道相关疾病（食管胃底静脉曲张、食管气道瘘、胃肠道手术情况）、凝血功能等。 7. 心理社会支持评估：患者对鼻肠管留置目的、重要性、注意事项的认知程度及心理状态，解释操作目的、注意事项及配合技巧。签署知情同意书。 8. 询问并协助患者大小便。	重点评估以下内容。 ● 意识状态：□清醒 □意识障碍（格拉斯哥昏迷评分、烦躁、全身麻醉未醒）* ● 年龄：□<75岁 □≥75岁* ● 一般情况。吞咽功能：□正常 □障碍*；凝血功能：□正常 □障碍*；鼻腔通畅性：□正常 □异常*；□禁食时间（空腹4～6 h）；□镇静、麻醉或气管插管*；□气管切开* ● 病史：□心肺疾病史（冠心病、支气管哮喘、肺栓塞、气胸）* □脑卒中史* □鼻/喉/胃/食管/肠道手术史* □脊髓损伤史* □误入气道史* □食管胃底静脉曲张史* □食管气管瘘史* 评估项目*越多代表置管风险越高，应通知医生。

项目	操作步骤	步骤解释说明
护士准备	1. 着装整洁,仪表符合要求。 2. 规范洗手,戴口罩。 3. 准备用物,物品摆放合理。 4. 检查物品质量及有效期。	• 七步洗手法。
患者准备	1. 禁食与胃肠减压:置管前 6~8 h 开始禁食或进行胃肠减压。 2. 促胃肠动力药物的使用:推荐置管前 10 min 静脉注射或置管前 30 min 肌内注射甲氧氯普胺注射液,剂量为 10~20 mg,对于肾功能不全的患者推荐使用量为 10 mg。 3. 置管深度评估 第一个刻度:置入胃内所需鼻肠管的长度,即鼻尖至耳垂再到胸骨剑突的距离或由前额发际至剑突的距离,成人一般插入 50~55 cm(详见【操作要点】1)。 第二个刻度:鼻肠管置管的深度加 20~30 cm,即过幽门位置(超过 75 cm) 第三个刻度:鼻肠管置管的深度再加 20~30 cm,即过十二指肠(85~95 cm) 第四个刻度:鼻肠管置管的深度再加 20~30 cm,即过十二指肠悬韧带(105~115 cm)。	
操作过程	1. 携用物至患者床旁处,再次识别患者身份。 2. 向患者解释操作目的,取得配合。 3. 拉起床帘,清醒患者协助其取半坐位或坐位(昏迷患者取平卧位,头稍后仰)。 4. 卫生手消毒,用湿棉签清洁鼻腔。 5. 取治疗巾铺于患者颌下,确定剑突的位置,做好标记。 6. 取一次性弯盘置于患者口角旁,打开压舌板放入弯盘内。 7. 纱布置于治疗盘内,从包装内取出液体石蜡棉球放置于纱布上(或将少许液体石蜡倒于纱布上)。 8. 打开鼻肠管、50 mL 注射器放入治疗盘内。 9. 戴无菌手套。检查鼻肠管是否通畅。 10. 再次确定鼻肠管预置入长度。 11. 液体石蜡润滑鼻肠管前端。	• 采取查看床头卡、反问式询问、核对腕带(或使用 PDA 扫码)确认患者身份。 • 舌后坠患者取右侧卧位,面部与床面呈 70°;口服、误服毒物及食物中毒的急危重症患者取头低脚高左侧卧位;昏迷躁动患者取头高侧卧位;深昏迷合并舌后坠患者、气管插管患者取仰卧位。 • 清洁双侧鼻腔。 • 治疗巾全部展开,做标记时手不可触碰治疗巾表面。 • 将鼻肠管前端放置于盛有灭菌注射用水的治疗碗内,向鼻肠管注入 10~20 mL 空气。若推注顺利,有气泡溢出,再次注入 10~20 mL 生理盐水,激活鼻肠管内部亲水涂层。

项目	操作步骤	步骤解释说明
操作过程	12. 置管：一手托鼻肠管，另一手持纱布夹住鼻肠管前端，沿一侧鼻孔轻轻插入至咽喉部 10～15 cm，根据患者情况进行插管。 (1) 清醒患者：嘱其做吞咽动作，顺势将鼻肠管向前推进至第一刻度线。 (2) 昏迷患者：左手将患者头托起，使下颌靠近胸骨柄，缓慢插入鼻肠管至第一刻度线。 13. 插管至 25 cm 左右时，检查鼻肠管是否盘曲在口腔内。 14. 确认鼻肠管是否在胃内（详见【操作要点】2）。 15. 给予患者右侧卧位，向患者胃内注空气 5～10 mL/kg，不超过 500 mL。随后缓慢将鼻肠管插入至 75 cm，判断鼻肠管是否通过幽门（可用 pH 试纸判定详见【操作要点】3），之后继续置入至预定刻度。 16. 脱手套，卫生手消毒。 17. 擦干患者面部，固定鼻肠管（详见【操作要点】4）。 18. 鼻肠管末端粘贴管道标识，检查并判断鼻肠管尖端在肠端位置（详见【操作要点】3）。 19. 撤去治疗巾、弯盘，卫生手消毒。 20. 协助患者取舒适体位，整理床单位。 21. 健康教育：预防鼻肠管滑脱方法。 22. 严密观察并详细记录护理记录单。	● 置管时一侧鼻腔如遇阻力，需更换另一侧鼻腔。 ● 护士应随患者的吞咽动作插管，必要时可让患者饮少量温开水。 ● 昏迷患者或吞咽障碍者，托起其头部使下颌靠近胸骨柄。 ● 置管时动作应轻柔，观察患者生命体征。若患者出现呛咳、呼吸困难、发绀等现象，应立即拔出，积极查找原因，必要时使用可视设备协助插管。 ● 插入不畅时应检查鼻肠管是否盘曲在口咽部，或将鼻肠管抽出少许，再小心插入。 ● 标识粘贴于鼻肠管末端 5 cm 处，注明置管长度、置管日期、时间、失效日期及置管人姓名。 ● 每 4 h 用温开水 20 mL 冲洗鼻肠管，确保管道通畅。

2. 鼻肠管拔除技术

项目	操作步骤	步骤解释说明
操作过程	1. 双人核对拔管医嘱。 2. 床旁正确识别患者身份。 3. 向患者说明拔管的原因、方法及配合事项。 4. 卫生手消毒，戴手套。 5. 用 20～30 mL 温开水冲管，再注入空气 10 mL，关闭导管末端。 6. 置弯盘于患者颌下，夹闭鼻肠管末端，轻轻揭去固定的胶布。 7. 用纱布包裹近鼻孔处的鼻肠管，嘱患者深呼吸，在患者吸气结束后屏气或呼气时拔管，边拔边用纱布擦鼻肠管，至咽喉处快速拔出。	 ● 夹闭鼻肠管，以免拔管时管内液体反流。 ● 至咽喉处快速拔出，以免管内残留液体滴入气管。

项目	操作步骤	步骤解释说明
操作过程	8. 脱手套,卫生手消毒。 9. 清洁患者口、鼻及面部。 10. 协助患者漱口,再次观察口鼻腔情况。 11. 取舒适卧位,整理床单位。 12. 健康教育:根据病情进行饮食指导。	• 查看患者鼻腔黏膜有无破损。
整理用物	1. 整理物品,医疗废物分类处置。 2. 规范洗手。 3. 记录护理单。	• 整理治疗车,先上层再下层。 • 七步洗手法。

【操作要点】

1. 准确测量鼻肠管置管深度第一刻度线长度:此步骤详见胃管(盲插)置管技术【操作要点】1。
2. 准确判断鼻肠管在胃端位置:此步骤详见胃管(盲插)置管技术【操作要点】2。
3. 准确判断鼻肠管位置

常规方法	图示	说明		
腹部X射线定位法		鼻空肠管置管X射线评分标准		
		编号	评分项	分值/分
		1	"C"形	1
		2	"C"形高度 >2个椎体	4
			1~2个椎体	2
		3	管头位于胃轮廓之外	3
		4	显示十二指肠空肠曲	4
		注:置管是否成功,从以上4个考核项综合评分,总分≥5分,判定置管成功。		
超声定位法		判断鼻肠管头端过幽门征象:①胃窦部见奇数个鼻肠管截面声像。②幽门+十二指肠球部:见鼻肠管经过。③十二指肠水平部见鼻肠管征象。④超声造影,幽门后肠腔充盈显影。		

常规方法	图示	说明
消化液 pH 测定法		①pH：正常胃液的 pH 为 3.0～5.0，小肠液 pH 为 5.8～7.5，根据消化液的 pH 可判定鼻肠管尖端位置。pH<5 提示鼻肠管尖端在胃内，pH>7 则提示尖端进入肠道。②颜色：胃液为混浊的草绿色或褐色液体，常伴有胃内容物；小肠液为清亮、金黄色黏稠液体。
腹部听诊法		①听诊 5 个点：U—胃贲门；D—胃窦与胃大弯之间；M—胃腔中部；R—十二指肠球部和降部；L—胃体和胃大弯底部交界处。②在置管过程中注入气体，当鼻肠管尖端进入某一点时，该点声音较其他部位大，通过区别不同点声音的大小来判断尖端位置。

注：鼻肠管尖端定位方法金标准是胸部 X 射线，临床操作中除以上罗列的方法外，还可以采用以下几种方法：①体表测量法；②数字减影血管造影（DSA）；③电磁导航定位法；④真空试验法；⑤导丝回弹法；⑥亚甲蓝法等方法辅助判断。

4. 妥善固定导管：此步骤详见胃管（盲插）置管技术【操作要点】3。

【护理记录】

1. 记录留置鼻肠管的日期和时间、置入深度，置管过程中患者的反应，腹部 X 射线定位法对鼻肠管位置的判断，每 4 h 用温开水 20 mL 冲洗鼻肠管。

2. 记录鼻肠管拔除的日期和时间，拔管过程中患者的反应。

【并发症】

1. 呼吸、心搏骤停　见"胃管（盲插）置管技术"并发症。

2. 咽、食管黏膜损伤和出血　见"胃管（盲插）置管技术"并发症。

3. 声音嘶哑　见"胃管（盲插）置管技术"并发症。

4. 呃逆　见"胃管（盲插）置管技术"并发症。

5. 堵管

（1）原因：①鼻肠管的材料、导管内径细、置管时间长、经鼻肠管给药未充分碾碎、药物残渣未溶解、药物与营养液配伍不当、蛋白质凝固等。②长时间输注营养液、输注速度过慢、营养液过于黏稠、输注后未及时冲管。

（2）临床表现：无法通过鼻肠管注入物质，持续喂养的患者肠内营养泵报警提醒管路堵塞。

（3）预防及处理：①常规方法使用注射器每 4 h 往鼻肠管内脉冲式注入温开水 20 mL。②用注射器往鼻肠管内注入温开水行反复正负压低压冲洗鼻肠管。③用 5% 碳酸氢钠溶液反复低压冲洗鼻肠管，压力由小到大。④可使用三通连接导管，两个端口分别连接 10 mL 空注射器和抽出 10 mL

生理盐水的注射器,通过旋转三通阀门反复向外抽吸,遵医嘱使用药物疏通。

6.移位或脱出

(1)原因:非正常外力牵拉或鼻肠管固定不牢固均可导致鼻肠管的移位或脱出。

(2)临床表现:鼻肠管完全脱出患者体外或鼻肠管在体内刻度不足过幽门或可见鼻肠管盘旋在口中。

(3)预防与处理:①选择管径合适、刺激性小、耐受性较好的鼻肠管。②鼻肠管妥善固定,每日检查固定鼻肠管的胶布有无潮湿、脱落,及时更换。③采用优化改良的鼻肠管固定方法。

【案例思考】

患者段某,女,60岁,脑出血术后5 d,昏迷状态,胃肠功能障碍分级标准(AGI)评分Ⅱ级,遵医嘱留置鼻肠管行肠内营养治疗以维持机体需要。

请思考: ①当患者呛咳不明显时,我们应如何判断鼻肠管尖端在胃端的位置?②插管至65~75 cm时,如何判断鼻肠管尖端是否通过幽门?③通过腹部X射线如何判断鼻肠管是否在位?④护士接班发现鼻肠管固定贴松动,鼻肠管刻度位置在80 cm时,该如何处理?

四 灌食器注食技术

【操作目的】

1.对于不能经口进食的患者,通过灌食器注入流质食物、肠内营养制剂或药物,保证患者摄入足够的营养、水分和药物,以保证患者机体需要,以利于疾病的早日康复。

2.防止鼻饲液积存于管腔中变质造成胃肠炎或堵塞管腔,增加饮食安全。

【相关理论】

1.灌食器注食技术是指经鼻腔将导管插入胃内,用灌食器连接导管,往胃内注入流质食物、肠内营养制剂、水和药物的方法。

2.适应证:①因神经或精神障碍所致的进食不足及因口咽、食管疾病而不能经口进食的患者,如脑卒中、痴呆、口腔手术后、食管狭窄、食管气管瘘、某些手术后或肿瘤患者。②由全胃肠外营养过渡到肠外加肠内营养及由肠内营养过渡到经口进食者。③不能主动经口进食的患者,如昏迷、破伤风、早产儿及病情危重的患者。④烧伤患者、某些胃肠道疾病、短肠综合征及接受化、放疗的患者。⑤拒绝经口进食者。

3.禁忌证:①严重胃肠功能障碍,如严重腹泻或吸收不良患者。②严重胃肠道疾病,如肠道感染、肠梗阻或消化道活动性出血患者。③食管胃底静脉曲张,鼻腔、食管手术后及食管癌和食管梗阻等患者。

【用物准备】

治疗盘,无菌治疗巾,灌食器,无菌纱布,弯盘,压舌板,听诊器,手电筒,治疗碗(内盛温开水),肠内营养制剂,速干手消毒剂,PDA,生活垃圾桶,医疗废物桶。

【操作流程】

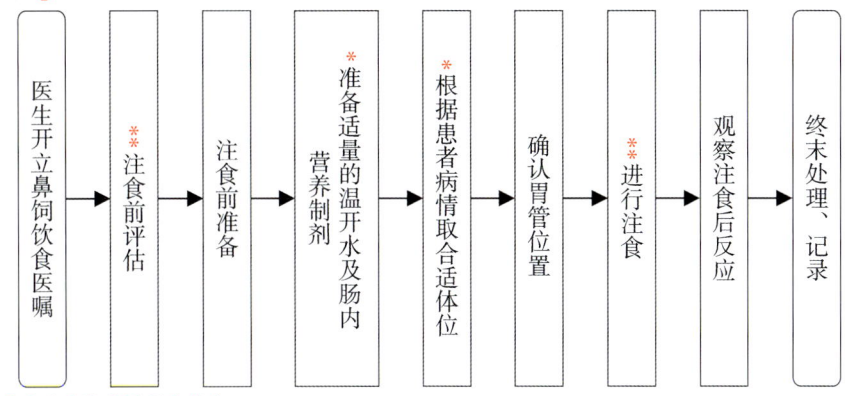

医生开立鼻饲饮食医嘱 → **注食前评估 → 注食前准备 → *准备适量的温开水及肠内营养制剂 → *根据患者病情取合适体位 → 确认胃管位置 → **进行注食 → 观察注食后反应 → 终末处理、记录

注：*越多代表此步骤关键程度越高。

【操作细则】

项目	操作步骤	步骤解释说明
操作前评估	1. 双人核对注食医嘱。 2. 床旁正确识别患者身份。 3. 向患者解释操作目的、方法及配合事项。 4. 评估患者意识、合作程度、年龄、一般状况、病史。口咽及气道有无痰液，如有痰鸣音，应给予翻身、叩背，协助患者将痰液咳出，必要时吸痰。 5. 评估患者目前肠内营养支持的途径、鼻饲管位置、留置时间及固定情况。 6. 询问并协助患者大小便。	重点评估以下内容。 ● 意识状态：□清醒 □意识障碍(格拉斯哥昏迷评分、烦躁、全麻未醒)* ● 年龄：□<75岁 □≥75岁* ● 一般情况：□吞咽功能 □正常 □障碍*；凝血功能：□正常 □障碍*；鼻腔通畅性：□正常 □异常*；吸氧方式：□储氧面罩* □高流量* □人工气道辅助呼吸* ● 病史：□心肺疾病史(冠心病、支气管哮喘、肺栓塞、气胸)* □脑卒中史* □鼻/喉/胃/食管手术史 □脊髓损伤史* □误入气道史 评估项目*越多代表操作风险越高。
护士准备	1. 着装整洁，仪表符合要求。 2. 规范洗手，戴口罩。 3. 准备用物，物品摆放合理。 4. 检查物品质量及有效期。 5. 准备肠内营养制剂。	● 七步洗手法。
操作过程	1. 携用物至床旁，再次识别患者身份。 2. 向患者解释，取得配合。 3. 清醒患者协助其取半坐位或坐位(昏迷患者床头抬高30°~45°)。 4. 卫生手消毒。取治疗巾铺于患者颔下，打开胃管末端，连接灌食器。 5. 确认胃管是否在胃内。	● 采用3种方式进行患者身份识别(反问式、床头卡、腕带)，使用PDA扫描患者腕带二维码。 ● 清醒患者如有口鼻腔分泌物，应协助其擦拭。昏迷患者先协助翻身、叩背和吸痰，注食时注意头偏向一侧。 ● 确认胃管在胃内的方法有以下几种：①胃液抽吸法；②气泡试验法；③气过水声听诊法；④pH检测法；⑤X射线检查(必要时)。

项目	操作步骤	步骤解释说明
操作过程	6. 确定在胃内后,抽吸胃内容物,判断胃管是否通畅,观察胃内是否有残留物(详见【操作要点】)。 7. 抽取温水 20 mL 冲洗胃管,然后注入配置好的肠内营养制剂。注食前要先试温,放于前臂内侧而不觉烫,方可注入。鼻饲量:200 mL/次,速度:应缓慢匀速注入,间隔时间:大于 2 h。 8. 注食后,注入 20 mL 温开水冲洗胃管(详见【操作要点】)。 9. 封闭胃管末端,纱布擦拭后妥善固定。 10. 保持鼻饲体位 30~60 min。 11. 撤去治疗巾、弯盘,卫生手消毒。 12. 健康教育。	● 若胃内容物颜色为鲜红色、咖啡色,排除食物、药物色素染色外,应立即停止注食,告知医生相关情况,遵医嘱留取胃内容物送检。如果残留物大于50 mL,先延后 30~60 min 再回抽。若仍有大量未消化胃内容物,减少或暂停本次鼻饲管注食。若频繁出现腹痛、腹胀等不适,及时通知医生。 ● 每次注食时注意将胃管末端反折,避免胃内吸入空气引起腹胀。 ● 每次注食量不应超过 400 mL,间隔大于 2 h 以上。 ● 营养液温度控制在 37~40 ℃。 ● 勿翻身叩背,防止胃液反流,引起误吸。 ● 注食量应逐渐增多。 ● 注食前要检查胃管有无脱出、松动或盘于口腔,操作过程中要防止胃管滑脱。 ● 灌食器用完后立即用温开水冲洗干净,晾干备用。配制好的营养制剂在 24 h 内使用完毕。 ● 注食片剂药物时,应将药片充分研碎溶解后注入。 ● 每日进行口腔护理两次,保持口腔清洁,防止口腔感染。 ● 注食时注意抬高床头 30°~45°,注食结束后保持鼻饲体位 30~60 min。勿翻身叩背,防止胃内容物反流,引起误吸。
整理用物	1. 整理物品,医疗废物分类处置。 2. 规范洗手。 3. 记录护理单。	● 整理治疗车,先上层再下层。 ● 七步洗手法。

【操作要点】

方法	图示	说明
评估胃内容物量		①胃残余量在200~500 mL时需引起注意,及时通知医生。②胃残余量<500 mL,且无恶心、呕吐、腹胀等肠内营养不耐受症状者,可调整喂养速度或喂养量,不需要停止肠内营养。③对胃残余量>500 mL/6 h的重症患者,建议延迟肠内营养。
评估胃内容物性质		①回抽液呈暗黑色或化验潜血呈阳性时,应暂停肠内营养。②温开水20~30 mL冲洗管路,以减少管路内物质残留结块和腐蚀管路。
冲管		①间歇重力滴注或分次推注时,应每次在喂养前、后用20~30 mL温开水脉冲式冲管。②每次给药前后和胃残留量检测后,应用20~30 mL温开水脉冲式冲管。③对免疫功能受损或危重患者,宜用灭菌注射用水冲管。

【护理记录】

1. 注食的时间、注食量、回抽胃内容物性状及注食过程中患者的反应。

2. 神志清楚者,注食后询问患者的感受;昏迷或意识障碍患者,根据患者有无潴留,及时调整注食量。

【并发症】

1. 胃潴留

(1)原因:胃肠动力障碍,胃肠的排空延迟;高血糖;低钾血症;便秘;电解质紊乱。

(2)临床表现:国内对胃潴留的诊断标准为:凡呕吐物为4~6 h以前摄入的食物,或空腹8 h以上胃内残留量>200 mL。

(3)预防及处理:①可使用≥50 mL的灌食器、床旁超声仪等方法评估胃残留量。②胃残留量>200 mL时,应评估患者有无恶心、呕吐、腹胀、肠鸣音异常等不适症状;如有不适,应减慢或暂停喂养,遵医嘱调整喂养方案或使用促胃肠动力药物。③胃残留量>500 mL时,宜结合患者主诉和体征考虑暂停喂养。

2. 腹泻

(1)原因:肠内营养种类多;肠内营养制剂保存方式不当;输入方法不当;患者本身疾病。

(2)临床表现:粪便量每天200 g以上、排便次数每天3次以上,粪质稀薄且含水量在85%以上。

(3)预防及处理:①应观察患者腹泻频次,排便的色、质、量,及时与医生沟通。②对于肠内营养制剂注入过快引起的腹泻,应减慢注入速度,或改用肠内营养泵控制输注速度。③对于肠内营养制剂温度过低引起的低温型腹泻,可使用加温器。

3. 恶心、呕吐

(1)原因:肠道敏感;肠内营养制剂选择不当、肠内营养制剂高渗、注入速度过快或温度过低。

(2)临床表现:恶心是上腹部特殊的不适感,常伴有头晕、流涎、脉缓、血压降低等迷走神经兴奋症状。呕吐是指胃内容物或一部分小肠内容物,通过食管逆流出口腔的一种复杂的反射动作。

(3)预防及处理:①应查找引起恶心、呕吐的原因。②应降低注入速度,可协助患者取右侧卧位。③病情允许应尽早拔除胃管。

4. 喂养管堵塞

(1)原因:未定期确认鼻胃管位置;鼻胃管扭曲打折;未定时冲管;肠内营养制剂黏稠阻塞;药物堵塞。

(2)临床表现:注入肠内营养制剂时出现注入不通畅,肠内营养制剂不易注入,回抽时无内容物,灌食器反抽时存在阻力或用20 mL温开水冲洗后依然不通畅,则表示发生了喂养管堵塞。

(3)预防及处理:①分次推注时,应每次在喂养前后用20~30 mL温开水脉冲式冲管。②每次给药前后和胃残留量检测后,应用20~30 mL温开水脉冲式冲管。③对免疫功能受损或危重患者,宜用灭菌注射用水冲管。④用20~30 mL温开水通过抽吸和脉冲式推注的方式冲洗喂养管。⑤若无效,可使用5%碳酸氢钠溶液20~30 mL冲洗喂养管。⑥以上操作均无效时,应告知医生相关情况。

5. 误吸

(1)原因:咳嗽反射能力减退;咽喉部肌肉松弛。

(2)临床表现:鼻饲过程中出现呛咳、气喘、心动过速、呼吸困难、咳出或经气管吸出鼻饲液。

(3)预防及处理:①立即暂停喂养,查找造成误吸的原因。②鼓励患者咳嗽,协助其取半卧位,昏迷患者应头偏一侧。③若患者出现气道梗阻或窒息症状,应立即给予负压吸引。④观察患者的生命体征,遵医嘱用药。

【案例思考】

患者李某,男,60岁,大面积脑梗死,呈浅昏迷状,T 36.5 ℃,留置胃管鼻饲饮食,遵医嘱为患者鼻饲100 mL肠内营养制剂。

请思考:①注食前,协助患者摆放为何种体位?②注食过程中,若患者出现呛咳怎么处理?③患者出现胃潴留时如何处理?

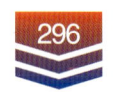

五 肠内营养泵输注技术

【操作目的】
1. 降低患者腹泻、呕吐、反流、吸入性肺炎的发生率。
2. 有效地控制血糖,增加肠内营养耐受量,减少胃肠道不良反应的发生率。
3. 维持胃肠功能,促进肠蠕动,维持内脏血流稳定和胃黏膜完整性。
4. 对于合并胃肠功能障碍的危重患者,可减少营养不良的发生率。
5. 使用肠内营养泵时,报警处理及时,管道不易堵塞,可减轻患者不必要的痛苦和经济损失。

【相关理论】
1. 肠内营养泵是一种由电脑控制的输液装置,可以精准控制肠内营养液的输注,具有自动输注、输完报警、快排、反抽、定时冲洗等功能。对于留置鼻胃管、鼻肠管、经皮胃造瘘的患者均可经肠内营养泵进行营养供给。根据不同营养途径设置泵入速度。根据肠内营养泵的使用时间不同,又可分为连续滴注和循环滴注。①连续滴注是指借助肠内营养泵于20~24 h连续性滴注。②循环滴注通常也需要在营养泵的控制下,在规定的时间内持续泵入。危重患者尤其是放置空肠喂养者常用连续滴注方法进行肠内营养。

2. 适应证

(1) 对短肠综合征、炎性肠病(inflammatory bowel disease,IBD)、部分肠梗阻、肠瘘、急性胰腺炎等危重症患者,重大手术后患者在刚开始接受肠内营养。

(2) 对接受2~3周及以上肠内营养支持或长期(6个月或更长)采用经皮内镜下胃造瘘术(PEG)进行肠内营养的患者。

(3) 血糖波动较大(高渗非酮症性昏迷或低血糖反应及其他严重的代谢性并发症)的患者。

(4) 对老年卧床患者进行肠内营养。

(5) 对输入肠内营养液速度较为敏感的患者。

(6) 肠内营养液黏度较高(如高能量密度的肠内营养液),进行直接的十二指肠或空肠喂养,需要严格控制输注速度,输注大剂量、高渗透压的营养液。

3. 禁忌证:①麻痹性和机械性肠梗阻的患者。②严重的吸收功能障碍以及消化道出血。③急性严重腹泻、顽固性呕吐和严重吸收不良综合征的胰腺炎的急性期。

【用物准备】
治疗盘,无菌治疗巾,弯盘,无菌纱布,橡胶圈,生理盐水、温开水或5%碳酸氢钠溶液,营养液,肠内营养泵,营养液输注泵管,30 mL无菌注射器,pH试纸,听诊器,水温计,肠内营养输注管标签,加温器或热水袋(夏季除外),垫巾,肠内营养标识,速干手消毒剂,PDA,医疗废物桶,生活垃圾桶。

【操作流程】

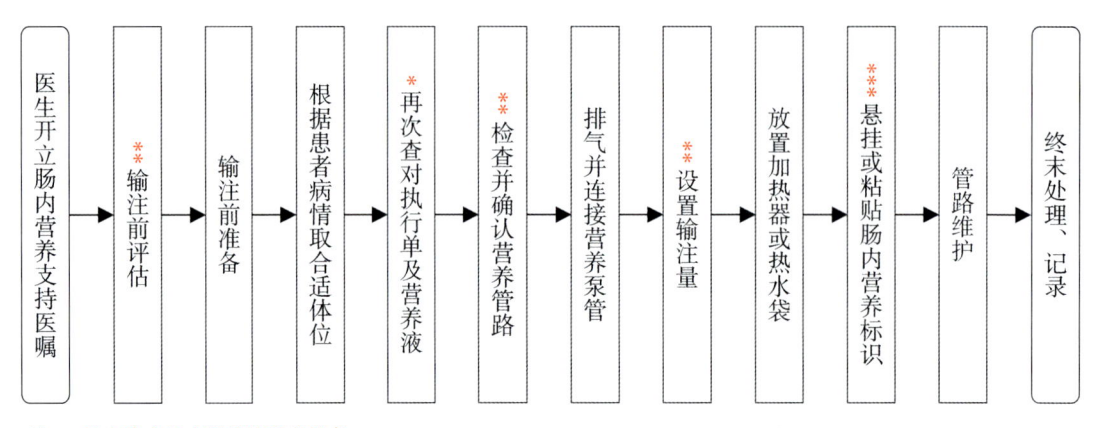

医生开立肠内营养支持医嘱 → **输注前评估 → 输注前准备 → 根据患者病情取合适体位 → *再次查对执行单及营养液 → **检查并确认营养管路 → 排气并连接营养泵管 → **设置输注量 → 放置加热器或热水袋 → ***悬挂或粘贴肠内营养标识 → 管路维护 → 终末处理、记录

注：*越多代表此步骤关键程度越高。

【操作细则】

项目	操作步骤	步骤解释说明
操作前评估	1. 双人核对医嘱。 2. 正确识别患者身份。 3. 向患者解释操作目的、方法及配合事项。 4. 评估患者的合作程度，有无腹部不适、腹泻、胃潴留等情况。 5. 评估患者目前肠内营养支持的途径。 6. 核对营养液名称、浓度、剂量、用法、时间。	重点评估以下内容。 ● 意识状态：□清醒 □意识障碍（格拉斯哥昏迷评分、烦躁、全身麻醉未醒）* ● 营养状况：□正常 □轻度营养不良 □中度营养不良* □重度营养不良* ● 合作程度：□完全配合 □部分配合 □完全不配合* □烦躁* ● 管饲通路情况：□正常 □障碍* ● 肠内营养支持途径：□经胃管 □经肠管 □经口胃管* □经口肠管* □胃造瘘* □空肠造瘘管* 评估项目*越多代表风险越高，应通知医生。
护士准备	1. 着装整洁，仪表符合要求。 2. 规范洗手，戴口罩。 3. 准备用物，物品摆放合理。 4. 检查物品质量及有效期。	● 七步洗手法。

项目	操作步骤	步骤解释说明
操作过程	1. 携用物至患者床旁处,再次识别患者身份。 2. 向患者解释,取得配合。 3. 协助患者取半卧位,头偏向右侧。 4. 卫生手消毒。 5. 颌下置治疗巾,检查鼻饲营养管标识上注明刻度和实际置入刻度是否一致(详见【操作要点】3)。 6. 确认管道前端位置(详见【操作要点】1、2)。 7. 抽取 30 mL 温水冲洗营养管。 8. 再次查对治疗护理项目执行单及营养液。 9. 打开营养液封口,消毒后插入肠内营养泵管,一次性排气成功,与营养管连接,并固定于营养泵。 10. 遵医嘱设置每小时输入量、总量等各项参数(详见【操作要点】3)。 11. 若从胃或空肠造瘘管输注营养液时,应暴露左下腹(注意保暖),铺垫巾,缓慢注入 20～30 mL 温开水(5%碳酸氢钠溶液或生理盐水),确定营养管通畅后摇匀营养液,正确连接管道。 12. 在泵管或输注管的适当位置放置加热器。 13. 悬挂或粘贴肠内营养标识,注明输注途径和营养液开启、输注时间(详见【操作要点】3)。 14. 营养液输注完毕须用 20～30 mL 温开水(5%碳酸氢钠溶液或生理盐水)冲洗营养管。 15. 关闭营养管盖子,用无菌纱布包裹,橡胶圈固定。 16. 卫生手消毒。协助患者取舒适卧位,整理床单位。 17. 健康教育。	● 采取查看床头卡、反问式询问、核对腕带(或使用 PDA 扫码)确认患者身份。 ● 治疗巾全部展开,避免营养液输注过程中患者出现恶心、呕吐、胃食管反流的现象弄脏床单位。 ● 必要时双人查看,确保管路在胃/肠管内。 ● 营养液输注过程中,定时查看患者消化吸收情况,有无胃内潴留,若发现潴留情况遵医嘱给予调整输入量或暂停输入。 ● 放置加热器或热水袋时要密切关注接触处皮肤情况,避免发生烫伤,一般在 37～40 ℃。 ● 输注完毕后冲洗营养管,避免营养液或药物残留在管道中。 ● 病情允许输注后 30 min 保持半卧位,避免搬动患者或可能引起误吸的操作。
整理用物	1. 整理物品,医疗废物分类处置。 2. 规范洗手。 3. 记录护理单。	● 整理治疗车,先上层再下层。 ● 七步洗手法。

【操作要点】

1. 胃管位置确定:此步骤详见胃管(盲插)置管技术【操作要点】1。
2. 肠管位置确定:此步骤详见鼻空肠管(盲插)置管技术【操作要点】2。

3. 安全输注

方法	图示	说明
确认有效期、置入刻度		①每班查看管路标识，是否在有效期内。②实际置入刻度是否与管路标识记录刻度一致。
调节营养泵速度		①根据医嘱、患者病情正确调节营养泵速度。②动态观察患者胃排空情况。③无特殊禁忌，采取半卧位，防止误吸的发生。
悬挂肠内营养标识		①需悬挂肠内营养标识。②肠内营养标识需单独悬挂，不得与静脉滴注液体在一起悬挂。

【护理记录】

1. 记录好肠内营养液输注的名称、量、时间、操作人及输注过程中患者的反应。
2. 记录营养液输注管路维护的原因、时间、结果及操作人姓名。

【并发症】

1. 胃潴留

（1）原因：①高血糖状态是肠内营养患者并发胃潴留的独立危险因素。②消化道溃疡的患者，肠道黏膜受到刺激后会导致消化不耐受。③乳糖不耐受的患者。④营养液中脂肪成分含量过高。⑤由于低温和应用镇痛剂导致肠道动力下降。

（2）临床表现：患者表现为腹胀，可伴有呕吐症状，一次性回抽胃内容物超过100 mL。

（3）预防：主要有以下3种。①喂养方式及速度：营养液采用营养泵持续性泵入，从15~50 mL/h开始，每4~24 h增加10~50 mL/h，并根据胃肠功能障碍分级及喂养后动态评估。②体位管理：肠内营养过程中抬高床头45°，采用半卧位和右侧卧位交替。③腹部按摩：给予患者腹部按摩每日2次，每次15 min（腹部手术患者、肋骨或胸椎骨折患者、消化道出血患者、有出血风险患者除外）。

（4）处理：①发生胃潴留时暂停肠内营养液的输入。②采用营养泵持续泵入，持续泵入可以达到更多的喂养量的同时不引起胃残余量增加,并在肠内营养实施的过程中抬高床头,监测电解质的变化。③推荐使用床旁超声监测胃残余量,胃残余量较多且加用促胃肠动力药仍无改善时建议给予幽门后喂养。

2. 腹泻

(1) 原因:营养液输入过量,输入速度过快,管饲液温度太低,出现低温性腹泻;营养液配方受污染;低蛋白血症或不能耐受乳糖的患者;胃肠道感染,胃排空延迟或胃潴留。

(2) 临床表现:患者可表现为排便次数增多,多呈不成形稀便,还可出现电解质紊乱、脱水、肛周皮肤破裂和伤口污染等不良事件。

(3) 预防:肠内营养治疗期间出现腹泻,应首先排除疾病或非营养药物性原因,可在继续肠内营养的情况下寻找腹泻的原因而停止肠内营养。明确腹泻原因后,可对因治疗。

(4) 处理:肠内营养相关腹泻的干预措施包括改用短肽配方和联合益生菌治疗。等渗短肽型肠内营养配方可改善患者粪便硬度和排便次数,并提高患者的生活质量。与单独使用肠内营养制剂相比,肠内营养制剂联合复合益生菌组的患者腹泻发生率明显降低,更有利于肠内营养治疗的顺利进行。

3. 误吸

(1) 原因:①体位不当:鼻饲时未抬高床头,营养液沿着食管或气管食管瘘反流至气管、支气管引起呛咳。②喂养管位置不当(脱出/移位)。③吸痰时机不当:肠内营养注入前,应先进行吸痰以防腹内压增高引起反流。④营养液的输入方法及量:当营养液输入过快或过量时,可引起胃内压突然升高,增加食管反流及误吸。⑤常用药物的影响:机械通气期间患者会使用镇静剂、抑酸剂等药物,可降低食管下端括约肌张力和损害抗反流屏障,使胃食管反流次数明显增加。

(2) 临床表现:患者反复咳嗽,咳出胃内容物,血氧饱和度下降。

(3) 预防

1) 患者抵抗力低下,易引起肠道感染,故鼻饲用物应严格消毒,每日更换,认真执行手卫生,鼻饲前回抽胃液,确定胃管在胃内方可进行鼻饲。

2) 正确的卧位:在喂养时最好抬高床头30°~45°,这有利于食物的消化及胃的排空,防止食物反流发生误吸。

3) 保持气道通畅:患者在鼻饲前需保持气道通畅,鼻饲前进行吸痰及胸部物理治疗等操作,禁忌在喂养过程中或喂养后进行吸痰等操作,以免发生误吸。

4) 监测胃残留量:每次鼻饲前检查胃残留量。对于胃残留量<100 mL者可继续喂养,残留量>100 mL者停止喂养。

5) 控制输入的量和速度:临床主张采用经胃管输注营养液,起始速度为30~50 mL/h,适应后2~3 d改70~80 mL/h营养泵匀速持续输注,每日量1 500~2 000 mL。

6) 加强口腔护理:口咽部是消化道与呼吸道共同的开口,细菌移行易致肺部感染,因此,要加强对口腔的护理。

(4) 处理

1) 营养液滴注过程中要密切观察患者是否有恶心、呕吐,口鼻腔是否有鼻饲液,痰液中有无营养液成分。

2) 一旦发生误吸,应立即停止营养液泵注,吸出气道及口腔胃内容物,必要时通过纤维支气管镜灌洗吸出液体及食物,遵医嘱加用抗生素治疗。

4. 喂养管堵塞

(1) 原因:冲洗不够;喂养管口径过小不适合该营养液浓度,经常给予不适当的药物。

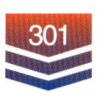

（2）临床表现：管路不通或推注阻力过大。

（3）预防：每次输注后和每输注 2~6 h 用温开水冲洗；使用喂养泵持续匀速输注。尽可能应用液体药物，经喂养管给药前后均要用 20 mL 温开水冲洗以防堵管，给药时应暂停肠内营养液输注。

（4）处理：在患者病情允许的情况下给予可乐或碳酸氢钠等溶液冲洗，必要时给予更换管路。

【案例思考】

患者李某，男，41 岁，诊断为脑干出血，气管切开，患者现呈浅昏迷状态，T 38.8 ℃，四肢肌力 0 级，绝对卧床，查血浆白蛋白 28 g/L。

请思考：①该患者应给予哪种营养支持方式？原因是什么？②患者体温偏高与肠内营养相关的可能原因有哪些？③该营养支持途径的供给方式有哪些？如何选择？④营养输注过程中并发症有哪些？应如何处理？

【知识链接】

肠内营养耐受性评分表及肠内营养泵常见故障和排除方法见表 2-9、表 2-10。

表 2-9　肠内营养耐受性评分表

项目	0 分	1 分	2 分	5 分
腹痛/腹胀	无	轻度	感觉明显，会自行缓解或腹内压为 15~20 mmHg	严重腹胀/腹痛感，无法自行缓解或腹内压>20 mmHg
恶心/呕吐	无	有轻微恶心，无呕吐	恶心，呕吐，但不需要胃肠减压或胃残余量>250 mL	呕吐，需要胃肠减压或残留量>500 mL
腹泻	无	3~5 次稀便/d，量<500 mL	稀便>5 次/d，且量 500~1 500 mL	稀便 5 次/d，且量>1 500 mL

注：0~2 分，继续肠内营养，维持原速度，对症治疗。3~4 分，继续肠内营养，减慢速度，2 h 后重新评估。≥5 分，暂停肠内营养，重新评估或更换输入途径。

表 2-10　肠内营养泵常见故障和排除方法（英复特泵为例）

故障显示	故障原因	纠正措施
END OF DOSE	设定的总量已输注完成	依次按暂停键→DOSE 键→CLR 键，将总量设为 CONT
AIR	检测到泵管内有空气 输注已完成	按暂停键，如果还有营养液，用 FILL SET 排气后再运行 更换营养液
BATT	电池低电量报警 充电器损坏	连接充电器，充电时泵可继续使用 更换新充电器
OCC IN	上游堵塞报警 泵管上游凸点未安装到位	按暂停键，检查泵管上游是否有堵塞 取下泵管，将 U 形连接器的上游凸点装到位
OCC OUT	下游堵塞报警 泵管下游凸点未安装到位	按暂停键，检查泵管下游是否有堵塞 取下泵管，将 U 形连接器的下游凸点装到位

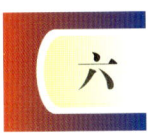

六 间歇经口至食管管饲胃肠营养技术

【操作目的】

1. 为不能经口进食患者管饲和给药的途径,可满足患者的营养需求。
2. 为治疗吞咽障碍的干预手段,可改善患者吞咽功能。

【相关理论】

1. 间歇经口至食管管饲胃肠营养技术(intermittent oro-esophageal tube feeding),简称为 IOE,是指在患者每次进食前,根据需要间歇经口腔插入食管上段(25~30 cm),用灌食器将备好的流质饮食、水或药物等注入,注入完毕随即拔出 IOE 口饲管的营养供给法,呈间歇性,它不仅是替代留置胃管进食的一种手段,也是一种治疗吞咽障碍的方法。

2. 置管材料:选择的管道是 14 Fr 聚氨酯材质的 IOE 口饲管。该管前端有一个灌食器接头,导管末端管壁有一个连通管壁内、外壁的孔,食物通过该孔进入食管。

3. 置管人员:首次插管应由医护人员进行,以后的插管可由通过培训的患者或家属进行。

4. 适应证:目前 IOE 营养技术的适用人群主要是意识清楚和机体状况良好且咽、食管等无器质性病变的吞咽障碍患者。其主要包括以下人群:①中枢神经系统疾病导致吞咽障碍的患者;②头颈部肿瘤放疗患者;③手术前后吞咽困难的患者;④老年人器官衰竭相关的吞咽困难;⑤需长时间营养支持或吞咽功能正常但摄入不足的患者。

5. 禁忌证:①存在严重心肺疾病的患者;②存在口咽部畸形或病变的患者;③食管中下段梗阻的患者;④不宜进行肠内营养的患者;⑤认知障碍或意识障碍相关的吞咽困难的患者。

【用物准备】

治疗盘,无菌治疗巾,IOE 口饲管,灌食器,无菌纱布,棉签,液体石蜡棉球,弯盘,压舌板,固定胶贴,手电筒,无菌手套,治疗碗(内盛温开水),口咽通气管,速干手消毒剂,PDA,生活垃圾桶,医疗废物桶。

【操作流程】

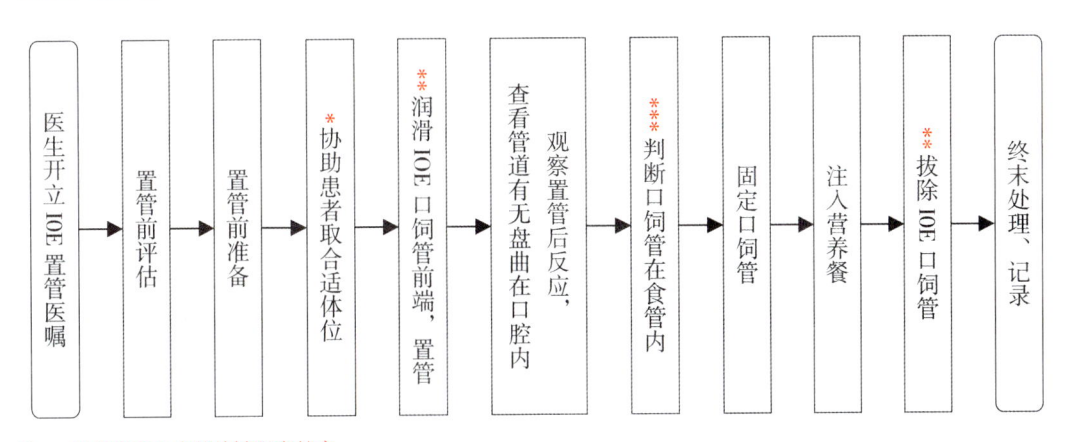

医生开立 IOE 置管医嘱 → 置管前评估 → 置管前准备 → *协助患者取合适体位 → **润滑 IOE 口饲管前端、置管 → 查看管道有无盘曲在口腔内 → 观察置管后反应 → ***判断口饲管在食管内 → 固定口饲管 → 注入营养餐 → **拔除 IOE 口饲管 → 终末处理、记录

注:*越多代表此步骤关键程度越高。

【操作细则】

项目	操作步骤	步骤解释说明
操作前评估	1. 双人核对经口管饲医嘱。 2. 床旁正确识别患者身份。 3. 向患者及家属解释管饲目的、方法及配合事项。 4. 评估患者吞咽功能、承受能力及心理状态。 5. 检查患者口腔黏膜完整性。 6. 询问并协助患者大小便。	重点评估以下内容。 ● 意识状态:□清醒 □意识障碍* ● 年龄:□<75岁 □≥75岁* ● 一般情况。凝血功能:□正常 □障碍*；吞咽功能:□正常 □障碍* ● 病史:□心肺疾病史(冠心病、支气管哮喘、肺栓塞、气胸)* □脑卒中史* □鼻/喉/胃/食管 ● 手术史 □脊髓损伤史* □误入气道史 评估项目*越多代表置管风险越高,应通知医生。
护士准备	1. 着装整洁,仪表符合要求。 2. 规范洗手,戴口罩。 3. 准备用物。 4. 检查物品质量及有效期。 5. 食物准备。	● 七步洗手法。 ● 选择14 Fr聚氨酯材质的IOE口饲管。 ● 按饮食及营养需要将食物搅拌成糊状,温度为38~40℃备用。
操作过程	1. 将用物推至患者床旁,再次核对患者身份。 2. 向患者及家属解释,取得配合。 3. 根据患者的病情取坐位或半坐卧位。 4. 置管前准备:卫生手消毒,在患者颌下铺治疗巾。 5. 打开IOE口饲管及灌食器,放于治疗盘内,准备液体石蜡棉球。 6. 戴无菌手套,左手托住IOE口饲管,右手持IOE口饲管前端,充分润滑导管前端15~20 cm。 7. 置管: (1)嘱患者张口头稍向前倾,沿口腔吞咽瘫痪或麻痹侧向咽后壁推进IOE口饲管。 (2)到达咽喉部(插入8~10 cm)时嘱患者做吞咽动作,在吞咽时顺势将IOE口饲管插入食管,插入长度为距门齿25~30 cm。直至导管末端插入下食管时停止插入,插入预定长度(30 cm)时,检查IOE口饲管是否在食管内(详见【操作要点】)。 8. 确定IOE口饲管在食管内,将IOE口饲管固定于患者口角旁。	● 采用3种方式进行患者身份识别(反问式、床头卡、腕带),使用PDA扫描患者腕带二维码。 ● 协助患者取坐位或半坐卧位,如不能取坐位者应尽量抬高床头45°以上,下颌稍抬起,以方便插管为宜。 ● 有活动性义齿或眼镜者取下妥善保管。 ● 使用口咽通气管可增加一次置管的成功率。 ● IOE口饲管插入不畅或者患者出现恶心、呕吐时暂停插入,嘱患者做深呼吸,稍停片刻再插,并检查IOE口饲管是否盘曲在口腔内。 ● 在管道标记每次置管的长度,始终保持口饲管置入长度相对固定,避免脱出。

项目	操作步骤	步骤解释说明
操作过程	9.注食:用灌食器注入营养物质,注完后再注入少量温开水冲净IOE口饲管。 10.注食完毕,将IOE口饲管末端反折,拔出IOE口饲管。 11.脱手套,卫生手消毒。 12.健康教育:保持坐位或半坐位30~60 min。	• 先缓慢注入20 mL温开水,确定无咳嗽、无阻力后,将备好的糊状食物,经口饲管注入。注食后,用20 mL温开水冲管。 • 注食速度缓慢,根据患者病情及平时进食量确定每日插管次数,注食过程中要观察血氧饱和度变化及有无憋气不适等反应。 • 嘱患者深呼吸,在呼气末拔除。
整理用物	1.整理物品,医疗废物分类处置。 2.规范洗手。 3.记录护理单。	• 整理治疗车,先上层再下层。 • 七步洗手法。

【操作要点】

方法	图示	说明
左右旋转上下提插法		首先查看管道是否在口腔盘曲,然后让患者发"啊"音,左右转动、上下提插IOE口饲管,观察患者有无不适。
气泡试验法		将导管的末端放置于装水的容器里,没有连续的气泡溢出。

方法	图示	说明
温水试验法		用灌食器注入 3~5 mL 的温开水,无呛咳。

【护理记录】

1. 记录患者置管过程中的反应,有无口咽部干燥、疼痛等症状。
2. 记录每次置入的深度,注入营养液的量,以及拔管过程中患者的反应。

【并发症】

1. 咽、食管黏膜损伤和出血

(1)原因:①反复插管损伤咽、食管黏膜。②管道口径较大、导管材质较硬。③患者凝血功能异常。④护士操作手法粗暴。⑤鼻饲营养物温度过高或过低,可能烫伤或冻伤黏膜。

(2)临床表现:咽、食管黏膜出现炎症、水肿、出血、溃疡等;合并感染症状。

(3)预防及处理:①插管时充分润滑 IOE 口饲管前端。②选用质地软、管径适合的 IOE 口饲管。③置管动作要轻稳、快捷,取得患者配合。④保持口、鼻腔的清洁,避免感染,必要时应用黏膜保护剂。

2. 误吸

(1)原因:咽部的感觉功能减退;胃蠕动功能减慢;吞咽反射功能迟钝。

(2)临床表现:主要表现为鼻饲中或鼻饲后患者突然出现呛咳、气促,呼吸频率>18 次/min 并出现反复发热、呼吸道分泌物增多症状。误吸最重要的临床表现除呛咳外,还表现为 SaO_2 下降>3%,即低氧血症的发生。

(3)预防及处理:①体位管理是防止误吸的重要措施,推荐抬高床头30°~45°,喂养结束后保持此体位至少 30~60 min,防止胃内容物反流或误吸的发生。②发生误吸后,及时清理口腔和鼻腔内分泌物,确保患者呼吸道处于通畅状态。

3. 吸入性肺炎

(1)原因:①吸入口腔分泌物、食物或胃内容物及其他的刺激性物质所致。②注食后患者未保持坐位或半卧位 30~60 min。

(2)临床表现:病前有明显误吸史,胸部影像学检测显示肺部浸润性病灶,出现高热、咳嗽、喘息、呼吸急促、低氧血症、白细胞增多和肺部浸润,并导致严重的急性呼吸窘迫综合征甚至死亡。

(3)预防及处理:①患者注食后至少保持坐位或半卧位 30~60 min。②改善患者口腔卫生状况,保持口腔清洁。③根据医嘱应用抗生素。④若痰液较多,每 1~2 h 翻身叩背,指导患者有效咳嗽。⑤增加蛋白质、维生素食物的摄入,确保营养均衡,增强患者自身抵抗力与免疫力。

【案例思考】

患者张某,男,65岁,神志清楚,大专,退休干部,生命体征平稳,无痴呆、精神疾病,无口腔及咽喉部占位病变。能够正确理解配合,并知情同意。口腔功能评估:伸舌左偏,活动自如,吞咽障碍程度经改良洼田饮水试验评估,分级在Ⅴ级。

请思考:①置入 IOE 口饲管前,患者取何种体位为宜?②插管至咽喉部 8~10 cm 时,该让患者如何配合?③IOE 口饲管置入后,如何判断 IOE 口饲管在食管内?④注入食物时,注意事项有哪些?⑤注食完如何让患者配合拔管?

七、三腔二囊管置管技术

【操作目的】

1. 肝硬化患者食管、胃底静脉曲张破裂出血的压迫止血。
2. 通过胃肠减压器负压吸引胃内容物,减轻胃部压力,同时也可帮助观察是否存在活动性出血。
3. 胃囊管经充气后压迫胃底,达到止血作用。
4. 食管囊管经充气后压迫食管下段,达到止血作用。

【相关理论】

1. 三腔二囊管置管技术是指经鼻腔插入三腔二囊管,进入胃腔后充气,使管端的气囊膨胀,通过向外牵引,用以压迫胃底的曲张静脉,然后再充气使位于食管下段的气囊膨胀,压迫食管的曲张静脉,以达到局部压迫止血的一种临床治疗技术。

2. 三腔二囊管压迫止血术是治疗门静脉高压导致的食管、胃底静脉曲张破裂出血最方便、高效、安全的方法。

3. 适应证:①经输血、补液、应用止血药物难以控制的出血。②手术后、内镜下注射硬化剂或套扎术后再出血,一般止血治疗无效者。③不具备紧急手术条件的患者。④不具备紧急内镜下行硬化剂注射或套扎术的条件,或内镜下紧急止血操作失败者。

4. 禁忌证:①出血已停止患者。②近期胃、食管连接部手术史。③近期因食管下段、胃底静脉曲张接受硬化剂治疗患者。④休克、昏迷、惊厥未控制者。⑤严重冠心病、高血压、心肺功能不全者。

【用物准备】

治疗盘,无菌治疗巾、弯盘,三腔二囊管,50 mL 注射器,无菌纱布,剪刀,液体石蜡(橄榄油),500 g 重物及牵引架,血压计,听诊器,中心负压装置一套,胃肠减压器,药杯,胶贴,管路标识,治疗碗(内盛1/2灭菌注射用水),无菌手套,开口器、压舌板、手电筒,速干手消毒剂,PDA,生活垃圾桶,医疗废物桶。

【操作流程】

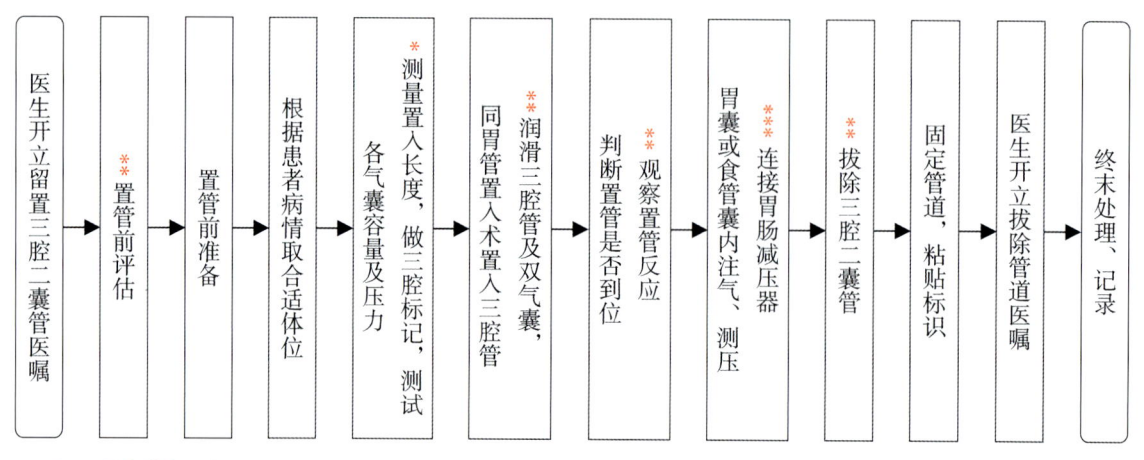

医生开立留置三腔二囊管医嘱 → **置管前评估 → 置管前准备 → 根据患者病情取合适体位 → *测量置入长度，做三腔标记，测试各气囊容量及压力 → **同胃管置入术置入三腔管，润滑三腔管及双气囊 → **观察置管反应，判断置管是否到位 → ***连接胃肠减压器，胃囊或食管囊内注气、测压 → **拔除三腔二囊管 → 固定管道，粘贴标识 → 医生开立拔除管道医嘱 → 终末处理、记录

注：*越多代表此步骤关键程度越高。

【操作细则】

1. 三腔二囊管置管技术

项目	操作步骤	步骤解释说明
操作前评估	1. 双人核对置管医嘱。 2. 床旁正确识别患者身份。 3. 向患者解释操作目的、方法及配合事项。 4. 评估患者意识状态、年龄、一般情况、病史、心理状态及合作程度。 5. 检查患者鼻腔黏膜完整性及通气情况，询问是否有鼻息肉、鼻甲肥大、鼻部手术等情况。 6. 询问并协助患者大小便。	重点评估以下内容。 ● 意识状态：□清醒 □意识障碍（格拉斯哥昏迷评分、烦躁、全身麻醉未醒）* ● 年龄：□<75岁 □≥75岁* ● 一般情况：吞咽功能：□正常 □障碍*；凝血功能：□正常 □障碍*；鼻腔通畅性：□正常 □异常*；吸氧方式：□储氧面罩* □高流量* □人工气道辅助呼吸* ● 病史：□心肺疾病史（冠心病、支气管哮喘、肺栓塞、气胸）* □脑卒中病史* □鼻/喉/胃/食管手术史* □脊髓损伤史* □误入气道史评估项目*越多代表置管风险越高，应通知医生。
护士准备	1. 着装整洁，仪表符合要求。 2. 规范洗手，戴口罩。 3. 准备用物，物品摆放合理。 4. 检查物品质量及有效期。	● 七步洗手法。

项目	操作步骤	步骤解释说明
操作过程	1. 携用物至患者床旁处,再次识别患者身份。 2. 向患者解释,取得配合。 3. 协助患者取平卧位,头偏向一侧。 4. 检查患者鼻腔状况,清洁鼻腔,协助患者口服5~10 mL 橄榄油(液体石蜡)。 5. 卫生手消毒,取治疗巾铺于患者颌下,确定剑突的位置,做好标记。 6. 连接负压吸引装置并调式负压,备用。 7. 卫生手消毒,打开三腔二囊管外包装。 8. 戴无菌手套,检查三腔二囊管是否漏气,充分润滑食管囊以下的导管(详见【操作要点】1)。 9. 将弯盘置于患者下颌角,测量插入长度(详见【操作要点】2)。 10. 嘱患者深呼吸,自鼻腔将导管插入至咽喉部,嘱患者做吞咽动作,将三腔二囊管缓慢插入至预定长度。 11. 置管成功后,确认三腔二囊管是否在胃内,用胶布暂时固定(详见【操作中要点】3)。 12. 确认在胃内后,连接胃肠减压器。 13. 遵医嘱向胃囊注气(200~300 mL),或食管囊注气(100~150 mL)。充气速度不宜过快。置管期间要严密观察气囊有无漏气和滑出,定时测定囊内压力。 14. 妥善固定、牵拉三腔二囊管至有阻力时,连接500 g重物,缓慢放置牵引架,重物距地面30 cm,牵拉角度45°(详见【操作中要点】4)。 15. 取纱布擦净患者口鼻腔分泌物等,撤去治疗巾。 16. 脱手套,卫生手消毒。 17. 粘贴三腔二囊管标识。 18. 协助患者取合适卧位,整理床单位。 19. 告知患者及家属置管后注意事项。 20. 巡视病房,发现异常及时处理。置管期间,给予口腔护理2~3次/日,并观察口腔及鼻腔黏膜情况。	• 采用3种方式进行患者身份识别(反问式、床头卡、腕带),使用PDA扫描患者腕带二维码。 • 舌后坠患者取右侧卧位,面部与床面呈70°;昏迷躁动患者取头高侧卧位;深昏迷合并舌后坠患者、气管插管患者取仰卧位。 • 如患者有活动性义齿,置管前需取下。 • 治疗巾全部展开,做标记时手不可触碰治疗巾表面。 • 操作过程中,根据患者病情,及时吸出胃内容物,防止误吸。 • 分辨胃囊、食管囊、胃管并做好标记。 • 注明置管长度、日期、时间及注气量。 • 患者置管后应侧卧或头偏向一侧,以利于吐出唾液和排出咽喉部的分泌物,防止发生吸入性肺炎。 • 气囊压迫一般以3~4 d为限,气囊充气加压每隔12~24 h应放松牵引,放气15~30 min,如果出血继续可以再充气压迫,以免食管胃底黏膜受压时间过长而发生糜烂、坏死。

2. 三腔二囊管拔除技术

项目	操作步骤	步骤解释说明
操作过程	1. 评估拔除三腔二囊管指征。 2. 三腔二囊管放气后观察 24 h,患者无出血现象。 3. 双人核对拔管医嘱。 4. 携用物至患者床旁处,正确识别患者身份。 5. 向患者说明拔管的原因、方法及配合事项。 6. 取治疗巾铺于患者颌下,戴手套。 7. 确认牵引已放松、气囊已抽空。 8. 协助患者口服 10～30 mL 橄榄油(液体石蜡)。 9. 15～20 min 后用纱布包裹近鼻孔处的三腔管,嘱患者深呼吸,在患者吸气末屏气或呼气时拔管,先匀速拔管,至咽喉处快速拔出。 10. 脱手套,卫生手消毒。 11. 清洁患者口鼻及面部。协助患者漱口,观察口、鼻腔情况。 12. 协助患者取舒适卧位,整理床单位。 13. 健康教育:根据病情进行饮食指导。	• 出血停止 24 h 后考虑拔管。 • 应在放气状态下再观察 24 h,如仍无出血,方可拔管。 • 查看患者鼻腔黏膜有无破损。
整理用物	1. 整理物品,医疗废物分类处置。 2. 规范洗手。 3. 记录护理单。	• 整理治疗车,先上层再下层。 • 七步洗手法。

【操作要点】

1. 检查气囊、准确测压

方法	图示	说明
注气法		①用 50 mL 注射器向气囊内注气,一般胃囊内注气 200 mL,食管囊内注气 150 mL,观察气囊膨胀是否均匀,压力大小,并记录。②将气囊放在水中,观察是否漏气。如气囊膨胀不均或漏气,立即更换重试。③试毕,抽净囊内气体,注意抽气量与注气量是否相等。
连接血压计测压		①向胃气囊充气,气囊腔出口与血压计用玻璃接口连接,松开止血钳,观察血压计水银波动。②再向食管气囊充气,气囊腔出口与血压计用玻璃接口连接,松开止血钳,观察血压计的水银波动。

注:1. 检查气囊是否漏气时一般向胃气囊注气 200 mL,食管气囊注气 150 mL。
  2. 检查完应抽尽双囊内气体,将三腔管之前端及气囊表面涂以液体石蜡。
  3. 测压时向胃气囊充气 150～200 mL,观察血压计水银波动[压力 50～60 mmHg(6.7～8.0 kPa)];再向食管气囊充气 100～150 mL,观察血压计水银波动[压力 30～40 mmHg(4.0～5.3 kPa)]。

2. 准确测量置管长度:此步骤详见胃管(盲插)置管技术【操作要点】1。
3. 准确判断三腔二囊管是否在胃内:此步骤详见胃管(盲插)置管技术【操作要点】2。
4. 三腔二囊管固定、牵引。

方法	图示	说明
胶塞固定法		①小瓶胶塞侧面剪一裂口竖嵌入三腔二囊管,瓶塞突出部分向内,用0.5 cm×9.0 cm胶布环绕瓶塞内面,封塞瓶开口。②1 cm×6 cm胶布在胶塞外面(大口径部分)环绕管腔,使瓶塞不滑动。准确固定在治疗位置后,缓缓送至鼻孔处,使瓶塞小口径部分放置鼻腔,大口径部分卡于鼻翼外面。
牵引压迫法		将线绳于鼻胃管鼻翼处缠绕1~2圈,从耳后系死结于枕后。

【护理记录】

1. 记录留置三腔二囊管的日期和时间,充气量,气囊压力,放气时间及置管过程中患者的反应。
2. 记录胃肠减压器引流胃内容物的量、性质、颜色。
3. 三腔二囊管拔除的日期和时间,拔管过程中患者的反应。

【并发症】

1. 鼻出血

(1)原因:①患者由于紧张、恐惧、不配合,导致插管困难。②操作者动作粗暴或反复插管损伤鼻黏膜。③三腔二囊管置入前未充分润滑,造成鼻黏膜损伤。④牵引固定方法不当、牵引时间过长、牵引力量过大,导致鼻黏膜干燥、缺血、坏死、出血。

(2)临床表现:经鼻腔流出血液或血凝块。

(3)预防

1)对于清醒患者,插管前向其解释病情,耐心讲解置管的意义,以得到其合作;对于烦躁不合作的患者,可适当使用镇静剂;对于轻度昏迷患者,可肌内注射硫酸阿托品注射液0.5 mg后插管。

2)插管前用液体石蜡充分润滑三腔二囊管,操作时动作轻柔,争取一次插管成功,避免多次插管。如发现异常,立即停止操作,并采取相应抢救措施。

3)每日2~3次向鼻腔滴入少量液体石蜡,以防三腔二囊管壁黏附于鼻黏膜。

4)改进三腔二囊管压迫止血固定方法:①在三腔二囊管出鼻孔处用6 cm×4 cm×1 cm海绵对折绕管一周,以棉线扎紧做一标记后固定,既能保证胃底黏膜持续有一定的牵引力,又能减少牵引不当造成的鼻黏膜受压。②用一条脱脂棉垫,长10~15 cm,宽3.5 cm,靠近鼻翼处绕在三腔二囊管上,再用一条胶布,长12~16 cm,宽3.0 cm,先贴近脱脂棉垫下缘紧绕三腔二囊管2~3周,然后呈螺旋形向上缠绕在脱脂棉上,不得滑动,贴近鼻翼处要与脱脂棉接触,避免直接接触皮肤。

(4)处理:①已出现鼻出血者,排除引起出血的原因,可予以去甲肾上腺素冷盐水棉球填塞压迫出血部位,必要时请耳鼻喉科医生会诊。②出现呼吸、心搏骤停者,按照医院应急抢救预案实施抢救。

2. 呼吸困难或窒息

(1) 原因:①插管时三腔二囊管未完全通过贲门,使胃囊嵌顿于贲门口或食管下端即予以充气,是导致胸闷、气急、呼吸困难的主要原因。②插管后口腔分泌物增多,或呕血被吸入气管,引起呼吸困难或窒息。③由于患者剧烈恶心、呕吐导致胃囊破裂,或胃囊漏气、胃囊充气不足,三腔二囊管从胃内滑出,食管囊压迫咽喉部或气管,出现呼吸困难或窒息。

(2) 临床表现:①呼吸困难主要表现为呼吸费力,重症患者出现三凹征,可闻及高调吸气性哮鸣音。②窒息主要表现为患者表情紧张、惊恐、大汗淋漓,两手乱动或指喉咙,出现发绀、呼吸音减弱,严重者全身抽搐、心搏呼吸停止。

(3) 预防及处理

1) 插三腔二囊管前,测量好长度,在管上作好标记,插管时尽量将置管长度超过标记处,将胃囊充气再慢慢往后拉,直到有阻力感为止。

2) 如因插管深度不够出现呼吸困难,立即将气囊放气;如因插管后口腔分泌物过多或呕血导致呼吸困难,立即将患者头侧向一边,清除口腔内血块,刺激咽喉部,使之恶心、呕吐,恢复呼吸道通畅,并予以吸氧。

3) 如因胃囊破裂或漏气导致的食管囊压迫咽喉部或气管引起的窒息,立即剪断导管,放尽囊内气体拔管,解除堵塞。如病情需要,可换管重新插入。

3. 气囊漏气、破裂

(1) 原因

1) 气囊漏气与三腔二囊管本身质量和操作不当有关。如弹簧夹使用时间过长,弹性减弱,未能有效封闭管腔;夹管时,未折叠三腔二囊管末端,易发生漏气。

2) 气囊破裂多发生于病情危重、躁动不安、不合作的患者。由于插管时间过长,气囊长时间受胃酸腐蚀,气囊老化,再次充气时容易破裂。

3) 三腔二囊管置入后,注气速度过快,也容易发生气囊破裂。

(2) 临床表现包括两种。①气囊漏气的主要表现:插管注气4 h后复测气囊压力明显降低,严重者三腔二囊管滑出。患者的出血情况未得到控制,仍有呕血或黑便等。②气囊破裂的主要临床表现:患者听到爆破声,测气囊压力为0,重新注气无阻力感,测压仍为0。

(3) 预防及处理

1) 插管前,检查三腔二囊管的气囊有无破损、粘连、漏气及管腔堵塞。熟练掌握胃气囊、食管气囊达到适宜压力,以及所需注气量。

2) 三腔二囊管质量问题,根据漏气速度快慢,采取不同的处理方法,漏气速度快,按气囊破裂处理;漏气速度慢,可用冰水代替空气注入胃囊,因为漏水速度比漏气速度慢。另外,冰水的冷刺激可使胃内血管收缩,起到局部止血作用。

3) 因弹簧夹未夹紧所致的漏气,需更换弹簧夹,或改用血管钳,重新注气,并将管子折叠后夹管即可。

4) 确定胃囊已破裂,不宜立即拔管,要根据患者的出血控制情况,采取不同的处理方法。①出血已控制:胃囊内无血性液体抽出,临床上未见再出血现象(血压、脉搏稳定,肠鸣音无亢进),可按常规方法拔除三腔二囊管。②出血基本控制或出血量明显减少(胃管内仅抽出少量咖啡色液体),为防止出血加重,可暂时保留三腔二囊管,当胃管使用,直接从胃管内注入一些止血药,待出血控制再拔管。③出血未控制:胃管内仍抽出暗红色或咖啡色液体,需立即拔管,重新置管或改用其他抢救方法。

4. 食管穿孔

(1)原因

1)患者不合作、置管操作者用力不当,三腔二囊管穿破食管,致食管穿孔。

2)食管静脉曲张破裂出血的患者,因长期门静脉高压、肝功能失代偿,造成食管黏膜糜烂,甚至形成浅溃疡,食管黏膜对缺氧、缺血的耐受力明显降低;使用三腔二囊管压迫时间过长、压力过大易造成食管黏膜缺血、坏死、穿孔。

(2)临床表现:置管过程中出现剧烈胸痛伴呼吸困难,置管时未抽出血性液体,置管后患者发热、咳嗽、咯白色黏痰,继而出现痰中带血、进食饮水呛咳等症状。行 X 射线胸片、食管吞钡检查可确诊。

(3)预防及处理

1)置管前做好患者心理护理,告知置管的治疗意义和注意事项,给予精神安慰与鼓励,消除紧张恐惧情绪,使患者主动配合操作,操作时动作应轻柔、敏捷,避免过度刺激。

2)在三腔二囊管压迫初期,持续 12~24 h 放气 1 次,时间 15~30 min,以后每 4~6 h 放气 1 次。严格遵照留置三腔二囊管操作要点,定时放气,准确测压。

3)患者发生食管穿孔时,立即拔除三腔二囊管,送外科手术治疗。

【案例思考】

患者张某,女,65 岁,胃镜检查确诊胃底静脉曲张,3 d 后因进食粗纤维食物呕血、便血,清醒状态,出血量在 200~1 000 mL,给予抑酸、止血、补液等治疗措施基础上需留置三腔二囊管压迫止血。

请思考:①三腔二囊管置入前,应将患者摆放为何种体位?②操作者及患者在插管前各需要做什么?③应如何判断三腔二囊管的位置?④置管成功后,护理要点有哪些?

八 腹内压(膀胱压)监测技术

【操作目的】

1. 监测腹腔内压力变化。

2. 辅助诊断和治疗腹腔间隔综合征,评价治疗效果。

【相关理论】

1. 腹内压(intra-abdominal pressure,IAP)(膀胱压监测)监测技术:通过测量腹腔内脏器膀胱内的压力间接反映腹腔内压力,因其相关性、重复性最好,最简单,也最为常用。

2. 腹内高压是指腹内压持续或反复的病理性升高≥12 mmHg。参照国际腹腔间隙综合征协会 WSACS 2013 年的指南,腹内压有 4 个等级,Ⅰ级 12~15 mmHg;Ⅱ级 16~20 mmHg;Ⅲ级 21~25 mmHg;Ⅳ级>25 mmHg。IAP>15 mmHg 可以引起明显的脏器功能不全,甚至衰竭。

3. 适应证:①脓毒症、全身炎症反应综合征、缺血再灌注损伤[脓毒症且 24 h 应用 6 L 以上的晶(胶)体液,急性重症胰腺炎,腹膜炎,肠麻痹,肠梗阻,肠系膜缺血、坏死]。②内脏受压(大量腹腔积液腹膜透析,腹膜后、腹壁出血,巨大腹腔肿瘤,腹部手术应用张力缝线后,腹裂脐膨出。)③外科手术。④严重创伤(包括大面积烧伤)。

4.禁忌证:腹内压(膀胱压)监测并没有明确的禁忌证。但是在以下情况下需要谨慎使用或者应该暂停监测。①尿路梗阻或断裂。②严重泌尿系统感染。③膀胱外伤、挛缩。④神经性膀胱炎。⑤妊娠。⑥腹腔透析。⑦腹部手术未完全愈合者。

【用物准备】

心电监护仪,压力监测模块,压力导联线,压力传感器,20 mL注射器,生理盐水,酒精棉片,无菌治疗巾,无菌手套,IAP管道标识,固定胶带,PDA,速干手消毒剂,生活垃圾桶,医疗废物桶。

【操作流程】

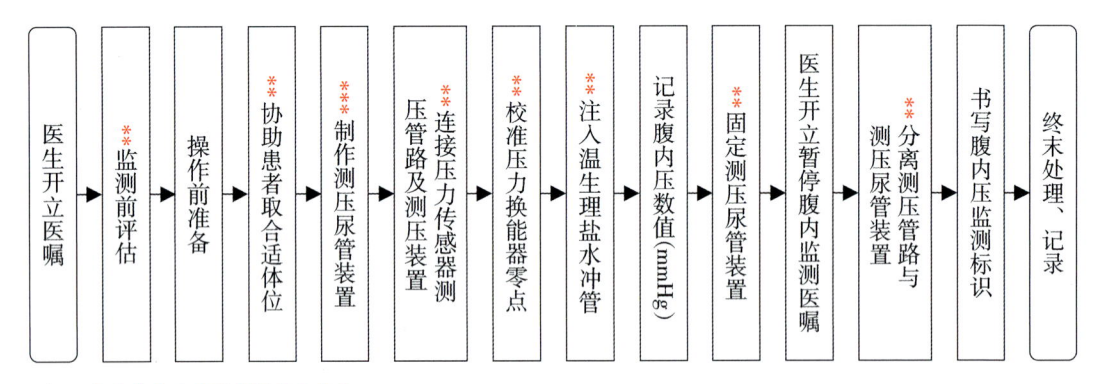

医生开立医嘱 → **监测前评估 → 操作前准备 → *协助患者取合适体位 → ***制作测压尿管装置 → **连接压力传感器测压管路及测压装置 → **校准压力换能器零点 → **注入温生理盐水冲管 → 记录腹内压数值(mmHg) → **固定测压尿管装置 → 医生开立暂停腹内监测医嘱 → **分离测压管路与测压尿管装置 → 书写腹内压监测标识 → 终末处理、记录

注:*越多代表此步骤关键程度越高。

【操作细则】

项目	操作步骤	步骤解释说明
操作前评估	1.双人核对腹内压监测医嘱。 2.床旁正确识别患者身份。 3.向清醒患者解释操作目的、方法及配合事项。 4.评估患者意识状态、年龄、一般情况、病史、自理和合作程度、外界干扰因素等。 5.评估有无影响患者测量膀胱压的其他干扰因素。 6.评估环境。	重点评估以下内容。 ●病室安静整洁,光线充足,适宜操作,是否有隐私保护设施等 ●意识状态:□清醒 □意识障碍(格拉斯哥昏迷评分、烦躁、全身麻醉未醒)* ●年龄:□<75岁 □≥75岁* ●一般情况。心率:□正常 □异常*;呼吸:□正常 □异常*;血压:□正常 □异常*;血管活性药物:□无 □有* ●病史:□膀胱病史 □腹部外伤史* □腹部感染* □腹部手术史* □急性呼吸窘迫综合征* □多器官功能衰竭* ●外界干扰因素:□烦躁不安* □机械通气* □使用胸腹带* □棉被过重* □应用血管活性药物* 评估项目*越多代表操作风险越高。

项目	操作步骤	步骤解释说明
护士准备	1. 着装整洁,仪表符合要求。 2. 规范洗手,戴口罩。 3. 准备用物,物品摆放合理。 4. 检查物品质量及效期。	• 七步洗手法。
操作过程	1. 携用物至患者床旁处,再次识别患者身份。 2. 向清醒患者解释,告知操作的目的及注意事项,以取得配合。 3. 拉起床帘,协助患者取仰卧位。 4. 卫生手消毒,连接监护仪与压力导联线,选择监测模块,设定最适标尺,连接监护仪的导联线及压力传感器(详见【操作要点】1)。 5. 卫生手消毒。 6. 连接冲洗液与压力传感器套件(详见【操作要点】1)。 7. 冲洗管道,排气备用。 8. 卫生手消毒,查看患者的生命体征。 9. 尿管尿袋螺纹处下铺无菌治疗巾,戴无菌手套,夹闭尿管开关,打开导管接口,用酒精棉片消毒管道前端,将压力传感器导管端与尿袋螺纹接口处主腔相连接(详见【操作要点】2)。 10. 再次核对患者身份信息,抽取25 mL生理盐水,旋转测压套件三通指向前端向膀胱内匀速缓慢注入生理盐水。 11. 将传感器放置于腋中线第4肋间隙。 12. 校零:调节传感器上的三通装置,关闭患者端,改与大气端相通,选择监护仪上的校零键,监护以上IAP显示一条直线,数值为"0"(详见【操作要点】3)。 13. 调节传感器上的三通装置,关闭大气端,将测压腔与传感器相通,在腹肌无收缩情况下,排除干扰因素后观察监护仪上曲线变化,待稳定后读数,在呼气末观察波形并读数。 14. 再次检查传感器各部位是否连接紧密,妥善固定传感器。 15. 脱手套,卫生手消毒,粘贴管道标识。 16. 协助患者取舒适卧位,整理床单位。 17. 向清醒患者或家属告知注意事项,撤除隔帘遮挡。	• 采取查看床头卡、反问式询问、核对腕带(或使用PDA扫码)确认患者身份。 • 依据患者病情松解胸腹带,棉被过重压迫腹时应去掉棉被。 • 充分排气,确保管道内无气泡。 • 严格无菌操作,用酒精棉片消毒导管接口处时间不低于15 s。 • 注意生理盐水灌注速度过快均会刺激膀胱,使膀胱压增高,速度<50 mL/min。 • 完全平卧位排空膀胱,腹肌无收缩情况下,压力传感器和灌注设备校准前应注意排尽管内的空气,确保测压系统无气泡及渗漏。 • 常规每班校零,对监测数据、波形有异议时随时调零。监护仪波形显示异常时,及时查找原因并处理。 • 标识粘贴于压力传感器输液器的茂菲氏滴管下方3~5 cm处,注明监测项目名称及时间。 • 告知清醒患者,保持管道通畅,减少污染,在床上翻身活动时,注意不要牵拉管道等。

项目	操作步骤	步骤解释说明
整理用物	1. 整理物品，医疗废物分类处置。 2. 规范洗手。 3. 记录护理单。	• 整理治疗车，先上层再下层。 • 七步洗手法。

【操作要点】

1. 连接线路

方法	图示	说明
连接监护仪的导联线		将测压用的导联线与监护仪的相应端口连接。
选择监护仪监测模块		选择监护仪的监测模块"CVP"。
连接监护仪的导联线与压力传感器套件		将压力传感器与监护仪的压力导联线连接。

方法	图示	说明
连接冲洗液与压力传感器套件		打开一次性压力传感器套件,检查传感器各部位是否连接紧密,连接冲洗液与压力传感器上的输液器。

2. 冲管及连接尿管主腔

方法	图示	说明
冲管		牵拉压力传感器上的冲洗开关,冲洗管道,排尽空气。
连接		将压力传感器导管端与尿袋螺纹接口处主腔相连接。

3. 压力传感器校零

方法	图示	说明
校零位置	A 为第 4 肋间;B 为腋中线。	归零点是将传感器部分固定于患者心脏水平,即平腋中线第 4 肋间的位置。

方法	图示	说明
调节三通：使传感器与大气相通		转动传感器上面的三通，关闭患者端，按"校零"键，等待机器校零完成，屏幕上显示"0"时。
校零		选择监护仪"校零"键，按压 IAP 归零，等待机器校零完成，屏幕上显示"0"时。

【护理记录】

1. 记录腹内压数值，记录数值以 mmHg 为单位。
2. 对于异常情况如压力波动、异常升高或持续下降等需要记录，并及时采取相应的处理措施。
3. 记录患者腹部疼痛、腹胀、恶心、呕吐等不适症状的发生及处理情况。

【并发症】

腹内压（膀胱压）监测技术的主要并发症为泌尿系统逆行感染。

1. 原因

(1) 腹内压监测时需留置尿管，并将尿管与测压装置连接，连接处反复打开注入生理盐水导致泌尿系统逆行感染。

(2) 重症患者机体免疫能力下降。

(3) 导管长期留置，周围的菌落会不断增加，导致感染的风险增加。

2. 临床表现：下尿路感染常见症状为尿频、尿急、尿痛等，上尿路感染则以肾区疼痛、发热较为多见。

3. 预防

(1) 注意操作前认真洗手，戴无菌手套。

(2) 操作过程中严格无菌操作，腹内压监测装置与尿管连接处严格消毒。

4. 处理

(1) 根据医嘱定时进行膀胱冲洗。

(2) 密切监测患者的体温变化，及时发现感染按照医嘱进行抗感染治疗。

【案例思考】

患者张某,男,50岁,入院前半天上腹部持续性隐痛,主要部位在剑突下,自觉腹痛加重,呈持续性胀痛,难以忍受,伴肢体乏力、食欲缺乏、倦怠,伴恶心,急诊入院,以"腹痛待查:急性胰腺炎?"收入病房,遵医嘱给予患者留置尿管并持续腹内压监测,以监测患者的腹内压变化。

请思考: ①腹内压监测时,应协助患者摆放为何种体位?②腹内压监测时,应注意排除哪些影响因素?③注入生理盐水的温度和速度是什么?④使用水平尺校准压力传感器归零点时应注意什么?⑤连续测压的患者多久更换测压管路及压力套装?多久更换冲洗盐水?"测压尿袋装置"多久更换?

九 保留灌肠技术

【操作目的】

镇静、催眠,治疗肠道疾病。

【相关理论】

1. 保留灌肠是将药液经肛门灌入结肠或直肠内,通过肠黏膜吸收,达到治疗的目的。
2. 适应证:经直肠或结肠给药的患者。
3. 禁忌证:直肠、结肠和肛门等手术后及大便失禁的患者。

【用物准备】

治疗盘,无菌治疗巾,注洗器或一次性灌肠器,14~16号肛管,止血钳,量杯,液体石蜡棉球/润滑剂,治疗碗(内盛温开水),弯盘,医用棉签,橡胶单/塑料单,臀垫/小垫枕,垫巾,卫生纸,清洁手套,便盆,屏风,水温计,速干手消毒剂,PDA,医疗废物桶,生活垃圾桶。

【操作流程】

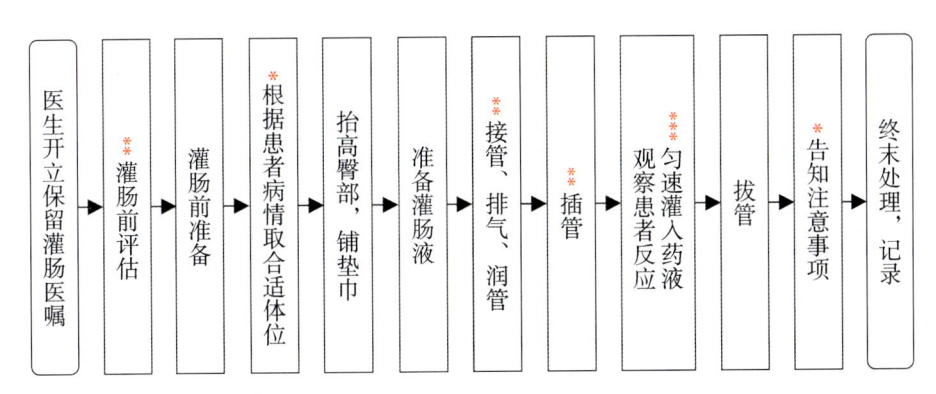

医生开立保留灌肠医嘱 → 灌肠前评估** → 灌肠前准备 → 根据患者病情取合适体位* → 抬高臀部,铺垫巾 → 准备灌肠液 → 接管、排气、润管** → 插管** → 匀速灌入药液观察患者反应*** → 拔管 → 告知注意事项* → 终末处理,记录

注:*越多代表此步骤关键程度越高。

【操作细则】

项目	操作步骤	步骤解释说明
操作前评估	1. 双人核对保留灌肠医嘱。 2. 床旁正确识别患者身份。 3. 向患者解释操作目的、方法及配合事项。 4. 评估患者意识状态、年龄、一般情况、病史、心理状态及合作程度。 5. 评估患者的排便情况及病变部位,肛周皮肤情况,嘱患者排净大小便。 6. 评估病房环境是否隐蔽,室温是否适宜。	重点评估以下内容。 ● 意识状态:□清醒 □意识障碍(格拉斯哥昏迷评分、烦躁、全身麻醉未醒)* ● 年龄:□<75 岁 □≥75 岁* ● 一般情况、心理状态:□正常 □障碍*;凝血功能:□正常 □障碍*;排便情况:□正常 □异常*;配合程度:□正常 □不配合* ● 病史:□心肺疾病史(冠心病、支气管哮喘、肺栓塞、气胸)* □肛门手术史* □痔疮活动期* □急腹症症状* □肝性脑病史* □妊娠期* 评估项目*越多代表灌肠风险越高,应通知医生。
护士准备	1. 着装整洁,仪表符合要求。 2. 规范洗手,戴口罩。 3. 准备用物,物品摆放合理。 4. 检查物品质量及有效期。 5. 配置灌肠液。	● 七步洗手法。
操作过程	1. 携用物至患者床旁处,再次识别患者身份。 2. 向患者解释操作目的、方法及注意事项。 3. 环境准备:关闭门窗,调节室温,屏风遮挡。 4. 根据患者病情协助其取左侧卧位,双膝屈曲。 5. 抬高臀部、垫巾:暴露臀部移近床沿,抬高臀部 10 cm,臀下放入臀垫,铺橡胶单/塑料单、垫巾,臀旁放弯盘。 6. 卫生手消毒。 7. 准备灌肠液:将配置好的灌肠液倒入灌肠袋中,测量温度。 8. 接管、排气、润管:再次核对,戴手套,抽吸药液,连接肛管;排出肛管内空气,夹闭肛管;用液体石蜡棉球/润滑剂润滑肛管前段(详见【操作要点】)。 9. 一手垫纸巾分开臀裂,暴露肛门,嘱患者深呼吸。 10. 插管:另一手持肛管自肛门轻轻插入肛门 15～20 cm,固定肛管(详见【操作要点】)。	● 采用 3 种方式进行患者身份识别(反问式、床头卡、腕带),使用 PDA 扫描患者腕带二维码。 ● 慢性细菌性痢疾患者取左侧卧位;阿米巴痢疾患者取右侧卧位。 ● 防止药液溢出。 ● 保留灌肠液的量不超过 200 mL,温度为 38 ℃。镇静、催眠用 10% 水合氯醛,剂量按医嘱准备;抗肠道感染用 2% 小檗碱、0.5%～1.0% 新霉素或其他抗生素溶液等。 ● 幼儿插入 5.0～7.5 cm,婴儿插入 2.5～4.0 cm。

项目	操作步骤	步骤解释说明
操作过程	11. 灌液:缓缓注入药液,如用小容量灌肠袋,液面距肛门不超过30 cm。 12. 观察液面下降的速度和患者反应。 13. 注毕夹闭肛管,分离注洗器,用注射器抽温开水5~10 mL连接肛管,松开止血钳,再注入温开水;或抬高肛管尾端,待灌肠液全部注完时,夹闭肛管。 14. 拔管:一手用纸巾包裹肛管轻轻拔出,妥善处理,另一手用纸巾擦净肛门撤出一次性治疗巾弃于医疗废物垃圾桶内,脱手套。 15. 卫生手消毒,再次核对。 16. 协助患者穿好衣裤,整理床单位,协助患者取舒适卧位。 17. 向患者告知注意事项。 18. 开窗通风。	● 嘱患者保留灌肠液1 h以上再排便。使药液充分被吸收,达到治疗的目的。
整理用物	1. 整理物品,医疗废物分类处置。 2. 规范洗手。 3. 记录护理单。	● 整理治疗车,先上层再下层。 ● 七步洗手法。

【操作要点】

方法	图示	说明
液体石蜡润滑肛管前段		润滑长度为肛管头端插入肛门的长度。
肛管头端插入肛门	插入15~20 cm	注意肛管的插入深度应根据患者病变的部位进行调整。

注:1. 润滑肛管前段部分,以免损伤肠管黏膜。
　　2. 肛管尖端距离肛门的长度一般为15~20 cm,根据病变部位随时进行调整。

【护理记录】

1. 记录灌肠的时间,灌肠液的量、种类,灌肠时患者的反应,排便次数及大便性状。
2. 灌肠后患者的反应。
3. 在体温单大便栏处记录灌肠结果,如灌肠后排便一次为1/E,灌肠后无大便记为0/E。

【并发症】

1. 肠壁穿孔

(1)原因:①操作时动作粗暴,尤其是遇到插管有阻力时,用力过猛易造成肠壁穿孔。②为昏迷或麻醉未清醒患者灌肠时,由于患者感觉障碍易造成肠壁穿孔。③为兴奋、躁动、行为紊乱患者进行灌肠时,患者不配合操作、护士用力不均也易造成肠壁穿孔。④肛管质地粗硬或反复多次插管。⑤灌入液体量过多,肠道内压力过大。

(2)临床表现:患者起病急,突然感觉下腹部疼痛,疼痛性质为牵拉痛或弥散痛,也可为附近皮肤牵涉性痛,查体腹部有压痛或反跳痛,同时出现大出血。

(3)预防:①选用质地适中,大小、粗细合适的肛管。②操作前先用液体石蜡润滑肛管,插管时动作要轻柔缓慢,切忌粗暴用力。遇有阻力时,要回抽肛管或轻转,同时嘱患者深呼吸放松腹肌,使肛管缓缓插入。③插管时要注意直肠在矢状面上的2个弯曲,即骶曲和会阴曲,同时也要注意在冠状面上的3个弯曲。④对于兴奋、躁动、行为紊乱的患者,尽量在其较安静的情况下进行灌肠操作。操作时动作要轻柔,以减轻对患者的刺激。⑤如患者出现肠壁穿孔应立即停止操作,及时通知医生,配合医生进行止血等抢救。严重者立即手术缝合救治。

(4)处理:①如病情需要必须进行保留灌肠,要持谨慎态度,操作前备好抢救用物,在医生指导下进行。②患者出现呼吸、心搏骤停,按照医院应急抢救预案实施抢救。

2. 肠黏膜损伤

(1)原因:①医护人员为患者灌肠操作时未注意直肠的生理弯曲,动作不够轻柔可致肠黏膜损伤。②灌肠溶液应为38℃,如果溶液温度过高,可致肠黏膜烫伤。③为昏迷或麻醉未清醒患者灌肠时,由于患者感觉障碍较易造成肠黏膜损伤。④为兴奋、躁动、行为紊乱患者进行灌肠时,因患者不配合操作,护士用力不均也易造成肠黏膜损伤。

(2)临床表现:患者感觉肛门疼痛,排便时加剧,伴局部压痛。损伤严重时可见肛门外少量出血,甚至排便困难。

(3)预防及处理:①插管前向患者解释,使之接受并配合操作。②选择粗细合适、质地软的肛管。③插入深度要适宜,不要过深。④操作前先用液体石蜡润滑导管,插管时动作要轻柔缓慢,切忌粗暴用力。切忌强行插入、来回抽插及反复插管。⑤插管时要注意直肠在矢状面上的2个弯曲,即骶曲和会阴曲,同时也要注意其在冠状面上的3个弯曲。⑥肛门疼痛和已经发生肠出血者应遵医嘱给予镇痛、止血药物对症治疗。

3. 腹泻

(1)原因:①患者因担心、焦虑、恐惧等不良心理,精神高度紧张,插管时致使肠道痉挛。②灌肠对肠道黏膜的机械性刺激。③灌肠后患者不耐受灌肠液的药物性刺激。

(2)临床表现:腹痛、肠痉挛、疲乏或恶心、呕吐、大便次数增多,且粪便稀薄或呈液体状。

(3)预防及处理:①灌肠前全面观察患者的身心状况,有无禁忌证。耐心解释保留灌肠的目的、意义,解除其心理负担。②保留灌肠前嘱患者排便,以减轻腹压,便于灌肠液的保留和吸收。③已发生腹泻者,应卧床休息,腹部以保暖。不能自理者及时给予便盆。保持皮肤的完整性,特别是婴幼儿、老人、身体衰弱者,每次便后软纸轻擦肛门,温水清洗,并在肛门周围涂油膏保护局部皮肤。腹泻严重者,给予止泻剂或静脉输液。

【案例思考】

患者王某某,女,60岁,主诉:间断脓血便5年余,加重2 d。诊断:溃疡性结肠炎。5年前无明显诱因出现脓血便,4~5次/d,伴里急后重感、腹痛,2 d前无明显诱因上述症状加重,查体:T 36.8 ℃,P 98次/min,R 22次/min,BP 136/82 mmHg,腹部平软、压痛,无反跳痛,肝脾肋下未触及,双肾无叩击痛,医嘱:实施保留灌肠,局部用药。

请思考:①保留灌肠前,应将患者摆放为何种体位?②灌肠插管时,应注意什么?③当患者出现脉速、面色苍白、出冷汗剧烈腹痛时,应如何处理?

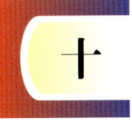

十 大量不保留灌肠技术

【操作目的】

1. 解除肠胀气,减轻腹胀、解除便秘。
2. 清洁肠道,为肠道手术、检查或分娩做准备。
3. 减轻中毒,稀释并清除肠道内的有害物质,减轻中毒。
4. 降低温度,灌入低温液体,为高热患者降温。

【相关理论】

1. 大量不保留灌肠是通过导管从患者的肛门过直肠插到结肠,然后将液体灌注到体内。
2. 适应证:手术、分娩以及检查等患者;高热患者。
3. 禁忌证:妊娠、急腹症、消化道出血、严重心脏病等患者;直肠、结肠和肛门等手术后及大便失禁的患者。

【用物准备】

治疗盘,无菌治疗巾,注洗器或一次性灌肠器1套,14~16号肛管1根,止血钳,量杯,液体石蜡棉球/润滑剂,温开水/灌肠液,弯盘,便盆,橡胶单/塑料单,水温计,垫巾,卫生纸,清洁手套,屏风,速干手消毒剂,PDA,生活垃圾桶,医疗废物桶。

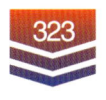

【操作流程】

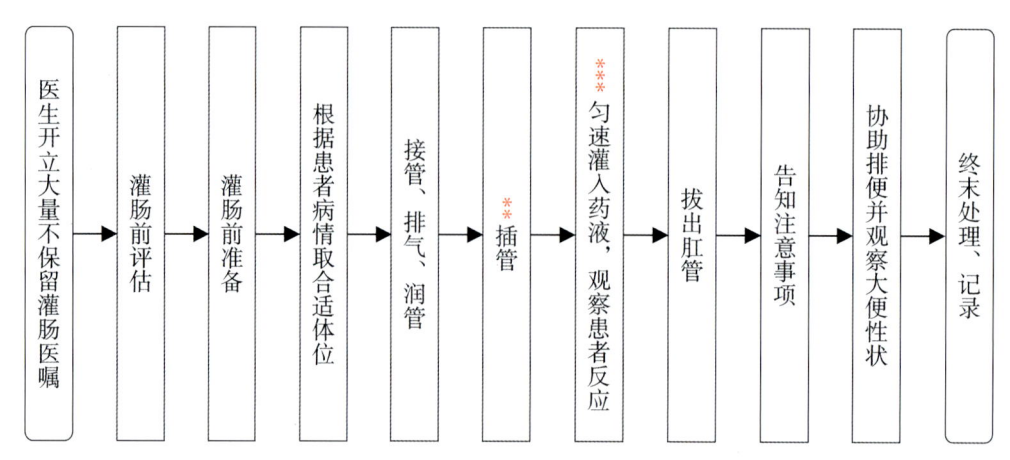

医生开立大量不保留灌肠医嘱 → 灌肠前评估 → 灌肠前准备 → 根据患者病情取合适体位 → 接管、排气、润管 → **插管 → ***匀速灌入药液，观察患者反应 → 拔出肛管 → 告知注意事项 → 协助排便并观察大便性状 → 终末处理、记录

注：*越多代表此步骤关键程度越高。

【操作细则】

项目	操作步骤	步骤解释说明
操作前评估	1. 双人核对大量不保留灌肠医嘱。 2. 床旁正确识别患者身份。 3. 向患者解释操作目的、方法及配合事项。 4. 评估患者意识状态、年龄、一般情况、病史、心理状态及合作程度。 5. 评估患者的排便情况、病变部位及肛周皮肤黏膜情况。 6. 操作环境是否隐蔽，室温是否适宜。	重点评估以下内容。 • 意识状态：□清醒 □意识障碍（格拉斯哥昏迷评分、烦躁、全身麻醉未醒）* • 年龄：□<75岁 □≥75岁* • 一般情况：心理状态：□正常 □障碍*；凝血功能：□正常 □障碍*；排便情况：□正常 □异常*；配合程度：□正常 □不配合* • 病史：□心肺疾病史（冠心病、支气管哮喘、肺栓塞、气胸）* □肛门手术史* □痔疮活动期* □急腹症症状* □肝性脑病史* □妊娠期* 评估项目*越多代表灌肠风险越高，应通知医生。
护士准备	1. 着装整洁，仪表符合要求。 2. 规范洗手，戴口罩。 3. 准备用物，物品摆放合理。 4. 检查物品质量及有效期。 5. 配制灌肠液。	• 七步洗手法。

项目	操作步骤	步骤解释说明
操作过程	1. 携用物至患者床旁,再次识别患者身份。 2. 向患者解释操作目的、方法及注意事项。 3. 关闭门窗,调节室温,以屏风遮挡患者,嘱其排空小便。 4. 协助患者褪裤子至膝部以下,协助患者取左侧屈膝卧位。 5. 暴露臀部,移近床沿,铺橡胶单/塑料单、垫巾,臀旁放弯盘。 6. 卫生手消毒:用将配置好的灌肠液倒入灌肠袋中,测量温度。 7. 将灌肠袋挂于输液架上,液面高于肛门40~60 cm(详见【操作要点】)。 8. 接管、排气、润管:再次洗手,戴手套,连接肛管,排出肛管内空气,用液体石蜡棉球/润滑剂润滑肛管前端(详见【操作要点】)。 9. 一手垫纸巾分开臀裂,暴露肛门,嘱患者深呼吸。 10. 插管:另一手将肛管自肛门轻轻插入直肠7~10 cm(详见【操作要点】)。 11. 灌液:固定肛管,松开调节器,将灌肠液缓慢注入。 12. 观察液面下降的速度和患者的反应。 13. 拔管:灌肠液即将流尽时关闭调节器,用纸巾包裹肛管,反折肛管轻轻拔出,用止血钳夹闭放入弯盘内,弃于医疗废物桶内。 14. 清理:用卫生纸轻轻按揉肛门处,取下橡胶单及垫巾,脱手套,卫生手消毒,再次核对。 15. 整理床单位,协助患者取舒适卧位。 16. 卫生手消毒。 17. 保留灌肠液:向患者告知注意事项,嘱患者保留灌肠液5~10 min再排便。 18. 协助患者取舒适卧位,开窗通风。 19. 协助排便:对不能下床的患者,给予便盆,将卫生纸、呼叫器放在易取处。扶助能下床的患者如厕排便。	• 采用3种方式进行患者身份识别(反问式、床头卡、腕带),使用PDA扫描患者腕带二维码。 • 常用0.1%~0.2%的肥皂液,生理盐水。 • 溶液温度一般为39~41 ℃,降温时用28~32 ℃,中暑时用4 ℃。 • 肝昏迷患者禁用肥皂水灌肠,充血性心力衰竭和水钠潴留患者禁用生理盐水灌肠。 • 伤寒患者灌肠时灌肠袋液面不得高于肛门30 cm,液体量不得超过500 mL。 • 防止气体进入直肠。 • 小儿插管深度为4~7 cm。 • 灌肠时动作应轻柔,观察患者病情变化,如有腹胀或便意时,嘱患者做深呼吸,减轻不适。 • 如发现脉速、面色苍白、出冷汗、剧烈腹痛、心悸气急,应立即停止灌肠及时与医生联系,采取急救措施。 • 降温灌肠时液体要保留30 min,排便后30 min,测量体温并记录。

项目	操作步骤	步骤解释说明
整理用物	1. 整理物品,医疗废物分类处置。 2. 规范洗手。 3. 记录护理单。	• 整理治疗车,先上层再下层。 • 七步洗手法。

【操作要点】

方法	图示	说明
灌肠液悬挂于输液架	40~60 cm	①保持一定的灌注压力,灌肠液面高于肛门40~60 cm。②灌肠袋过高,压力过大,液体流入速度过快,不易保留,易造成肠道损伤。③手持肛管插入直肠7~10 cm。
液体石蜡润滑肛管前端		润滑长度为肛管头端插入肛门的长度7~10 cm,以免损伤肠管黏膜。

注:灌肠液面高于肛门的距离为40~60 cm;肛管尖端距离肛门的长度为7~10 cm。

【护理记录】

1. 记录灌肠的时间,灌肠液的量、种类,灌肠时患者的反应、排便次数及大便性状。
2. 记录灌肠后患者的反应。
3. 在体温单大便栏处记录灌肠结果,如灌肠后排便一次记为1/E,灌肠后无大便记为0/E。

【并发症】

1. 肠壁穿孔　见"保留灌肠技术"并发症。
2. 肠黏膜损伤　见"保留灌肠技术"并发症。
3. 肛周皮肤损伤

(1)原因:长期卧床患者灌肠后排便次数增多,或排便器摩擦致肛周皮肤出现损伤。

(2)临床表现:肛周皮肤破溃、红肿、浸渍。

(3)预防及处理:①便后及时清理肛周皮肤,保持肛周局部清洁、干燥。②使用便盆时,应协助患者抬高臀部,不可摩擦、牵拉。③皮肤破溃时可应用红外线照射治疗,皮肤破溃处可给予局部换药处理。

4. 虚脱

(1)原因:①年老体弱、全身状况差、患有严重心肺疾病患者。②灌肠液温度过低,致使肠道痉挛。③灌肠次数过多,灌肠速度过快。

(2)临床表现:患者突然感觉恶心、头晕、面色苍白、全身出冷汗,严重者可出现晕厥。

(3)预防及处理:①灌肠液温度应适宜,39~41 ℃,不可过高或过低。②灌肠速度应根据患者的身体状况、耐受力调节合适的速度。③一旦发生虚脱,应立即协助患者平卧休息,严密观察病情变化。

【案例思考】

患者张某某,女,50岁,主诉:间断腹痛20 d。初步诊断:腹痛待查。查体:T 36.4 ℃,P 72 次/min,R 15 次/min,BP 113/76 mmHg,腹部平软、压痛,无反跳痛,无包块,无腹壁静脉曲张。腹部平片示"肠腔胀气",为明确诊断行"肠镜检查",口服清肠药后效果不佳。医嘱:立即实施大量不保留灌肠。

请思考:①大量不保留灌肠前,应将患者摆放为何种体位?②大量不保留灌肠插管时,应注意什么?③当患者出现脉速、面色苍白、出冷汗剧烈腹痛时,应如何处理?

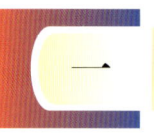

泌尿系统

一、导尿术

【操作目的】

1. 为尿潴留患者引流出尿液，以减轻痛苦。
2. 协助临床诊断，如留取未受污染的尿标本进行尿液检查（尿常规）；细菌培养；测量膀胱容量、压力及检查残余尿液；进行尿道或膀胱造影等。
3. 为膀胱肿瘤患者行膀胱灌注治疗。

【相关理论】

1. 导尿术是在严格无菌操作下，用导尿管经尿道插入膀胱引流尿液的方法。
2. 临床常用导尿管由硅胶或乳胶制成；型号多为 6~30 号（仅偶数），分为单腔/双腔/三腔；导尿管依据说明书和患者病情及时更换，通常为 1~4 周。
3. 适应证：急、慢性尿潴留或膀胱颈口梗阻的患者；难治性尿失禁；需要精确监测尿量；需要长时间卧床固定的患者；外科手术时的围手术期使用。
4. 禁忌证：怀疑尿道外伤的患者行导尿时应谨慎操作，不宜反复尝试。

【用物准备】

一次性无菌导尿包（无菌治疗巾，弯盘，无菌手套，纱布，20 mL 注射器），尿管固定贴，尿管标识，浴巾，便盆及便盆巾，屏风，速干手消毒剂，生活垃圾桶，医疗废物桶。

【操作流程】

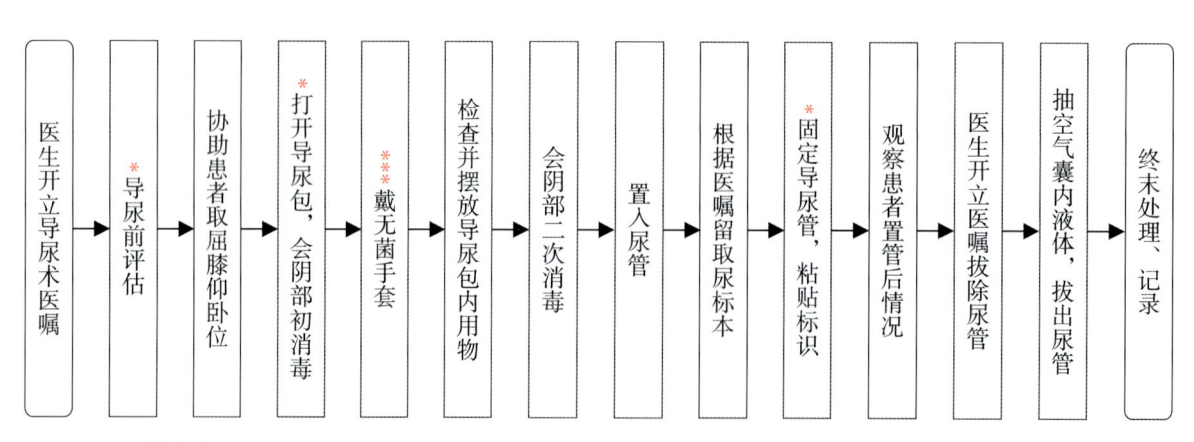

医生开立导尿术医嘱 → *导尿前评估 → 协助患者取屈膝仰卧位 → *打开导尿包，会阴部初消毒 → ***戴无菌手套 → 检查并摆放导尿包内用物 → 会阴部二次消毒 → 置入尿管 → 根据医嘱留取尿标本 → *固定导尿管，粘贴标识 → 观察患者置管后情况 → 医生开立医嘱拔除尿管 → 抽空气囊内液体，拔出尿管 → 终末处理、记录

注：*越多代表此步骤关键程度越高。

【操作细则】

1. 导尿术

项目	操作步骤	步骤解释说明
操作前评估	1. 双人核对导尿术医嘱。 2. 床旁正确识别患者身份。 3. 向患者解释操作目的、方法。 4. 评估患者病情、意识、膀胱充盈度、会阴部皮肤黏膜状况，了解男性患者有无前列腺疾病等引起尿路梗阻的情况。 5. 评估患者自理能力、合作程度及耐受力。	重点评估以下内容。 ● 性别：□男* □女 ● 禁忌证：□有 □无 ● 意识状态：□清醒 □意识障碍* ● 自理能力：□不能自理* □部分自理 □基本自理 ● 会阴皮肤黏膜状况。男性患者：□正常 □腹股沟潮湿、潮红* □尿道口分泌物* □阴囊水肿、湿疹*；女性患者：□正常 □外阴潮红、瘙痒、湿疹* □尿道口/阴道口分泌物、黏膜破损* ● 膀胱充盈触诊：□叩诊呈鼓音，无憋胀感 □叩诊呈浊音，膀胱膨隆，有憋胀感* ● 既往史。男性患者 □前列腺疾病* □尿道手术史*，女性患者 □子宫脱垂* 评估项目*越多代表置管风险越高。
护士准备	1. 着装整洁，仪表符合要求。 2. 规范洗手，戴口罩。 3. 准备用物，物品摆放合理。 4. 检查物品质量及有效期。	● 七步洗手法。
操作过程	1. 携用物至患者床旁处，再次识别患者身份。 2. 向患者解释，取得配合。 3. 护士站于患者右侧，将便盆放于床尾同侧床旁椅上，揭开便盆巾，松开床尾盖被。 4. 协助患者脱去对侧裤腿，盖在近侧腿部，并盖上浴巾，对侧腿用盖被遮盖。 5. 协助患者取屈膝仰卧位，两腿外展，暴露外阴，将一次性治疗巾垫于患者臀下。 6. 卫生手消毒。 7. 根据男、女患者尿道的解剖特点进行消毒、导尿 △女性患者导尿术 （1）初次消毒：打开一次性无菌导尿包，取出初步消毒包，进行初步消毒。将碘伏棉球倒入小弯盘内，左手戴手套，右手用镊子夹取棉球擦洗阴阜→对侧大阴唇→近侧大阴唇，左手拇示指分开大阴唇，擦洗对侧小阴唇→近侧小阴唇→尿道口→肛门。 （2）脱去手套，放入弯盘内移至护理车下层。	● 采用3种方式进行患者身份识别（反问式、床头卡、腕带），使用PDA扫描患者腕带二维码。 ● 打开外包装时注意无菌原则。初次消毒原则为自上而下、由外向内，每个棉球限用1次。

项目	操作步骤	步骤解释说明
操作过程	(3)卫生手消毒,无菌技术打开导尿包包布,置于患者两腿之间。 (4)戴无菌手套,铺洞巾,使洞巾和导尿包包布形成一连续的无菌区。 (5)按操作顺序排列用物,检查导尿管型号是否合适,气囊是否完好,使用专用润滑液润滑导尿管。 (6)再次消毒:打开碘伏棉球,左手垫纱布用拇指、示指分开并固定小阴唇,右手用镊子夹取棉球分别消毒尿道口→对侧小阴唇→近侧小阴唇→尿道口,移除消毒弯盘,左手持续固定小阴唇。 (7)置管:右手将无菌弯盘移至孔巾口旁,用血管钳持已润滑的导尿管对准尿道口轻轻插入至尿液流出,再插入5～7 cm(约至导尿管长度的50%),松开左手,固定导尿管,将尿液引流入弯盘内或留取中段尿液于尿标本试管内(详见【操作要点】1)。 (8)如需留置尿管,确保气囊进入膀胱,松开固定小阴唇的手,下移固定导尿管,见尿液引流入集尿袋内,向气囊注入等量的无菌溶液(通常为10～15 mL),轻拉导尿管有阻力感,即证实导尿管已固定于膀胱内。 △男性患者导尿术 (1)初次消毒:打开一次性无菌导尿包,取出初步消毒包,进行初步消毒:将碘伏棉球倒入小弯盘内,左手戴手套,右手持镊子夹取碘伏棉球初步消毒,依次为阴阜→阴茎→阴囊→尿道口,在擦洗尿道口时用纱布包裹阴茎将包皮向后推拉,向外向后旋转擦拭尿道口、龟头及冠状沟数次。 (2)脱去手套,放入弯盘内移至护理车下层。 (3)手卫生消毒后,无菌技术打开导尿包包布,置于患者两腿之间。 (4)戴无菌手套,铺洞巾,使洞巾和导尿包包布形成一连续无菌区。 (5)按操作顺序排列用物,检查导尿管型号是否合适,气囊是否完好,使用专用润滑液润滑导尿管。	●嘱患者勿移动肢体,保持原有的体位,避免无菌区域被污染。 ●润滑尿管,可减轻尿管对黏膜的刺激和插管时的阻力。 ●消毒原则是自上而下,由内向外再向内,依次消毒,消毒尿道口时停留片刻,使消毒液充分与尿道口黏膜接触,达到消毒的目的,一个棉球限用1次。 ●插管时动作要轻柔,避免损伤尿道黏膜。 ●如导尿管滑出而疑有污染,不能再向内插,防止泌尿系统发生感染。 ●老年女性尿道口回缩,插管时应仔细观察、辨认。如导尿管误入阴道,应更换无菌导尿管重新插入。 ●气囊内注水量可根据导尿管上注明的气囊容积。 ●如留置导尿管,在检查导尿管型号后,将导尿管末端与集尿袋连接。 ●每个棉球限用1次;消毒阴茎时,自阴茎根部向尿道口擦拭;包皮和冠状沟易藏污垢,应注意擦拭干净。 ●嘱患者勿移动肢体,保持原有的体位,避免无菌区域被污染。

项目	操作步骤	步骤解释说明
操作过程	（6）再次消毒：打开碘伏棉球，左手用纱布包住阴茎将包皮向后推，暴露尿道口，用碘伏棉球再次消毒尿道口→龟头→冠状沟，移除消毒弯盘。 （7）置管：左手持续固定阴茎并提起，使之与腹壁呈60°，嘱患者张口缓慢深呼吸，用血管钳夹持润滑的导尿管对准尿道口轻轻插入尿道，直至导尿管Y形处。松开左手，固定导尿管，将尿液引流入弯盘内或留取中段尿液于尿标本试管内（详见【操作要点】1）。 （8）如需留置尿管，先将导尿管尾端与集尿袋连接，导尿管对准尿道口轻轻插入至导尿管"Y"形处，见尿液引流入集尿袋内，连接注射器向气囊注入等量的无菌溶液（通常为10～15 mL），轻拉导尿管有阻力感，即证实导尿管已固定于膀胱内。 8.固定导尿管，粘贴管道标识（详见【操作要点】2）。 9.撤下洞巾，擦净外阴，男性患者将包皮退回原处，脱去手套置于弯盘内，卫生手消毒。 10.协助患者舒适卧位，整理床单位。 11.观察患者置管后情况，告知其注意事项。	● 阴茎上提，使耻骨前弯消失，以减轻对尿道黏膜的刺激和插管时的阻力，便于插入。 ● 男性尿道较长，且有3个狭窄，插管时略有阻力，因此当插管过程中受阻时，应稍停片刻，嘱患者深呼吸，使尿道括约肌松弛，再缓缓插入导尿管，切忌用力过快、过猛而损伤尿道黏膜。 ● 气囊内注水量可根据导尿管上注明的气囊容积。 ● 如留置导尿管，在检查导尿管型号后，将导尿管末端与集尿袋连接。 ● 标识粘贴于导尿管Y形处，注明置管日期、时间、失效日期、气囊注入容积。 ● 引流袋位置低于膀胱，保持系统密闭性。 ● 观察患者尿液颜色、性状、量，导尿管有无阻塞、膀胱痉挛等情况。 ● 对于膀胱高度膨胀且极度虚弱的患者，第一次（推荐首次放尿量300～500 mL）放尿不得超过1 000 mL，大量放尿使腹腔内压急剧下降，血液大量滞留在腹腔内，导致血压下降而虚脱；膀胱内压突然降低，还可导致膀胱黏膜急剧充血，发生血尿。
整理用物	1.整理物品，医疗废物分类处置。 2.规范洗手。 3.记录护理单。	● 整理治疗车，先上层再下层。 ● 七步洗手法。 ● 记录导尿情况及尿量、颜色、性质，导尿过程异常情况处理及效果。

2. 导尿管拔除技术

项目	操作步骤	步骤解释说明
操作过程	1.双人核对拔除导尿管医嘱。 2.床旁正确识别患者身份，使用PDA扫描患者腕带二维码。 3.向患者解释拔管的原因、方法及配合事项。 4.放空集尿袋中尿液，关闭集尿袋夹子，查看尿管标识上的气囊注水量，快速手消毒。	● 评估患者留置尿管的必要性，尽早拔除导尿管。

项目	操作步骤	步骤解释说明
操作过程	5. 患者取仰卧位,弯盘放置于两腿之间,暴露尿道口。 6. 戴手套,用注射器抽空导尿管气囊中的液体,嘱患者放松,轻柔缓慢拔出导尿管,与集尿袋一起放入医疗废物桶内。 7. 用纱布清洁外阴,脱手套。 8. 卫生手消毒,协助患者穿裤,安置其于舒适体位。 9. 整理床单位,告知注意事项。 10. 观察患者拔管后情况,告知其注意事项。	• 注意保护患者隐私。 • 对比尿管标识上的气囊注水量。 • 患者拔除导尿管后自行排尿情况及伴随症状。
整理用物	1. 整理物品,医疗废物分类处置。 2. 规范洗手。 3. 记录护理单。	• 整理治疗车,先上层再下层。 • 七步洗手法。

【操作要点】

1. 导尿管置入方法

方法	图示	说明
女性患者		①左手持续固定小阴唇,右手将无菌弯盘移至孔巾口旁,嘱患者张口呼吸。②用血管钳持已润滑的导尿管对准尿道口轻轻插入至尿液流出,再插入 5~7 cm(约至导尿管长度的 50%)。
男性患者		①左手持续固定阴茎并提起,使之与腹壁呈 60°,嘱患者张口呼吸。②用血管钳夹持润滑的导尿管对准尿道口轻轻插入至导尿管 Y 形处,松开左手,固定导尿管。

2.导尿管固定方法

方法	图示	说明
高举平台法		①3M胶布法:3M胶布剪成7 cm×5 cm大小,将长和宽分别折成3等份,剪去第1行和第3行中间的长方形,即制成工字贴。②在患者大腿内侧上1/3处将工字贴呈Ω形包裹尿管,形成高举平台,其余部分平铺于大腿内侧上。
导尿管固定贴法		①固定前擦净大腿内侧。②胶布平铺于大腿内侧或者下腹部,固定导尿管气囊端侧。
改良纱布系带固定法		取5 cm×4 cm的3M胶布(胶布背后5个小格即长5 cm),在胶布两侧各剪一个小口,将长约10 cm的寸带纱布穿过胶布小孔处,即制成尿管固定胶布。

【护理记录】

1.置入尿管的日期和时间,置管过程中患者的反应及导尿量等情况。

2.尿管拔除的日期和时间,拔管过程中患者的反应及拔管后首次排尿情况。

【并发症】

1.尿管相关性尿路感染

(1)原因:①未认真执行手卫生。②无菌区域或导尿管被污染。③操作前会阴部未清洁。④留置尿管引流系统的密闭性破坏。⑤留置尿管时间过长。⑥未做好留置尿管期间的护理。

(2)临床表现:发热、下腹部触痛、肾区叩击痛且无其他明确病因的乏力、嗜睡、急性血尿。

(3)预防:①确保尿道口消毒彻底,正确无菌进行尿管置入。②正确放置密闭式引流袋,保持操作前后手卫生。③不建议使用抗生素治疗无症状菌尿,不推荐常规使用抗生素预防导尿管相关性尿路感染。④长期留置导尿管的患者,应每日常规清洁,保持会阴部清洁、干燥。如果病情允许,增加液体摄入量,保持尿液在 2 000 mL 以上。

(4)处理

1)应在导尿管相关性尿路感染症状出现时开始使用抗生素,如患者出现尿脓毒症或危及生命的感染征兆,应立即给予敏感抗生素治疗。

2)建议在治疗前留取尿液和(或)血液样本进行培养。如症状局限于下尿路,建议持续治疗 7 d;对于有发热、菌血症、器官损害或脓毒症的患者,建议持续治疗 14 d。尚无证据证明镀银或抗生素涂层导尿管有利于降低长期留置导尿管病人的尿路感染发生率。

3)尿路感染治疗时如导尿管留置时间>7 d,可考虑拔除或更换导管,但不应延误抗生素治疗。

2. 导尿管堵塞

(1)原因:①膀胱黏膜嵌入导管孔隙使其闭塞。②可能与管腔内壁生物膜形成和(或)尿垢堆积有关,造成这种情况的因素包括尿量较少以及细菌定植等。

(2)临床表现:导尿管中无尿液排出,可出现膀胱憋胀感、疼痛、高热等,严重时可引发尿路逆行感染,发生肾积水等。

(3)预防及处理:①每天适量饮水,预防结石发生,保持尿液在 2 000 mL。②定期排空集尿袋,避免管路打折受压,保持导尿管通畅。③出现导尿管堵塞,可根据患者病情特征,采用膀胱冲洗。目前膀胱冲洗方案为使用 60 mL 注射器反复冲洗膀胱,清除膀胱内血块、沉渣结石。临床常用冲洗液为生理盐水,冲洗过程应注意无菌原则,并对冲洗液液量进行记录。④适当检查以排除膀胱结石,防止导尿管阻塞的发生。⑤定期更换导尿管,导尿管留置时间长短对菌尿和结痂有显著影响,故需定期更换以降低导尿管堵塞风险。依据导尿管说明书和患者病情及时更换,通常为 1~4 周。

3. 膀胱痉挛

(1)原因:导尿管堵塞,逼尿肌收缩。

(2)临床表现:患者出现尿淋漓、暂时性闭尿和尿性腹痛等。

(3)预防及处理:①给予高纤维饮食、良好的液体摄入及肠道护理,避免便秘。②抗胆碱能药物可以减少导尿管相关性疼痛。③对于保守治疗或药物治疗无效的重症患者,膀胱内肉毒杆菌毒素可以帮助缓解逼尿肌过度活动。④病情允许应尽早拔除导尿管。

【案例思考】

患者王某,男,80 岁,退休,以"进行性排尿困难 3 年,停止排尿 10 h"在急诊就诊。患者意识清楚,焦躁不安,T 36.3 ℃,P 120 次/min,R 30 次/min,BP 170/88 mmHg。下腹部可触及半球形膨隆,胀痛明显。诊断为:急性尿潴留。医嘱要求导尿。

请思考:①导尿管置入前,应将患者摆放为何种体位?需要进行哪些评估?②尿管置入成功后,该患者的首次放尿量是多少?为什么?③患者如需留置尿管,应如何进行健康宣教?④如何预防导尿管相关性尿路感染?

二 腹膜透析换液技术

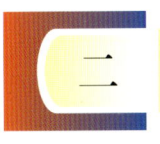

【操作目的】

清除体内代谢废物和多余的水分,维持体内水、电解质和酸碱平衡。

【相关理论】

1. 将一定量的腹膜透析液灌入腹腔内,停留一段时间后,又部分或全部引流出腹腔的过程,称为一个腹膜透析周期。

2. 每个腹膜透析周期包括入液(流入)期、停留弥散(留腹)期和引流(流出)期。

3. 入液期为腹膜透析液经过透析管路系统进入腹腔的时间,一般 1~2 L 透析液的灌入时间仅需 5~10 min。停留弥散期是腹膜透析液在腹腔内停留的时期。引流期指透析液经过透析导管从腹腔内引流出来的时间,一般 1~2 L 透析液引流完毕需 10~15 min。如灌入或引流时间延长,应检查管路是否通畅,透析导管是否移位及有无其他障碍。

4. 目前常规使用的腹膜透析模式主要有持续非卧床腹膜透析、间歇性腹膜透析、夜间间歇性腹膜透析、持续循环腹膜透析和潮式腹膜透析等。由自动循环式腹膜透析机操作时,又称为自动腹膜透析。

5. 适应证:①多种原因导致的慢性肾衰竭。②急性肾衰竭或急性肾损伤。③中毒性疾病。④其他,如充血性心力衰竭、急性胰腺炎、肝性脑病、高胆红素血症等疾病的辅助治疗;经腹腔给药和营养支持。

6. 禁忌证

(1)绝对禁忌证:①慢性持续性或反复发作性腹腔感染或腹腔内肿瘤广泛腹膜转移导致患者腹膜减弱或丧失,溶质的转运效能降低。②严重的皮肤病、腹壁广泛感染或腹部大面积烧伤患者无合适部位置入腹膜透析导管。③难以纠正的机械性问题,如外科难以修补的疝、脐突出、腹裂、膀胱外翻等会影响腹膜透析有效性或增加感染的风险。④严重腹膜缺损。⑤精神障碍又无合适助手的患者。

(2)相对禁忌证:①腹腔内有新鲜异物如腹腔内血管假体术,右室-腹腔短路术后 4 个月内。②腹部大手术 3 d 内因腹部留置引流管,若进行腹膜透析会增加感染的概率,需在手术后 3 d 或以上才能进行腹膜透析治疗。③腹腔有局限性炎性病灶。④炎症性或缺血性肠病或反复发作的憩室炎如行腹膜透析治疗,发生感染的危险性增大。⑤肠梗阻因腹胀致腹腔容积缩小,腹膜透析置管困难,易出现手术相关并发症和透析液引流不畅。⑥严重的全身性血管病变多发性血管炎、严重的动脉硬化、硬皮病等患者由于弥漫性的血管病变导致腹膜滤过功能下降。⑦严重的椎间盘疾病腹内压增高可加重病情。⑧晚期妊娠、腹内巨大肿瘤及巨大多囊肾者晚期妊娠、腹内巨大肿瘤及巨大多囊肾患者腹腔容量明显缩小,透析效果欠佳;但如果腹腔有足够交换空间和有效腹膜面积仍可选择腹膜透析。⑨慢性阻塞性肺气肿腹膜透析使膈肌抬高影响肺通气,加重患者呼吸困难,且易并发肺部感染。⑩高分解代谢小分子代谢产物的生成加速,使常规腹膜透析不能充分清除。连续循环腹膜透析(CCPD)等,也可有效治疗高分解代谢患者。⑪硬化性腹膜炎。⑫极度肥胖尤其是肥胖伴身材矮小的患者常存在置管和透析充分性的问题。⑬严重营养不良常存在手术切口愈合和长期蛋白丢失的问题。⑭其他不能耐受腹膜透析、不合作或精神障碍。

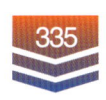

【用物准备】

已预热至37 ℃的腹膜透析液,碘液微型盖(碘伏帽)2个,蓝夹子2个,输液架,腹透日记本、笔,透析液,洗手液,干手纸,速干手消毒剂,盆,剪刀,废液桶,生活垃圾桶,医疗废物桶。

【操作流程】

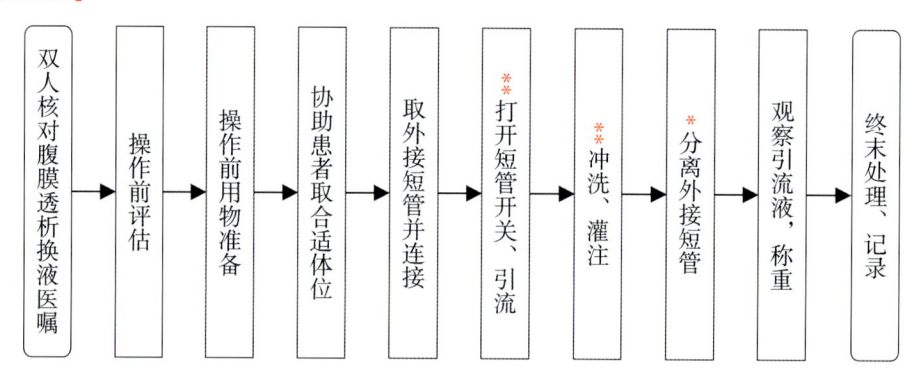

双人核对腹膜透析换液医嘱 → 操作前评估 → 操作前用物准备 → 协助患者取合适体位 → 取外接短管并连接 → **打开短管开关、引流 → **冲洗、灌注 → *分离外接短管 → 观察引流液,称重 → 终末处理、记录

注：*越多代表此步骤关键程度越高。

【操作细则】

项目	操作步骤	步骤解释说明
操作前评估	1. 双人核对腹膜透析换液医嘱。 2. 床旁正确识别患者身份。 3. 向患者及家属解释操作目的、方法及配合事项。 4. 评估腹膜透析导管出口处敷料是否干净整洁,导管固定情况,钛接头连接是否紧密,外接短管是否完整。 5. 评估操作环境、室内紫外线消毒情况。 6. 告知患者需准备事项。	● 若敷料有渗液、潮湿、脱落等,需换液操作后进行出口处换药。 ● 环境需清洁,紫外线灯管消毒每次>30 min,每天2次。 ● 患者配戴口罩,规范洗手。
护士准备	1. 衣帽整齐,规范洗手,戴口罩。 2. 用物准备,检查质量。 3. 遵医嘱选择腹透液,检查腹透液有效期、外包装有无破损,腹透液浓度、剂量、名称、有无渗漏;腹透液称重。 4. 需要时遵医嘱加药。	● 恒温箱加热至37 ℃,只能用干加热法,不能在水里加热,加热时勿撕开或去除外包装袋。 ● 严格无菌操作加药。
操作过程	1. 携用物至患者床旁,识别患者身份。 2. 向患者解释,取得配合。 3. 协助患者取舒适体位,关闭门窗。 4. 卫生手消毒。 5. 取出患者腹部短管,确保处于关闭状态。 6. 去除腹透液外包装袋,将腹透液悬挂在输液架上,检查液体是否澄清,出口塞、管路、接口拉环和透析液引流袋是否完整。 7. 展开引流袋及管路,把引流袋放入盆中。	● 采用3种方式进行患者身份识别(反问式、床头卡、腕带),使用PDA扫描患者腕带二维码。

项目	操作步骤	步骤解释说明
操作过程	8.连接(五步接管法)(详见【操作要点】1) (1)一"抓":左手拇指与示指抓住短管,管口略向下倾斜,手放平,固定不动。 (2)二"夹":将双联系统接口处夹在中指与环指之间,双联系统管道置于短管下方(详见【操作要点】2)。 (3)三"拉":将示指伸入接口拉环,由内向外拉开,注意不要用手指去抠,拉环勿丢弃。 (4)四"拧":将短管上的碘伏帽拧开弃去。 (5)五"接":要点是"绕"字。右手从左手下方绕过抓住双联系统管道接口,再绕回,将双联系统与短管连接起来,旋拧双联系统接口至与短管完全密合。 9.引流 (1)用蓝夹子夹闭腹透液入液管,打开短管开关,将腹腔内液体引流至废液袋中;观察引流是否通畅,引流时间,引流液的颜色、性质(详见【操作要点】3)。 (2)引流结束,关闭短管开关。 10.冲洗:折断出口塞,打开入液管蓝夹子,排尽空气,需5 s,夹闭出液管。 11.灌入 (1)打开腹透短管开关,向腹腔内灌入腹透液。 (2)灌注完毕,关闭短管开关,夹闭入液管蓝夹子,根据医嘱告知患者腹透液的保留时间。 12.分离 (1)打开碘伏帽,分离腹透短管和腹透液双联系统,将碘伏帽在短管处拧紧。 (2)将拉环套在引流液的双联系统上,并取下蓝夹子。 (3)将短管放入腰带,妥善固定(详见【操作要点】3)。 13.卫生手消毒,协助患者取舒适的体位,整理床单位。 14.向患者及家属进行健康教育:无菌操作、引流液观察、意外情况处理。 15.称重并记录:腹透引流液称重。	• 把拉环放在顺手的地方,避免跨越无菌区。 • 接管过程中,抓住短管的手不动,接管旋钮时由另一只手向上旋拧,以免掉管。 • 一般整袋引流时间为10～20 min。如连续几次换液时间延长,应通知医生。 • 短管开关一定要关闭,防止排气时气体进入腹腔。 • 灌入时间一般10 min左右。 • 撕开碘伏帽的外包装,检查碘伏帽是否浸润碘液。若没有碘液浸润,需先拧上无碘液的碘伏帽,再重新更换新的碘伏帽。 • 将"双联系统"入液管路及出液管路系紧,防止称重时液体流出。 • 告知患者及家属操作中无菌要求,引流液观察,意外情况处理及正确填写腹透日记本。
整理用物	1.处理腹透引流液。 2.整理物品,医疗废物分类处置。 3.规范洗手。 4.记录腹膜透析护理记录单。	• 剪破腹透废液袋,将腹透引流液倒进废液池中,避免溅洒。若患者有肝炎等传染性疾病,废液先用500 mg/L朗索片浸泡30 min再处理。 • 整理治疗车,先上层再下层。 • 七步洗手法。

【操作要点】

1. 准确掌握五步接管法

手法	图示	说明
一"抓"		左手拇指与示指抓住短管,管口略向下倾斜,手放平,固定不动。
二"夹"		将双联系统接口处夹在中指与环指之间,双联系统管道置于短管下方。
三"拉"		将示指伸入接口拉环内向外拉开,注意不要用手指去抠,拉环勿丢弃。
四"拧"		将短管上的碘伏帽拧开并弃去。
五"接"		①要点是"绕"字。②右手从左手下方绕过抓住双联系统管道接口,再绕回将双联系统与短管连接起来。③旋拧双联系统接口至与短管完全密合。

2. 注意无菌操作

无菌区域	图示	说明
双联系统管道接口		若碰到双联系统接口,立即停止透析,更换新的腹透液。
外接短管深蓝色接头		①外接短管深蓝色接头一旦污染,立即停止透析,重新更换新的碘伏帽。②更换外接短管。③留取腹透液标本送检,必要时给予预防应用抗生素。
碘伏帽内部		污染碘伏帽内部,更换新的碘伏帽。

3. 妥善固定导管及腹透液颜色观察

方法	图示	说明
高举平台法		将胶带正中360°包绕导管,使导管高于皮肤0.5 cm,将两边的胶带粘贴于两边的皮肤上。

方法	图示	说明
透视窗观察		引流袋光面朝上，下面放一张有字的纸，观察是否能看清下面的文字，有无纤维蛋白或血性引流液等。

【护理记录】

1. 腹透液浓度、灌入量、引流量、超滤量、留腹时间。
2. 引流出腹透液的颜色、性质，出入液是否顺利，患者有无不适。

【并发症】

1. 腹膜炎

（1）原因：未戴口罩、未规范洗手；操作环境不清洁；换液操作中污染腹透短管管口、腹透双联系统接口、碘伏帽等；腹透液、碘伏帽等用物有质量问题未检查出；饮食不洁、肠道感染、腹泻；导管出口处感染、隧道感染；便秘；营养不良。

（2）临床表现：腹透引流液浑浊，腹痛，发热。

（3）预防：①严格检查腹透液、碘伏帽等用物，腹透液使用前要认真检查有效期，药液是否变色、沉淀及其澄清度，腹透液袋有无渗漏现象。②腹透液加药时严格执行无菌操作，药液及加药口碘伏棉签各消毒3遍。③严格遵守无菌技术原则，操作前洗手、戴口罩，关好门窗、风扇，避免正对空调风口，操作中不碰管口。④操作环境无花草、宠物，无关人员清场等。⑤注意饮食清洁、卫生，避免便秘、腹泻。⑥侵入性操作时要注意预防性应用抗生素。

（4）处理：①在操作过程中如果腹透短管管口污染，立即停止透析，更换新的碘伏帽，用蓝夹子夹闭腹透导管，更换外接短管。②留取腹透液做常规及培养标本送检。③遵医嘱用抗生素，必要时进行腹腔冲洗。

2. 气腹

（1）原因：腹透液管路内空气未排尽。

（2）临床表现：腹胀、腰背酸痛。

（3）预防：操作前注意检查腹透液管路空气是否排净。

（4）处理：症状明显者，给予腹透液引流放出；严密观察患者的病情变化，及时对症处理。

3. 堵管

（1）原因：血块、纤维蛋白凝块、脂肪球阻塞；大网膜包裹，腹膜粘连；导管受压扭曲。

（2）临床表现：①腹膜透析液流出总量减少、减慢或停止，可伴或不伴腹痛。②腹膜透析导管管腔堵塞，腹膜透析液灌入和流出时均不通畅。侧孔堵塞：腹膜透析液灌入时不受限制，而流出时始终不通畅。③网膜包裹，灌入时速度减慢，同时可伴局部疼痛，疼痛严重程度与包裹程度相关。

（3）预防：①腹透换液操作时引流时间控制在20 min内。②鼓励患者早期下床活动，保持大便通畅。③如出现血性腹水，可在腹膜透析液或腹膜透析导管内加入含肝素盐水，避免阻塞。

（4）处理：①腹透液引流不畅时更换体位。②加压灌注，先灌入1/4~1/2袋腹透液，观察引流情况。③0.9%盐水50~60 mL快速、加压推入腹膜透析导管。④若怀疑纤维蛋白或血块堵塞导管，使用尿激酶封管。如1万~2万U尿激酶加入生理盐水5~10 mL中推入腹膜透析导管中。⑤轻泻药,保持大便通畅并增加肠蠕动。⑥加强活动。⑦内科保守治疗无效者可考虑手术处理。⑧加强活动,告知患者。⑨堵管后,经内科保守治疗无效者进行走路、踮脚尖等运动。需手术处理。

【案例思考】

患者刘某,男,70岁,维持性腹膜透析2年余,腹膜透析方案CAPD:1.5%腹膜透析液×4袋,白天每袋留腹4 h,夜间留腹8~12 h,现需要进行腹膜透析换液操作。

请思考:①腹膜透析换液操作前要评估什么?②五步接管法是哪五步?③腹膜透析换液操作中冲洗的时间是多久?④操作时如果双联系统接口污染,应怎样处理?腹透连接短管污染应怎样处理?

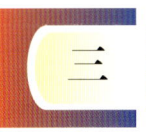

三 膀胱冲洗技术

【操作目的】

1. 对留置尿管的患者,保持尿液引流通畅。
2. 清洁膀胱,清除膀胱内的血凝块、黏液及细菌等,预防感染。
3. 治疗某些膀胱疾病,如膀胱炎、膀胱肿瘤。

【相关理论】

1. 膀胱冲洗是利用三通的导尿管,将无菌溶液灌入到膀胱内,再利用虹吸原理将灌入的液体引流出来的方法。
2. 常用膀胱冲洗液
(1)生理盐水:可减轻及预防炎症,是临床上最常用的膀胱冲洗液。
(2)生理盐水+去甲肾上腺素、6-氨基己酸注射液:可减少出血。
(3)生理盐水+庆大霉素:用于敏感细菌感染控制。
3. 膀胱冲洗的分类
(1)密闭式膀胱冲洗:利用无菌密闭膀胱冲洗装置进行冲洗。
(2)开放式膀胱冲洗:用灌注器抽取无菌生理盐水反复冲洗、抽吸导尿管。
4. 适应证:①经尿道前列腺电切术后的患者。②经尿道膀胱肿瘤电切术后的患者。③因膀胱、前列腺、肾脏、输尿管、尿道疾病致出血严重的患者。④不明原因致泌尿系统器官出血的患者。⑤膀胱内感染的患者。
5. 禁忌证:膀胱破裂或疑似膀胱破裂的患者。

【用物准备】

1. 密闭式膀胱冲洗:一次性膀胱冲洗器,膀胱冲洗液,一次性导尿包,一次性集尿袋,碘伏棉签,一次性治疗巾,无菌手套,一次性床单,导尿管固定贴,管路标识,导管塞,止血钳,速干手消毒剂,生活垃圾桶,医疗废物桶。
2. 开放式膀胱冲洗:一次性使用灌注器,无菌生理盐水,一次性导尿包,一次性集尿袋,碘伏棉签,一次性治疗巾,弯盘,无菌手套,一次性床单,导尿管固定贴,管路标识,导管塞,止血钳,速干手消毒剂,生活垃圾桶,医疗废物桶。

【操作流程】

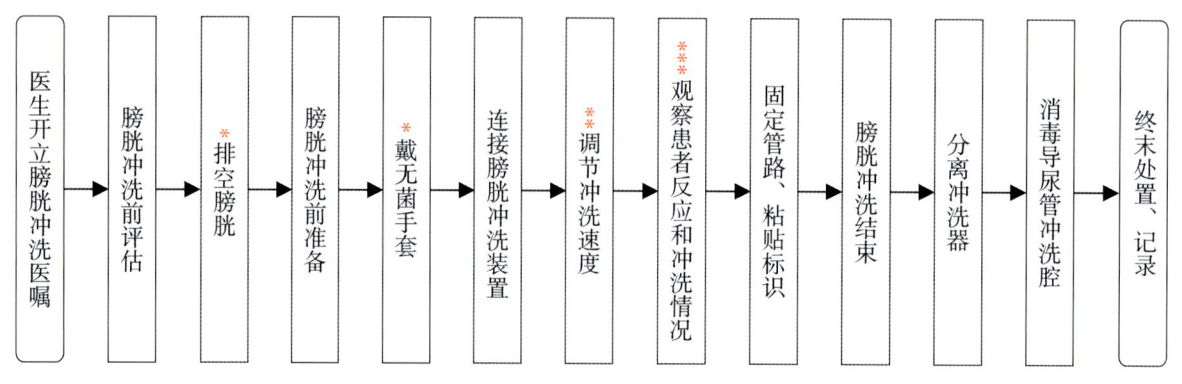

医生开立膀胱冲洗医嘱 → 膀胱冲洗前评估 → *排空膀胱 → 膀胱冲洗前准备 → *戴无菌手套 → 连接膀胱冲洗装置 → **调节冲洗速度 → ***观察患者反应和冲洗情况 → 固定管路、粘贴标识 → 膀胱冲洗结束 → 分离冲洗器 → 消毒导尿管冲洗腔 → 终末处置、记录

注：*越多代表此步骤关键程度越高。

【操作细则】

1. 密闭式膀胱冲洗

（1）膀胱冲洗

项目	操作步骤	步骤解释说明
操作前评估	1. 双人核对膀胱冲洗医嘱。 2. 床旁正确识别患者身份。 3. 向患者解释操作目的、方法及配合事项。 4. 评估患者病情、意识状态、年龄、一般情况、病史、膀胱充盈度、心理状态及合作程度。 5. 评估患者有无留置尿管及管路情况，开放集尿袋，排空膀胱。	重点评估以下内容。 ● 意识：□正常 □意识障碍* ● 尿液颜色及性质：□正常 □鲜红色* □淡红色* □暗红色* □混浊,有絮物* ● 凝血功能：□正常 □障碍* ● 尿液中是否有血凝块：□否 □是* ● 膀胱充盈触诊：□叩诊呈鼓音 □叩诊呈浊音 □膀胱膨隆* ● 膀胱憋胀感：□无 □有* 评估项目*越多代表冲洗风险越高,应通知医生。
护士准备	1. 着装整洁,仪表符合要求。 2. 规范洗手,戴口罩。 3. 准备用物,物品摆放合理。 4. 检查物品质量及有效期。 5. 配制膀胱冲洗液。	● 七步洗手法。 ● 根据患者病情需要,控制冲洗液温度。
导尿、固定	未留置尿管者,置入三腔导尿管并固定,排空膀胱。	● 根据患者病情、年龄选择合适的三腔导尿管,便于冲洗液顺利滴入膀胱。若已留置膀胱造瘘管,需做好管路的维护。

项目	操作步骤	步骤解释说明
操作过程	1. 携用物至患者床旁处,再次识别患者身份。 2. 向患者解释,取得配合。 3. 患者取仰卧位,在患者臀部垫一次性床单,充分暴露导尿管连接处。 4. 卫生手消毒。 5. 连接冲洗液与膀胱冲洗器,将冲洗液倒挂于输液架上,排气后夹闭冲洗器。 6. 卫生手消毒,戴无菌手套。 7. 将冲洗器接头与导尿管冲洗腔连接,集尿袋固定于床旁(详见【操作要点】)。 8. 开放冲洗器,使溶液持续滴入膀胱,调节滴速,当集尿袋2/3满时,倾倒引流液。根据医嘱如此反复冲洗。 9. 撤去治疗巾,脱无菌手套,卫生手消毒。 10. 固定管路,粘贴标识。 11. 协助患者取舒适卧位,整理床单位,告知注意事项。	• 采取查看床头卡、反问式询问、核对腕带(或使用PDA扫码)确认患者身份。 • 膀胱冲洗液液面距床面约为60 cm,以便产生一定的压力,使液体能够顺利滴入膀胱。 • 注入冲洗液的量根据患者的尿液颜色决定,或根据医嘱执行。 • 连接管路时注意无菌原则,确保管路连接正确、紧密。 • 根据引流液颜色调节冲洗速度,色浅则慢,色深则快。滴速一般为60~80滴/min,不宜过快,以免引起患者强烈尿意,迫使冲洗液从导尿管侧溢出尿道外。 • 反复冲洗,以维持药物浓度。在冲洗过程中,询问患者感受,观察患者反应及引流液性状。 • 留置导尿患者给予粘贴尿管标识,标注导尿管置入时间。 • 粘贴膀胱冲洗标识,标注膀胱冲洗液名称、开始膀胱冲洗时间。
整理用物	1. 整理物品,医疗废物分类处置。 2. 规范洗手。 3. 记录护理单。	• 整理治疗车,先上层再下层。 • 七步洗手法。

(2)冲洗后处理

项目	操作步骤	步骤解释说明
操作过程	1. 膀胱冲洗结束。 2. 床旁正确识别患者身份,使用PDA扫描患者腕带二维码。 3. 向患者说明原因、方法及配合事项。 4. 夹闭膀胱冲洗器。 5. 卫生手消毒,戴手套。 6. 从导尿管上取下冲洗器,止血钳夹闭冲洗腔,碘伏棉签消毒导尿管冲洗腔的内壁、外壁后(详见【操作要点】2),用冲洗腔处的封堵帽堵住端口,或插入消毒过的导管塞,或消毒引流管接头和导尿管口并连接。	• 膀胱冲洗会破坏导尿管的密闭性,增加接口污染的机会,从而增加逆行感染的发生率,应严格无菌操作。

项目	操作步骤	步骤解释说明
操作过程	7. 脱手套,卫生手消毒。 8. 协助患者取舒适卧位,整理床单位,告知其注意事项。	
整理用物	1. 整理物品,医疗废物分类处置。 2. 规范洗手。 3. 记录护理单。	• 整理治疗车,先上层再下层。 • 七步洗手法。

2. 开放式膀胱冲洗

项目	操作步骤	步骤解释说明
操作前评估	1. 双人核对膀胱冲洗医嘱。 2. 床旁正确识别患者身份。 3. 向患者解释操作目的、方法及配合事项。 4. 评估患者病情、意识状态、年龄、一般情况、病史、膀胱充盈度、心理状态及合作程度。 5. 评估患者有无留置尿管及管路情况,开放集尿袋,排空膀胱。	重点评估以下内容。 • 意识:□正常 □意识障碍* • 尿液颜色及性质:□正常 □鲜红色* □淡红色* □暗红色* □混浊,有絮状物* • 凝血功能:□正常 □障碍* • 尿液中是否有血凝块:□否 □是* • 膀胱充盈触诊:□叩诊呈鼓音 □叩诊呈浊音,膀胱膨隆* • 膀胱憋胀感:□无 □有*。 评估项目*越多代表风险越高,应通知医生。
护士准备	1. 着装整洁,仪表符合要求。 2. 规范洗手,戴口罩。 3. 准备用物,物品摆放合理。 4. 检查物品质量及有效期。 5. 配制膀胱冲洗液。	• 七步洗手法。 • 灌入溶液温度为38~40 ℃。 • 根据患者病情,遵医嘱控制灌入溶液温度。
导尿、固定	未留置尿管者,置入三腔导尿管并固定。	• 根据患者病情、年龄选择合适的三腔导尿管,便于冲洗液顺利滴入膀胱。若已留置膀胱造瘘管,需做好管路的维护。
操作过程	1. 携用物至患者床旁处,再次识别患者身份。 2. 向患者解释。 3. 患者取仰卧位,在患者臀部垫一次性床单,充分暴露导尿管连接处。 4. 在导尿管和引流管连接处下方放置一次性治疗巾。 5. 将弯盘置于导尿管口和引流管连接处旁边。 6. 卫生手消毒,戴无菌手套。 7. 使用一次性灌洗器抽取50 mL生理盐水,与导尿管口连接,向导尿管缓缓注入冲洗液,再缓慢抽吸,如此反复操作,达到疏通导尿管的目的。	• 采取查看床头卡、反问式询问、核对腕带(或使用PDA扫码)确认患者身份。 • 告知患者可能会有疼痛或不适感。注意避免液体飞溅。 • 抽出的液体禁止再推入膀胱内。

项目	操作步骤	步骤解释说明
操作过程	8.冲洗完毕,用止血钳夹闭冲洗端口,更换无菌手套。 9.用碘伏棉签消毒导尿管冲洗端口的内壁、外壁后(详见【操作要点】),用冲洗腔处的封堵帽堵住端口,或插入消毒过的导管塞,或消毒引流管接头和导尿管口并连接。 10.撤去一次性床单、治疗巾、弯盘、注射器。 11.脱无菌手套,卫生手消毒。 12.固定导尿管,粘贴导尿管标识。 13.协助患者取舒适卧位。 14.整理床单位,告知注意事项。	• 避免用力回抽造成黏膜损伤。 • 开放式膀胱冲洗会破坏导尿管的密闭性,增加接口污染的机会,从而增加逆行感染发生的概率,应严格无菌操作。
整理用物	1.整理物品,医疗废物分类处置。 2.规范洗手。 3.记录护理单。	• 整理治疗车,先上层再下层。 • 七步洗手法。

【操作要点】

方法	图示	说明
冲洗器接头与导尿管冲洗腔连接		①膀胱冲洗器连接到带有封堵帽的冲洗腔,集尿袋连接到中间的引流腔。②连接紧密,防止管路脱落或液体渗漏。
消毒导尿管冲洗腔		①用碘伏棉签螺旋式横向消毒导尿管冲洗腔外壁、内壁。②先消毒一遍外壁,再消毒一遍内壁。

注:一般使用三腔导尿管,冲洗液由冲洗腔入膀胱,由引流腔流出,形成循环通道,可及时冲出血凝块等。

【护理记录】

记录膀胱冲洗的日期和时间、冲洗液名称、冲洗量、引流量、尿量(尿量=引流量-冲洗量)、引流液的颜色和性状、冲洗过程中患者的反应。

【并发症】

1. 膀胱痉挛

（1）原因

1）冲洗液温度过低可引起患者低体温，诱发膀胱痉挛。

2）当膀胱冲洗速度较慢，可能由于冲洗速度较慢导致冲洗效果不佳，引流管引流不畅，膀胱内压力升高，诱发膀胱痉挛。当膀胱冲洗速度较快，影响平滑肌收缩，对逼尿肌产生刺激，同时升高膀胱交感神经兴奋性，引起膀胱痉挛。

3）导尿管气囊注水量过大，压迫膀胱三角区，膀胱颈及尿道内压力增加，对交感神经产生持续压迫，容易引发膀胱逼尿肌收缩。

4）尿路感染会对膀胱三角区产生炎症刺激，膀胱黏膜处于敏感状态，更容易发生膀胱过度活动。

5）膀胱肿瘤数量越多，手术切除的范围越大，手术时间也相对越长，膀胱黏膜创面愈合时氧化应激产生的炎症细胞因子导致膀胱功能改变。

6）其他原因：尿路梗阻的程度、存在不稳定膀胱、导尿管材质、术后便秘、留置导尿管刺激、导尿管牵引、引流管堵塞。

7）精神紧张、焦虑、恐惧等情绪可使交感神经张力下降，抑制逼尿肌作用减小，有增加膀胱痉挛发生的危险。

（2）临床表现：患者常有尿道及耻骨上区阵发性、剧烈疼痛感，腹肌紧张，尿意急迫感，便意急迫感，导尿管周围尿液外溢，膀胱内压升高导致冲洗不通畅、引流液反流、阵发性出血等。

（3）预防：①避免冲洗液温度过低。②根据冲洗液的颜色及时调节膀胱冲洗的速度。③导尿管的管理，硅胶材质导尿管与人体相容性好，对组织刺激小，不易过敏，相同型号的硅胶尿管内径更大，具有明显降低结痂的风险；根据患者需要，选择不同型号的导尿管，重度血尿时，需要使用直径更大（20~24 F）的导尿管；球囊注水后稍牵拉导尿管，使气囊与膀胱颈紧密贴合，确认导尿管是否在正常位置；妥善固定导尿管，减少导尿管移动引起的刺激及感染。④保持导尿管通畅，无扭曲、受压、堵塞、脱落，密切观察引流管通畅情况，如有血块堵塞导尿管，用注射器抽取生理盐水开放冲洗，吸出残留血块，保持冲洗通畅。⑤患者恢复饮食后多饮水，降低尿液溶质浓度，减轻对膀胱黏膜创面的刺激。如术后2~3 d仍未通便予以轻泻药治疗。

（4）处理：①用温热毛巾敷于下腹部。②减少导尿管气囊内液体。③保持导尿管引流通畅。④遵医嘱给予抗胆碱能药物、非抗胆碱解痉挛药物，必要时给予镇静剂。⑤及时安慰患者，缓解其紧张、焦虑情绪。

2. 导尿管堵塞

（1）原因：管路打折、弯曲；血凝块堵塞引流管。

（2）临床表现：①患者自觉膀胱不适，有疼痛感、憋胀感；②导尿管周围有尿液渗漏。

（3）预防及处理：①关闭冲洗器，检查引流管是否有打折、弯曲。②评估是否有梗阻、膀胱痉挛。③若血凝块堵塞导尿管引流不畅，可采取挤捏导尿管接口处、加快冲洗速度、施行高压冲洗、调整导尿管位置等方法，如无效可在无菌操作下，用灌注器抽取无菌生理盐水进行开放冲洗、抽吸血块，直至引流通畅。④观察冲洗量和引流量的平衡情况，计算尿量（尿量=引流量-冲洗量）。⑤向患者做好解释说明，减轻患者的焦虑和恐惧。

3. 感染

（1）原因：①导尿破坏了泌尿系统的局部防御机制。②未保持冲洗和引流系统的密闭状态。

③集尿袋位置过高,尿液倒流回膀胱,引起逆行感染。④导尿管、冲洗装置或冲洗液被细菌污染。⑤消毒不彻底,未严格遵守无菌操作原则。

(2)临床表现:①发热、尿液混浊,排尿时尿道烧灼感,常有尿急、尿频、尿痛、排尿不畅、下腹部不适等膀胱刺激症状,急迫性尿失禁,触诊膀胱区压痛。②尿常规检查可见脓尿、血尿,尿培养细菌阳性。

(3)预防及处理:①留置导尿管的时间应尽可能缩短,尽可能不进行膀胱冲洗操作。②操作时,严格遵守无菌原则。③每日进行导尿管护理。④集尿袋的位置低于患者膀胱15~20 cm。⑤检查冲洗装置和冲洗液的质量,确保在有效期内,观察有无漏液和沉淀物等。⑥保持冲洗和引流系统的密闭性。⑦必要时局部或全身使用抗生素。

【案例思考】

患者吴某,男,66岁,入院诊断"血尿",患者诉排尿不畅,尿液呈鲜红色,有血凝块,目前患者生命体征平稳,患者和家属情绪焦虑,现遵医嘱需要为患者持续进行膀胱冲洗。

请思考:①冲洗过程中,应该观察哪些方面?②在冲洗过程中,患者诉腹部憋胀,引流液流出不畅,有血凝块流出,可能的原因是什么?可以采取的处理措施有哪些?③面对患者和家属的不良情绪,可以从哪些方面缓解他们的焦虑?

神经系统

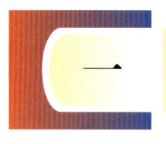

一、昏迷程度评估（GCS 评分法）

【操作目的】

1. 判断患者的意识状态。
2. 了解患者中枢神经系统的受损程度，协助诊断治疗，评估患者预后。

【相关理论】

1. GCS 是指格拉斯哥昏迷评分（Glasgow coma score），该评分对颅脑损伤后的意识水平和损伤程度客观评估，已经被全世界神经外科医生广泛应用于临床，逐渐成为评估昏迷水平的"金标准"。GCS 包含 3 个维度：睁眼反应（E）、语言反应（V）和运动反应（M）。最高分 15 分，最低分 3 分，≤8 分为昏迷。分值越低，提示意识状态越差。

2. 格拉斯哥昏迷评分表见表 2-11。

表 2-11　格拉斯哥昏迷评分表

睁眼反应（E）		语言反应（V）		运动反应（M）	
自然睁眼	4	回答正确	5	遵嘱运动	6
呼唤睁眼	3	回答错误	4	刺痛定位	5
刺痛睁眼	2	语无伦次	3	刺痛躲避	4
不能睁眼	1	只能发音	2	刺痛屈曲	3
		不能发音	1	刺痛过伸	2
				无动作	1

3. 因眼肿、骨折等不能睁眼，应以"C"（closed）表示。
4. 因气管插管或切开而无法正常发声，以 T（tube）表示。
5. 平素有言语障碍史，以 D（dysphasic）表示。

【用物准备】

速干手消毒剂，记录本，笔，PDA。

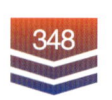

【操作流程】

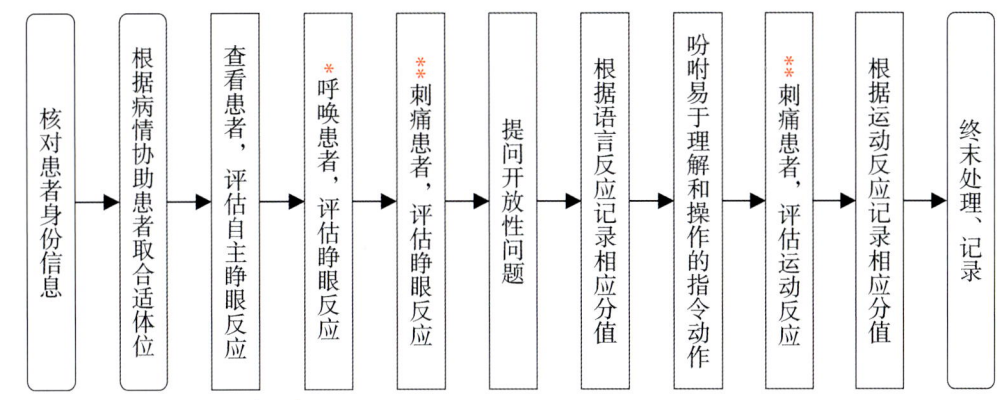

核对患者身份信息 → 根据病情协助患者取合适体位 → 查看患者，评估自主睁眼反应 → *呼唤患者，评估睁眼反应 → **刺痛患者，评估睁眼反应 → 提问开放性问题 → 根据语言反应记录相应分值 → 吩咐易于理解和操作的指令动作 → **刺痛患者，评估运动反应 → 根据运动反应记录相应分值 → 终末处理、记录

注：*越多代表此步骤关键程度越高。

【操作细则】

项目	操作步骤	步骤解释说明
操作前评估	1. 床旁正确识别患者身份。 2. 解释操作目的、方法及配合事项。 3. 评估患者是否有睁眼障碍。 4. 评估患者是否有言语障碍。 5. 评估患者是否有肢体障碍。 6. 评估患者是否存在影响 GCS 评分的因素（如全身麻醉未醒、植物状态、癫痫持续状态、饮酒、使用镇痛镇静剂、谵妄等）。	重点评估以下内容。 • 睁眼障碍：□是* □否 • 言语障碍：□是* □否 • 肢体障碍：□是* □否 • 影响 GCS 评分因素：□全麻未清醒* □植物状态* □癫痫持续状态* □饮酒* □使用镇痛镇静剂* □谵妄* 评估项目*越多代表风险越高，应通知医生。
护士准备	1. 着装整洁，仪表符合要求。 2. 规范洗手，戴口罩。	• 七步洗手法。
操作过程	1. 携用物至患者床旁处，再次识别患者身份。 2. 向患者或家属解释操作方法，取得配合。 3. 协助患者取平卧位。 4. 卫生手消毒。 5. 睁眼反应(E)详见【操作要点】1。 (1) 查看患者，观察睁眼反应（无反应进行下一步评估）。 (2) 呼唤患者，观察睁眼反应（无反应进行下一步评估）。 (3) 刺痛患者，观察睁眼反应。 6. 卫生手消毒。 7. 语言反应(V) (1) 向患者提问合理的问题。	• 采取查看床头卡、反问式询问、核对腕带（或使用 PDA 扫码）确认患者身份。 • 问题易于理解和回答，如：今年是哪一年？现在是几月份？您家在哪？

项目	操作步骤	步骤解释说明
操作过程	（2）根据应答情况评分。 8.运动反应(M)详见【操作要点】2。 (1)吩咐患者易于理解和操作的指令动作2次。 (2)刺痛患者观察运动反应。 (3)根据反应记录相应分值。 9.卫生手消毒。 10.整理床单位,协助患者取舒适卧位。 11.规范洗手,记录。	

【操作要点】

1. 睁眼反应

方法	图示	说明
自然睁眼		不接触患者且不与患者交流,患者可自然睁眼。
呼唤睁眼		不触碰患者,与患者正常音量交谈,患者可睁眼。
刺痛睁眼		①刺激睁眼反应后,患者可睁眼。 ②刺激睁眼反应按压部位:斜方肌或眶上切迹,时间不应超过10 s。

方法	图示	说明
不能睁眼		对任何刺激均无反应。
眼肿不能睁眼		应以"C"(closed)表示。

2. 运动反应

方法	图示	说明
遵嘱动作		吩咐指令动作易于理解和操作,患者可按指令完成 2 次不同的动作。
刺痛定位		压眶上神经给予患者疼痛刺激,患者能移动肢体尝试去除刺激。

方法	图示	说明
刺痛躲避		给予指尖压力(第2或3指外侧)持续5 s,患者对疼痛刺激有反应,肢体会回缩。
刺痛屈曲		给予患者压眶上神经疼痛刺激,患者肢体会弯曲,呈"去皮质强直"姿势。
刺痛过伸		给予患者压眶上神经疼痛刺激,患者肢体会伸直,呈"去脑强直"姿势。

注:对于肢体障碍的患者,观察运动反应时,检查健侧。

【护理记录】

评估睁眼反应、语言反应、运动反应,记录三者所对应的分值之和。

【案例思考】

患者张某,女,60岁,言语不清,无法理解,吞咽困难,急送医院途中出现呕吐、呼之不应。高血压史25年,糖尿病史5年。急诊查体:患者浅昏迷,血氧饱和度下降,压眶无反应、瞳孔小,光反应迟钝,四肢无自主活动,刺激有躲避动作,双侧巴宾斯基征(Babinski sign)阳性,膀胱充盈。处理:心电监护应用,气管插管接呼吸机辅助呼吸,留置尿管。

请思考:①患者的语言反应用什么表示?②患者的GCS评分记录为多少?

二 瞳孔观察

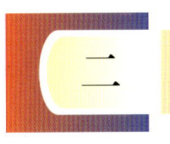

【操作目的】

1. 了解患者中枢神经系统、中毒性疾病、眼睛疾患的情况。
2. 正确评估患者的瞳孔变化,为治疗和护理提供可靠的依据。

【相关理论】

1. 瞳孔是光线进入眼睛的通道,大小和反应受到神经系统的控制。正常情况下,瞳孔大小相等,直径为 2~5 mm。
2. 瞳孔直径测量方法:在自然光线下,评估者一手拇指、示指拨开患者上下眼睑,另一手持瞳孔测量尺,将患者瞳孔与测量尺上的黑圆点数值对比测得瞳孔直径。
3. 对光反射

(1) 直接对光反射:嘱患者注视远处,将光源由外侧移向瞳孔中央并迅速移开,观察反应是否呈活跃和对称收缩,称为直接对光反射。

(2) 间接对光反射:用手隔开两眼,将光源照射一眼,观察另外一眼的动态反应,为间接对光反射。

4. 瞳孔变化及临床意义:瞳孔的变化对颅脑疾病的诊断与预后有重要的意义,瞳孔的变化常反映病情的转归。①双侧瞳孔散大:动眼神经受压,多见于脑干病变或阿托品类药物中毒。②双侧瞳孔缩小:多见于脑桥病变,或镇静安眠类药物中毒。③一侧瞳孔散大:病变在中脑,多为小脑幕切迹疝所致。④瞳孔出现三角形或多边形:多见于中脑病变。⑤瞳孔多变:如出现交替性瞳孔散大或缩小,多见于脑干病变。⑥小脑幕切迹疝:意识障碍进行性加重,同侧瞳孔散大,对侧肢体偏瘫,锥体束征阳性。⑦枕骨大孔疝:呼吸突然停止,然后出现瞳孔先缩小后散大、心搏骤停。

【用物准备】

瞳孔测量尺,手电筒,记录本,笔,速干手消毒剂,PDA。

【操作流程】

瞳孔观察 → *操作前评估 → 操作前准备 → 根据患者病情取舒适体位 → *观察瞳孔大小、形态 → **评估瞳孔对光反射情况 → 终末处理、记录

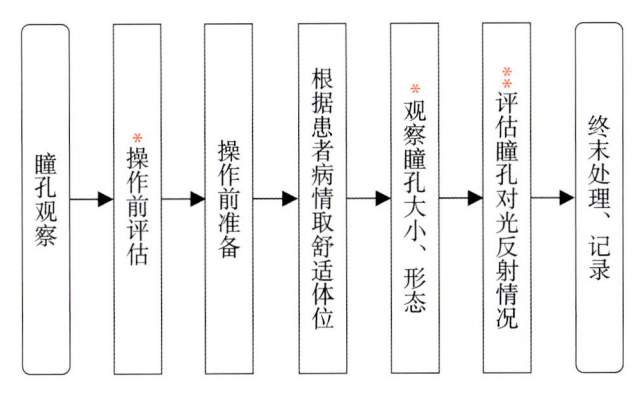

注:*越多代表此步骤关键程度越高。

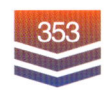

【操作细则】

项目	操作步骤	步骤解释说明
操作前评估	1. 双人核对医嘱。 2. 床旁正确识别患者身份。 3. 向患者解释操作目的、方法及配合事项。 4. 评估患者意识状态、是否患有眼疾。 5. 评估患者是否使用影响瞳孔的药物、药物名称。	重点评估以下内容。 • 意识状态：□清醒 □意识障碍（格拉斯哥昏迷评分、烦躁、全麻未醒）* • 是否有眼睛疾患：□是* □否 • 是否使用影响瞳孔的药物：□是* □否 • 影响瞳孔的药物：□吗啡* □氯丙嗪* □阿托品* □颠茄* 评估项目*越多代表风险越高，应通知医生。
护士准备	1. 着装整洁，仪表符合要求。 2. 规范洗手，戴口罩。 3. 准备用物，物品摆放合理。	• 七步洗手法。
操作过程	1. 携用物至患者床旁处，再次识别患者身份。 2. 向患者及家属解释瞳孔观察的目的、操作方法，取得配合。 3. 根据患者病情，协助其取合适体位。 4. 卫生手消毒。 5. 观察瞳孔的大小、形状，并做对比：自然光线下，评估者一手拇指、示指拨开患者上下眼睑，另一手持瞳孔测量尺，患者瞳孔与测量尺上的圆点数值对比（详见【操作要点】1）。 6. 卫生手消毒。 7. 评估瞳孔直接对光反射：嘱患者注视远处，将光源由外侧移向瞳孔中央并迅速移开，观察反应是否呈活跃和对称收缩，称为直接对光反射（详见【操作要点】2）。 (1) 瞳孔感光后迅速缩小为直接对光反射灵敏。 (2) 缓慢缩小、幅度很小为直接对光反射迟钝。 (3) 毫无反应为直接对光反射消失。 8. 评估瞳孔间接对光反射：用手隔开两眼，将光源照射一眼，观察另外一眼的动态反应，为间接对光反射。 9. 评估瞳孔大小、对光反射情况的同时，注意瞳孔变化提供的病情信息。 10. 卫生手消毒。	• 采取查看床头卡、反问式询问、核对腕带（或使用PDA扫码）确认患者身份。 • 瞳孔变化提供的病情信息：①突然意识改变，一侧瞳孔散大，对光反射消失，伴有烦躁不安、呕吐、呼吸深慢、脉搏慢、血压高，提示有脑疝形成，需要立即降颅内压处理。②双侧瞳孔缩小考虑为蛛网膜下腔出血、有机磷农药中毒或使用吗啡类及冬眠类药物，发现针尖样瞳孔考虑为脑桥损伤、冬眠类药物中毒。③直接、间接对光反射均消失，提示动眼神经麻痹、动眼神经损害；直接对光反射消失，间接对光反射存在，提示视神经完全性损害。

项目	操作步骤	步骤解释说明
整理用物	1. 整理物品,医疗废物分类处置。 2. 规范洗手。 3. 记录护理单。	• 整理治疗车,先上层再下层。 • 七步洗手法。

【操作要点】

1. 观察瞳孔的大小、形状

种类	图示	说明
瞳孔形状		自然光线下,观察瞳孔形状。
瞳孔大小		自然光线下,持瞳孔测量尺,患者瞳孔与测量尺上的圆点数值对比。

2. 评估瞳孔对光反射

方法	图示	说明
直接对光反射		嘱患者注视远处,将光源由外侧移向瞳孔中央并迅速移开。
间接对光反射		用手隔开两眼,将光源照射一眼,观察另一侧瞳孔的动态反应。

【护理记录】

1. 准确记录瞳孔的大小、形态、对光反射等情况。
2. 遵医嘱按时观察瞳孔并记录。

【案例思考】

患者张某，男，32岁，主诉"头痛20天余"，查体：神志清楚。自然光线下左侧瞳孔直径5.0 mm，右侧瞳孔直径3.0 mm；光源照射后，左侧瞳孔直径5.0 mm，右侧瞳孔直径1.5 mm。临床诊断为动脉瘤。

请思考：①患者双侧瞳孔大小分别是多少？②患者左侧瞳孔直径为5.0 mm，是否考虑脑疝？③瞳孔异常提示哪些病情信息？

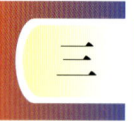

三 肌力分级评定

【操作目的】

1. 判断患者的肌力分级。
2. 了解患者神经、肌肉损害程度和范围，协助诊断治疗。

【相关理论】

1. 肌力是指肌肉收缩的力量。肌力评定是测定受试者在主动运动时肌肉和肌群产生的最大收缩力量，是评定神经、肌肉损害程度和范围的一种重要手段。根据对抗引力或对抗阻力的程度，临床上通常将肌力分为6级。①0级：无肌肉收缩，无关节活动。②1级：有轻度肌肉收缩，无关节活动。③2级：有肌肉收缩，关节有活动，但不能对抗引力。④3级：可对抗引力，但不能对抗阻力。⑤4级：对抗中度阻力时，有完全关节运动幅度，但肌力较弱。⑥5级：肌力正常。

2. 肌力检查：在特定体位下让患者做标准动作，通过触摸肌腹、观察肌肉对抗肢体自身重力以及由检查者用手法施加的阻力，观察患者完成动作的能力，从而评定患者的肌力。

3. 适应证：神志清楚，可配合的患者。

4. 禁忌证：关节及周围软组织急性损伤；骨折错位或未愈合。

【用物准备】

肌力分级评定量表，笔，记录本，速干手消毒剂，PDA。

【操作流程】

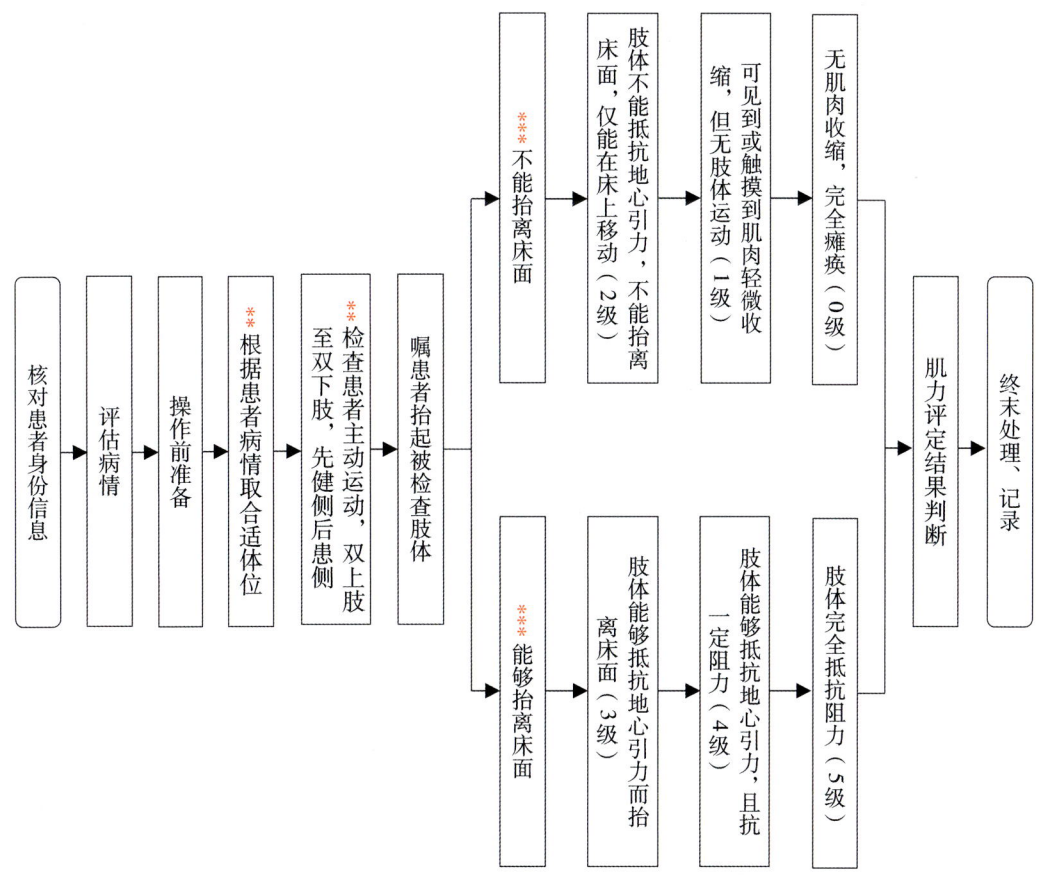

```
核对患者身份信息 → 评估病情 → 操作前准备 → **根据患者病情取合适体位 → **检查患者主动运动，双上肢至双下肢，先健侧后患侧 → 嘱患者抬起被检查肢体
```

分支一：***不能抬离床面 → 肢体不能抵抗地心引力，仅能在床上移动（2级）→ 可见到或触摸到肌肉轻微收缩，但无肢体运动（1级）→ 无肌肉收缩，完全瘫痪（0级）

分支二：***能够抬离床面 → 肢体能够抵抗地心引力而抬离床面（3级）→ 肢体能够抵抗地心引力，且抗一定阻力（4级）→ 肢体完全抵抗阻力（5级）

→ 肌力评定结果判断 → 终末处理、记录

注：*越多代表此步骤关键程度越高。

【操作细则】

项目	操作步骤	步骤解释说明
操作前评估	1. 双人核对医嘱，正确识别患者身份。 2. 正确评估患者病情，掌握评估时机。 3. 向患者解释操作目的、方法及配合事项。 4. 评估患者意识状态、病史、心理状态及合作程度。	● 患者的状态及合作情况对肌力检查均有影响，因此应避免在患者疼痛、疲劳、运动后进行肌力评定。
护士准备	1. 着装整洁，仪表符合要求。 2. 规范洗手，戴口罩。	● 七步洗手法。

项目	操作步骤	步骤解释说明
操作过程	1. 携用物至患者床旁,再次识别患者身份。 2. 向患者解释此项操作方法,取得配合。 3. 拉起床帘,协助患者取平卧位。 4. 肌力检查方法:先嘱患者做主动运动,同时平抬双上肢,然后同时平抬双下肢,判断出有无肢体乏力。先从健侧查起,后查患侧。 5. 嘱患者抬起被检查肢体(从3级肌力查起)(详见【操作要点】)。 (1)肢体能够抵抗地心引力而抬离床面(3级)。 (2)肢体能够抵抗地心引力,且抗一定的阻力(4级)。 (3)肢体完全抵抗阻力(5级)。 (4)肢体不能抵抗地心引力,不能抬离床面,仅能在床上移动(2级)。 (5)可见到或触摸到肌肉轻微的收缩,但无肢体运动(1级)。 (6)无肌肉收缩迹象,完全瘫痪(0级)。 6. 卫生手消毒,根据肌力评定标准评定患者肌力。 7. 操作中注意观察患者反应及表情,避免疼痛。 8. 整理床单位,协助患者取舒适卧位。 9. 规范洗手,记录。	• 采取查看床头卡、反问式询问、核对腕带(或使用PDA扫码)确认患者身份。 • 检查顺序:先查健侧上、下肢,后查患侧上、下肢。 • 外加阻力是对肌力在3级以上的肌肉(或肌群)人为施加反方向阻力,患侧应与健侧对比来确定4或5级。①评估上肢肌力时,嘱患者抬起上肢,检查者将手放在患者上肢向下施加阻力。②评估下肢肌力时,嘱患者抬起下肢,检查者将手放在患者下肢向下施加阻力。 • 按肌力分级标准使用0~5级对四肢肌力逐一记录。

【操作要点】

方法	图示	说明
检查顺序: 先查健侧上、下肢 后查患侧上、下肢		①嘱患者同时抬起双上肢。②后嘱患者同时抬起双下肢,判断有无乏力肢体。③先查健侧,后查患侧。
3级肌力查起		①嘱患者抬起被检查肢体。②肢体能够抵抗地心引力而抬离床面,抬起后不能维持,立即落下。③肢体不能抵抗阻力。

方法	图示	说明
4级肌力检查		①肢体能够抵抗地心引力而抬离床面且可维持。②护士将手放在抬起肢体的上方,向下施加阻力,患者可抵抗,但较正常肌力稍弱。
5级肌力检查		肢体完全抬离床面且维持。肢体能完全抵抗阻力。正常肌力。
2级肌力检查		①肢体不能抵抗地心引力,不能抬离床面。②肢体仅能在床面上移动。
1级肌力检查		可见到或触摸到肌肉轻微的收缩,但无肢体运动。
0级肌力检查		无肌肉收缩迹象,完全瘫痪。

【护理记录】

按肌力分级评定标准使用0~5级对四肢肌力逐一记录。

【案例思考】

患者刘某,男,55岁,脑出血去骨瓣减压术后,以"颅骨缺损3月余"为主诉入院,神志清楚,轮椅推入病房,查体可见:左上肢能在床面上移动,不能抬起;左侧下肢能抬离床面,1 s后立即落下;右侧肢体可抬离床面,可抵抗向下施加的阻力,但较正常肌力稍弱。

请思考:①该患者左侧肢体肌力分别是几级?②该患者右侧肢体肌力分别是几级?

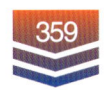

四 RASS 评分

【操作目的】

1. 掌握患者的镇静状态。
2. 定时评估镇静程度,指导镇静剂的调整,实现最佳的镇静目标。
3. 定时监测镇静深度,避免发生镇静过度或镇静不足。

【相关理论】

1. Richmond 躁动-镇静评分(Richmond agitation and sedation scale,RASS 评分)是 2002 年由 Sessler 等提出,该评分表共分为 10 个镇静等级,+4 分~-5 分代表患者从"有攻击性"到"昏迷"的程度。每个分值对应一种意识状态,细化了镇静水平,并将语言刺激和身体刺激区分开来,能在复杂情况下防止评估偏差的产生。其简单、准确、相对客观且易重复,是目前临床上常用可靠的主观镇静评估工具。轻度镇静时,镇静深度的目标值为 RASS 评分 -2~1 分;中度镇静时,镇静深度的目标值为 RASS 评分 -3~-4 分;当合并应用神经-肌肉阻滞剂时,镇静深度的目标值应为 RASS 评分 -5 分。Richmond 躁动-镇静评分表(RASS 评分)见表 2-12。

表 2-12　RASS 评分表

评分	分级	描述
+4	有攻击性	非常有攻击性,暴力倾向,对医务人员造成危险
+3	非常躁动	非常躁动,拔出各种导管
+2	躁动焦虑	身体激烈移动,无法配合呼吸机
+1	不安焦虑	焦虑紧张但身体活动不剧烈
0	清醒平静	清醒自然状态
-1	昏昏欲睡	没有完全清醒,但可声音唤醒并维持清醒(睁眼且有眼神交流),>10 s
-2	轻度镇静	声音刺激后短暂维持清醒,<10 s
-3	中度镇静	声音刺激后能睁眼(但无眼神交流)
-4	深度镇静	声音刺激后无反应,但疼痛刺激后能睁眼或运动
-5	不可唤醒	对声音及疼痛刺激均无反应

2. 适应证:ICU 进行机械通气的患者;躁动、谵妄的患者;多器官功能衰竭、重症胰腺炎等成人重症患者;严重颅脑损伤伴颅内高压的患者;癫痫持续状态使用镇静剂治疗的患者;使用神经-肌肉阻滞剂治疗的患者。

3. 禁忌证:听觉、视觉受损的患者;痴呆、智力低下、婴幼儿、高龄的患者。

【用物准备】

RASS 评分表,速干手消毒剂,笔。

【操作流程】

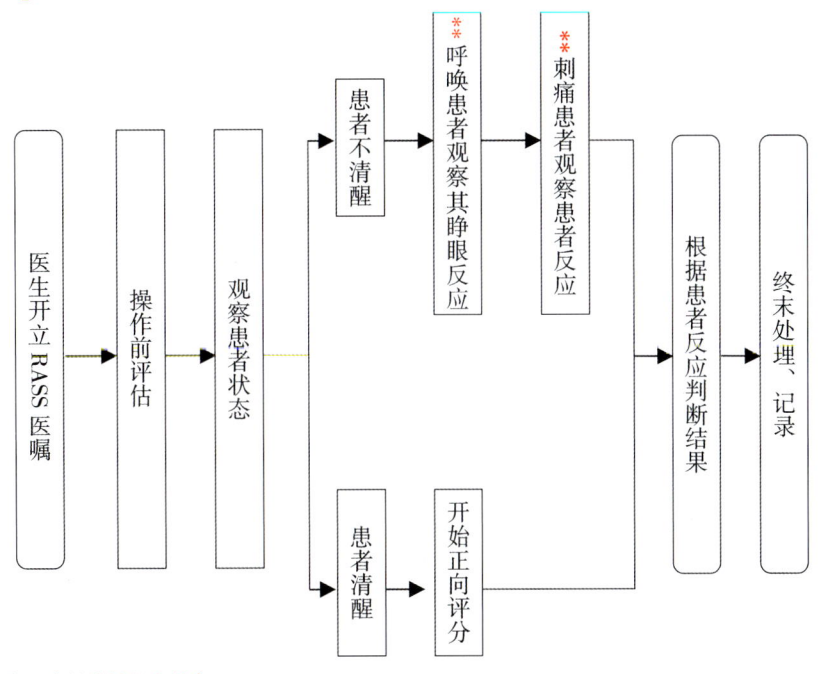

```
医生开立RASS医嘱 → 操作前评估 → 观察患者状态
                                      ├─ 患者不清醒 → **呼唤患者观察其睁眼反应 → **刺痛患者观察患者反应 ┐
                                      └─ 患者清醒 → 开始正向评分 ─────────────────────────────────────┤
                                                                                                     ↓
                                                                        根据患者反应判断结果 → 终末处理、记录
```

注：*越多代表此步骤关键程度越高。

【操作细则】

项目	操作步骤	步骤解释说明
操作前评估	1. 双人核对医嘱。 2. 床旁正确识别患者身份。 3. 评估患者意识状态、是否使用镇静剂、镇痛剂的种类、剂量和使用时间。 4. 评估是否存在RASS评分使用禁忌证。	重点评估以下内容。 ● 意识状态：□清醒 □意识障碍（格拉斯哥昏迷评分、烦躁、全麻未醒）* ● 是否使用镇静药物：□是* □否 ● 禁忌证：□听觉受损* □视觉受损* □痴呆* □智障* □婴幼儿* □高龄* 评估项目*越多代表风险越高，应通知医生。
护士准备	1. 着装整洁，仪表符合要求。 2. 规范洗手，戴口罩。	● 七步洗手法。
操作过程	1. 携用物至患者床旁处，再次识别患者身份。 2. 观察患者是否警觉和冷静（0分）。 3. 若患者处于清醒状态，观察患者的行为，根据评分描述进行正向评分。 （1）患者焦虑紧张但身体活动不剧烈，处于不安焦虑状态（+1分）。 （2）患者身体激烈移动，无法配合呼吸机，明显躁动焦虑（+2分）。 （3）患者非常躁动，有拔管倾向（+3分）。 （4）患者非常有攻击性，有暴力倾向，对医务人员造成危险（+4分）。	● 采取查看床头卡、反问式询问、核对腕带（或使用PDA扫码）确认患者身份。 ● 患者察觉到评估者且处于安静状态，评分为0分。 ● 观察患者行为时，评估者保持安静，不接触患者，不与患者交流。 ● 患者可呼唤睁眼，但不能与评估者眼神交流；或患者对声音刺激有其他反应（如面部表情变化、肢体活动等），即可评为中度镇静状态。

项目	操作步骤	步骤解释说明
操作过程	4. 若患者没有警觉,对患者进行声音刺激,观察患者的反应,根据评分描述进行负向评分。 (1)患者可睁眼,和评估者有眼神接触,持续超过10 s(-1分)。 (2)患者可睁眼,和评估者有眼神接触,持续不超过10 s(-2分)。 (3)患者可睁眼,或有其他有反应,但无眼神接触(-3分)。 5. 若患者对声音刺激无反应,摇晃肩膀或抚摸胸口唤醒患者。 (1)患者对物理刺激有反应或睁眼,处于深度镇静状态(-4分)。 (2)患者对声音和疼痛刺激均无反应,处于不可唤醒状态(-5分)。 6. 评定患者镇静等级,卫生手消毒。	● 声音刺激:可采用大声呼叫患者的名字,让患者睁开眼睛并注视评估者,如有必要,可重复1次。 ● 可采用摇晃患者肩膀或按压胸骨给予疼痛刺激,观察患者的反应。
整理用物	1. 整理物品,医疗废物分类处置。 2. 规范洗手。 3. 记录护理单。	● 整理治疗车,先上层再下层。 ● 七步洗手法。

【护理记录】

1. 遵医嘱每4 h记录RASS评分。
2. 镇静剂调整剂量后半小时再次评估并记录。

【案例思考】

患者蔡某,男,48岁,因车祸致头部外伤、颅底骨折,多发肋骨骨折急诊入院。入院诊断为"重型闭合性颅脑损伤、多发伤",入院后因患者病情危重收入ICU,给予脱水、降颅压、机械通气、营养支持治疗。入室3 h,患者极度烦躁,不能配合治疗,有坠床和拔管倾向,遵医嘱给予咪达唑仑50 mg/50 mL以3 mL/h泵入,经镇静后半小时患者仍有焦虑不安的表现,身体有轻微的移动。护士遵医嘱为患者进行RASS评分,评估其镇静程度。

请思考:①患者应用镇静剂治疗前后,护士用RASS评分对其镇静程度进行评估,患者的得分范围分别为多少?②护士遵医嘱为患者实施中度镇静,镇静目标为多少?

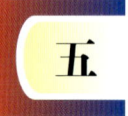

五 颅内压监测技术

【操作目的】

1. 动态监测颅内压变化。
2. 指导颅内压或脑灌注压靶向治疗。

3.评估预后:顽固性颅高压不能得到有效控制,往往提示患者预后不佳。

【相关理论】

1.临床意义

(1)颅内压(intracranial pressure,ICP)是颅腔内容物对颅腔壁的压力。颅内压监测需要将颅内压监测探测仪探头置于颅内,通过传感器将颅内压的波形传至工作站,从而完整地了解颅内压的变化情况。通过分析患者颅内压的变化,帮助判断患者病情。

(2)ICP评定标准见表2-13。

表2-13 ICP评定标准

类别	颅内压/mmHg
正常	5~15
轻度升高	15~20
中度升高	21~40
重度升高	>40

2.监测装置的类型:脑室外引流(EVD);脑实质内颅压监测。

3.适应证:重型颅脑损伤患者;高血压脑出血患者;颅内动脉瘤和动静脉畸形出血患者;某些择期开颅术后患者;其他需要了解颅内压动态变化的神经外科患者。

4.相对禁忌证:凝血功能障碍;监测部位感染;全身状态不稳定和临床及影像学检查提示濒危状态者。

【用物准备】

治疗药,无菌治疗巾,管道标识,定标尺,颅内压监测仪,无菌手套,速干手消毒剂,PDA,医疗废物桶,生活垃圾桶。

【操作流程】

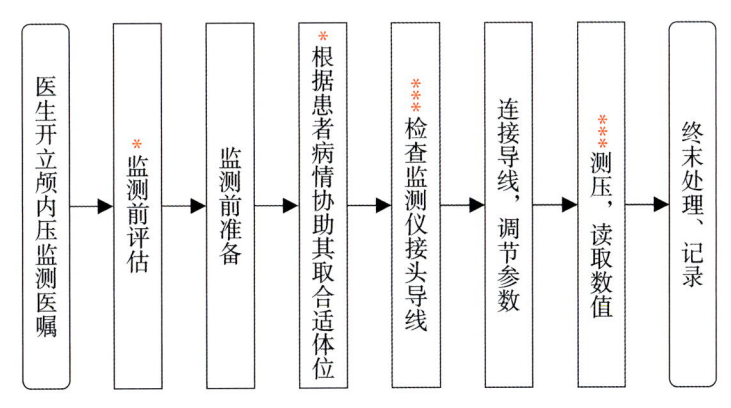

医生开立颅内压监测医嘱 → *监测前评估 → 监测前准备 → *根据患者病情协助其取合适体位 → ***检查监测仪接头导线 → 连接导线,调节参数 → ***测压,读取数值 → 终末处理、记录

注:*越多代表此步骤关键程度越高。

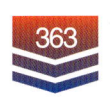

【操作细则】

项目	操作步骤	步骤解释说明
操作前评估	1. 双人核对医嘱。 2. 床旁正确识别患者身份。 3. 向患者及家属解释操作目的、方法及配合事项。 4. 评估患者意识状态、年龄、一般情况、病史、心理状态及合作程度。 5. 评估头部敷料固定情况，是否存在渗液、渗血等。	重点评估以下内容。 ● 意识状态：□清醒 □意识障碍（格拉斯哥昏迷评分、烦躁、全身麻醉未醒）* ● 一般情况：头部敷料 □正常 □渗液* ● 凝血功能：□正常 □障碍*；导管固定：□正常 □异常* ● 吸氧方式：□储氧面罩* □高流量* □人工气道辅助呼吸* ● 病史：□脑卒中史* □高血压史* □癫痫史* □重大颅脑手术史* □较大肿瘤及严重颅脑外伤史* 评估项目*越多代表风险越高，及时告知医生。
护士准备	1. 着装整洁，仪表符合要求。 2. 规范洗手，戴口罩。 3. 准备用物，物品摆放合理。 4. 检查物品质量及有效期。 5. 检查监测仪性能。	● 七步洗手法。
操作过程	1. 携用物至患者床旁处，再次识别患者身份。 2. 向患者解释，取得配合。 3. 根据患者病情，协助取合适体位。 4. 卫生手消毒，戴手套。铺治疗巾于患者头部，检查监测仪探头的患者端口。 5. 检查监测仪的接头导线，防止扭曲、折叠或脱出，打开电源（详见【操作中要点】）。 6. 连接监测仪的患者端口与仪器端口。 7. 调节监测仪参数名称为（ICP），按校零键校"0"（详见【操作中要点】）。 8. 测压：按下确定键，待屏幕显示数字，读取数值。 9. 撤去治疗巾，脱手套，卫生手消毒。 10. 整理监测仪接头导线，并妥善固定，标记管道标识。 11. 协助患者舒适卧位，整理床单位。 12. 向患者及家属告知注意事项。	● 采取查看床头卡、反问式询问、核对腕带（或使用PDA扫码）确认患者身份。 ● 检查监测仪探头是否完好，与仪器是否匹配，如果有血渍等污染时，使用75%酒精擦拭。 ● 注意连接紧密，避免脱线。 ● 若不能显示数值，需检查仪器状态是否完好，监测装置的端口是否连接紧密。 ● 保证监测的准确性： 1. 对患者实施各项操作如翻身、吸痰时，动作须轻柔，以减少对患者的刺激。 2. 告知患者保持大、小便通畅，避免用力咳嗽、咳痰，以免影响颅内压监测。 3. 伤口疼痛明显时，及时通知医生给予镇痛治疗，以免颅内压增高。 4. 在监测过程中密切观察病情变化，如有异常及时通知医生。
整理用物	1. 整理物品，医疗废物分类处置。 2. 规范洗手。 3. 记录护理单。	● 整理治疗车，先上层再下层。 ● 七步洗手法。 ● 把监护仪上ICP数值记录于护理记录单上。

【操作要点】

步骤	图示	说明
检查监测装置的接头导线		缆线的白色中间线与主机上的标记对齐。
患者取平卧位,防止导线扭曲、折叠或脱出		①密切观察各导联线连接是否紧密;对患者进行各种操作如翻身、吸痰时,妥善固定导线。②因患者躁动、尿潴留、导线扭曲、折叠或脱出等均可影响颅内压值,应及时发现,以排除外界因素对颅内压数值的干扰。
机器自检后,提示按清零键		按红框内的"清零键",机器显示"清零"。
按确定键即显示颅内压		示例:记录最后的读数为 5 mmHg。

【护理记录】

1. 准确记录颅内压监测装置置入时间、导管固定情况。
2. 遵医嘱按时记录颅内压监测的数值。

【案例思考】

患者,男,60 岁,汉族,代主诉"发作性意识丧失 6 h",既往 2 型糖尿病史 10 余年,胆囊切除术后。查体:意识呈嗜睡状态,双侧瞳孔直径 2.0 mm,对光反射灵敏。诊断为:大脑后动脉瘤,蛛网膜下腔出血。急诊在全身麻醉下行"脑室外引流术并颅内压监测术",术毕返回病房。查体:意识清楚,左侧瞳孔直径 2.0 mm,右侧瞳孔直径 1.5 mm,双侧瞳孔对光反射均迟钝。现遵医嘱将颅内压维持在 12~15 mmHg。

请思考:在颅内压监测过程中,当患者出现意识障碍加重伴呕吐、头痛时,我们应该警惕什么情况的发生?

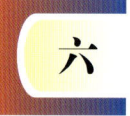

六 吞咽功能评估

(一)进食评估问卷-10

【操作目的】

筛查患者是否存在吞咽障碍风险。

【相关理论】

1. 进食评估问卷-10(eating assessment tool-10,EAT-10)是由 Belafsky 等人于 2008 年研发的筛查工具,通过问卷方式筛查患者有无吞咽障碍。评估前向患者解释填写问卷的目的、打分规则,要求患者独立自主完成作答,必要时由家属或陪护人员协助其完成作答。

2. 适应证:意识清楚者且能明白指令,并正确回答问题。

3. 禁忌证:有明显认知障碍或精神障碍者;有感觉性失语等影响理解能力的患者。

4. 进食评估问卷见表 2-14。

表 2-14 进食评估问卷-10

问卷调查	0	1	2	3	4
1. 我的吞咽问题已经使我的体重减轻	□	□	□	□	□
2. 我的吞咽问题影响我在外就餐	□	□	□	□	□
3. 吞咽液体费力	□	□	□	□	□
4. 吞咽固体食物费力	□	□	□	□	□
5. 吞咽药片(丸)费力	□	□	□	□	□
6. 吞咽时疼痛	□	□	□	□	□
7. 我的吞咽问题影响到我享用食物的快感	□	□	□	□	□
8. 我吞咽时有食物卡在喉咙的感觉	□	□	□	□	□
9. 我吃东西时会咳嗽	□	□	□	□	□
10. 我吞咽时感到紧张	□	□	□	□	□
得分:	□	□	□	□	□

注:每个条目有 5 个等级,分别为无、轻度、中度、重度、严重(0 无,1 轻度,2 中度,3 重度,4 严重),计分为 0~4 分。总分≥3 分提示患者存在吞咽功能障碍,即为阳性。

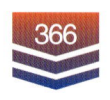

【用物准备】

进食评估问卷-10，速干手消毒剂，笔。

【操作流程】

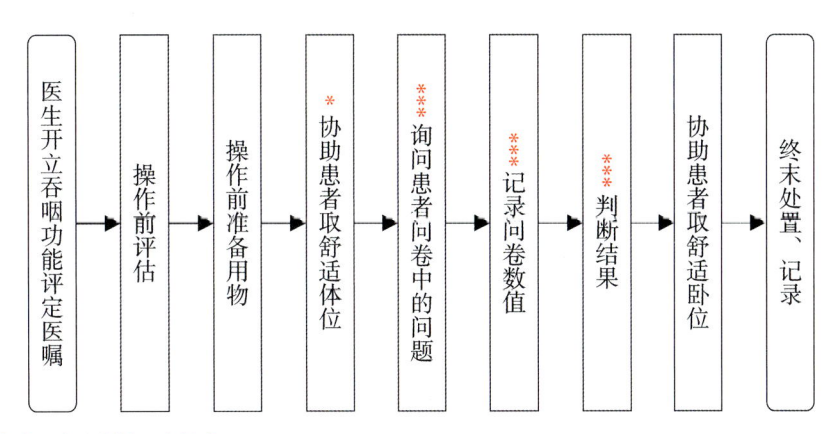

医生开立吞咽功能评定医嘱 → 操作前评估 → 操作前准备用物 → *协助患者取舒适体位 → ***询问患者问卷中的问题 → ***记录问卷数值 → ***判断结果 → 协助患者取舒适卧位 → 终末处置、记录

注：*越多代表此步骤关键程度越高。

【操作细则】

项目	操作步骤	步骤解释说明
操作前评估	1. 双人核对医嘱。 2. 正确识别患者身份。 3. 告知患者目的、方法、配合要点，询问患者有无需求，并协助解决。 4. 评估患者的意识、年龄、生命体征、认知状态、配合程度（患者处于清醒状态，GCS≥12分）。	重点评估以下内容。 ● 意识状态：意识状态：□清醒 □意识障碍（格拉斯哥昏迷评分、烦躁、全麻未醒）* ● 配合情况：□能明白指令，正确回答问题 □不能正确回答问题* 评估项目*越多代表风险越高，应通知医生。
护士准备	1. 着装整洁，仪表符合要求。 2. 规范洗手，戴口罩。 3. 准备用物，物品摆放合理。	● 七步洗手法。
操作过程	1. 携用物至患者床旁，核对患者身份。 2. 向患者解释，取得配合。 3. 协助患者取舒适体位。 4. 根据问卷内容询问患者（详见【操作要点】）。	● 采取查看床头卡、反问式询问、核对腕带（或使用PDA扫码）确认患者身份。 ● 确认患者清醒状态、保持情绪稳定、注意力集中，可配合。

项目	操作步骤	步骤解释说明
操作过程	5.观察患者并根据患者回答情况记录数值。 6.协助患者取舒适卧位,整理床单位。 7.规范洗手,卫生手消毒,进行健康教育。 8.记录评估结果,并做好健康宣教。	• 准确详细记录患者情况。

【操作要点】

方法	图示	说明
询问患者,正确记录问卷		①根据问卷内容询问患者,并记录数值。②观察患者表情,确保患者正确回答问题。

【护理记录】

遵医嘱为患者进行吞咽障碍评定,首先进行进食评估问卷评分,是否存在吞咽障碍,报告医师,遵医嘱进一步评估及干预。

【案例思考】

患者张某,男,60岁,脑梗死,神志清楚,能正确回答问题。目前患者吃固体食物偶尔会咳嗽,并会因咳嗽而吃东西紧张,不敢在外就餐,此次住院医生开具医嘱吞咽功能评估。

请思考:①对患者初次进行吞咽功能评估时,首先应该采用什么评定方法?②根据患者情况,具体评估评分为几分?该患者是否为吞咽障碍高风险人群?下一步应如何做?

(二)反复唾液吞咽试验

【操作目的】

通过观察在30 s内患者的吞咽启动时间、吞咽的次数和喉上抬的幅度来判断患者的吞咽诱发功能。

【相关理论】

1.反复唾液吞咽试验(repetitive saliva swallowing test,PSST)是使患者取坐位或者半坐位,嘱其尽量快速反复吞咽,观察其30 s内吞咽的次数。该试验是简单、快速、安全地评定吞咽反射诱发功能的方法。

2.适应证:EAT-10评分≥3分疑有吞咽障碍、意识清楚并能明白简单指令的患者。

3.禁忌证:①意识障碍者、有明显认知障碍或精神障碍者;②有感觉性失语等影响患者理解能力的疾病;③全身状态不佳、病情进展期或体力差难于耐受检查者。

【用物准备】

水杯,水,医用棉签,纸巾,速干手消毒剂。

专科操作项目

【操作流程】

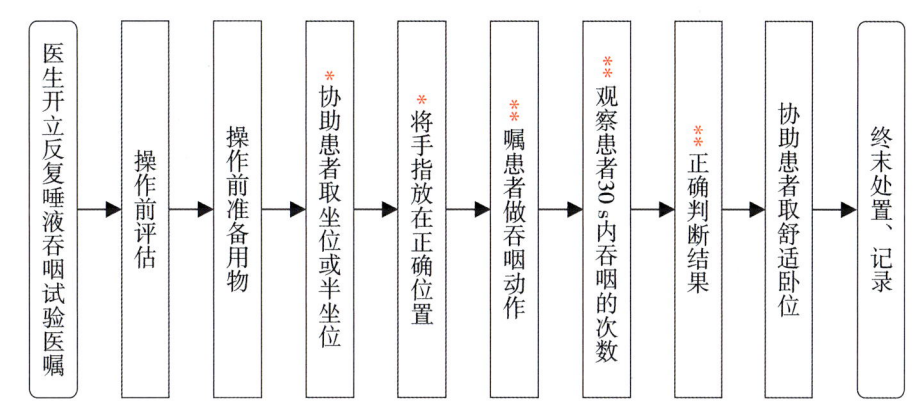

医生开立反复唾液吞咽试验医嘱 → 操作前评估 → 操作前准备用物 → *协助患者取坐位或半坐位 → *将手指放在正确位置 → **嘱患者做吞咽动作 → **观察患者30 s内吞咽的次数 → **正确判断结果 → 协助患者取舒适卧位 → 终末处置、记录

注：*越多代表此步骤关键程度越高。

【操作细则】

项目	操作步骤	步骤解释说明
操作前评估	1. 双人核对医嘱。 2. 告知患者目的、方法、配合要点，询问患者有无需求，并协助其解决。 3. 评估患者的意识、年龄、生命体征、认知状态、姿势控制、配合程度（患者处于清醒状态，GCS≥12分）。	● 确定患者清醒状态、保持情绪稳定、注意力集中，配合评估。
护士准备	1. 操作者：衣帽整齐，规范洗手、戴口罩。 2. 环境：清洁、舒适、安静。 3. 用物齐全：水杯、水、棉签、计时器、纸巾。准备用物，物品摆放合理。	● 七步洗手法。
操作过程	1. 携用物至患者床旁，核对患者身份。 2. 向患者解释，询问患者有无需求，并协助解决。 3. 协助患者取坐位或半卧位，清除口腔分泌物，必要时给予吸痰。 4. 操作者的示指放在患者舌骨处，中指放在甲状软骨处（二指法）（详见【操作要点】）。 5. 计时观察30 s内患者的吞咽次数和喉上抬的幅度（应≥2 cm）。 6. 当患者吞咽启动困难时，用棉签蘸少许水（约1 mL）放于舌面诱发吞咽启动。 7. 正确判断结果。	● 采取查看床头卡、反问式询问、核对腕带（或使用PDA扫码）确认患者身份。 ● 也可采用一指法、四指法。一指法是示指放在甲状软骨（喉结）处。四指法是示指放在下颌骨处，中指放在舌骨处，环指放在甲状软骨上切迹，小指放在甲状软骨下切迹。 ● 完整吞咽动作完成是指甲状软骨和舌骨随吞咽动作运动，越过手指，向前上方移动然后再复位。通过手指的上下运动来判断吞咽情况。

369

项目	操作步骤	步骤解释说明
操作过程	8.协助患者取舒适卧位,整理床单位。	评估结果如下。①年龄≥80岁:吞咽完成次数≥3次且喉上抬≥2 cm为正常;次数<3次或喉上抬<2 cm,均为异常。②年龄<80岁:吞咽完成次数≥5次且喉上抬≥2 cm为正常;次数<5次或喉上抬<2 cm,均为异常。
整理用物	1.整理物品,医疗废物分类处置。 2.规范洗手。 3.记录评估结果,并做好健康宣教。	• 整理治疗车,先上层再下层。 • 七步洗手法。

【操作要点】

方法	图示	说明
一指法		示指:甲状软骨。 正常:喉能越过示指。
二指法		示指:舌骨。 中指:甲状软骨。 正常:喉能越至示指。
四指法		示指:下颌骨。 中指:舌骨。 环指:甲状软骨上切迹。 小指:甲状软骨下切迹。 正常:喉能越过环指。

注:1.临床多使用二指法。反复唾液吞咽试验通过者进入改良洼田饮水试验,未通过者则可能存在吞咽功能异常则进入改良容积-黏度测试(V-VST-CV)临床评估。

2.评估时间:病情变化、插胃管前、拔胃管前需随时评估,异常情况每周及出院时评估1次。

【护理记录】

记录评估日期和时间,患者30 s内的吞咽次数及喉上抬幅度。

【案例思考】

患者王某,男,68岁,帕金森病,EAT-10评分5分,遵医嘱给予反复唾液吞咽试验评估。

请思考:①反复唾液吞咽试验前,应将患者摆放为何种体位?②当患者30 s内吞咽次数为6次,反复唾液吞咽试验是否通过?

(三)改良洼田饮水试验

【操作目的】

通过饮水来筛查患者是否存在吞咽障碍及其程度。

【相关理论】

1. 洼田饮水试验由日本学者洼田俊夫在1982年设计提出的方法。本处采用的是改良洼田饮水试验,主要区别在于考虑到中国人的特点,以及对减少误吸等安全方面的因素进行了调整。试验方法为:先让患者单次分别喝下1 mL、3 mL、5 mL水,如无问题,再让患者像平常一样喝下30 mL水,通过观察和记录饮水时间、有无呛咳、饮水状态等来判断患者是否有吞咽障碍及其程度。

2. 适应证:疑有吞咽障碍且意识清楚能正确配合者。

3. 禁忌证:意识不清患者;分泌物不能控制(如严重的流涎等);严重张口受限或无法闭口者。

4. 分级评估标准见表2-15。

表2-15 分级评估标准

吞咽功能	分级标准
正常	Ⅰa级:5 s内能顺利地一次将水咽下
可疑吞咽障碍	Ⅰb级:5 s以上一次喝完,无呛咳
	Ⅱ级:分两次喝完,无呛咳
吞咽障碍	Ⅲ级:可1次喝完,但有呛咳
	Ⅳ级:分2次以上喝完,且有呛咳
	Ⅴ级:常常呛咳,难以全部喝完

【用物准备】

治疗盘,无菌治疗巾,5 mL注射器,盛装30 mL温水水杯,盛装10 mL温水水杯,手电筒,血氧饱和度监测仪,计时器,评估单,纸巾,吸痰用物及装置,速干手消毒剂,医疗废物桶,生活垃圾桶。

【操作流程】

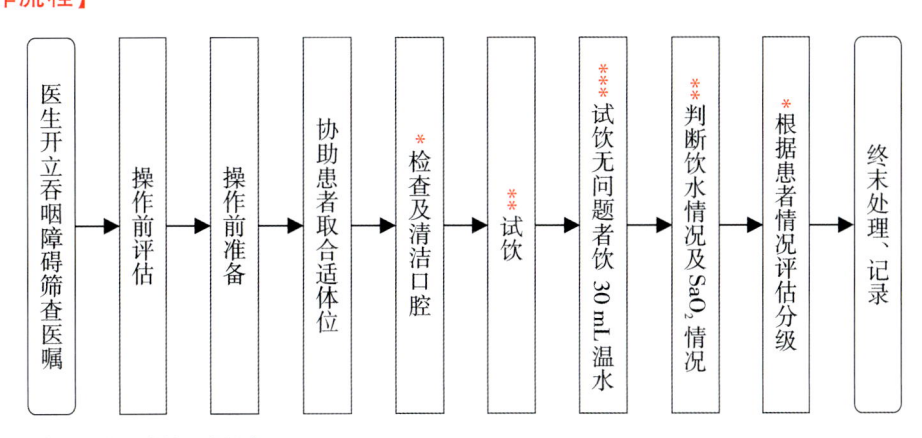

医生开立吞咽障碍筛查医嘱 → 操作前评估 → 操作前准备 → 协助患者取合适体位 → *检查及清洁口腔 → **试饮 → ***试饮无问题者饮30 mL温水 → **判断饮水情况及SaO₂情况 → *根据患者情况评估分级 → 终末处理、记录

注:*越多代表此步骤关键程度越高。

【操作细则】

项目	操作步骤	步骤解释说明
操作前评估	1. 双人核对吞咽障碍筛查医嘱。 2. 床旁正确识别患者身份。 3. 向患者解释操作目的、方法及配合事项。 4. 评估患者精神状态及耐力（患者处于清醒状态）、年龄、一般情况、病史、心理状态、坐位平衡程度及合作程度。 5. 评估患者或家属对改良洼田饮水试验认知程度。 6. 询问并协助患者大小便。	重点评估以下内容。 ● 意识状态：□清醒 □意识障碍（格拉斯哥昏迷评分、烦躁、全身麻醉未醒）* ● 面部观察：□口角下垂 L/R* □眼睑下垂 L/R* □麻痹 L/R* □痉挛 L/R* □面具脸* □鬼脸* □抽搐* ● 口腔内部观察：□配合 □不配合* ● 舌运动：□不配合* □配合（□萎缩 □震颤） ● 伸舌：□无* □有（□摆左 □摆右 □舔上唇 □舔下唇） 评估项目*越多代表操作风险越高，应通知医生。
护士准备	1. 着装整洁，仪表符合要求。 2. 规范洗手，戴口罩。 3. 准备用物，物品摆放合理。 4. 检查物品质量及有效期。	● 七步洗手法。
操作过程	1. 携用物至患者床旁处，再次识别患者身份。 2. 向患者或家属解释，取得配合。 3. 协助患者取半坐位或坐位。 4. 卫生手消毒。检查及清洁口腔，必要时吸净分泌物。 5. 监测患者测试前后 SaO_2。 6. 试饮： (1) 用注射器抽取 1 mL 水放入患者口中，嘱其吞咽，像平常喝水一样喝下 1 mL 水。 (2) 依次用 3 mL、5 mL 水试饮，方法同前。 7. 饮水试验：试饮无问题，嘱患者按前面要求一口咽下 30 mL 水，观察所需情况及 SaO_2。 8. 结果判断：按照分级标准及诊断标准评价（详见表 2-15）。 9. 协助患者取舒适位，整理床单位。 10. 健康教育。	● 采取查看床头卡、反问式询问、核对腕带（或使用 PDA 扫码）确认患者身份。 ● 不能直接取坐位的患者可以通过调整床的角度，借助软枕来达到合适体位。选择坐椅者应确保椅子稳固有扶手。选择坐轮椅者要做好并系好安全带。 ● 观察有无张口困难。有义齿者应戴上。 ● 检查口腔的清洁度，是否有唾液或痰液，必要时吸痰。 ● 观察患者试饮、含饮情况。 ● 水是否从嘴唇流出。 ● 有无明显呛咳，如有则无须进入下一阶段，如无则进入下一阶段测试。 ● 观察患者饮水情况，有无边饮边呛咳、小心翼翼等表现，饮后声音变化。 ● 记录饮水时间及分几次喝完。 ● 患者反应，听诊呼吸音及吞咽音。

项目	操作步骤	步骤解释说明
整理用物	1. 整理物品,医疗废物分类处置。 2. 规范洗手。 3. 记录护理单。	• 整理治疗车,先上层再下层。 • 七步洗手法。

【护理记录】

改良洼田饮水试验结果:吞咽功能正常/吞咽功能可疑障碍/吞咽功能异常。

【并发症】

改良洼田饮水试验主要并发症为误吸、窒息。

1. 原因:①脑血管病、老年患者等,由于身体各脏器功能的退化、吞咽功能减弱而容易导致误吸的发生。②水、口腔内分泌物等误吸入气管、肺部,可引起窒息、肺炎等病理生理过程。

2. 临床表现主要有以下几种。

(1)显性误吸:患者剧烈咳嗽,同时血氧饱和度下降,可能伴有憋闷、呼吸困难、反常呼吸,严重时由于血氧含量降低,还会出现发绀、昏迷、死亡等情况。

(2)隐性误吸:患者不伴有咳嗽,但血氧饱和度下降>3%。

(3)窒息:呼吸困难、颜面青紫、口唇发绀、瞳孔散大的症状,严重者可能会出现呼吸和心搏停止的情况。

3. 预防

(1)在试验前,协助患者取坐位或半坐位,抬高床头至少30°以上。

(2)及时清除口腔内分泌物,避免口腔残留物导致再次误吸或下行感染。

(3)准确观察患者血氧饱和度变化,及早发现误吸表现给予处理。

4. 处理

(1)误吸急救:神志清楚患者嘱其自行咳嗽,增加气道内压力,促进异物咳出;不能咳出者,立即连接负压装置,及时吸出残留的液体和食物。

(2)注意辨别窒息的先兆,并给予及时有效的处理。

【案例思考】

患者张某,男,55岁,脑梗死,神志清楚,疑有吞咽障碍,现遵医嘱给予吞咽障碍筛查——改良洼田饮水试验。

请思考:①改良洼田饮水试验前,应将患者摆放为何种体位?②检查患者口腔时应注意什么?③试饮及饮水试验阶段应注意什么?④如何预防患者在操作过程中发生误吸甚至窒息?

(四)改良容积-黏度测试

【操作目的】

1. 检测口腔和咽部吞咽有效性相关的功能障碍。
2. 检测咽部吞咽安全性相关的功能障碍。
3. 辅助选择摄取液体最合适的体积和稠度。

4. 降低严重并发症的发生。

【相关理论】

1. 吞咽障碍是由于下颌、双唇、舌、软腭、咽喉、食管等器官结构和(或)功能受损,不能安全有效地把食物由口送到胃内的一种临床表现。

2. 容积-黏度吞咽测试(the volume-viscosity swallow test,V-VST)由20世纪90年代西班牙的Pere Clave教授设计,主要用于吞咽障碍安全性和有效性的风险评估,帮助患者选择摄取液体量最合适的容积和稠度。测试时选择的容积分为少量(5 mL)、中量(10 mL)、多量(20 mL),稠度分为低稠度(水样)、中稠度(浓糊状)、高稠度(布丁状)。按照不同组合,完整测试共需9口进食。观察患者吞咽的情况,根据安全性和有效性的指标判断进食有无风险。但V-VST在国内的临床应用中,出现了以下难题。首先,V-VST使用的淀粉类增稠剂,口感欠佳,易被唾液分解;其次,结合国内的饮食习惯(一口量和食物性状),20 mL一口量不符合中国人细嚼慢咽的饮食文化。基于上述因素,设计出了改良容积-黏度测试(volume-viscosity swallow test-Chinese version,V-VST-CV)。

3. 适应证:①注意力良好、能合作、无呼吸问题或身体其他不适;②在体格检查中有喉上抬的患者比较适合做进食评估;③有保护气道的能力;④有足够的体力和耐力完成进食评估。

4. 禁忌证:患者有呼吸道问题、精神状况下降以及不能配合测试。

【用物准备】

水,舒食素S,10 mL注食注射器,杯子,指夹式脉搏血氧仪,测试记录表,手电筒,负压吸引器,压舌板,听诊器,棉签,勺子,纸巾,食用色素,速干手消毒剂,医疗废物桶,生活垃圾桶。

【操作流程】

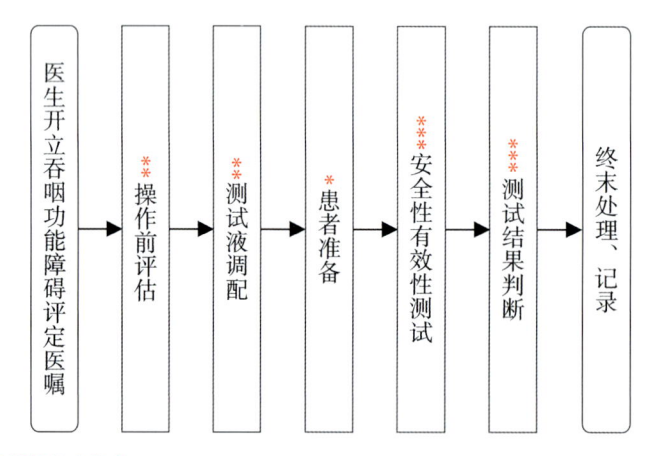

医生开立吞咽功能障碍评定医嘱 → 操作前评估** → 测试液调配** → 患者准备* → 安全有效性测试*** → 测试结果判断*** → 终末处理、记录

注:*越多代表此步骤关键程度越高。

【操作细则】

项目	操作步骤	步骤解释说明
操作前评估	1. 双人核对吞咽功能障碍评定医嘱。 2. 床旁正确识别患者身份。 3. 解释操作目的、方法及配合事项。 4. 评估患者病情、意识状态及合作能力。 5. 评估患者口、颜面及伸舌情况。咳嗽咳痰情况、口腔卫生情况。 6. 监测患者血氧饱和度水平。 7. 询问并协助患者大小便。	重点评估以下内容。 ● 意识状态：□清醒 □意识障碍（格拉斯哥昏迷评分、烦躁、全身麻醉未醒）* ● 面部观察：□角下垂 L/R* □眼睑下垂 L/R* □麻痹 L_/R* □痉挛 L/R* □面具脸* □鬼脸* □抽搐* ● 口腔内部观察：□配合 □不配合* ● 舌运动：□配合 □不配合* ● 伸舌：□无* □有 评估项目*越多代表风险越高，应通知医生。
护士准备	1. 着装整洁,仪表符合要求。 2. 规范洗手,戴口罩。 3. 准备用物,物品摆放合理。 4. 检查物品质量及有效期。 5. 测试液调配（详见【操作要点】1） (1) 微稠（1%，线状）：1 g（舒食素）+100 mL 温水。 (2) 中稠（2%，滴状）：2 g（舒食素）+100 mL 温水。 (3) 高稠（3%，团状）：3 g（舒食素）+100 mL 温水。 (4) 水：100 mL。	● 七步洗手法。
患者准备	1. 患者必须处于清醒状态以配合测试。 2. 取坐位或30°~60°半卧位,头正中稍前屈或向健侧倾斜30°,偏瘫侧肩部用枕头垫起。 3. 通过指脉氧监测患者的血氧饱和度水平。 4. 请患者说出自己的名字或其他短语,作为音质、音调、音色的参考。	
操作过程	1. 携用物至患者床旁处,核对患者身份。 2. 向患者解释操作方法,取得配合。 3. 拉起床帘,协助患者取端坐位或半卧位,偏瘫侧肩部用枕头垫起。 4. 安全有效性测试（详见【操作要点】2） (1) 抽取 3 mL 中稠度食物,嘱患者吞咽食物,如吞咽过程无安全性及有效性改变则依次进行 5 mL、10 mL 中稠度食物测试。	● 采取查看床头卡、反问式询问、核对腕带（或使用 PDA 扫码）确认患者身份。 ● 有效性指标：唇部闭合不完全致食团漏出、口腔残留、分次吞咽、咽部残留。

项目	操作步骤	步骤解释说明
操作过程	(2)如果中稠度性状食物吞咽均无安全性及有效性改变,则嘱患者依次进行3 mL、5 mL、10 mL低稠食物测试。如果低稠性状的食物吞咽均无安全性及有效性改变,则让患者依次进行3 mL、5 mL、10 mL水状测试。 (3)进入高稠阶段,先从3 mL开始,如吞咽过程无安全性及有效性改变,则依次进行5 mL、10 mL高稠度食物测试。一旦出现安全性问题,停止该稠度测试。 6.测试结果判断 (1)如测试过程中患者未出现安全性及有效性问题,评估结果:该患者无口咽期吞咽障碍。 (2)如测试过程中患者未出现安全性问题,但存在有效性问题,评估结果:该患者存在口咽期吞咽障碍。 (3)如测试过程中出现任何安全性问题,伴或不伴有效性问题,评估结果:该患者存在口咽期吞咽障碍,吞咽过程的安全性下降提示该患者可能已经发生误吸。 7.卫生手消毒,协助患者舒适臣位,整理床单位。 8.饮食建议:在保证安全的前提下,最佳推荐最低稠度最大容积,为适合患者吞咽的食物。	• 一旦出现安全性问题,则停止该稠度测试,进入3 mL高稠度食物测试。 • 每进食一口食物,都要密切观察患者吞咽的安全性及有效性指标(安全性指标受损,立即终止当前稠度测试,有效性指标受损不影响测试进度)。
整理用物	1.整理物品,医疗废物分类处置。 2.规范洗手。 3.记录护理单。	• 整理治疗车,先上层再下层。 • 七步洗手法。

【操作要点】

1.测试液体测试液

黏度	图示	质地描述	调配说明
低稠(1%)		倾斜勺子,液体呈线状流下	100 mL 水+舒食素 1 g

黏度	图示	质地描述	调配说明
中稠(2%)		勺子舀起并倾斜,液体呈点滴状落下	100 mL 水+舒食素 2 g
高稠(3%)		勺子舀起并倾斜,液体呈团块状落下	100 mL 水+舒食素 3 g

注:测试顺序为中稠(2%)→低稠(1%)→水→高稠(3%)。

2. 吞咽安全有效性测试

指标	评价
安全性指标	咳嗽:吞咽相关的咳嗽提示部分食团已经进入呼吸道,可能发生了误吸。
	音质改变:吞咽后声音变得湿润或沙哑,提示可能发生了渗漏或误吸。
	血氧饱和度水平下降:基础血氧饱和度下降3%,提示发生了误吸。
有效性指标	唇部闭合:闭合不完全导致部分食团漏出。
	口腔残留:提示舌的运送能力受损,导致吞咽效率低。
	咽部残留:提示咽部食团清除能力受限。
	分次吞咽:无法通过单次吞咽动作吞下食团,降低摄取有效性。

注:1. 安全性指标出现问题提示患者可能存在误吸,导致呼吸系统并发症、肺炎的相关风险,基于安全性指征,以上指标可判断是否有必要增加稠度继续监测,或暂停测试。
2. 有效性指标出现问题提示患者未摄取足够热量、营养和水分,可能导致营养不良和脱水等相关风险,因其不会使患者的健康受到威胁,故没有调整稠度的必要。

VVST-CV 操作流程

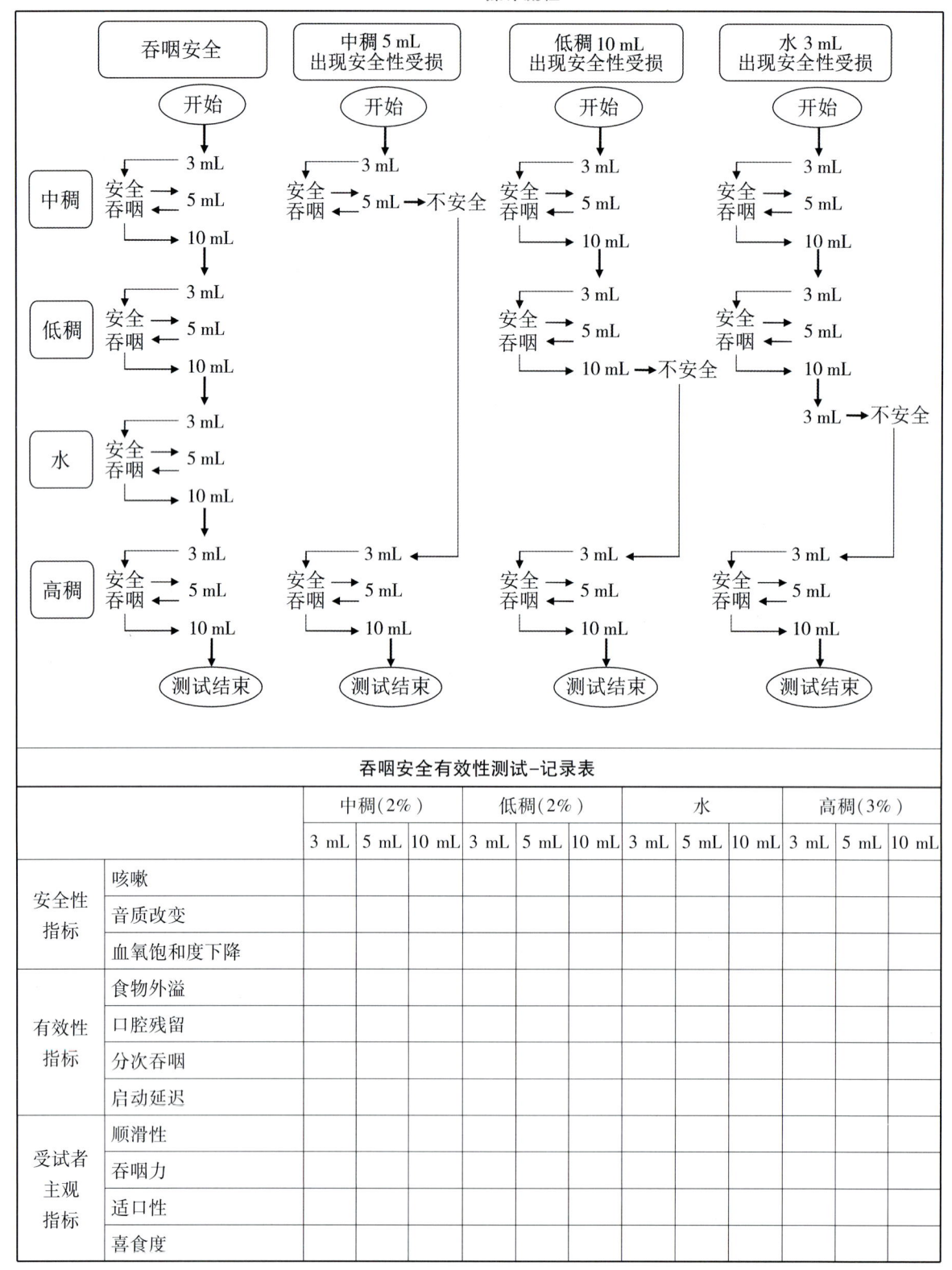

吞咽安全
开始 → 中稠（3 mL → 安全吞咽 → 5 mL → 10 mL）→ 低稠（3 mL → 安全吞咽 → 5 mL → 10 mL）→ 水（3 mL → 安全吞咽 → 5 mL → 10 mL）→ 高稠（3 mL → 安全吞咽 → 5 mL → 10 mL）→ 测试结束

中稠 5 mL 出现安全性受损
开始 → 3 mL → 安全吞咽 → 5 mL → 不安全 → 高稠（3 mL → 安全吞咽 → 5 mL → 10 mL）→ 测试结束

低稠 10 mL 出现安全性受损
开始 → 3 mL → 安全吞咽 → 5 mL → 10 mL → 不安全 → 高稠（3 mL → 安全吞咽 → 5 mL → 10 mL）→ 测试结束

水 3 mL 出现安全性受损
开始 → 3 mL → 安全吞咽 → 5 mL → 10 mL → 3 mL → 不安全 → 高稠（3 mL → 安全吞咽 → 5 mL → 10 mL）→ 测试结束

吞咽安全有效性测试-记录表

		中稠(2%)			低稠(2%)			水			高稠(3%)		
		3 mL	5 mL	10 mL	3 mL	5 mL	10 mL	3 mL	5 mL	10 mL	3 mL	5 mL	10 mL
安全性指标	咳嗽												
	音质改变												
	血氧饱和度下降												
有效性指标	食物外溢												
	口腔残留												
	分次吞咽												
	启动延迟												
受试者主观指标	顺滑性												
	吞咽力												
	适口性												
	喜食度												

注：按照 V-VST-CV 的操作步骤进行检测。伴有相应指标表现，标"+"；不伴相应指标表现，标"-"；未进行该项检测，标"/"。

【护理记录】

记录评估结果,可进食物性状及一口量,进食体位,进食注意事项。

【并发症】

1. 误吸

(1) 原因:①误吸是指将口咽部内容物或胃内容物吸入声门以下呼吸道的现象。②吞咽功能受限是导致误吸的主要原因。③误吸是吞咽障碍最常见且需要即刻处理的并发症。

(2) 临床表现:①在进食过程中,嗓音发生改变。②在吞咽中或吞咽后咳嗽。③在呼吸时,发出痰声。④胸部及颈部听诊可听见异常的呼吸音。⑤出现进食后突发呼吸困难、气喘,严重者可出现发绀,甚至出现呼吸停止的窒息。⑥根据患者的表现误吸可分为显性误吸和隐性误吸。

(3) 预防:①患者需在看护下进食。②如果患者经口进食,需严格遵守吞咽障碍评估后制订的饮食限制(有关食物的浓稠度、一口量和进食速度的限定与要求)。③建议患者在进食中尽可能取坐位,并保持躯干90°,颈和头前屈有助于防止误吸。④观察患者进食中是否有咳嗽、呛咳、清嗓子或呼吸困难等表现。⑤保持安静的环境,减少干扰。

(4) 处理原则:①一旦发现患者误吸,应尽快调整体位,头部偏向一侧。②吸出残留在口腔和咽喉部有可能导致气管阻塞的液体和食物。③必要时,行气管插管和支气管镜灌洗,静脉使用抗生素以预防肺炎发生,严密观察肺部情况。

2. 窒息

(1) 原因:当食物阻塞在呼吸道或喉咽造成气流受阻时,会发生窒息。

(2) 临床表现:呼吸困难,或呼吸带有杂音;言语不能;欲用力咳嗽而咳嗽不出;皮肤、嘴唇和指甲发绀;瞳孔散大,意识丧失;大小便失禁等。

(3) 急救处理:采用海姆利克急救法。海姆利希急救法(Heimlich's emergency):意识尚清醒的患者可采用立位或坐位,抢救者站在患者身后,双臂环抱患者,一手握拳,使拇指掌关节突出顶住患者腹部正中脐上部位,另一只手的手掌压在拳头上,连续快速向内、向上推压冲击6~10次,直至异物被排出。昏迷倒地的患者采取仰卧位,抢救者骑跨在患者髋部,按上法推压冲击脐上部位。如果无效,隔几秒钟可重复操作一次,造成人为的咳嗽,将堵塞的食物团块冲出呼吸道。

【案例思考】

患者王某某,男,55岁,脑卒中后伴吞咽困难20 d,神志清楚,精神饮食差。现对患者进行V-VST-CV测试如下(表2-16)。

表2-16 V-VST-CV测试结果

评价指标		中稠(2%)			低稠(1%)			水			高稠(3%)		
		3 mL	5 mL	10 mL	3 mL	5 mL	10 mL	3 mL	5 mL	10 mL	3 mL	5 mL	10 mL
安全性指标	咳嗽	−	−	−	−	+	/	/	/	/	−	−	−
	音质改变	−	−	−	−	−	/	/	/	/	−	−	−
	血氧饱和度下降	−	−	−	−	−	/	/	/	/	−	−	−

续表2-16

评价指标		中稠(2%)			低稠(1%)			水			高稠(3%)		
		3 mL	5 mL	10 mL	3 mL	5 mL	10 mL	3 mL	5 mL	10 mL	3 mL	5 mL	10 mL
有效性指标	食物外溢	−	−	−	−	−	/	/	/	/	−	−	−
	口腔残留	−	−	−	−	−	/	/	/	/	−	−	−
	分次吞咽	−	−	−	−	−	/	/	/	/	−	−	−
	启动延迟	−	−	−	−	−	/	/	/	/	−	−	−
受试者主观指标	顺滑性	−	−	−	−	−	/	/	/	/	−	−	−
	吞咽力	−	−	−	−	−	/	/	/	/	−	−	−
	适口性	−	−	−	−	−	/	/	/	/	−	−	−
	喜食度	−	−	−	−	−	/	/	/	/	−	−	−

请思考： ①该患者的检测评估结果是什么？②应该给该患者提出什么样的饮食建议？

血管通路管理技术

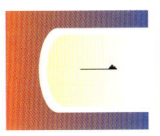

一、超声引导经外周静脉置入中心静脉导管置管技术

【操作目的】

1. 为静脉血管条件差的患者建立静脉给药通道。
2. 为病情不稳定或输液治疗用药方案复杂的患者建立静脉给药通道。
3. 为长期间歇性输液治疗的患者建立静脉给药通道。
4. 在超声引导下置入经外周置入中心静脉导管能显著提高穿刺成功率,减少相关并发症,增加患者带管舒适度。

【相关理论】

1. 经外周静脉置入中心静脉导管(peripherally inserted central venous catheter,PICC)置管技术是指经上肢贵要静脉、肘正中静脉、头静脉、肱静脉、颈外静脉(新生儿还可通过下肢大隐静脉、头部颞静脉、耳后静脉等)穿刺置管,导管尖端位于上腔静脉或下腔静脉的导管留置方法。最佳导管尖端位置是患者卧位状态下的上腔静脉或下腔静脉与右心房交界处,此处每秒血流量在静脉系统最大,药物被稀释得最充分,导管移位和堵管的概率最低;超声引导将 PICC 导管穿刺部位从肘窝移到上臂,导管走行避开肘关节,降低了机械性静脉炎和穿刺点感染的概率,提高了穿刺成功率。

(1)导管的材质:有聚氨酯、硅胶、抗菌涂层等材质。

(2)导管的型号:有 1.9 Fr、3 Fr、4 Fr、5 Fr,双腔导管多为 5 Fr,成人多选择 4 Fr,儿童多选择 3 Fr,新生儿多选择 1.9 Fr。

2. 适应证:①患者病情不稳定和(或)输液治疗用药方案复杂。②在预期外周静脉通路不足的情况下进行不定期化疗。③不适合外周静脉输液规定的持续性输液治疗[如发泡剂、肠外营养(PN)、电解质和其他刺激性药物]。④长期间歇性静脉输液治疗。

3. 禁忌证:①确诊或疑似对导管材质过敏。②穿刺部位有感染、损伤、放射治疗史。③穿刺部位有静脉血栓形成史或外科手术史。④上腔静脉压迫/上腔静脉阻塞综合征(上肢禁忌,可在下肢穿刺)。⑤乳腺癌根治术或腋下淋巴结清扫的术侧肢体。⑥锁骨下淋巴结肿大或有肿块压迫到锁骨下静脉。⑦安装心脏起搏器的一侧。

【用物准备】

治疗车,彩超机,PICC 导管及 MST 套件,PICC 置管包,无菌保护套,0.5% 有效碘消毒液或 2% 葡萄糖酸氯己定酒精,75% 酒精,0.9% 氯化钠注射液,0~10 U/mL 肝素盐水(必要时),预充式导管冲洗器,利多卡因,无针输液接头,1 mL、10 mL 注射器,弹力绷带适量,PDA,耦合剂,速干手消毒剂,

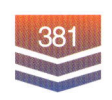

医疗废物桶,生活垃圾桶,锐器盒。

【操作流程】

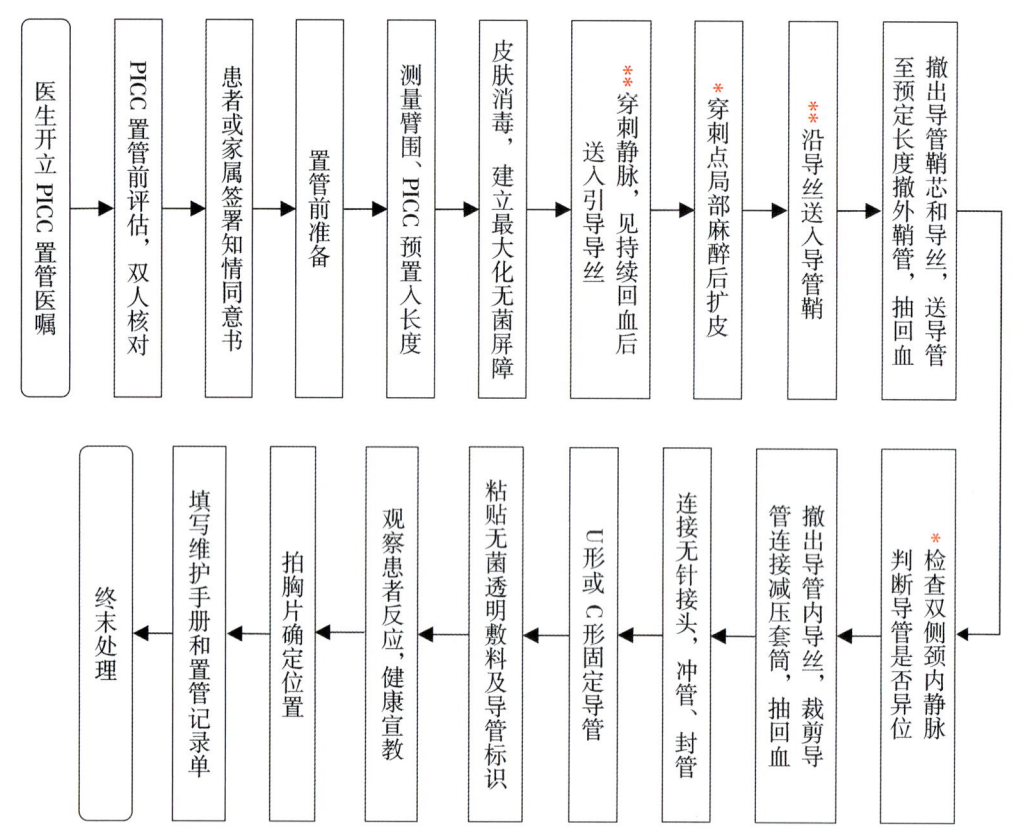

医生开立PICC置管医嘱 → PICC置管前评估,双人核对 → 患者或家属签署知情同意书 → 置管前准备 → 测量臂围、PICC预置入长度 → 皮肤消毒,建立最大化无菌屏障 → **穿刺静脉,见持续回血后送入引导导丝 → *穿刺点局部麻醉后扩皮 → **沿导丝送入导管鞘 → 撤出导管鞘芯和导丝,送导管至预定长度撤外鞘管,抽回血 → *检查双侧颈内静脉,判断导管是否异位 → 撤出导管内导丝,裁剪导管连接减压套筒,抽回血 → 连接无针接头、冲管、封管 → U形或C形固定导管 → 粘贴无菌透明敷料及导管标识 → 观察患者反应,健康宣教 → 拍胸片确定位置 → 填写维护手册和置管记录单 → 终末处理

注:*越多代表此步骤关键程度越高。耐高压PICC导管为前端开口型,需先截剪导管至预测量长度再送导管至导管鞘内。

【操作细则】

1. 超声引导PICC置管技术

项目	操作步骤	步骤解释说明
操作前评估	1. 双人核对置管医嘱和知情同意书。 2. 床旁正确识别患者身份。 3. 向患者解释操作目的、方法及配合事项。 4. 评估患者病情、治疗、局部皮肤、血管情况、肢体活动情况,选择合适型号和材质的导管。	重点评估以下内容: ● 治疗方案。输液疗程是否大于1个月:□是 □否;使用药物是否刺激血管:□是 □否 ● 患者状况。是否能平卧:□是 □否*;凝血功能:□正常 □异常*;是否对导管材质过敏:□是* □否;置管史:□有* □无;手术史:□有* □无;血栓史:□有* □无;心脏起搏器:□有* □无;上腔静脉压迫:□有* □无

项目	操作步骤	步骤解释说明
操作前评估	5.嘱患者排便,清洗上肢,戴口罩和帽子。	● 评估双上肢静脉血管。血管是否粗直:□是 □否*;预置管静脉是否有静脉瓣:□有* □无;预选择血管:□贵要静脉 □肱静脉 □头静脉*;导管直径/靶血管直径是否≤45%: □是 □否* 评估项目*越多代表置管风险越高,应通知医生。
护士准备	1.着装整洁,仪表符合要求。 2.规范洗手,戴口罩。 3.环境准备:整洁、明亮,温度适宜。 4.准备用物,物品摆放合理。 5.检查物品质量(所有用物名称、有效期、一次性物品的外包装情况)。	● 七步洗手法。 ● 确保所有用物质量合格。
操作过程	1.携用物至患者床旁处,再次识别患者身份。 2.向患者解释,协助患者取平卧位,充分暴露穿刺侧部位,术肢外展90°。 3.手消毒,打开PICC置管包,肢体下垫垫巾;测量双侧上臂围和导管预置入长度,记录(详见【操作要点】1)。 4.卫生手消毒,戴无菌手套,助手协助抬高患者置管侧上肢,皮肤消毒。 5.手臂下铺无菌治疗巾,放置无菌止血带。 6.脱手套,手消毒,更换无菌手套,穿无菌手术衣,铺无菌大单和洞巾,保证无菌区域最大化。 7.按无菌原则将PICC导管、MST套件、无菌保护套、预充式导管冲洗器、无针输液接头、注射器投入无菌区;注射器抽取生理盐水冲洗检查导管完整性和前端三项瓣膜开启情况;1 mL注射器抽取利多卡因0.5 mL备用。 8.助手协助在超声探头上涂抹适量耦合剂,协助套上无菌保护套,系止血带。	● 采取查看床头卡、反问式询问、核对腕带(或使用PDA扫码)确认患者身份。 ● 患者平卧位,穿刺侧上肢外展90°,可以减少血管的弯曲;呼吸困难不能平卧的患者,可取半卧位。 ● 皮肤消毒:75%酒精以预穿刺点为圆心,顺—逆—顺消毒整个手臂3遍,待干;0.5%的有效碘或2%葡萄糖酸氯己定酒精同法消毒3遍,消毒范围为整臂消毒。 ● 年龄<2个月的患儿慎用2%葡萄糖酸氯己定酒精。 ● 注射器连接导管,轻轻回抽到液体,为瓣膜开启良好;如果抽不到液体,可轻轻揉捏导管前端的三项瓣膜,激活瓣膜。

项目	操作步骤	步骤解释说明
操作过程	9. 左手持超声探头,轻轻放于靶血管上。右手持穿刺针,针头斜面向上,沿探头中线进针。穿刺针快速进入皮下后,操作者边看超声屏幕边缓慢进针。观察穿刺针刺入血管有持续回血时放下探头,降低穿刺针与皮肤之间的角度,将导丝送入 10～15 cm,助手松止血带。撤出穿刺针,只留导丝在血管内。 10. 穿刺点前方局部麻醉,扩皮刀片刀背沿导丝,刀刃向前向上扩皮约 2 mm;将导管鞘沿导丝缓慢送入血管内,在导管鞘末端垫无菌纱布,左手大拇指固定导管鞘末端,示、中指轻按导管鞘前端止血,右手撤出导管鞘芯和导丝,将导管沿导管鞘缓慢、匀速送入至预定长度,撤出导管鞘。 11. 注射器抽回血,见持续回血后冲管。 12. 助手用超声探头检查颈内静脉管腔内是否有导管异位。 13. 将导管从导丝金属柄上分离,缓慢匀速平直撤出导丝,撤除穿刺鞘。 14. 无菌剪刀垂直修剪导管,体外保留 6 cm。 15. 连接减压套筒,抽回血,连接无针接头,脉冲式冲管、正压封管。 16. 清洁穿刺点周围皮肤,将导管 U 形或 C 形摆放,穿刺点覆盖 2 cm×2 cm 的无菌纱布;右手单手持 10 cm×10 cm 透明贴膜,贴膜中心点对准穿刺点、贴膜边缘遮盖至导管连接器一半位置无张力粘贴(详见【操作要点】2)。 17. 撤除洞巾,无菌胶带蝶形交叉固定在导管连接器的末端和透明贴膜上,再以胶带横向固定在透明贴膜上缘,胶带高举平台固定无针接头(详见【操作要点】2)。 18. 标识:在透明贴膜下缘粘贴置管标识。 19. 脱无菌手套,卫生手消毒。 20. 协助患者体位,向患者和家属交代注意事项。必要时给予弹力绷带包扎,或者手动按压穿刺点 30 min。 21. X 射线拍片确定导管尖端位置并记录检查结果(详见【操作要点】3)。	• 穿刺针进针角度视血管的深度而不同,较深的血管,进针角度更大;表浅的血管,进针角度更小。 • 穿刺针尖端在血管内时,导丝则送入顺利,如果导丝送入不顺利,避免强行送入导丝。 • 当导丝撤出不顺利时,要连同穿刺针一起撤出,不要强行撤除导丝,避免穿刺针对导丝的切割。 • 导管鞘沿导丝送入静脉时要降低角度,缓慢推入,减少穿刺鞘对血管内膜的伤害。 • 持续抽吸见全血颜色的静脉血为回血顺利;若抽回血不顺利,应将导管回撤至 15 cm 左右,将患者肢体伸展后重新缓慢匀速送入导管,避免导管误入小静脉。 • 如果导管异位到颈内静脉,应将导管撤出至 15 cm 左右,患者头扭向穿刺侧肢体,下颌靠近肩部,降低颈内静脉与锁骨下静脉之间的角度后,缓慢匀速送入导管。 • 脉冲式冲管:用大鱼际推动注射器,推一下停一下,每次推入液体量约 1 mL。 • 正压封管:当注射器内剩 2 mL 液体时改为匀速推入,注射器中剩 0.5 mL 时停止推入,撤除注射器。 • 导管摆放时要避开肱二头肌,或者活动患者上肢,检查导管是否随活动打折。 • 无张力粘贴:单手持贴膜,贴膜中心对准穿刺点,放开贴膜,自穿刺点沿导管至接头捏起塑形,自穿刺点向周围抚平贴膜。 • 高举平台:固定导管末端时,用胶带包绕接头后再粘贴在皮肤上,避免胶带用力将接头固定在皮肤上形成压力性损伤。 • 无菌胶带上标注导管名称、置管日期、置入长度、外露长度、臂围。
整理用物	1. 整理物品,医疗废物分类处置。 2. 规范洗手。 3. 记录。	• 整理治疗车,先上层再下层。 • 七步洗手法。 • 记录护理记录单、PICC 穿刺记录单、PICC 置管维护手册。

2. PICC 拔除

项目	操作步骤	步骤解释说明
操作过程	1. 双人核对拔管医嘱。 2. 规范洗手,准备换药包、清洁手套和无菌敷料。 3. 床旁正确识别患者身份。 4. 向患者说明拔管的原因、方法及配合事项。 5. 协助患者取平卧位,置管侧上肢外展90°。 6. 去除固定胶带和透明贴膜。 7. 卫生手消毒,打开换药包,戴手套,75%酒精棉球消毒穿刺点周围皮肤,避开穿刺点0.5~1.0 cm,待干;0.5%的有效碘或2%葡萄糖酸氯己定酒精消毒穿刺点和周围皮肤,待干。 8. 用手轻拉PICC导管外露部分,平行于皮肤缓慢外拔2~3 cm,松手,再靠近穿刺部位捏紧导管分段拔出。当PICC导管完全拔出后,在穿刺点覆盖无菌敷料,穿刺点按压30 min以上。 9. 检查拔出导管前端的完整性;测量长度是否与维护手册记录长度一致。 10. 脱手套,卫生手消毒。 11. 协助患者取舒适卧位,整理床单位。 12. 健康教育:向患者和家属宣教,尽量卧床30 min,无菌敷料覆盖24 h后去除。	• 换药包内有弯盘2个、纱布2块、镊子2把、75%酒精棉球4个、0.5%的有效碘或2%葡萄糖酸氯己定酒精棉球4个。 • 穿刺侧上肢外展90°,减少血管弯曲所致拔管困难。 • 以0°或180°去除透明贴膜,减少皮肤损伤。 • 牵拉PICC导管时,不能按压穿刺点,避免包裹导管的纤维蛋白鞘脱落于血管内。 • 前端三项瓣膜导管拔除时前端应该完整;前端裁剪的导管长度应该与维护手册记录的置入长度一致;如果有不同,要及时查找原因,积极处理,避免导管断裂遗留在患者体内。
整理用物	1. 整理物品,医疗废物分类处置。 2. 规范洗手。 3. 记录护理记录单。	• 整理治疗车,先上层再下层。 • 七步洗手法。

【操作要点】

1. 测量臂围和PICC导管预置管长度

方法	图示	说明
测量臂围		①成人肘横纹上10 cm测臂围,儿童肘横纹上5 cm测臂围。②测量尺松紧适宜,减少误差。

方法	图示	说明
测量预置管长度		①横"L"测量法:自穿刺点沿血管走行至右胸锁关节(左侧同样测量至右胸锁关节内缘),再向下反折至第3肋间隙。②测量尺松紧适宜,减少误差。

注:1. 患者带管期间,臂围增加 2 cm 以上,提示有静脉血栓形成可能。
2. 导管置入长度与患者的身高成正比。

2. 妥善固定导管和确定导管尖端位置

方法	图示	说明
导管 U 形或 C 形摆放		以肌肉活动时导管不打折为宜。
透明贴膜无张力粘贴		①单手持贴膜,贴膜中心对准穿刺点,放开贴膜。②自穿刺点沿导管至接头捏起塑形,自穿刺点向周围抚平贴膜。
胶带交叉固定连接器		将连接器与透明贴膜固定在一起。
高举平台固定接头		用胶带包绕接头后再粘贴在皮肤上,避免形成压力性损伤。

方法	图示	说明
X射线片确定导管尖端位置		PICC尖端位于上腔静脉或下腔静脉,靠近上腔静脉或下腔静脉与右心房交界处,不进入右心房为最佳。

【护理记录】

1. 记录护理记录单。
2. 建立经外周静脉穿刺的中心静脉导管穿刺记录单。
3. 建立管路滑脱护理危险因素评估登记表。
4. 建立管道管理记录单。

【并发症】

1. 神经损伤

(1)原因:穿刺针穿刺到上肢的尺神经或正中神经。

(2)临床表现:患者主诉穿刺侧上肢感觉异常,如放射性疼痛、刺痛、烧灼感或麻木。

(3)预防:①操作者熟练利用超声分辨动脉、静脉、淋巴管、肌肉、神经束。动脉富有弹性,不易压扁,而且有规律的搏动;淋巴管和静脉容易压扁,没有搏动;神经/神经束在超声显像为高回声,即明亮的点状或团块状回声。②穿刺静脉时避开神经、肌肉、淋巴管和小血管。③重视和鼓励患者表达自己的感受,及时发现和终止对神经的伤害。

(4)处理:①立即撤出穿刺针,停止在该部位的穿刺。②更换部位重新穿刺。③观察患者的感觉是否恢复正常,必要时请手外科专家会诊。

2. 误穿动脉

(1)原因:肱静脉距离肱动脉较近,穿刺针误伤肱动脉;患者血压低,动脉搏动不明显,误把动脉当作静脉穿刺。

(2)临床表现:①穿刺过程中以超声发现穿刺到动脉。②穿刺针末端回血的速度和血液颜色异常。③置管后或患者血压恢复正常时发现留置导管内有波动性回血。④输液时茂菲氏滴管内液体滴速呈波动性。

(3)预防:①穿刺前要先确定动脉位置,再将超声探头移向静脉进行穿刺。②选择肱静脉穿刺时要观察和随时调整穿刺针进针角度,避开肱动脉。③休克患者无法判断动静脉时可以建立临时静脉通道,血压平稳后再次评估是否需要置入PICC。

(4)处理:①置管过程中发现穿刺到动脉血管,及时撤出穿刺针,按压穿刺点止血。②导管置入后发现导管在动脉内,及时拔除导管,按压穿刺点止血。再次评估置管的种类。

3. 皮下渗血

(1)原因:穿刺和置管过程中血液渗到皮下。

(2)临床表现:①穿刺点局部组织隆起;②置管后3~7 d,导管穿刺点周围皮下瘀斑。

(3)预防及处理:①熟练掌握穿刺技术,避免对同一静脉反复穿刺。②在操作过程中全程按压穿刺点止血。③置管后继续按压穿刺点30 min以上。④皮下瘀斑不需要特殊处理,可自行吸收。

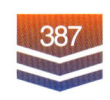

【案例思考】

患者吴某,女,24岁,以"确诊弥漫大B细胞淋巴瘤1月余"为主诉入院,1个月前患者无明显诱因出现颈部及颜面部肿胀、疼痛,伴呼吸费力、进食哽噎。在当地医院行胸部CT示:前上纵隔占位,在我院穿刺活检,病理回示:符合非霍奇金淋巴瘤,B细胞性。完善PET/CT后给予"R-CHOP"方案化疗2个周期。入院后PET/CT复查,与化疗前肿块对比明显缩小,计划原方案进行第三次化疗。患者颈部及颜面部肿胀消失,呼吸费力、进食哽噎症状消失。

请思考:①本次化疗采用哪种静脉通道最适合患者?②如果选择PICC,是否可以从上肢置入?③从哪些方面可以评估患者的上腔静脉压迫是否解除?

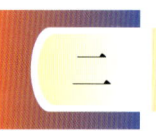

二 经外周静脉置入中心静脉导管维护技术

【操作目的】

1. 评估导管功能,预防并发症。
2. 保持导管通畅,减少导管阻塞和感染的风险。
3. 保障患者安全,促进患者舒适。

【相关理论】

经外周静脉置入中心静脉导管维护时机:①无菌透明敷料至少每7d更换1次,纱布敷料应至少每2d更换1次,出现渗血、渗液或敷料发生松动、污染等完整性受损时,应立即更换。②附加的肝素帽或无针输液接头应至少每7d更换1次或遵照说明书按要求更换;若有血液残留、完整性受损或取下时,应立即更换。③置管后24h。

【用物准备】

无菌手套,医嘱执行单,速干手消毒剂,10 mL预充式导管冲洗器,无针输液接头,皮尺,医用胶带,中心静脉置管护理套件,皮肤保护剂,锐器盒,PICC导管标识,Statlock导管固定器,PDA,75%酒精,0.5%的有效碘或2%葡萄糖酸氯己定乙醇,酒精棉片,生活垃圾桶,医疗废物桶。

【操作流程】

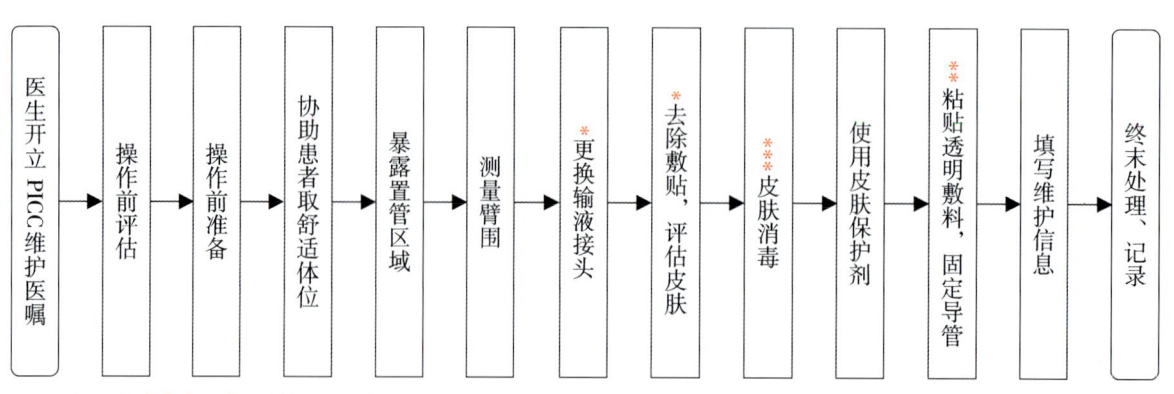

医生开立PICC维护医嘱 → 操作前评估 → 操作前准备 → 协助患者取舒适体位 → 暴露置管区域 → 测量臂围 → 更换输液接头* → 去除敷贴;评估皮肤* → 皮肤消毒*** → 使用皮肤保护剂 → 粘贴透明敷料;固定导管** → 填写维护信息 → 终末处理、记录

注:*越多代表此步骤关键程度越高。

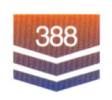

【操作细则】

项目	操作步骤	步骤解释说明
操作前评估	1. 双人核对 PICC 维护医嘱。 2. 正确识别患者身份。 3. 评估环境整洁、安静、舒适。 4. 向患者解释操作目的、方法及配合事项。 5. 评估患者:详细检查穿刺周围皮肤有无红、肿、热、痛等;观察置管侧的肢体有无肿胀及活动情况;询问患者有无酒精及碘过敏史。 6. 核查 PICC 维护手册。 7. 询问并协助患者大小便。	重点评估以下内容。 ● 导管功能:□正常 □堵管* ● 透明敷料:□正常 □卷边、破损* ● 局部皮肤:□正常 □破损、红、肿、热、痛* ● 固定情况:□正常 □脱管、移位* ● 肢体活动:□正常 □疼痛、肿胀* ● 胸部、颈部静脉:□正常 □肿胀* 评估项目*越多代表感染或血栓等并发症的风险越高,应通知医生。
护士准备	1. 着装整洁,仪表符合要求。 2. 规范洗手,戴口罩。 3. 准备用物,物品摆放合理。 4. 检查物品质量及有效期。	● 七步洗手法。
操作过程	1. 携用物至患者床旁处,再次识别患者身份。 2. 告知患者维护的目的、方法、注意事项。 3. 患者取舒适体位,暴露置管区域,铺垫巾。 4. 测量臂围。 5. 卫生手消毒。 6. 预充式注射器连接输液接头,排气备用。 7. 去除旧接头,使用75%酒精棉片全方位擦拭接头(或接口)的横切面及外围至少15 s。 8. 连接预充好的输液接头,抽出回血少量,脉冲式冲洗导管,正压封管。 9. 去除透明敷料,固定导管,由导管远心端向近心端0°或180°松解,脱离皮肤后自下而上去除透明敷料(详见【操作要点】1)。 10. 评估穿刺点周围皮肤及外露导管的长度或导管置入长度,注意导管有无移位(滑出或回缩)。 11. 卫生手消毒,打开护理套件,戴无菌手套。 12. 清洁和消毒 (1)以穿刺点为中心(避开穿刺点1 cm)用75%酒精棉球或棉棒按顺—逆—顺步骤由内向外螺旋方式消毒3遍(酒精避免接触导管及穿刺点),待干。	● 采取查看床头卡、反问式询问、核对腕带(或使用 PDA 扫码)确认患者身份。 ● 肘横纹上 10 cm。 ● 回血不可抽至接头;使用预充式导管冲洗器冲封管,冲管液为导管体积的2倍,封管液为导管体积的1.2倍。 ● 操作过程注意避免皮肤损伤及导管脱出。 ● 根据患者的皮肤情况选择合适的消毒液:首选含醇基的氯己定溶液进行皮肤消毒。

项目	操作步骤	步骤解释说明
操作过程	（2）以穿刺点为中心使用2%葡萄糖酸氯己定乙醇消毒棉球或棉棒，来回摩擦消毒皮肤30 s，或用含碘消毒棉棒由内向外螺旋消毒皮肤，待干。 （3）消毒范围：以穿刺点为中心，直径≥20 cm，自然待干，建立最大化无菌屏障。 13. 涂皮肤保护剂，充分待干后，使用导管固定器固定翼型连接器，然后以穿刺点为中心，无张力粘贴透明敷贴（盖住翼型连接器），膜平整紧密粘贴于皮肤，膜下无气泡，避免在导管任何部位造成死角；呈C形或U形固定外露导管（详见【操作要点】2）。 14. 脱手套，卫生手消毒。 15. 粘贴PICC导管标识，注明置管日期、维护日期、导管的置入长度、外露长度及臂围。 16. 洗手，填写PICC维护手册，记录维护时间、穿刺点局部情况，导管内置及外露长度。	• 对含醇基的氯己定溶液过敏者，可选用氯己定水溶液。 • 对氯己定过敏者，可选用聚维酮碘溶液或70%酒精溶液。在使用敷料前消毒处皮肤需完全自然待干：酒精和氯己定至少30 s，碘伏至少1.5~2.0 min。 • 患者多汗或穿刺点渗血、渗液，宜首选无菌纱布敷料。 • 易出汗患者宜选用黏性较强的3M敷料。 • 易过敏患者宜选用透气性较好的无菌敷料。 • 高举平台法固定延长管，主动询问患者的感受。
整理用物	1. 整理物品，医疗废物分类处置。 2. 规范洗手。 3. 记录。	• 整理治疗车，先上层再下层。 • 七步洗手法。 • 记录PICC。评估维护记录单。

【操作要点】

1. 去除透明敷料

方法	图示	说明
0°移除透明敷料		①双手配合，敷贴与皮肤呈0°移除；反方向平行拉伸敷料（拉伸和放松技术），通过移动敷料下的手指不断拉伸。②另一只手持续按压敷料下方的皮肤，使敷贴与皮肤分离，从而移除敷贴，不污染穿刺点，不牵拉导管。
180°移除透明敷料		双手配合，由导管远心端向近心端呈180°顺着毛发方向和（或）导管方向，从敷料的一角慢慢撕除敷料，不污染穿刺点，不牵拉导管。

2. 粘贴透明敷料

方法	图示	说明
塑形："捏"		用拇指和示指指腹捏牢固导管突起的部分,使导管和敷料完全贴合。
抚平："抚"		用双手指腹从敷料中心向外"抚"平贴膜。
按压："压"		从预切口处移除边框,"压"住贴膜一侧,边撕边按压,去除外层贴膜。

【护理记录】

记录导管维护的日期和时间、臂围、导管置入深度、功能及维护过程中患者的反应。

【并发症】

1. 中心静脉通路装置相关性皮肤损伤

(1) 原因主要有两种。①自身因素：男性、具有敏感免疫反应和过敏体质的人；导管留置期间不能按时进行维护、长时间不洗澡、不更衣等。②其他因素：消毒剂、透明敷贴及医用胶布过敏；去除贴膜时的机械性皮肤损伤。

(2) 临床表现：常表现为皮肤组织渗出,红斑和(或)皮肤异常的其他表现。

(3) 预防及处理

1) 评估：患者整体情况、导管置入部位和周围皮肤,及时识别皮肤损伤的风险、迹象和症状,如怀疑感染,应将敷料去除,进行全面检查。

2)皮肤清洁与消毒:将置入部位的多余毛发去除;使用无菌医用黏胶去除产品,完全去除皮肤残留的黏胶剂。更换敷料时,根据患者的皮肤情况选择合适的消毒液。

3)敷料选择:尽量使用无菌透明、透气性好、低过敏性的敷料覆盖导管置入部位,保持导管部位皮肤清洁、干燥;根据敷料性质及时进行更换。

4)操作与固定技术:撕除敷料和含有黏胶剂的固定装置时,防止导管移位,避免快速和(或)垂直拉扯;导管及延长管应定期改变放置位置。

2. 导管相关血流感染

(1)原因

1)导管类型:PICC引起的相关血流感染发生率低于中心静脉置管;双腔和多腔导管的感染率均比单腔导管高;不同导管材料也可影响导管相关血流感染率。

2)置管部位和操作技术:上肢静脉置管发生感染的风险低于颈部静脉置管,股静脉置管感染的风险最高;技术不熟练、损伤血管等会增加感染的风险。

3)导管留置时间:导管相关血流感染的发生情况与导管留置时间成正比。

4)输液接头:使用机械性无针输液接头后血流感染发生率上升;无针装置经有效消毒后,可降低血管内导管微生物感染风险。

5)患者因素:患者的年龄、病情和免疫功能都与血流感染密切相关。长期接受全胃肠外营养(TPN)治疗的患者或输注血液制品会增加血流感染率的发生。

(2)临床表现:患者局部感染时出现红、肿、热、痛、渗出等炎症表现,血流感染除局部表现外还会出现发热(>38 ℃)、寒战或低血压等全身感染的表现。

血流感染实验室微生物学检查结果:外周静脉血培养细菌或真菌阳性,或者从导管尖端和外周血培养出相同种类、相同药物敏感试验结果的致病菌。

(3)预防

1)输液工具选择:使用具有最少端口或管腔数量的导管,限制附加装置的使用,使用无针系统或螺口设计的无针接头连接静脉导管,使用无缝线的固定装置。

2)置管、维护及使用:操作过程中严格遵循无菌原则;置管时建立最大无菌屏障,消毒剂要完全待干;敷料潮湿、松动或明显污损,应及时更换;无针输液接头更换频率遵照产品说明书,最长不超过7 d;导管使用前,消毒导管连接端口,待干后方可使用。

3)健康教育:在沐浴或擦身时,应注意保护导管,避免把导管及敷料淋湿。

4)拔管:及时拔除不必要的导管;当不能保证遵守无菌技术时,尽快更换导管。

3. 导管内或外破裂

(1)原因主要有两种。①导管类型:不同导管材料可影响导管破裂的发生率。②操作技术:不恰当的高压注射,或用非耐高压导管高压注射造影剂,或使用剪刀、尖锐的物品去除贴膜。

(2)临床表现:导管内或外断裂、破损或移位。

(3)预防及处理:①通过导管进行高压注射时,应使用耐高压的聚氨酯导管。②在更换贴膜时,不要使用尖锐的物品(如剪刀等)。③充分固定导管。

【案例思考】

患者刘某,女,32岁,身高157 cm,体重51 kg,身体质量指数20.7 kg/m^2。诊断:右侧乳腺癌,T 36.6 ℃,凝血功能正常,需留置PICC进行肿瘤化学治疗。

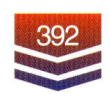

请思考：①留置 PICC 前，应从哪些方面对患者进行评估？②PICC 维护过程中，导管脱出 5 cm 应该如何处理？③抽回血不畅时应如何处理？④如何预防 PICC 相关皮肤损伤？⑤如何对 PICC 居家护理患者进行健康宣教？

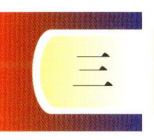

三 超声引导经外周静脉置入中长线导管置管技术

【操作目的】

1. 保护血管，建立静脉通路，利于抢救治疗。
2. 为静脉血管条件差的患者建立静脉给药通道。
3. 避免反复穿刺给患者带来的痛苦及损伤。
4. 在超声引导下置入中长线导管能显著提高穿刺成功率，减少相关并发症，增加患者手臂舒适度。

【相关理论】

1. 超声引导经外周静脉置入中长线导管置管技术是经外周静脉（贵要静脉、肱静脉、头静脉）穿刺置入，借助超声引导技术，将导管尖端送至腋静脉胸段或锁骨下静脉。腋静脉胸段及锁骨下静脉的血液流速较头静脉、贵要静脉或腋静脉远端的血液流速快，较快的血液流速不仅能快速稀释药物，也可减少血液凝结，从而降低导管堵塞、渗液等并发症的发生率。超声引导将中长线导管穿刺部位从肘窝移到上臂的中点以上，导管走行避开肘关节，增加了患者舒适度，降低了机械性静脉炎和穿刺点感染的概率，提高了穿刺成功率。

2. 适应证：①预计治疗时间 1~4 周的患者。②在预期外周静脉通路不能满足的情况下，持续输注等渗或接近等渗的药物。③需持续镇静、镇痛的患者。

3. 禁忌证：①已知对导管材质过敏。②穿刺部位有感染、损伤等。③有血栓、高凝状态病史、四肢的静脉血流降低（如麻痹、淋巴水肿、矫形、神经系统病症）。④需要长期持续输注发泡剂等药物治疗。⑤乳腺癌根治术或腋下淋巴结清扫的术侧肢体。⑥锁骨下淋巴结肿大或有肿块压迫到锁骨下静脉。⑦拟穿刺肢体部位有疼痛、感染、严重出血性疾病、血管受损（瘀紫、渗出、静脉炎、硬化等）、计划手术或放疗的区域均不宜置管。

【用物准备】

彩超机，治疗车，中长线导管及 MST 套件，中长线置管包，无菌保护套，0.5% 的有效碘及 75% 酒精或 2% 葡萄糖酸氯己定酒精，0.9% 氯化钠注射液，0~10 U/mL 肝素盐水（必要时），利多卡因，无针输液接头，预充式导管冲洗器，1 mL、10 mL 注射器，弹力绷带（必要时），耦合剂，PDA，速干手消毒剂，生活垃圾桶，医疗废物桶，锐器盒。

【操作流程】

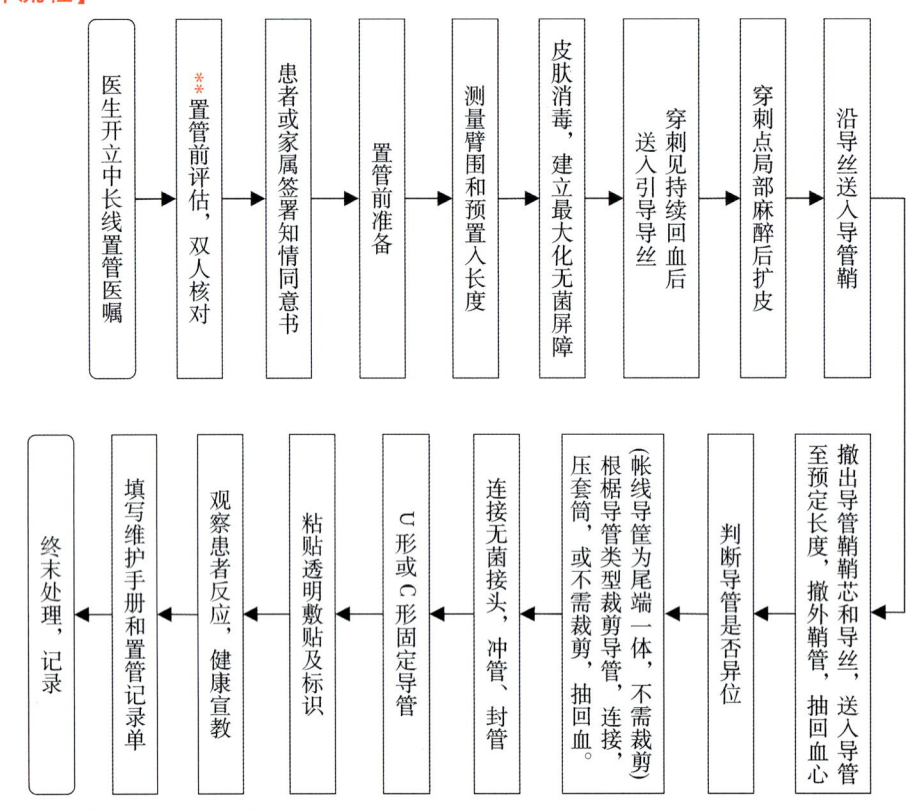

医生开立中长线置管医嘱 → **置管前评估，双人核对 → 患者或家属签署知情同意书 → 置管前准备 → 测量臂围和预置入长度 → 皮肤消毒，建立最大化无菌屏障 → 穿刺见持续回血后送入引导丝 → 穿刺点局部麻醉后扩皮 → 沿导丝送入导管鞘 → 撤出导管鞘鞘芯和导丝，至预定长度，撤外鞘管，抽回血心 → 判断导管是否异位 → （帐线导管为尾端一体，不需裁剪）根据导管类型裁剪导管，压套筒，或不需裁剪，连接，抽回血。 → 连接无菌接头、冲管、封管 → U形或C形固定导管 → 粘贴透明敷贴及标识 → 观察患者反应、健康宣教 → 填写维护手册和置管记录单 → 终末处理，记录

注：*越多代表此步骤关键程度越高。

【操作细则】

1.超声引导经外周静脉置入中长线导管置管技术

项目	操作步骤	步骤解释说明
操作前评估	1.查看患者检查及生化结果。 2.双人核对中长线置管医嘱和知情同意书。 3.床旁正确识别患者身份。 4.向患者解释操作目的、方法及配合事项。 5.评估患者病情、输液疗程、配合度、局部皮肤及血管情况、肢体活动情况，选择合适型号和材质的导管。	重点评估以下内容。 ● 意识状态：□清醒 □意识障碍（格拉斯哥昏迷评分、烦躁、全麻未醒）* ● 年龄阶段：□成人 □儿童* ● 一般情况。病情：□轻症 □重症*；肢体活动度：□正常 □肢体障碍*；穿刺部位皮肤：□正常 □瘢痕* □硬结* □溃疡*；配合程度：□完全配合 □部分配合 □不能配合*；心理状态：□正常 □异常* ● 病史：□心肺疾病史（冠心病、支气管哮喘、肺栓塞、气胸）* □VTE病史* □肢体手术史* 评估项目*越多代表置管风险越高应通知医生。

项目	操作步骤	步骤解释说明
护士准备	1. 着装整洁,仪表符合要求。 2. 规范洗手,戴口罩。 3. 准备用物,物品摆放合理。	• 七步洗手法。
操作过程	1. 携用物至患者床旁处,再次核对患者身份。 2. 向患者解释,帮助患者取平卧位,充分暴露穿刺侧部位,术肢外展90°。 3. 用超声评估患者血管,选择穿刺点,做好标记。 4. 卫生手消毒,打开中长线置管包,肢体下垫垫巾;测量臂围和导管预置入长度,记录(详见【操作要点】1)。 5. 卫生手消毒,戴无菌手套,助手协助抬高患者置管侧上肢,皮肤消毒。 6. 手臂下铺无菌治疗巾,放置无菌止血带。 7. 脱手套,手消毒,更换无菌手套,穿无菌手术衣,铺无菌大单和洞巾。 8. 准备无菌物品 (1)将中长线导管及MST套件、无菌保护套、无针输液接头、注射器等投入无菌区。 (2)注射器抽取生理盐水冲洗检查导管完整性和前端三项瓣膜开启情况;预充减压套筒、无针输液接头。 (3)1 mL注射器抽取利多卡因0.5 mL备用。 9. 助手协助在超声探头上涂抹适量耦合剂,协助套上无菌保护套,系止血带。 10. 穿刺 (1)左手持超声探头,轻轻放于血管上,右手持穿刺针,针头斜面向上,沿探头中线进针。 (2)穿刺针进入皮下后,边看超声屏幕边缓慢进针,穿刺针有持续回血时放下探头,降低穿刺针与皮肤之间的角度,将导丝送入10~15 cm,助手松止血带。 (3)撤出穿刺针,留导丝在血管内。	• 采取查看床头卡、反问式询问、核对腕带(或使用PDA扫码)确认患者身份。 • 患者平卧位,穿刺侧上肢外展90°,可以减少血管的弯曲;呼吸困难不能平卧的患者,可取半卧位。 • 在未扎止血带时评估血管。 • 首选贵要静脉,此血管粗直,静脉瓣少,距离肱动脉有一定距离,可减少误伤动脉、神经的概率;穿刺部位避开关节,减少机械性静脉炎,增加患者舒适度。 • 根据血管直径选择导管型号,在满足治疗的前提下选择直径最小、导管腔最少的导管。 • 测量臂围:成人肘横纹上10 cm测臂围,儿童肘横纹上5 cm测臂围。 • 75%酒精以预穿刺点为中心,顺—逆—顺消毒整个手臂3遍,待干;0.5%的有效碘或2%葡萄糖酸氯己定酒精同法消毒3遍,待干。 • 年龄<2个月的患儿慎用2%葡萄糖酸氯己定酒精。 • 使无菌区域最大化。 • 按照无菌技术操作原则准备。 • 穿刺针进针角度视血管的深度而不同,较深的血管,进针角度更大;表浅的血管,进针角度更小。 • 若导丝送入不顺利,避免强行送入导丝。

项目	操作步骤	步骤解释说明
操作过程	11. 穿刺点前方局部麻醉，扩皮刀片刀背沿导丝，刀刃向前向上扩皮约 2 mm；将导管鞘沿导丝缓慢送入血管内，在导管鞘末端垫无菌纱布，左手大拇指固定导管鞘末端，示指中指轻按导管鞘前端止血，右手撤出导管鞘芯和导丝，将导管沿导管鞘缓慢、匀速送入血管至预定长度，撤出导管鞘。 12. 注射器抽回血，见持续回血后冲管。 13. 助手用超声探头检查颈内静脉内是否有导管异位。 14. 将导管从导丝金属柄上分离，缓慢匀速平直撤出导丝，撤除穿刺；无菌剪刀垂直修剪导管或根据导管类型送至预测长度，体外保留 6 cm。 15. 连接减压套筒，抽回血，连接无针接头，冲、封管。 16. 清洁穿刺点周围皮肤，将导管 U 形或 C 形摆放，穿刺点覆盖 2 cm×2 cm 的无菌纱布，右手单手持 10 cm×10 cm 透明贴膜，贴膜中心点对准穿刺点、贴膜边缘遮盖至导管连接器一半位置无张力粘贴（详见【操作要点】2）。 17. 撤除洞巾，无菌胶带蝶形交叉固定在导管连接器的末端和透明贴膜上，再以胶带横向固定在透明贴膜上缘。 18. 标识：使用无菌胶带在透明贴膜下缘粘贴置管标识。 19. 脱去无菌手套，卫生手消毒。 20. 协助体位，向患者和家属交代注意事项：日常活动限制及导管的自护方法；带管期间进行功能锻炼；需要时给予弹力绷带包扎；或者手动按压穿刺点 30 min。	• 导管鞘沿导丝送入静脉时要降低角度，缓慢推入，减少穿刺鞘对血管内膜的伤害。 • 当导丝撤出不顺利时要连同穿刺针一起撤出，不要强行撤出导丝，避免穿刺针对导丝的切割。 • 导管鞘撤出后操作者左手按压穿刺点，减少出血。 • 持续抽吸可见全血颜色的静脉血，为回血顺利；若抽回血不顺利，应将导管回撤至 15 mL 左右，将患者肢体伸展后重新缓慢匀速送入导管，避免导管尖端误入小静脉。 • 脉冲式冲管：用大鱼际推动注射器，推一下停一下，每次推入液体量约 1 mL。 • 正压封管：当注射器内剩 2 m 液体时改为匀速推入，注射器中剩 0.5 mL 时停止推入，撤除注射器。 • 导管 U 形或 C 形摆放时要避开肱二头肌，或者活动患者上肢，检查导管是否随活动打折。 • 无菌胶带上标注导管名称、置管日期、置入长度、外露长度、臂围。
操作后整理	1. 整理物品，医疗废物分类处置。 2. 规范洗手。 3. 记录。	• 整理治疗车，先上层再下层。 • 七步洗手法。 • 记录护理记录单、中线导管穿刺记录单、中线置管维护手册。

2. 外周静脉置入中长线导管拔除技术

项目	操作步骤	步骤解释说明
拔管指征	1. 中长线导管推荐留置时间为1～4周,或遵照产品使用说明书。 2. 应每日对导管进行评估,治疗结束后应尽早拔除。 3. 如果在导管置入时或留置期间疑有神经损伤(如感觉异常、麻木或麻刺感)或置入时误穿动脉,应立即拔除。 4. 如果在紧急情况下置管,应尽早拔除。如果需要继续输液治疗,可联系专业团队进行置管。	● 在非最佳无菌条件下置管,应48 h内尽早拔除。
操作过程	1. 双人核对拔管医嘱。 2. 洗手,准备换药包和无菌敷料。 3. 床旁正确识别患者身份。 4. 向患者说明拔管的原因、方法及配合事项。 5. 协助患者取平卧位,置管侧上肢外展90°。 6. 去除固定胶带,以0°或180°去除透明贴膜。 7. 卫生手消毒,打开换药包,戴手套,消毒穿刺点周围皮肤,避开穿刺点,待干。 8. 用手轻拉中长线导管外露部分拔出导管,穿刺点处覆盖无菌敷料,穿刺点按压30 min以上。 9. 检查拔出导管前端及整体的完整性,测量导管长度是否与维护手册记录长度一致。 10. 向患者和家属健康宣教:拔管后卧床30 min;无菌敷料覆盖24 h后去除。	● 换药包内有弯盘2个、纱布2块、镊子2把、75%酒精棉球4个、0.5%的有效碘或2%葡萄糖酸氯己定酒精棉球4个。 ● 穿刺侧上肢外展90°,可以减少血管的弯曲,减少拔管困难。 ● 以穿刺点为中心用力擦拭消毒。 ● 左手牵拉中线导管时,不能按压穿刺点,避免包裹导管的纤维蛋白鞘脱落于血管内。 ● 穿刺点按压时间充分,避免空气栓塞。 ● 前端三项瓣膜导管拔除时前端应该完整;如果有不同,要查找原因,及时处理,避免导管断裂遗留在患者体内。 ● 拔除导管后,应对患者监测24 h,及时发现并发症。
整理用物	1. 整理物品,医疗废物分类处置。 2. 规范洗手。 3. 记录护理单。	● 整理治疗车,先上层再下层。 ● 七步洗手法。

【操作要点】

方法	图示	说明
测量方法	(图:手臂外展,标注锁骨中线、腋窝、穿刺点,测量距离a、b、c)	①手臂外展90°,自穿刺点沿血管走行至锁骨中点或至右胸锁关节2 cm。②中长线导管尖端位置位于腋静脉胸段或达锁骨下静脉。③测量尺松紧适宜,减少误差。

注:1.患者带管期间,每周维护导管时测量臂围,臂围增加2 cm以上,说明有静脉血栓形成。
2.导管置入长度与患者的身高成正比。

2.固定导管:此步骤详见第一章节超声引导PICC置管技术【操作要点】2。

【护理记录】

1.记录护理记录单。
2.建立中长线导管评估与穿刺记录单。
3.建立管路滑脱护理危险因素评估登记表。
4.建立管道管理记录单。

【并发症】

1.神经损伤
(1)原因:穿刺针穿刺到上肢的尺神经或正中神经。
(2)临床表现:患者主诉术肢出现放射性疼痛、刺痛、烧灼感或麻木等异常感觉。
(3)预防:①掌握上肢解剖知识,了解血管、肌肉、神经的分布和走行。②掌握彩超知识,熟练利用彩超分辨动脉、静脉、淋巴管、肌肉、神经束等。③穿刺静脉时要选择避开神经、肌肉、避开淋巴管和小血管的位置。
(4)处理:①立即停止在该部位的穿刺,撤出穿刺针,结束对该神经的伤害。②更换部位重新穿刺。③观察患者的感觉是否恢复正常,必要时请手外科专家会诊。

2.误伤动脉
(1)原因:①选择肱静脉穿刺时,肱静脉距离肱动脉较近,穿刺针误伤肱动脉。②患者血压低,动脉搏动不明显,误把动脉当作静脉穿刺。
(2)临床表现:①穿刺过程中发现穿刺针穿刺到动脉。②置管后或患者血压恢复正常时发现留置导管内有波动性回血。③输液时茂菲氏滴管内液体滴速呈波动性。
(3)预防:①穿刺前先找到动脉,再将超声探头向患者上臂内侧移动找到贵要静脉,首选贵要静脉穿刺。②选择肱静脉穿刺时要掌握好穿刺针进针角度,避开肱动脉。③利用超声探头按压与抬起,区分动脉与静脉,血压正常的患者动脉不易压扁,而且有规律性搏动;静脉容易压扁,无搏动。
(4)处理:①置管过程中若发现穿刺到动脉血管,及时撤出穿刺针,按压穿刺点止血。②导管置入后发现导管在动脉内,及时拔除导管,按压穿刺点止血。适当时机再次置管。

3. 皮下渗血

（1）原因：穿刺和置管过程中血液渗到皮下。

（2）临床表现：置管后 5~7 d，导管穿刺点周围皮下瘀斑。

（3）预防及处理：①熟练掌握穿刺技术，提高置管的成功率。②在操作过程中操作者全程按压穿刺点止血。③置管后按压穿刺点 30 min 以上。④皮下瘀斑不需要特殊处理，可自行吸收。

【案例思考】

患儿朱某，女，4 岁，以"间断性腹痛 5 d，发热 1 d"为代主诉入院，诊断为：①腹痛胆道感染；②胆管扩张症。患儿外周血管差，病程长（住院输液时长为 20 d 左右），遵医嘱，患儿需在术前置入中长线导管。

请思考：①置管前，如何安抚患儿，取得患儿的配合？②置管时，若患儿哭闹不配合，该如何操作？③送导管不通畅时，该如何调整患儿的体位？④置管后抽不出回血时，该如何处理？

四 中心静脉导管维护技术

【操作目的】

1. 规范临床中心静脉导管维护操作流程。
2. 减少导管相关并发症。
3. 延长导管使用寿命。

【相关理论】

1. 中心静脉导管（central venous catheter，CVC）：是将导管经皮穿刺进入中心静脉，主要经颈内静脉、锁骨下静脉、股静脉将导管插入到上、下腔静脉的静脉通路。

2. 根据患者的皮肤情况选择合适的消毒液：首选含醇基的氯己定溶液进行皮肤消毒。如果对含醇基的氯己定溶液过敏，可选用氯己定水溶液；如果对氯己定过敏，可选用聚维酮碘溶液或 70% 酒精溶液。

3. 根据患者情况选择合适的贴膜，若患者多汗或穿刺点渗血、渗液，宜首选无菌纱布敷料；易出汗患者宜选用黏性较强的 3M 敷料；易过敏患者宜选用透气性较好的无菌敷料。

4. 维护时机

（1）无菌透明敷料至少每 7 d 更换 1 次，纱布敷料应至少每 2 d 更换 1 次，出现渗血、渗液或敷料发生松动、污染等完整性受损时，应立即更换。

（2）附加的肝素帽或无针接头应至少每 7 d 更换 1 次或遵照产品说明书时间更换，若有血液残留、完整性受损或取下时，应立即更换。

（3）置管后 24 h。

【用物准备】

治疗车，0.5% 的含碘消毒剂或 2% 葡萄糖酸氯己定酒精，75% 酒精，一次性换药包，无菌棉球，无菌透明敷料，输液接头，10 mL 预充式导管冲洗器，无菌手套，胶布，皮肤保护剂，PDA，锐器盒，速干手消毒剂,生活垃圾桶,医疗废物桶。

【操作流程】

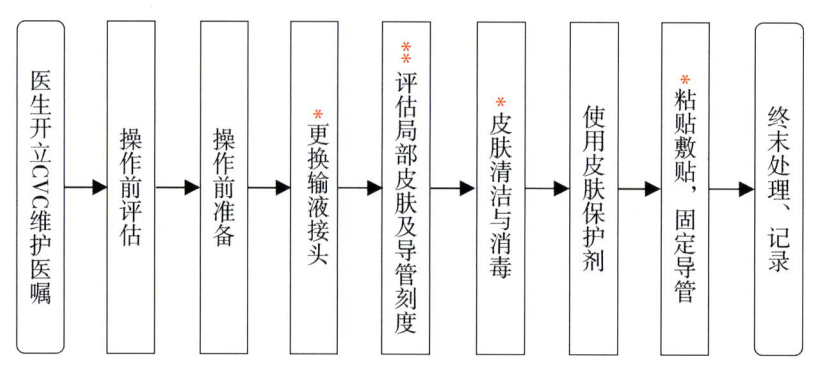

医生开立CVC维护医嘱 → 操作前评估 → 操作前准备 → *更换输液接头 → **评估局部皮肤及导管刻度 → *皮肤清洁与消毒 → 使用皮肤保护剂 → *粘贴敷贴,固定导管 → 终末处理、记录

注:*越多代表此步骤关键程度越高。

【操作细则】

项目	操作步骤	步骤解释说明
操作前准备	1. 双人核对CVC维护医嘱。 2. 正确识别患者身份。 3. 向患者解释操作目的、方法及配合事项。 4. 评估环境整洁、安静、舒适。 5. 评估患者:检查CVC周围皮肤有无红、肿、热、痛等,穿刺点及其周围情况,CVC置入侧的肢体活动情况,有无疼痛等,同侧胸部、颈部静脉有无肿胀。 6. 询问患者有无酒精及碘过敏史。 7. 询问并协助患者大小便,取舒适卧位。	重点评估以下内容。 • 导管功能:□正常 □堵管* • 透明敷料:□正常 □卷边、破损* • 局部皮肤:□正常 □破损、红、肿、热、痛* • 固定情况:□正常 □脱管、移位* • 肢体活动:□正常 □疼痛、肿胀* • 胸部、颈部静脉:□正常 □肿胀* 评估项目*越多代表感染或血栓等并发症的风险越高,应通知医生。
护士准备	1. 仪表端庄,着装整洁。 2. 规范洗手,戴口罩。 3. 准备用物,物品摆放合理。 4. 检查物品质量及有效期。	• 七步洗手法。
操作过程	1. 携用物至患者床旁处,再次识别患者身份,使用PDA扫描患者腕带。 2. 向患者解释导管维护的目的、方法及配合要点。 3. 协助患者取舒适卧位,头偏向对侧,暴露置管区域,下方铺垫巾。 4. 卫生手消毒。	• 采取查看床头卡、反问式询问、核对腕带(或使用PDA扫码)确认患者身份。 • 注意消毒时长至少15 s。

项目	操作步骤	步骤解释说明
操作过程	5. 预充式注射器连接输液接头,排气备用。 6. 评估导管功能:去除旧接头,使用75%酒精棉片全方位擦拭接头(或接口)的横切面及外围。 7. 连接预冲好的输液接头,抽出回血少量,脉冲式冲洗导管,正压封管。 8. 去除透明敷料,固定导管,由导管远心端向近心端0°或180°松解,脱离皮肤后自下而上去除透明敷料(详见PICC维护技术【操作要点】1)。 9. 观察穿刺点周围皮肤、外露导管的长度及导管置入长度,注意导管有无移位(滑出或回缩)。 10. 卫生手消毒,打开护理套件,戴无菌手套。 11. 清洁和消毒 (1) 以穿刺点为中心用75%酒精棉球或棉棒按顺—逆—顺顺序由内向外螺旋方式消毒3遍(酒精避免接触导管及穿刺点)。 (2) 以穿刺点为中心使用2%葡萄糖酸氯己定乙醇消毒棉球或棉棒,来回摩擦消毒皮肤,或用含碘消毒棉棒由内向外螺旋消毒皮肤3遍。 (3) 消毒范围大于透明敷料面积,完全自然待干。 12. 涂皮肤保护剂,并充分待干。 13. 无菌透明敷料固定:以穿刺点为中心无张力放置透明敷料,自穿刺点开始塑形,抚平透明敷料边缘紧密粘贴于皮肤,膜下无气泡,避免在导管任何部位造成死角(详见PICC维护技术【操作要点】2)。 14. 妥善固定导管出口部位及导管延长管(详见中心静脉导管维护技术【操作要点】1、2)。 15. 呈C形或U形固定外露导管。 16. 脱手套,卫生手消毒。 17. 粘贴CVC导管标识,注明置管日期、维护日期、导管的置入长度及外露长度(详见中心静脉导管维护技术【操作要点】1)。 18. 整理用物,协助患者取舒适卧位,整理床单位,卫生手消毒。 19. 健康教育:告知患者CVC日常护理的方法。	• 回血不可抽至接头;使用预充式导管冲洗器冲封管,冲管液为导管体积的2倍,封管液为导管体积的1.2倍。 • 对酒精或碘过敏者,可使用生理盐水进行皮肤清洁。 • 根据患者的皮肤情况选择合适的消毒液:首选含醇基的氯己定溶液进行皮肤消毒。如果对含醇基的氯己定溶液过敏,可选用氯己定水溶液;如果对氯己定过敏者,可选用聚维酮碘溶液或70%酒精溶液。 • 在使用敷料前要根据产品说明书进行完全自然待干;酒精或氯己定至少30 s,碘伏至少1.5~2.0 min。 • 选择适宜的黏胶产品,无张力粘贴:单手持膜或者双手持膜,以穿刺点为中心向两边轻放。"捏—抚—压"三步曲。 • 不可用力压迫。 • 高举平台法固定延长管;主动询问患者的感受。
整理用物	1. 整理物品,医疗废物分类处置。 2. 规范洗手。 3. 记录。	• 整理治疗车,先上层再下层。 • 七步洗手法。 • 记录CVC评估维护记录单。

【操作要点】

1. 导管出口固定

方法	图片	说明
蝶形交叉固定导管出口		第一根胶带以中线对折两次,再交叉粘贴于透明敷贴上。
横向粘贴固定导管出口		第二根胶带横向粘贴于第一根胶带的蝶形交叉处
粘贴导管标识		①规范书写维护标签。②将信息标签横向粘贴导管,覆盖第二根胶带。

2. 导管延长管固定

方法	图片	内容
单腔CVC延长管固定		①按照图示裁剪固定敷料。②将离型纸从中间撕开,先撕除一侧离型纸,固定导管;再撕除另一侧离型纸,固定延长管。

方法	图片	内容
双腔CVC延长管固定		①按照图示裁剪固定敷料。②将离型纸从中间撕开，撕除一端离型纸，将导管从出口处拉出。塑形固定导管，将胶带无张力粘贴在皮肤上，充分按压。③依次撕除2条离型纸，高举平台法固定每一腔，注意胶带无张力粘贴在皮肤及敷料上，充分按压。
三腔CVC延长管固定		①按照图示裁剪固定敷料。②将离型纸从中间撕开，撕除一端离型纸，将导管从出口处拉出。塑形固定导管，将胶带无张力粘贴在皮肤上，充分按压。③依次撕除3条离型纸，高举平台法固定每一腔，注意胶带无张力粘贴在皮肤及敷料上，充分按压。

【护理记录】

维护导管的日期和时间，导管置入深度、外露长度、功能及维护过程中患者的反应。

【并发症】

CVC维护技术相关并发症见PICC维护技术并发症。

【案例思考】

患者，男，77岁。诊断为急性淋巴细胞白血病。拟行VP(长春瑞滨+地塞米松)方案化疗。患者及家属拒绝行PICC置管，予经左颈静脉置入单腔CVC 5 Fr导管化疗。置管后第5天患者出现高热，T 40 ℃，P 96次/min，R 23次/min，BP 126/81 mmHg。CVC穿刺处出现2 cm×2 cm红肿，皮温增高，有触痛，数字分级评分法(NRS)2分。

请思考：①留置CVC前，应从哪些方面对患者进行评估？②CVC置入后5 d，患者高热，可能考虑发生了什么？③出现血管导管相关感染时应如何处理？④如何预防血管导管相关感染？⑤如何帮助化疗患者选择最适宜的血管通路装置？

五　静脉输液港维护技术

【操作目的】

1. 规范临床静脉输液港维护操作。
2. 减少导管相关并发症。
3. 延长导管使用寿命。

【相关理论】

1. 完全植入式静脉给药装置（totally implantable venous access，TIVAD）又称完全植入式静脉输液港（totally implantable venous access port，TIVAP），简称输液港，由埋植于皮下的注射座和静脉导管系统组成，是全部植入体内并可以长期使用的闭合静脉输液系统，其用途包括输注各种注射药物、血样采集、营养支持治疗、输血等。

2. 穿刺前评估局部有无并发症，触摸输液港轮廓，检查同侧胸部和颈部静脉是否有疑似血栓症状，以及置港侧肢体活动情况。推荐使用2%葡萄糖酸氯己定溶液消毒皮肤；穿刺后应评估导管回血及通畅情况，调整无芯针斜面背对注射座导管锁接口。穿刺后需使用无菌透明敷料覆盖穿刺点，无菌透明敷料应至少每7 d更换1次，无菌纱布敷料应至少2 d更换1次；使用10 mL及以上注射器，采用脉冲式手法进行冲管；使用生理盐水或100 U/mL肝素盐水2～3 mL正压封管；治疗间歇期至少每4周进行1次维护；使用患者手册并详细记录穿刺维护情况。

3. 由经过专业培训的医护人员进行植入式静脉输液港维护；应使用植入式静脉输液港专用无损伤针进行穿刺，无损伤针每7 d需进行更换。

【用物准备】

治疗车，75%酒精，0.5%的含碘消毒剂或2%葡萄糖酸氯己定酒精，预充式导管冲洗器1个，无菌棉球，胶布，一次性换药包，10 mL无菌注射器2具，无针输液接头，无损伤针，无菌纱布或无菌剪口纱布，无菌剪刀1把（必要时），无菌手套，无菌透明敷料，预冲式导管冲洗器1个，肝素盐水100 U/mL，无菌生理盐水，PDA，速干手消毒剂，生活垃圾桶，医疗废物桶。

【操作流程】

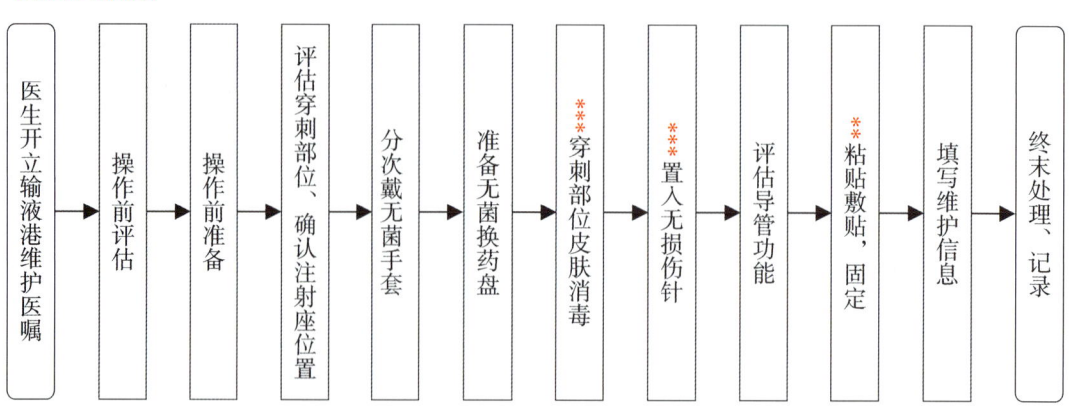

医生开立输液港维护医嘱 → 操作前评估 → 操作前准备 → 评估穿刺部位、确认注射座位置 → 分次戴无菌手套 → 准备无菌换药盘 → ***穿刺部位皮肤消毒 → ***置入无损伤针 → 评估导管功能 → **粘贴敷贴，固定 → 填写维护信息 → 终末处理、记录

注：*越多代表此步骤关键程度越高。

【操作细则】

1. 无损伤针穿刺置入

项目	操作步骤	步骤解释说明
操作前评估	1. 双人核对输液港维护医嘱。 2. 评估环境整洁、安静、舒适。 3. 床旁正确识别患者身份。 4. 评估患者：详细检查输液港周围皮肤有无红肿、热、痛等；观察隧道情况；了解输液港植入侧的肢体活动情况，有无疼痛等；同侧胸部、颈部静脉及四肢有无肿胀，核查维护手册（了解输液港维护情况）。 5. 询问并协助患者大小便、取舒适卧位。	重点评估以下内容。 ● 输液港周围皮肤：□正常 □破损、红肿、热、痛* ● 隧道情况：□正常 □红肿、热、痛* □扭转* ● 港座情况：□正常 □港座翻转* ● 输液港植入侧肢体活动：□正常 □疼痛* □肿胀* ● 输液港植入侧胸部、颈部静脉及四肢：□正常 □肿胀* 评估项目*越多代表感染或血栓等并发症的风险越高，应通知医生。
护士准备	1. 仪表端庄，着装整洁。 2. 规范洗手，戴口罩。 3. 准备用物，物品摆放合理。 4. 检查物品质量及有效期。	● 七步洗手法。
操作过程	1. 携用物至患者床旁处，再次识别患者身份。 2. 评估输液港穿刺部位，确认注射座位置。 3. 向患者解释操作目的、方法及配合事项，指导患者配合，协助其取舒适体位。 4. 卫生手消毒，打开换药包，隔着包装捏住第一副无菌手套边缘将其放置在换药盘旁。 5. 倒入适量75%酒精及0.5%的含碘消毒剂或2%葡萄糖酸氯己定酒精于棉球上。 6. 将无损伤针、无菌透明敷料、无菌纱布、10 mL无菌注射器1个、预充式冲洗器1个、无菌输液接头1个、无菌巾以无菌非接触技术放入换药包中无菌区。打开已配好肝素封管液（100 U/mL）。 7. 一手戴无菌手套，持无菌10 mL注射器抽取10 mL生理盐水，再以相同手法抽吸2~3 mL（100 U/mL）肝素盐水。 8. 另一手戴无菌手套，调整无菌区内物品摆放（将换药包下方的手套拿到换药盘旁边）。	● 采取查看床头卡、反问式询问、核对腕带（或使用PDA扫码）确认患者身份。 ● 评估输液港穿刺部位皮肤完整无异常，皮下脂肪厚度，选择合适型号的无损伤针。 ● 打开外包装时注意无菌原则。 ● 根据皮下脂肪厚度选择合适型号的无损伤针。 ● 无损伤针的长度应满足针头安置在与皮肤平齐的位置并牢固固定在港座上。 ● 佩戴无菌手套后，注意手应保持在腰部以上的位置。

项目	操作步骤	步骤解释说明
操作过程	9. 皮肤消毒：持镊子夹住酒精棉球，以输液港注射座圆心为中心，由内向外顺时针螺旋状消毒，取第二个酒精棉球逆时针消毒，取第三个酒精棉球，消毒方法同第一遍，消毒面积>15 cm×15 cm，完全待干。 10. 再用0.5%的含碘消毒剂或2%葡萄糖酸氯己定酒精棉球重复以上步骤，完全待干。 11. 脱手套，手消毒，佩戴另一双无菌手套后，铺无菌巾，连接无损伤针及无针输液接头，连接预冲式导管冲洗器，排气。 12. 穿刺：用非主力手非触诊，找到注射座，确定注射座边缘，定位穿刺隔，主力手的拇指、示指和中指呈三角形固定注射座，将输液港拱起，主力手持无损伤针，自三指中心垂直刺入，穿过隔膜，直达储液槽底部，有触底感即停止（详见【操作要点】1）。 13. 评估导管功能 （1）打开小夹子，抽回血（确认针头是否在输液港内及导管是否通畅），回血不可抽至接头，脉冲式冲洗导管。 （2）更换2~3 mL（100 U/mL）肝素封管液注射器，正压封管，移除注射器，夹闭小夹子（详见【操作要点】1）。 14. 无损伤针上方覆盖透明敷料，固定好无损伤针，针尖斜面应背对导管开口方向。 15. 用胶布蝶形和横形固定延长管，在记录胶带上标注导管类型、维护日期、时间，贴于透明敷料边缘（详见【操作要点】2）。 16. 卫生手消毒，整理用物，按医疗垃圾分类处理用物，脱无菌手套。 17. 协助患者取舒适体位，整理床单位，向患者交代注意事项。 18. 洗手。 19. 填写输液港维护手册，记录维护时间、穿刺点局部情况。	• 消毒时力度适中，以注射座圆心为中心，一圈覆盖一圈螺旋状消毒，避免留空隙，使消毒不彻底；消毒面积15 cm×15 cm。 • 对于皮肤敏感的患者，可在消毒液完全待干后，涂抹液体敷料，涂抹范围和敷贴面积一致，涂抹时注意避开穿刺处。 • 穿刺动作轻柔，感觉有阻力不可强行进针，以免针尖与注射座底部推磨形成倒钩。 • 夹闭夹子和移除注射器的顺序依据输液接头类型。 • 必要时在无损伤针下垫适宜厚度的无菌纱布，纱布敷料应避开穿刺点放置。
整理用物	1. 整理物品，医疗废物分类处置。 2. 规范洗手。 3. 记录。	• 整理治疗车，先上层再下层。 • 七步洗手法。 • 记录静脉输液港（PORT）评估维护记录单。

2. 无损伤针拔除

项目	操作步骤	步骤解释说明
操作过程	1. 双人核对无损伤针拔除医嘱。 2. 床旁止确认识别患者身份,使用PDA扫描患者腕带。 3. 向患者解释拔针的原因、方法及配合事项,协助患者取舒适卧位。 4. 使用10 mL预充式导管冲洗器脉冲式冲管,100 U/mL肝素封管液2~3 mL正压封管。 5. 卫生手消毒,必要时戴手套。 6. 将敷料由四周向中心以0°或180°松解,脱离皮肤沿导管尾端向穿刺点方向移除敷料;拔除无损伤针放入锐器盒内(详见【操作要点】2)。 7. 使用无菌棉签按压穿刺点至不出血后,以穿刺点为中心,使用消毒液按顺—逆—顺的顺序由内向外螺旋式消毒,自然待干。 8. 无菌敷料覆盖穿刺点,必要时再次压迫止血5~10 min。 9. 取舒适卧位,整理床单位。 10. 健康教育:指导患者24 h后可去除无菌敷料,针眼处愈合后可洗澡。	● 拔除无损伤针时应用非主力手固定好注射座或无损伤针底座,主力手拔除无损伤针,不可强行拔除,防止针刺伤。
整理用物	1. 医疗垃圾分类处理,整理用物。 2. 规范洗手 3. 记录护理单。	● 整理治疗车,先上层再下层。 ● 七步洗手法。

【操作要点】

1. 穿刺置入及评估导管功能

方法	图示	说明
无损伤针穿刺置入		①单手触诊,找到注射座,确定注射座边缘,定位穿刺隔。②一手的拇指、示指和中指呈三角形固定注射座,将输液港拱起。③主力手持无损伤针,自三指中心垂直刺入,穿过隔膜,直达储液槽底部,有触底感即停止。

方法	图示	说明
抽回血、脉冲式冲洗导管		①打开小夹子,抽回血,确认针头是否在输液港内及导管是否通畅,注意回血不可抽至输液接头。②脉冲式冲洗导管。根据患者下一步治疗需要,使用2~3 mL肝素封管液或生理盐水正压封管。

2. 导管固定及敷料移除方法

方法	图示	说明
针翼处纱布固定法		①根据无损伤针露出皮肤长短情况,可在穿刺针针翼下垫入适宜厚度的纱布。②纱布敷料应避开穿刺点放置。
透明贴膜无张力固定穿刺针		①透明敷料应塑形,避免与无损伤针之间存在空隙,产生温棚效应。②拇指夹位置应靠近穿刺点,减少导管内血液回流。
S形或U形固定延长管		①高举平台法固定。②记录胶带上标注导管类型、维护日期、时间及签名,贴于透明敷料上缘或下缘。③固定后便于日常操作。

方法	图示	说明
敷料由四周向中心以0°或180°松解		①移除敷料时应顺着毛发生长的方向缓慢移除。②移除时可适当绷紧皮肤给予一定的支撑,用另一只手循着敷料移除的方向按住被牵拉的皮肤。③皮肤敏感或移除困难时可使用医用黏胶去除剂,也可以使用生理盐水、凡士林等浸湿敷料协助揭除敷料。

【护理记录】

1. 记录留置无损伤针的日期、时间,局部皮肤情况,敷贴状态,导管功能。
2. 记录无损伤针拔除的日期、时间,拔管过程中患者的反应及拔管后处理。

【并发症】

1. 导管堵塞

(1)原因

1)导管因素:导管扭曲、打折或末端位置不当,进入上腔静脉过浅、导管尖端贴附在血管壁上或发生导管异位等。

2)药物因素:长期输入血浆、营养液、脂肪乳剂以及药物与药物之间相互作用导致各种沉淀形成;未及时行脉冲式冲管或者输液顺序不合理等。

3)患者因素:①肿瘤患者血液处于高凝状态;②晚期肿瘤患者因胸腔积液、腹水、骨转移等采取被迫卧位,长期处于同一个卧位,容易导致导管打折;③便秘患者用力排便可使腹腔压力骤然升高,血液回流至输液港也会造成堵管;④患者未按时到医院进行维护。

4)医务人员因素:置管技术不当,护士未严格执行操作规范,未定时进行冲管或未使用脉冲式手法,导致药液附着在导管壁上引起堵管;宣教工作不到位,患者没有意识到日常维护的重要性。

(2)临床表现:液体滴速明显减慢、液体不滴、推注和抽回血障碍。

(3)预防及处理

1)规范操作,正确冲封管:使用输液港时,应遵照ACL的方法:assess(导管功能评估)、clear(冲洗)、lock(封管)三步进行,输液港治疗间歇期应坚持每4周冲管1次。冲封管:选用10 mL及以上注射器冲管,选择最小冲管液量进行脉冲式冲管,每次1 mL,分10次,每次间隔0.4 s。

2)掌握冲管时机:①输注药液、血制品、肠外营养液前后;②输注沉淀风险高的药物/溶液之间;③输注高黏滞性液体(血制品、TPN、白蛋白、脂肪乳剂等)后及每4 h冲管1次;④输注两种有配伍禁忌的液体之间;⑤连续输注液体时每8 h冲管1次;⑥小剂量、持续缓慢泵入给药,每2~4 h冲管1次;⑦对已穿刺并连接无损伤针的植入式输液港,不输液情况下需要每日冲管。

3)使用无针输液接头:根据无针输液接头类型(正压、负压、衡压)按正确顺序夹闭及断开注射器。

4)排除外在因素:若因输液器打折、扭曲,应及时调整;若因导管末端贴于血管壁,尝试让患者活动上肢或更换体位;明确无损伤针是否插到港体侧壁上或是插入过深或过浅,如无回血,应调整穿刺针位置。

5）机械性因素堵管处理措施：当发生输液障碍时，可拍片确定导管的走向与位置。由导管弯曲或打折引起的，胸片可协助诊断，通过介入手术调整可使导管恢复原位而避免拔出静脉港；静脉港座翻转或蝶翼针移位者，应及时通知医生手术调整，切勿自行翻转。

6）药物沉积处理措施：应合理安排输液顺序，按时冲管，输注高黏滞性药物、血制品等前后要及时冲管；长时间输入营养液应每4h冲管1次；输入两种有配伍禁忌药物时中间需要生理盐水冲管；根据药物性质选择冲管液，应用可以溶解沉淀物的制剂进行冲管。

7）血栓性堵塞处理措施：结合医生建议给予溶栓治疗，若是纤维蛋白鞘或导管内血栓，给予导管内溶栓；若是附壁血栓或静脉血栓，进行抗凝治疗。

8）加强患者教育：植入输液港后应告知患者在日常活动中减少穿刺上肢的肩关节剧烈活动，如引体向上、俯卧撑等；置入部位应避免硬物撞击，以免注射座移位或皮肤损伤，若置入部位异常应立即就诊。治疗间歇期，如有任何不适，应及时到医院处理。强调按时进行输液港冲封管的重要性，指导患者坚持每4周1次到指定医院进行输液港冲封管，延长输液港的使用寿命。

2. 导管破损或破裂

（1）原因：①夹闭综合征。②不确定的外力，常见断裂处为跨越锁骨前方的皮下隧道部位和导管反折处。③使用小管径注射器高压注射。④导管与港体连接处破损和呈角，长期慢性受力。

（2）临床表现：导管破裂后多数患者无明显症状，在输液港维护或使用时出现囊袋和导管走行区域胀痛、发凉，回抽不到血液，部分患者出现心悸、心律失常等症状。

（3）预防和处理：①胸部X射线平片是最常用的诊断方法，如怀疑导管破损应行血管造影，可见造影剂从导管破裂处外渗。②发现导管破损应立即手术取出导管，避免导管进一步断裂。如已经出现导管断裂脱落，需在X射线透视下通过抓捕器将其取出。

3. 感染

（1）原因：①手术中、维护时未严格执行无菌操作技术。②消毒不彻底：穿刺部位、囊袋皮肤污染等。③患者身体体质弱，免疫力低下。

（2）临床表现：①囊袋感染临床表现为使用中出现穿刺点红肿、渗液、囊袋皮肤红肿伴疼痛。②港体或导管感染往往于使用后即出现不明原因的高热、寒战，伴有白细胞升高，无其他明显感染部位。

（3）预防及处理：①触诊、植入、查看、调整输液港或更换敷料前后严格执行手卫生规范。②导管植入和护理时应使用无菌手套并严格遵循无菌操作原则。③推荐医护人员使用最大无菌屏障。④对有导管相关血流感染病史的患者预防性使用抗菌封管溶液封管。⑤免疫功能低下患者建议给予至少2周的全身抗菌治疗。⑥鼓励患者将置管部位出现的不适感及时告知医护人员。⑦明确导管感染后，根据药物敏感试验结果选用抗生素进行全身抗感染治疗，从外周静脉输注，并对港体及导管采用高浓度抗生素持续填充管腔数小时。⑧一旦经抗感染治疗难以控制或反复出现导管相关感染，考虑导管表面或输液港内有顽固性细菌群定植，抗生素治疗无法完全杀灭，建议取出输液港。

4. 空气栓塞

（1）原因：空气进入静脉。

（2）临床表现：患者突然出现呼吸困难、连续性咳嗽、呼吸暂停、胸痛、低血压、颈静脉怒张、心动过速、喘息、呼吸急促、精神状态改变、语言改变、外貌改变、麻痹、瘫痪。

（3）预防及处理：①所有的附加装置、无针接头和给药装置都应使用螺旋口设计以确保安全连接。②注射器、给药装置、无针接头和其他附加装置中的空气都应被排出。③在非紧急医疗环境下,应教会接受输液治疗的患者和(或)看护人员预防空气栓塞,疑似发生空气栓塞后采取紧急措施。④一旦发生空气栓塞,护士应该立即采取必要的措施以阻止更多的空气进入血流,如关闭、折叠和夹闭现有的导管,在导管拔除之后使用密闭敷料覆盖穿刺部位。⑤立即将患者体位置于头低足高左侧卧位,目的是将气泡漂移到右心室下部。注意该体位应不与其他症状冲突,例如颅内压增高、眼科手术或严重的心脏或呼吸疾病等。

5. 导管异位

(1) 原因:①导管置入上腔静脉深度不够、手臂和肩膀剧烈活动、患者反复呕吐和剧烈咳嗽等。②高压注射。

(2) 临床表现:导管功能失常,无血液从导管腔内回流、冲管困难或不能冲管;心律失常、血压和(或)心律变化;肩部、胸部和背部的疼痛,颈部或肩部水肿。

(3) 预防和处理:①根据中心血管通路装置的位置、对输液治疗的后续需要和患者的病情急切程度处理异位。②立即停止经异位的导管进行输液,直至导管尖端位置正确。③采用介入放射学技术纠正异位导管,或者手术切开透视下调整导管至上腔静脉内。

【案例思考】

患者张某,女,58岁,行左乳癌改良根治术,术后病检结果显示:(左侧)乳腺浸润性癌(非特殊类型)。患者在局部麻醉下从右侧颈内静脉入路行输液港植入术,术后胸部 X 射线结果显示:导管尖端位于右侧第 7 后肋。化疗方案制订为(表柔比星+环磷酰胺)×6 次。前两次化疗输液港使用均无异常,行第 3 次化疗护士对输液港进行维护时,回抽未见回血,推注生理盐水有阻力。

请思考:①输液港回抽无回血的原因有哪些?②针对输液港回抽无回血,应该如何处理?

伤口、造口管理技术

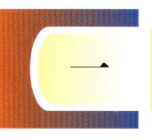

一 肠造口袋更换技术

【操作目的】

1. 及时清除造口袋内排泄物,促进患者舒适。
2. 保持造口周围皮肤清洁、干燥,预防并发症的发生。
3. 评估造口及造口周围皮肤,及时发现并治疗造口相关并发症。
4. 指导患者及家属学习造口护理知识,帮助患者自我照护。
5. 评估患者对造口的心理接受程度,帮助患者及其家属克服心理障碍。

【相关理论】

1. 肠造口护理技术是指通过评估患者造口及其周围皮肤的特点,选择合适的造口护理产品,按照造口护理技术标准流程为患者实施造口护理,提高患者的舒适度,减少或预防造口及其周围皮肤并发症发生的护理技术。
2. 根据肠造口的位置、类型、大小及造口周围皮肤情况选择造口袋及造口附件产品。
3. 适应证:适用于任何类型的造口患者,包括结肠造口、回肠造口。

【用物准备】

换药包,生理盐水/温水,造口袋,剪刀,无菌纱布,棉签,造口测量尺,无菌手套/清洁手套,造口附件产品(造口粉、防漏膏、皮肤保护剂),垫巾,卫生纸/不含酒精的湿巾,速干手消毒剂,PDA,生活垃圾桶,医疗废物桶。

【操作流程】

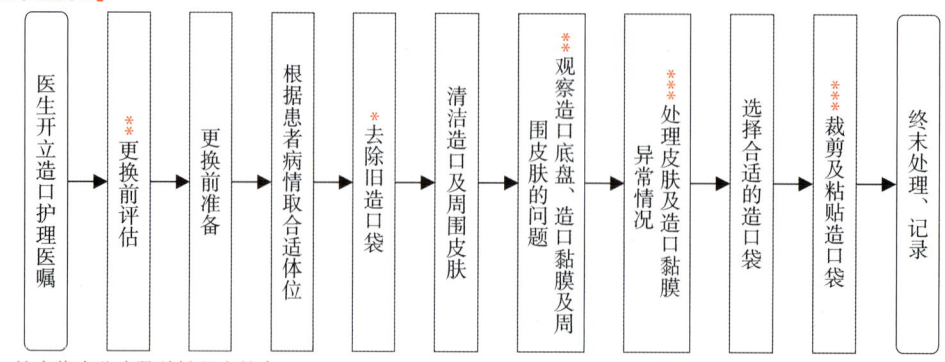

医生开立造口护理医嘱 → 更换前评估** → 更换前准备 → 根据患者病情取合适体位 → 去除旧造口袋* → 清洁造口及周围皮肤 → 观察造口底盘、造口黏膜及周围皮肤的问题** → 处理皮肤及造口黏膜异常情况*** → 选择合适的造口袋 → 裁剪及粘贴造口袋*** → 终末处理、记录

注:*越多代表此步骤关键程度越高。

【操作细则】

项目	操作步骤	步骤解释说明
操作前评估	1. 双人核对肠造口护理医嘱。 2. 床旁正确识别患者身份。 3. 向患者解释操作目的、方法及配合事项。 4. 评估患者病情、年龄、意识状态、手术日期、手术方式、造口位置/类型/颜色/形状、造口周围皮肤完整性及造口有无异常情况。 5. 评估患者的自理能力，如视力、体力和手的灵活性等。 6. 观察造口排泄物的量、颜色、性质、气味。	重点评估以下内容。 • 造口位置：□右上腹 □右下腹 □左上腹 □左下腹 □上腹部 □切口正中* □脐部 • 造口类型：□结肠造口 □回肠造口 • 造口颜色：□红色或粉色 □苍白 □暗红色或淡紫色* □黑色或褐色* • 造口形状：□圆形 □椭圆形 □不规则形 评估项目*越多代表风险越高。
护士准备	1. 着装整洁，仪表符合要求。 2. 规范洗手，戴口罩。 3. 准备用物，物品摆放合理。 4. 检查物品质量及有效期。	• 七步洗手法。 • 根据患者造口类型、造口时间、排泄物性状、个人需求等选择适宜的造口袋及附件产品。
操作过程	1. 将用物携至床旁，再次识别患者身份。 2. 告知患者和家属造口袋更换的目的、步骤、方法。 3. 关闭门窗，注意保暖，屏风遮挡，保护患者隐私。 4. 卫生手消毒，戴手套。 5. 协助患者取舒适体位，充分暴露造口部位，在肠造口侧身体下方铺垫巾（防水）。 6. 一手轻按皮肤，另一手由上至下慢慢揭除造口底盘，检查底盘黏胶是否已被侵蚀、有无排泄物残留（详见【操作要点】1）。 7. 若有排泄物，用卫生纸擦拭干净造口周围的排泄物。用纱布/柔软的卫生纸蘸温水，清洁造口及周围皮肤，遵循由外到内、环状清洁的原则。 8. 用干纱布/柔软的卫生纸蘸干造口周围皮肤。 9. 评估造口周围皮肤是否正常，有无发红、伤口、瘢痕、皱褶、损伤等。 10. 评估造口黏膜的颜色、开口的高度、有无造口并发症（水肿、皮肤黏膜分离、缺血性坏死等），如有异常，报告医生/造口治疗师，遵医嘱处理。 11. 用造口测量尺测量造口根部外径，剪裁造口底盘，裁剪底盘的大小要比造口实际测量的值大1~2 mm（详见【操作要点】1）。	• 采取查看床头卡、反问式询问、核对腕带（或使用PDA扫码）确认患者身份。 • 揭除的造口底盘应检查造口底盘的黏胶被侵蚀的程度，造口底盘上是否有排泄物残留，根据这些情况，来判断是否需要调整造口底盘类型，以及造口底盘的更换频率。 • 护士应动作轻柔，避免损伤肠黏膜。 • 正常造口周围皮肤是颜色正常、完整的。若出现皮肤红、肿、破溃、水疱、皮疹等情况，应判断造口周围皮肤并发症的类型。 • 造口理想高度为1~2 cm。若造口高度过于平坦或回缩，易引起潮湿相关性皮肤损伤，选择凸底盘；若突出或脱垂，会造成佩戴困难或造口黏膜出血等并发症，选择容积较大的一件式造口袋。 • 底盘直径比造口实际测量大小大1~2 mm。剪裁过大，容易发生皮炎；剪裁过小，容易摩擦造口，造成造口黏膜损伤出血。

项目	操作步骤	步骤解释说明
操作过程	12. 合理使用造口护理附件产品,揭去底盘衬纸,粘贴造口袋(详见【操作要点】2)。 13. 脱去手套,卫生手消毒。 14. 协助患者穿好衣服,取舒适卧位,整理床单元。	
整理用物	1. 整理物品,医疗废物分类处置。 2. 规范洗手。 3. 记录护理单。	• 整理治疗车,先上层再下层。 • 七步洗手法。

【操作要点】

1. 揭开、测量及裁剪造口底盘

内容	图示	说明
揭开造口底盘		①一手按压皮肤,一手自上而下轻柔揭开。②自上而下揭除底盘可观察造口情况并且避免排泄物的渗漏。
测量造口大小		用造口尺寸表测量造口根部大小。
裁剪造口底盘		①直径大于造口根部 1~2 mm。②若造口处有支架管,可先把造口底盘"一"字形剪开 1~2 处,对准造口把支架管及肠管套入后再粘贴。

注:1. 揭开造口底盘时,0°或180°自上而下慢慢去除;去除困难时可使用黏胶去除剂,避免用力去除造成皮肤损伤。
2. 裁剪合适后,抚平边缘,以免裁剪不齐的边缘损伤造口黏膜。

2. 有效粘贴造口袋

内容	图示	说明
选择造口附件产品		①若造口周围皮肤发红,涂洒造口护肤粉。②若有凹陷,可使用防漏膏/条或防漏贴环。
粘贴底盘		①对准造口由下而上粘贴底盘,轻压底盘内侧周围,再由内向外轻轻加压。②轻压造口底盘内圈和外圈,以确保造口底盘与皮肤完全贴合。
连接造口袋与底盘		若使用两件式造口袋,应将两件式造口袋与底盘扣紧,仔细检查扣合是否紧密。
夹闭造口袋底端开口		为了让底盘黏贴得更加牢固,可用手按压造口产品2~3 min。

注:1.若造口带有支架管,粘贴底盘时先将造口底盘的纸剪断2~3段后按原位贴回,将支架管移向一边,一件式造口袋/两件式的底盘从此边放入,再将支架管移回,确保底盘摆放位置合适并贴稳。

2.造口袋内排泄物超过1/3~1/2时,需要及时排放。

3.一件式造口袋每1~3 d更换1次,两件式造口袋每3~5 d更换1次,如有渗漏应及时更换。

【护理记录】

1.记录患者及家属参与更换造口袋的情况、时间、造口大小、形状。

2.是否存在并发症及处理方法、转归。

【并发症】

1.造口周围皮肤潮湿相关性皮炎

(1)原因:①造口高度和位置不理想、造口周围皮肤不平坦、造口护理技能差、造口产品选用不当等引起的粪液渗漏。②造口排泄物稀薄。

（2）临床表现：患者造口周围皮肤出现红、肿、热、痛或表皮破损。

（3）预防及处理：①应评估造口周围皮肤损伤的部位、颜色、程度、范围、渗液情况等。②指导患者底盘发生渗漏时及时更换。③若损伤较为表浅，受累皮肤发红但表皮完整未破损时，可在造口周围皮肤上喷洒造口护肤粉、皮肤保护膜，让皮肤表面形成屏障保护后粘贴造口袋。④如部分皮层损伤，可根据渗出量选择水胶体敷料或藻酸盐敷料。⑤粘贴造口底盘时，若患者出现造口低平、造口回缩、造口周围皮肤褶皱、造口排泄物为液体等，则选用凸面底盘及防漏膏（条）式防漏贴环。

2. 造口周围皮肤过敏性皮炎

（1）原因：①对造口产品过敏；②免疫力低下患者。

（2）临床表现：①皮疹的部位仅限于变应原接触部位，形状与变应原皮肤的形状一致。②皮肤红斑、丘疹、水肿、脱皮、水疱、色素沉着，严重程度不一。③局部皮肤瘙痒及烧灼感。④皮疹破溃渗液明显。

（3）预防及处理：①询问过敏史，并明确变应原，必要时在更换造口袋前进行皮肤斑贴试验。②更换另一系列造口用品。③使用皮肤保护产品：皮肤保护膜。④局部可外涂类固醇药物，保留10～20 min，再用清水洗干净，擦除后再粘贴造口袋。⑤若皮疹破溃，渗出明显者，先铺一层薄的藻酸盐敷料，再使用水胶体敷料覆盖后再粘贴造口底盘。⑥必要时口服抗组胺药物可缓解瘙痒症状。⑦严重过敏者或治疗无效者转皮肤科治疗。

3. 造口周围皮肤毛囊炎

（1）原因：①造口周围毛发未正确清理。②各种原因引起的毛囊损伤。

（2）临床表现：造口周围皮肤出现红色毛囊性丘疹，损伤严重者毛囊可出现脓疱。

（3）预防及处理：①指导患者正确剔除毛发的方法，尽量使用剪刀将毛发剪平，不可使用剃刀损伤毛囊。②更换底盘时，应一手按压皮肤，另一手缓慢揭除底盘；若粘贴过紧，不易揭除时，可使用黏胶去除剂。③损伤初期（红色毛囊性丘疹）可使用碘伏消毒液消毒后，应用生理盐水将残留的碘剂清洗干净，纱布沾干，选用藻酸盐或亲水性纤维敷料覆盖破损处后再粘贴水胶体敷料，最后粘贴造口底盘。④损伤进展期（毛囊出现脓疱）应明确是否有霉菌或金黄色葡萄球菌感染，并针对其菌种使用银离子敷料或按医嘱使用抗生素进行处理后再粘贴造口袋。

【案例思考】

患者刘某，女，60岁，主诉"便血伴大便次数增多5个月余，近期消瘦、乏力"入院。入院后，完善各项术前检查，肠镜示：直肠癌。在全身麻醉下行腹腔镜"腹会阴联合直肠癌切除术（Miles手术）"，术后返回病房，给予佩戴造口袋。现术后第3天，遵医嘱给予更换造口袋。

请思考：①更换造口袋前，应评估什么？②更换造口袋时揭除造口底盘的正确顺序是什么？③术后早期宜选择何种类型的造口袋？

二 结肠造口灌洗技术

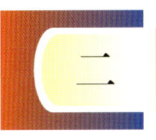

【操作目的】

1. 促进肠造口规律排便。
2. 刺激肠蠕动和治疗便秘。

【相关理论】

1. 结肠造口灌洗：将一定容量的温水经结肠造口灌入肠腔，以刺激肠蠕动，从而在短时间内清除结肠内粪便及积气的操作方式。优点：净化肠道、减少皮肤并发症、节省费用、提高生活质量。缺点：需要购买相关灌洗器材、需要一定的技术操作技能、花费时间长。

2. 适应证：①永久性降结肠或乙状结肠单腔造口患者。②肠道功能正常，有良好排便习惯的患者。③有独立卫生间或房间的患者。④有充足的时间完成灌洗过程。⑤能自我护理肠造口者。

3. 禁忌证：①特殊人群，如婴儿、儿童、高龄患者。②无法自我护理的患者，如精神不健全、手的灵活性差（关节炎、帕金森病患者）、瘫痪、临终的患者等。③发生肠造口并发症，如结肠造口脱垂，结肠造口周围旁疝。④伴有特殊疾病者，如肠内有残余的恶性肿瘤、心脏病或肾脏疾病。⑤处于特殊治疗期患者，如盆腔或腹部放射治疗期间、化疗期间。

4. 结肠造口灌洗规则

（1）灌洗间隔时间：每次灌洗要在当天同样时间的前后 2~3 h 进行，饭后 1~2 h 或空腹不可进行灌洗（表 2-17）。

表 2-17 结肠造口灌洗时间

内容	时间/min	操作内容
准备	10~15	灌洗前准备工作。
灌液	5~10	灌入液体：根据医生/造口治疗师的建议。
灌液结束	3~5	灌洗结束后，轻按灌洗圆锥头压住结肠造口（即使有便意，须忍耐片刻）。
排便	15~20	排便：粪便和积气会间歇性陆续排出。
检查	10~15	检查后续是否有粪水排便（灌洗后排便情况因人而异，有的患者排泄时间较短，有的较长，可灵活掌握，根据自身特点结束灌洗）。
收拾整理用物	5~10	清洗结肠造口周围皮肤。
粘贴	1~2	粘贴造口护理用品/遮盖物。

注：1. 时间总计 50~70 min。
　　2. 刚开始采用灌洗法时，结束灌洗后患者会有些疲劳感，最好能卧床休息。

（2）开始灌洗的第一周连续每天灌洗。灌洗后观察下次排便时间。

（3）第二周开始可根据排便情况试行隔天灌洗（如每次灌洗后 48 h 才有粪便排出，表明应 48 h 灌洗 1 次）。

(4)灌洗持续时间:可长期坚持。约6周内,每次灌洗后患者仍需佩戴合适的造口袋,预防在灌洗间隔期内有粪便排出。若间隔期内无粪便排出,造口覆盖迷你罩或纱布即可。

(5)如若连续多次都发生过早排便现象,说明患者不适合结肠造口灌洗。

【用物准备】

结肠灌洗器材,灌洗圆锥头,温水(39~41 ℃)600~1 000 mL,造口袋,造口附件产品,纸巾,纱布,水温计(必要时),润滑剂,速干手消毒剂,清洁手套,支架,PDA,生活垃圾桶,医疗废物桶。

【操作流程】

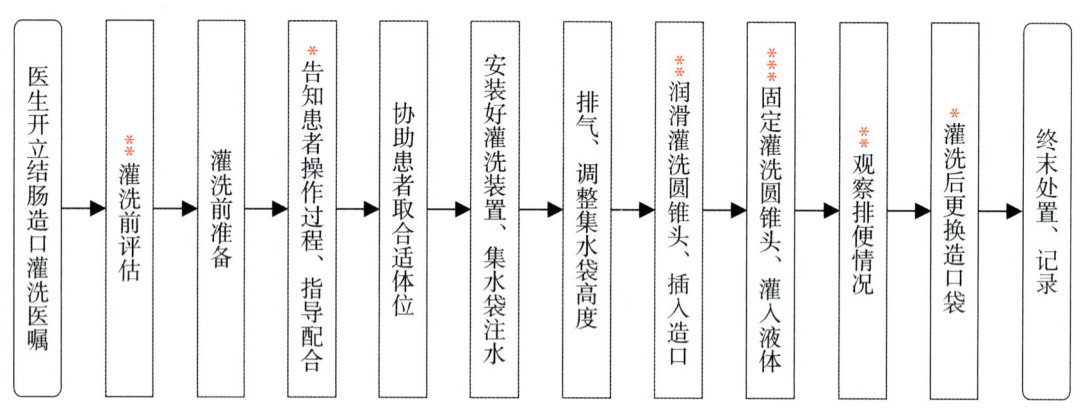

医生开立结肠造口灌洗医嘱 → 灌洗前评估** → 灌洗前准备 → 告知患者操作过程、指导配合* → 协助患者取合适体位 → 安装好灌洗装置、集水袋注水 → 排气、调整集水袋高度 → 润滑灌洗圆锥头、插入造口** → 固定灌洗圆锥头、灌入液体*** → 观察排便情况 → 灌洗后更换造口袋* → 终末处置、记录

注:*越多代表此步骤关键程度越高。

【操作细则】

项目	操作步骤	步骤解释说明
操作前评估	1.双人核对结肠造口灌洗医嘱。 2.床旁正确识别患者身份。 3.告知患者结肠造口灌洗的操作目的、方法及配合事项。 4.评估患者的意识状态、年龄、一般状况、病史、心理状态及合作程度。 5.操作环境隐蔽(单独的卫生间或房间)、室温是否适宜。	重点评估以下内容。 ● 是否符合结肠造口灌洗标准:□是 □否* ● 是否接受结此排便方式:□是 □否* ● 良好的排便习惯:□是 □否* ● 缺乏卫生设备:□是* □否; ● 时间是否充足:□是 □否*; ● 患者对肠造口护理能力:□熟练 □生疏* ● 肠造口及其周围皮肤并发症:□有 □无** 评估项目*越多代表灌洗风险越高,应通知医生。
护士准备	1.着装整洁,仪表符合要求。 2.规范洗手,戴口罩。 3.准备用物,物品摆放合理。 4.检查物品质量及有效期。	● 七步洗手法。

项目	操作步骤	步骤解释说明
操作过程	1. 再次识别患者身份。 2. 携用物,带患者至单独的卫生间或房间。 3. 协助患者采取坐位或半坐卧位。 4. 戴清洁手套,揭下粘贴于肠造口上的造口用品,清洁肠造口及周围皮肤。 5. 铺垫巾、准备污物袋,装上造口袋,造口袋尾端置于马桶或污物桶内,安装腰带。 6. 安装好灌洗装置,将水注入集水袋内(详见【操作要点】2)。 7. 排气:打开流量控制阀排净空气。 8. 调整水压(详见【操作要点】2)。 9. 探查造口内肠腔的走向。润滑灌洗圆锥头后轻轻插入造口。 10. 打开调节阀让灌洗液流入肠腔中。一般 5~10 min 灌完,用手轻压固定灌洗锥头预防灌洗液逆流(详见【操作要点】2)。 11. 灌洗完毕关闭调节阀,停留 3~5 min 后拔除灌洗锥头。 12. 确定粪水完全排出后,除去造口袋,清洁肠造口并佩戴造口用品。 13. 操作结束后,脱去手套,卫生手消毒,整理用物。 14. 健康教育(详见【操作要点】1)。	● 可直接坐于马桶上,注意保暖。 ● 第一次灌洗时,在造口治疗师或护士的指导下用示指轻插入造口,了解造口的方向。 ● 灌洗时要确保灌肠液全部灌入肠腔内。 ● 粪便排出过程需要 20~30 min。经过约 15 min 排泄后,大部分排泄物已经排出,灌洗者可将袖带末端扎紧起来活动,再过 10~15 min 后粪便才能排泄干净。
整理用物	1. 整理物品,医疗废物分类处置。 2. 规范洗手。 3. 记录护理单。	● 整理治疗车,先上层再下层。 ● 七步洗手法。 ● 必要时记录。

【操作要点】
1. 结肠造口灌洗装置及灌洗方法

内容	图示	说明
结肠造口灌洗装置		包括溶液灌洗袋(引流管上有水流调节阀,引流管前端为圆锥头),造口腰带,造口底盘,造口袋(又称袖带)。

灌洗方法	第一天:造口治疗师执行灌洗过程,指导患者观看整过灌洗的步骤、方法。 第二天:患者在造口治疗师的协助下完成灌洗过程。 第三天:患者独立完成整个灌洗过程,造口治疗师进行评估并纠错。

2. 灌洗时的注意事项

内容	图示	说明
水温		水温39~41 ℃。水温过低,会导致结肠痉挛;水温太高,会导致肠黏膜受损。
高度		水压不宜过大,灌洗袋的液面离肠造口的高度为45~60 cm,不管患者坐位或站位,一般灌洗袋的底端与患者肩部平齐即可。如水压过高,会使灌洗液进入小肠,影响灌洗效果。
灌洗量		①灌洗液成人一般600~1 000 mL。灌入过程中水流速度一般为60~100 mL/min,以造口患者的感觉来调节。如果感到腹胀,可放慢流入速度。②若水流不动或灌洗液无法进入体内,有可能是灌洗圆锥头移位,紧贴肠壁,可调整灌洗圆锥头的位置,居于肠腔中间,不倾斜;若大便干结堵塞,可通过按摩腹部、及手法抠出干结大便。③若灌洗液进入肠道后,无粪便排出或液体流出量少于灌入量,有可能是灌入液量太少、机体缺水、肠壁吸收,则不再灌洗,增加口服液体量,戴上造口袋等待下次灌洗。

【护理记录】

1. 记录灌洗的时间、灌洗量、排泄物的性质。
2. 造口及其周围皮肤情况。
3. 患者的腹部体征及症状。
4. 患者的感受及接受指导的情况。

【并发症】

1. 肠黏膜出血

(1)原因:①由于患者焦虑、紧张心理及室温过低等诸多因素,插入肠腔方向的顺应性差,引起肠黏膜损伤造成出血。②灌洗头在插入肠腔内,肠黏膜受到挤压、摩擦后易引起出血。③灌洗头插入肠造口时用力过大。

(2)临床表现:肠造口黏膜渗血或有血性液体由肠腔内向外溢出。

(3)预防:①治疗前应做好患者的心理护理,可通过深呼吸、听轻音乐及与患者有效沟通的方法达到镇静和放松的作用,用手指探查确定造口内肠腔的走向后再插入灌洗圆锥头。②用液体石蜡充分润滑灌洗圆锥头前端可减少黏膜出血的可能。③灌洗圆锥头插入肠造口时避免过度用力,动作轻柔。

(4)处理:①少量出血时无须担心,灌洗完毕后使用造口护肤粉撒在出血处,再轻轻按压。②若大量出血或无法止血,应立刻停止灌洗,及时通知医生。

2. 腹胀、腹痛

(1)原因:①由于灌洗液刺激肠道,导致肠痉挛。②灌洗液温度过低、流入速度过快。③由于灌洗液排出不畅,肠腔内压力过大,引起患者腹部胀痛。

(2)临床表现:腹部隆起,腹痛明显或有排便感觉。

(3)预防:①操作前询问患者排便情况,是否有便秘。②灌洗过程中要关注灌洗液的温度和灌洗液的流速,必要时停止灌洗。

(4)处理:①粪便过硬时会堵塞肠道,要清除硬便。②患者出现面色苍白、出冷汗、剧烈腹痛,应立刻停止灌洗,及时就医。

3. 肠穿孔

(1)原因:①为患者灌洗操作时动作粗暴,特别是遇到插管有阻力时用力过猛易造成肠壁穿孔。②因患者不配合操作、护士用力不均也易造成肠壁穿孔。③灌入液量过多,肠腔内压力过大。④放、化疗后肠黏膜受损。

(2)临床表现:患者突然感觉下腹部疼痛,出现腹膜刺激征。

(3)预防:①操作前先用液体石蜡润滑灌洗圆锥头,插管时动作要轻柔缓慢,切忌用力过大。②先探查造口内肠腔的走向,同时请患者深呼吸,放松腹壁,缓缓插入。③患者出现肠壁穿孔应立即停止操作,及时通知医生处理。

(4)处理:①严密观察病情变化、控制饮食、胃肠减压、补液护理、控制感染、心理护理等。②手术是治疗肠穿孔的重要手段,积极配合医生做好术前准备。③患者出现呼吸、心搏骤停,按照医院应急抢救预案实施抢救。

【案例思考】

患者李某,男,55岁,本科,退休职工,既往病史无,现病史:行永久性乙状结肠单腔造口术后6月余,无造口并发症,肠道消化吸收功能良好,肠造口排出的粪便为成形的固体状,能自我护理肠造口。患者签署知情同意书后给予结肠造口灌洗。

请思考:①结肠造口灌洗的禁忌证有哪些?②结肠造口灌洗液的注意事项有哪些?③结肠造口灌洗的流程是什么?

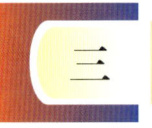

三　失禁性皮炎护理技术

【操作目的】

1. 清洁排泄物,保持会阴部皮肤清洁、干燥,保持患者舒适。
2. 收集排泄物,护理肛周皮肤,预防并发症发生。
3. 及时发现并治疗失禁性皮炎(IAD),促进皮肤愈合。
4. 指导患者及家属学习失禁护理知识,帮助患者自我管理。

【相关理论】

1. 清洁

(1)失禁发生后应尽快清洗。

(2)失禁后,宜使用接近正常皮肤 pH 范围、含表面活性剂的皮肤清洁剂进行清洁。宜选择免冲洗清洁剂或含有清洁剂的湿巾,也可清水清洗。

(3)应仔细清除皮肤皱襞中残留的粪便和尿液。

(4)应以轻柔按压方式清洁皮肤,避免用力清洗和摩擦皮肤。

(5)清洗后,宜使用柔软一次性无纺布或吸水毛巾,用轻柔手法拍干皮肤。

2. 皮肤保护

(1)清洁皮肤后,应使用含有保湿剂和(或)润肤剂的产品涂抹局部皮肤,涂抹时可轻轻拍打,避免摩擦,使用润肤剂时应注意患者有无过敏反应。

(2)失禁严重的患者,宜使用含有过氧化脂肪酸的液体敷料预防失禁性皮炎。

(3)清洗后宜使用含有凡士林、氧化锌、二甲硅油或其组合的皮肤保护剂保护皮肤。

(4)大便失禁患者,可使用鞣酸软膏预防失禁性皮炎。

(5)频繁大便失禁患者,成形或糊状便可采用外接粪袋,水样便可采用内置粪便引流装置。

3. 失禁性皮炎护理

(1)合并感染者,应结合微生物样本培养结果,按医嘱加用适宜抗菌药物;发生念珠菌感染,应外用抗真菌乳膏或粉剂,宜与皮肤保护剂结合使用。

(2)无褶皱处臀部或骶椎部位皮肤损伤,应根据损伤的程度选择适宜的伤口敷料,水胶体敷料或泡沫敷料、抗菌敷料等。

(3)局部治疗用药前应先进行皮肤清洁,可使用生理盐水冲洗,用无菌纱布沾干后根据皮肤情况用药,范围超过皮炎范围 2 cm,注意避开尿道口、阴道口。

4. 健康指导

(1)告知失禁发生的原因及危险因素,应根据皮肤损伤表现,明确分级。

(2)告知失禁皮肤护理程序,失禁患者护理用具的选择及正确使用方法。

（3）告知失禁患者护理过程中注意事项：如皮肤清洗和擦洗方法、变换体位的方法。

（4）指导患者及照顾者积极去除失禁病因的方法：如饮食及日常生活注意事项、盆底肌康复训练技巧、正确记录排尿日记。

（5）指导照护者正确选择纸巾、湿巾、尿垫等用品，正确使用和更换护理用品。

（6）指导照护者正确变换患者体位和搬动患者的方法，避免拖拉拽。

（7）了解失禁患者心理动态，给予必要的社会支持，可采取有效干预缓解患者心理负担。

【用物准备】

免洗冲洗液或温水（39～41℃），纸巾，湿巾，一次性无纺布或干毛巾，润肤剂，护理垫，造口粉，3M液体敷料，水胶体敷料（必要时），粪便收集装置（必要时），抗菌药膏（必要时），速干手消毒剂，PDA，生活垃圾桶，医疗废物桶。

【操作流程】

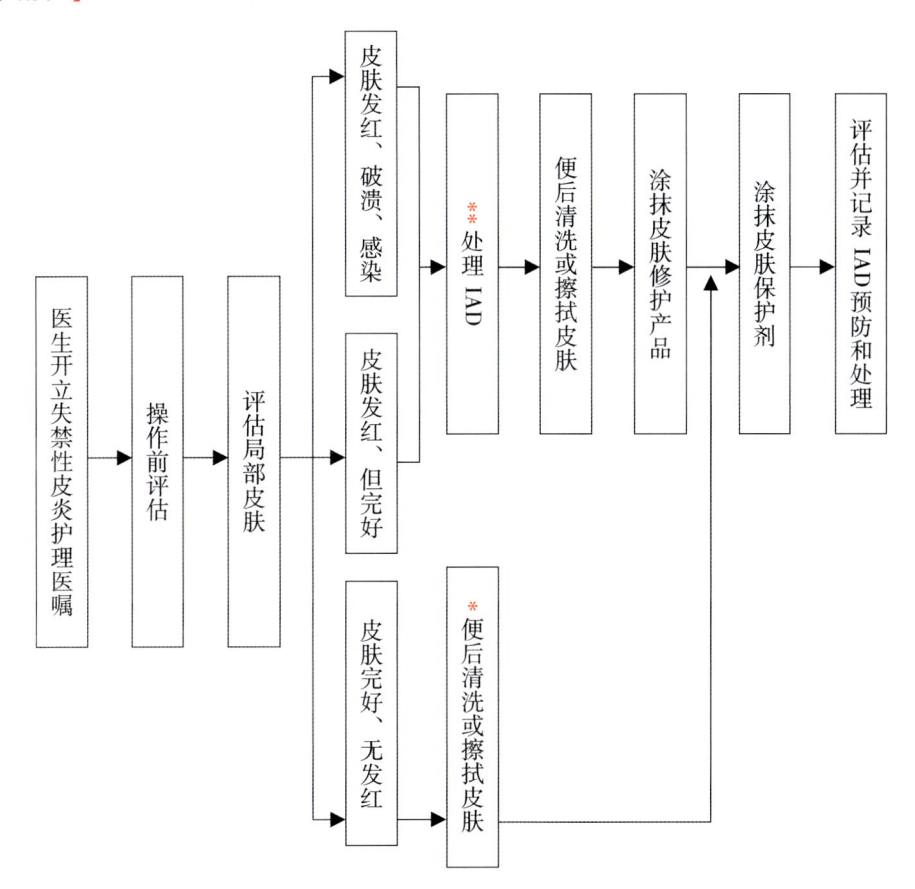

```
医生开立失禁性皮炎护理医嘱 → 操作前评估 → 评估局部皮肤 ┬→ 皮肤发红、破溃、感染 →** 处理IAD → 便后清洗或擦拭皮肤 → 涂抹皮肤修护产品 → 涂抹皮肤保护剂 → 评估并记录IAD预防和处理
                                                      ├→ 皮肤发红、但完好 ─────────────────→ 便后清洗或擦拭皮肤 → 涂抹皮肤修护产品 → 涂抹皮肤保护剂 ↑
                                                      └→ 皮肤完好、无发红 ─────────────────→ *便后清洗或擦拭皮肤
```

注：*越多代表此步骤关键程度越高。

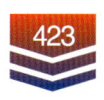

【操作细则】

项目	操作步骤	步骤解释说明
操作前评估	1. 床旁正确识别患者身份。 2. 告知患者操作目的、方法及配合事项。 3. 评估患者意识状态、年龄、一般情况、病史、心理状态及合作程度。 4. 操作环境隐蔽（单独的卫生间或房间）、室温是否适宜，注意保护患者隐私，屏风遮挡。	重点评估以下内容。 • 意识状态：□清醒 □意识障碍（格拉斯哥昏迷评分、烦躁、全麻未醒）* • 配合程度：□完全配合 □部分配合 □不能配合* • 手术史：□肠道手术史* □尿道手术史* □膀胱手术史* □其他盆腔手术史* • 炎性肠道疾病：□无 □有* • 压力性损伤：□无 □有* • 室温是否适宜：□是 □否* 评估项目*越多代表风险越高，应通知医生。
护士准备	1. 着装整洁，仪表符合要求。 2. 规范洗手，戴口罩。 3. 准备用物，物品摆放合理。 4. 检查物品质量及有效期。	• 七步洗手法。
操作过程	1. 携用物至患者床旁，再次识别患者身份。 2. 屏风遮挡，嘱无关人员回避。 3. 协助患者取侧卧位，暴露失禁处皮肤。 4. 失禁评估及分级。 5. 不同分级失禁性皮炎的处理 (1) 轻度 IAD：①使用免冲洗液或清水清洗失禁处皮肤。②待干后涂抹皮肤保护剂，保持局部干燥（详见【操作要点】1）。 (2) 中（重）度 IAD：①使用免冲洗液或清水清洗失禁处皮肤。②待干后创面使用水胶体或泡沫敷料，使用辅助用具收集尿液或粪便（详见【知识链接】、【操作要点】2 和【操作要点】3）。 6. 协助患者取舒适卧位。 7. 操作结束后，整理用物。 8. 健康教育。	• 采取查看床头卡、反问式询问、核对腕带（或使用 PDA 扫码）确认患者身份。 • 应对患者进行全面评估，明确失禁发生的原因，宜针对病因采取措施，中断尿液和粪便对皮肤的刺激并制订护理计划。
整理用物	1. 整理物品，医疗废物分类处置。 2. 规范洗手。 3. 记录护理单。	• 整理治疗车，先上层再下层。 • 七步洗手法。

【操作要点】

1. 轻度 IAD 局部处理

方法	图示	说明
清洁		局部皮肤清洁待干。
擦拭		使用皮肤保护膜擦拭 IAD 部位及周围皮肤。
干燥		保持局部干燥。

2. 中（重）度 IAD 局部处理

方法	图示	说明
清洁		局部皮肤清洁待干。
喷洒		局部皮肤喷洒造口护肤粉，尽量喷洒均匀。

方法	图示	说明
擦拭		再使用皮肤保护膜擦拭皮炎部位及周围皮肤。
敷料		①局部破溃有渗液,可选择性使用水胶体敷料。②保护破损创面,形成隔离层。

3. 粪便收集方法

方法	图示	说明
清洗		①患者取侧卧位,暴露会阴及肛门,剃除肛门周围体毛。②温水清洗肛门及会阴,用软纸擦净,用直尺测量肛门大小,肛周涂抹皮肤保护膜。
剪裁		选择底盘较软的一件式造口袋,根据测量数值用弯剪剪裁造口底盘。
粘贴造口袋		操作者一手分开臀裂,充分暴露会阴及肛门,另一手对折造口袋底盘,将底盘中间部分对准肛门。

方法	图示	说明
粘贴造口袋		先固定底盘一侧黏胶,再固定近心端。
		固定两侧和外周黏胶,按压 5~10 min,使底盘黏合牢固。
收集大便		①定时排放袋中内容物,每天更换造口袋。②也可使用失禁集便装置收集大便,黏贴方法同造口袋。
		如患者排出大量稀水样便,推荐使用排泄物管理系统套件收集大便。

【护理记录】

1. 记录发生 IAD 的部位、分级及采取的护理措施。
2. 是否存在相关并发症及其处理方法、转归。

【并发症】

1. 创面感染

(1) 原因:皮肤屏障功能破坏,长时间浸泡在有菌环境中,造成局部感染。

(2) 临床表现:局部接触排泄物的皮肤出现红、肿、热、痛或表皮破损。

(3) 预防及处理:①应评估接触排泄物的局部皮肤损伤的程度。②指导患者及时清理排泄物。③若损伤较为表浅,受累皮肤发红但表皮完整时,可在周围皮肤上喷洒造口护肤粉、皮肤保护膜,让皮肤表面形成屏障保护。④如部分皮层损伤,可根据渗出量选择水胶体敷料或藻酸盐敷料,根据渗液量定时更换。

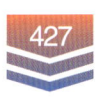

2. 真菌感染或皮疹

(1) 原因：①真菌侵袭导致局部感染。②免疫力低下患者。

(2) 临床表现：①皮疹的部位仅限于排泄物接触部位皮肤，形状与变应原皮肤的形状一致。②皮肤红斑、丘疹、水肿、脱皮、水疱、色素沉着，严重程度不一。③局部皮肤瘙痒及烧灼感。④皮疹破溃渗液明显。

(3) 预防及处理：①及时清洁皮肤，保持局部皮肤干燥。②使用皮肤保护产品，皮肤保护膜。③可根据皮肤科会诊意见，使用治疗药物。④若皮疹破溃、渗出明显者，先铺一层薄的藻酸盐敷料，再使用水胶体敷料覆盖。⑤必要时口服抗组胺药物可缓解瘙痒症状。⑥严重过敏者或治疗无效者转介皮肤科治疗。

3. 压力性损伤

(1) 原因：①局部皮肤保护屏障破坏。②压力联合剪切力及摩擦力共同作用局部皮肤。

(2) 临床表现：1期压力性损伤、2期压力性损伤、3期压力性损伤。

(3) 预防及处理：①失禁后，及时清洁，保持局部干燥。②结构化皮肤护理方案实施后，取舒适卧位，嘱患者勤翻身，避免局部皮肤长时间受压。③皮肤完整的1期压力性损伤以及损伤表皮层的2期压力性损伤，可使用水胶体敷料。3期压力性损伤可选用泡沫敷料及藻酸盐敷料。

【知识链接】

失禁辅助产品的类型见表2-18。

表2-18 失禁辅助产品

失禁类型	产品类型		
	吸收型	收集型	置入型
尿失禁	护理垫、纸尿片、失禁垫、成人纸尿裤	男用尿套、集尿器	导尿管
大便失禁	护理垫、纸尿片、失禁垫、成人纸尿裤、卫生棉条	一件式造口袋	导尿管、大便失禁管理套装

【案例思考】

患者赵某，女，85岁，以"重症肺炎、呼吸衰竭、脓毒症、脑梗死、冠心病、下肢静脉血栓形成、下腔滤器置入术后、低蛋白血症"为主要诊断入住ICU。患高血压、糖尿病20余年，现格拉斯哥昏迷评分为E1VTM1，气管插管状态。患者每天大便约10次，均为黄色稀水便，量约1 500 mL。大便艰难梭菌培养：阳性。

请思考：①患者发生失禁性皮炎的高危因素有哪些？②如何进行患者家属的健康宣教？

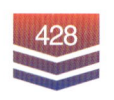

医护配合技术

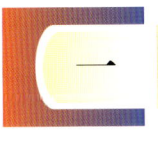

一 气管插管配合技术

【操作目的】

1. 解除或改善呼吸功能障碍。
2. 为心搏及呼吸骤停患者进行机械通气。
3. 清除气管及支气管内分泌物,解除上呼吸道阻塞,改善缺氧症状。
4. 气管切开前,行气管内插管定位。

【相关理论】

1. 气管插管术是将一特制的气管内导管通过口腔或鼻腔,经声门置入气管内的方法,为呼吸道通畅、通气供氧、呼吸道吸引等提供最佳条件,是抢救呼吸功能障碍患者的重要措施。
2. 气管导管的选择:男性一般选用 7.5~8.5 号气管导管,女性一般选用 7.0~8.0 号气管导管。合适的气管导管型号可通过吸痰管和成人纤维支气管镜,气道阻力较小,堵塞风险较低。困难气道患者可选择较小型号导管(如 6.0 mm 内径),气道危机解除后,可更换为合适型号或者特殊型号的气管导管。
3. 根据插管途径可分为经口插管法、经鼻插管法和经气管造口插管法;根据插管前的麻醉方法可分为诱导插管法、清醒插管法和半清醒插管法;根据是否显露声门可分为明视插管法和盲探插管法。临床上常用的插管方法是可视喉镜下经口气管插管法,其他方法主要为病情需要或困难插管患者而设计的,应酌情熟悉和选用。
4. 适应证:上呼吸道梗阻、气道保护性机制受损、气道分泌物潴留、实施机械通气。
5. 禁忌证:急性咽峡炎、喉头水肿、气道急性炎症、气管黏膜下血肿。

【用物准备】

呼吸机,气管插管包,喉镜,吸氧装置,麻醉面罩,简易呼吸器,负压吸引装置,吸痰管,听诊器,防护用品,固定贴,寸带,纱布,棉垫,气囊压力表,药品,无菌手套,液体石蜡棉球,抢救车,除颤器,速干手消毒剂,约束带,生活垃圾桶,医疗废物桶。

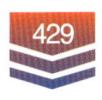

【操作流程】

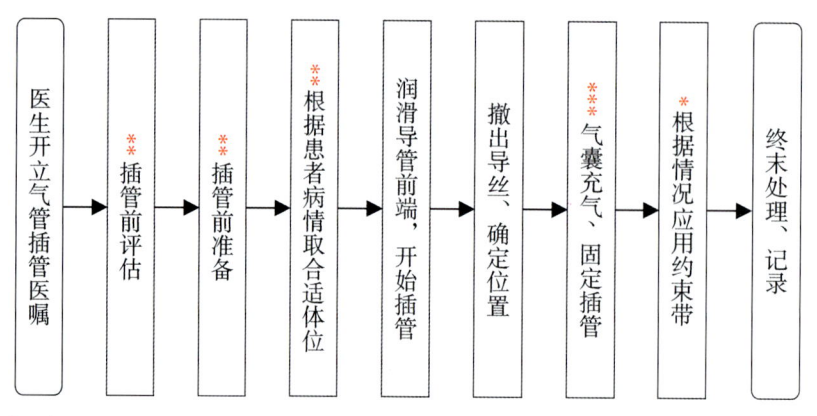

医生开立气管插管医嘱 → **插管前评估 → **插管前准备 → **根据患者病情取合适体位 → 润滑导管前端,开始插管 → 撤出导丝、确定位置 → ***气囊充气、固定插管 → *根据情况应用约束带 → 终末处理、记录

注：*越多代表此步骤关键程度越高。

【操作细则】

项目	操作步骤	步骤解释说明
操作前评估	1. 患者病情、生命体征、血氧饱和度情况。 2. 患者的心理状态及合作程度。 3. 检查患者口腔情况、有无颈椎损伤。 4. 检查喉镜、简易呼吸器、呼吸机性能。	• 监测患者生命体征变化,确认患者供氧条件,评估呼吸状态及困难插管风险。 • 患者口腔黏膜情况、有无义齿、有无喉头水肿。
护士准备	1. 着装整齐,洗手,戴口罩。 2. 用物齐全,放置合理。	• 七步洗手法。
操作过程	1. 医生与患者家属沟通,取得患者家属同意并签字。 2. 正确核对患者身份,向清醒患者解释目的、注意事项。 3. 协助患者取合适体位。 4. 根据需要清理口、鼻腔。 5. 检查喉镜、呼吸机(简易呼吸器)是否工作正常。 6. 面罩接简易呼吸器(呼吸机)辅助给氧。 7. 检查气管导管前端气囊是否漏气,无漏气时抽空气囊内气体。 8. 液体石蜡润滑导管前端。 9. 遵医嘱用药使患者处于镇静状态。	• 去除床头挡板,将患者头部尽量靠近插管医生,仰卧,肩下垫小软枕,头后仰(无颈髓损伤患者)。医生位于患者床头,护士站于右侧床旁。 • 使用吸引器吸净口腔、鼻腔分泌物,取下活动性义齿,开放并保持气道通畅。 • 插管前将喉镜片与喉镜手柄相连,确认连接稳定,检查光源亮度及画面是否清晰。 • 面罩(CE法)加压给氧,吸入纯氧2~3 min,频率约12次/min或高流量吸氧。 • 根据患者性别、年龄、身高等特点选择合适型号的导管。将导管气囊充气,检查是否漏气,然后将气体完全抽出。 • 根据患者情况,遵医嘱充分镇静、镇痛,必要时应用约束带保护性约束。

项目	操作步骤	步骤解释说明
操作过程	10. 准备好吸引器,及时吸出口咽部的分泌物。 11. 保持呼吸道通畅,同时保证气管插管视野的清晰。 12. 医生用喉镜暴露声门,护士传递带导丝的气管导管,医生将导管沿弧形弯度插入气管内,过声门1 cm后护士协助将导管内导丝拔出。 13. 密切关注患者的生命体征,尤其是心率和血氧饱和度的变化,随时向医生汇报。 14. 如有痰液,需再次吸痰。 15. 确定导管位置后,使用注射器进行气囊充气。 16. 牙垫固定,取出喉镜,确定气管导管深度并选用合适方法固定气管插管(详见【操作要点】1)。 17. 迅速接上简易呼吸器(呼吸机)辅助通气,观察胸廓起伏,听诊两肺呼吸音是否对称,观察血氧饱和度是否下降(详见【操作要点】2)。 18. 气囊注气并监测气囊压力在25~30 cmH$_2$O,根据病情需要气管内给氧或连接呼吸机(详见【操作要点】3)。 19. 协助患者取舒适体位。根据患者情况选用约束带,预防管道滑脱。	● 医生置入喉镜时协助其固定患者头部,清理口腔分泌物。 ● 插管困难时护士协助医生压迫患者环状软骨,暴露声门。 ● 插管过程中严密监测患者的心电、血压、血氧饱和度。 ● 导管气囊内注入5~8 mL气体,不超过10 mL。 ● 正常情况下气管插管的尖端位于气管隆嵴上2~3 cm,鼻管深度=口管深度+2 cm。应妥善固定导管,每班记录导管置入深度。 ● 建议使用简易呼吸器连接气管导管通气,胸廓抬举并听诊双肺呼吸音对称,可初步确认导管在气道内。 ● 患者头部复位,协助患者取舒适体位,调整导管角度,防止牵拉。
整理用物	1. 整理物品,医疗废物分类处置。 2. 规范洗手。 3. 书写护理记录单。	● 整理用物,医疗垃圾分类处理。 ● 七步洗手法。

【操作要点】

1. 妥善固定导管方法

方法		图示	说明
经口气管插管	梯字形胶带固定法		①胶带尺寸20 cm×3 cm。②适用于RASS评分≤-2分且不咬管的患者。
	梯字形胶带+寸带固定法		①胶带尺寸20 cm×3 cm。②适用于非计划拔管高风险的患者。

方法		图示	说明
经口气管插管	工字形胶带+寸带固定法		①胶带尺寸 12 cm×4 cm。②适用于非计划拔管高风险的患者。
经鼻气管插管	胶带+寸带固定法		①胶带尺寸 6 cm×4 cm。②适应于所有经鼻气管插管的患者。

注：1. 妥善固定插管是保持呼吸道通畅的重要环节。
    2. 一旦发生导管脱出或移位，可能引起呼吸困难、窒息，甚至导致死亡。
    3. 二次插管致呼吸机相关性肺炎的发生率增加，因此确保气管插管妥善固定对机械通气顺利进行意义重大。

2. 气管插管位置的判断

方法	图示	说明
观察		①观察导管是否有气体随呼吸进出。②按压胸部时，导管口有气流。③人工呼吸时或用简易呼吸器压入气体，可见双侧胸廓对称起伏。
听诊		①听诊器可听到清晰呼吸音。②听双肺呼吸音是否对称、上腹部有无气过水声。
呼气末二氧化碳监测		当无呼气末二氧化碳波形或呼出气二氧化碳<5 mmHg，表明导管不在气管内。

方法	图示	说明
血氧饱和度监测		血氧饱和度升高者,表明导管在气管内。
胸片		胸片是判断导管位置的金标准。导管尖端应位于距离隆突之上 2~3 cm,在气管中央位置或主动脉弓水平。

3. 正确监测气囊压力

方法	图示	说明
使用之前检查气囊		①使用前检查气囊测压表:用手封堵连接口。②捏充球茎,使压力值达到 120 cmH_2O,保持 2~3 s。压力值不变,证明气密性良好。
消毒		酒精棉片消毒气囊末端接口处。
测压表充气技术		通过一种电子和气动装置连接的设备可以实时监测气囊压力,并且在压力不足时补充压力至正常范围。

注:1. 若气囊压力低于 20 cmH_2O,误吸率明显上升、呼吸机相关性肺炎(VAP)发生率增加。

2. 若气囊压力过高,如超过 30 cmH_2O,则会因其超过气管黏膜毛细血管灌注压而使血流减少乃至中断,黏膜坏死脱落,甚至造成气管壁穿孔、破裂等严重并发症,故建议气囊压力应保持在 30 cmH_2O 以下。因此,理想的气囊压力应既能有效封闭气道、防止 VAP,又可防止气囊对黏膜的压伤。最新 VAP 预防指南提出,最适宜的气囊压力为 25~30 cmH_2O,同时,应每 4~6 h 监测 1 次气囊压力。

【护理记录】

1. 气管插管的置管时间、操作者姓名,插管时所用导管型号、深度及固定情况。
2. 气管插管期间用药,患者生命体征。
3. 插管后呼吸机参数设定情况。
4. 患者痰液颜色、性质、量。
5. 患者牙齿完整性和是否存在松动。
6. 约束的起始时间、部位,血液循环情况等。

【并发症】

1. 口腔黏膜及牙龈破裂出血
(1)原因:患者凝血功能差;患者本身有牙龈及口腔溃疡;插管过程中动作粗暴;管道外脱或连接不紧密。
(2)临床表现:口腔黏膜及牙完整性受损,黏膜及牙出血。
(3)预防:插管动作轻柔,妥善固定管道。
(4)处理:出血者可用明胶海绵进行止血,出血不止及量多时可进行全身止血治疗。

2. 气管插管误入右主支气管
(1)原因:气管插管位置过深致进入右主支气管;患者烦躁;胶布或绳子过紧致气管插管内滑。
(2)临床表现:呼吸急促,血氧饱和度下降,左肺呼吸音消失。
(3)预防:固定气管插管前仔细查看置管深度;对不配合或烦躁患者可酌情使用镇静剂;注意胶带或寸带的松紧度。
(4)处理:放松气囊后调整气管插管深度,必要时重新插管。

【案例思考】

患者丁某,男,65岁。以"肺部感染、肝硬化"为诊断由消化内科于2023年3月28日13:00转入ICU。患者神志清,精神差,呼吸急促,自诉呼吸困难,来时给予面罩吸氧8 L/min,心电监护示窦性心律,HR 128 次/min,BP 143/77 mmHg,R 34 次/min,SaO_2 80%。血气分析示:PaO_2 50 mmHg,$PaCO_2$ 60 mmHg。医生紧急给予患者行经口气管插管术。

请思考:①气囊内压力的范围是多少?为什么?②气管插管时对患者的体位摆放有什么要求?③气管插管后,如何让患者更加舒适?④如何更好地与气管插管患者进行交流?

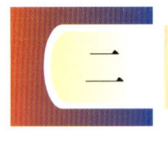

二 气管导管拔除技术

【操作目的】

一旦进行气管插管/气管切开的指征不复存在,就应将气管导管从气管内撤除,从而减轻患者的痛苦,减少并发症。

【相关理论】

1. 拔除气管导管包括拔除气管插管或气管切开套管,是指当患者符合拔除气管导管的指征,有目的地拔除经鼻或经口气管插管或气管切开套管,改用吸氧或无创通气等支持呼吸的方法。

2. 拔除人工气道的指征:①所需机械通气治疗的基础疾病或诱发因素基本控制或得到明显改善,能自主摄入一定的热量,营养状态和肌力良好。②败血症已得到控制。③心血管功能基本稳定,心排指数>2 L/(min·m^2)。④呼吸功能明显改善,自主呼吸强,需呼吸机支持的通气量<180 mL/(kg·min)。⑤吸氧浓度<40%时,PaO$_2$>60 mmHg(8.0 kPa)。⑥PEEP≤5 cmH$_2$O(0.49 kPa)。

3. 自主呼吸试验(spontaneous breathing trial,SBT)是判断患者能否成功撤机较为可靠的手段。目前较准确的是3 min SBT,包括3 min T管试验和CPAP 5 cmH$_2$O/PSV试验。3 min自主呼吸通过后,继续自主呼吸30～120 min,如患者能够耐受则可以撤机成功。

4. 机械通气时将气管插管的气囊放气以检查有无气体泄漏,可以用来评估上气道的开放程度[气囊漏气试验(cuff-leak test,CLT)]。气囊漏气量<110 mL或小于输出气量的10%,则提示拔管后喘鸣的危险性增加。

【用物准备】

一次性吸痰管,负压吸引装置,吸氧装置,麻醉面罩,简易呼吸器,纱布,抢救车,除颤器,无创呼吸机,10 mL注射器,雾化药物,换药包(气管切开拔除套管者),凡士林纱布(气管切开患者),速干手消毒剂,生活垃圾桶,医疗废物桶。

【操作流程】

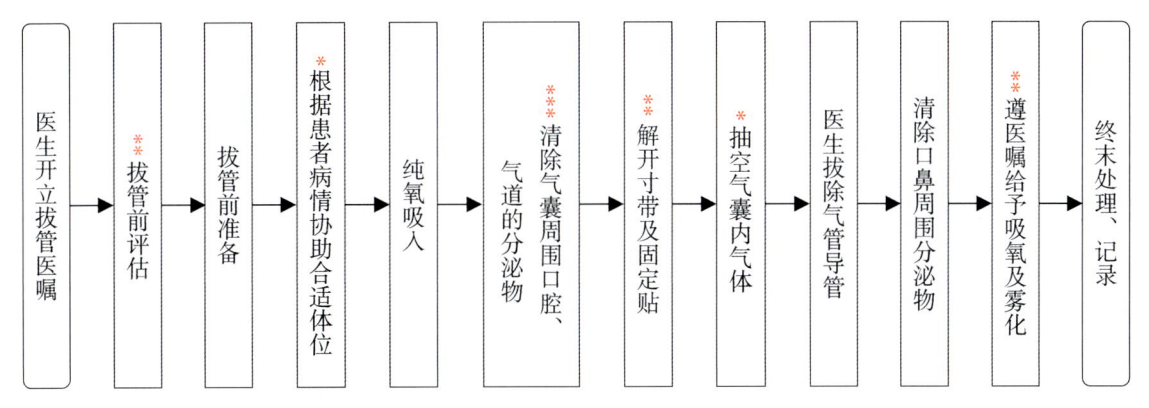

医生开立拔管医嘱 → 拔管前评估** → 拔管前准备 → 根据患者病情协助合适体位* → 纯氧吸入 → 清除气囊周围口腔、气道的分泌物*** → 解开寸带及固定贴** → 抽空气囊内气体* → 医生拔除气管导管 → 清除口鼻周围分泌物 → 遵医嘱给予吸氧及雾化** → 终末处理、记录

注:*越多代表此步骤关键程度越高。

【操作细则】

项目	操作步骤	步骤解释说明
操作前评估	1. 双人核对拔管医嘱。 2. 床旁正确识别患者身份。 3. 向清醒患者解释操作目的、方法及配合事项。 4. 评估患者生命体征、意识状态、年龄、一般情况、病史、心理状态及合作程度。 5. 由医生再次判断拔管指征。	●评估患者自主呼吸能力,上呼吸道是否存在梗阻,气道保护能力是否得到恢复。

项目	操作步骤	步骤解释说明
护士准备	1. 着装整洁,仪表符合要求。 2. 规范洗手,戴口罩。 3. 准备用物,物品摆放合理。 4. 检查物品质量及有效期。	• 七步洗手法。
操作过程	1. 携用物至患者床旁处,再次识别患者身份。 2. 向清醒患者解释拔管操作的目的、程序和注意事项。 3. 拔管前遵医嘱停用肌肉松弛药。 4. 拔管前宜禁食,留置胃管者应抽空胃内容物。 5. 长期留置气管导管者,遵医嘱给予糖皮质激素,以防喉头水肿。 6. 抬高床头,协助患者取半坐位或坐位(详见【操作要点】)。 7. 拔管前给予纯氧吸入(详见【操作要点】)。 8. 充分清除气管内分泌物和气囊上/声门下滞留物(详见【操作要点】)。 9. 护士松解寸带及固定贴,取出插管固定器。 10. 抽空气囊内气体。 11. 拔除导管 △气管插管导管 (1)医生将吸痰管插至气道深部,自下而上抽痰同时拔除气管导管。 (2)拔管后,再次吸引口咽部分泌物。 △气管切开导管 (1)医生将吸痰管插至气道深部,自下而上抽痰同时拔除气管切开套管。 (2)气切口消毒后,用凡士林纱布加干纱布块覆盖。 12. 清除口鼻周围分泌物,遵医嘱给予合适的氧疗及雾化吸入。 13. 密切监测生命体征变化。 14. 拔管后遵医嘱复测动脉血气分析。 15. 取舒适体位,整理床单位。 16. 告知清醒患者拔管后的注意事项。	• 采用3种方式进行患者身份识别(反问式、床头卡、腕带)。使用PDA扫描患者腕带二维码。 • 鼓励患者拔管后深呼吸,有痰液尽力咳出。 • 吸气时间至少5 min。 • 拔管前确保清除呼吸道分泌物。 • 拔管时应缓慢抽出导管,快速抽出会引起较强刺激。 • 鼓励患者拔管后深呼吸,咳出痰液。
整理用物	1. 整理物品,医疗废物分类处置。 2. 规范洗手。 3. 记录护理单。	• 整理治疗车,先上层再下层。 • 七步洗手法。

【操作要点】

内容	图示	说明
半卧位		拔管前可将患者从仰卧位置于半卧位,以增加功能余气量,改善氧合。
纯氧吸入		拔管前需建立充分的氧储备,吸入纯氧以维持拔管后呼吸暂停时机体的氧摄取,同时可为进一步气道处理争取时间。
吸引气道分泌物		①吸痰期间,应密切监测患者的血氧饱和度和心率。②吸痰前应先吸纯氧,每次吸痰时间在15 s内。③吸痰的动作要轻柔,痰多不能一次吸净者,应先吸氧或连接呼吸机,待血氧饱和度回升后再吸引。

【护理记录】

1. 拔除气管导管的日期、时间和操作者姓名。
2. 拔除气管导管期间用药,患者生命体征,拔管过程中患者的反应。
3. 拔管后患者吸氧方式。
4. 动脉血气分析结果。
5. 解除约束带的起始时间、部位,血液循环情况等。

【并发症】

1. 喉头水肿

(1)原因:导管过粗;插管损伤;导管留置时间过久;留置气管导管时频繁咳嗽。

(2)临床表现:喉头水肿是拔出气管导管后最严重的并发症之一。轻度水肿无症状,但严重的水肿则可瞬间危及生命,最主要的表现为吸气相喘鸣、呼吸困难,并呈进行性加重。

(3)预防:①拔管后观察患者胸廓起伏,呼吸波形及频率,肺部听诊呼吸音,发现异常及时拍胸片处理。②拔管后体位:抬高床头,防止舌后坠,尤其肥胖或颈部短粗患者,头可偏向一侧,注意监

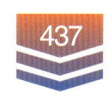

测呼吸。③拔管后口腔护理,应在患者平稳后再进行,防止缺氧发生。④一旦怀疑喉头水肿,静脉注射地塞米松、氢化可的松等糖皮质激素类药物;局部应用雾化吸入肾上腺素等血管收缩药物。如果这些措施不能缓解,应立即重新进行气管插管。

2. 喉痉挛

(1)原因:①气道内血液、分泌物或反流的胃内容物等刺激诱发所致。②手术操作刺激。③浅麻醉下搬动患者,尤其喉头高敏的小儿使用氯胺酮后。④药物,使用具有兴奋迷走神经、增加气道分泌物、促使组胺释放的药物。⑤低钙(神经肌肉兴奋性增高)。⑥缺氧,二氧化碳蓄积。⑦气道内操作,如吸痰、放置口咽或鼻咽通气道、气管插管或拔管对咽喉部产生的刺激。

(2)临床表现主要有3种。①轻度:仅真声带发生痉挛性收缩,使声门变窄,随呼吸气流可发出轻微吸气性喉鸣音,但无明显通气障碍。②中度:真假声带均发生痉挛性收缩,但声门并未完全关闭,因气流明显受阻而发出粗糙的吸气性喉鸣音,并出现呼吸"三凹征"。③重度:咽喉部肌肉皆进入痉挛状态,声门紧闭,使呼吸道完全梗阻,因无气流通过反而无任何声音,患者很快呈发绀状态。

(3)预防:①立即停止一切可能的不良刺激。②给予纯氧吸入,必要时纯氧正压通气,直至患者清醒,喉痉挛消失。③应用静脉或吸入麻醉药加深麻醉,直至喉痉挛及其他反射消失。④必要时,可给予短效肌肉松弛药,需要的话应行气管内插管。⑤拔管后喉痉挛患者$SaO_2<85\%$,必须进一步处理。⑥可选用抗胆碱能药物阿托品,以减少腺体分泌,使口咽分泌物刺激减小。

【案例思考】

患者入院第4天时,具有拔管指征,护士配合医生拔除气管插管。拔管后,患者鼻导管吸氧2 L/min,未诉喘憋等不适,HR 90 次/min,R 22 次/min,BP 120/75 mmHg,SO_2 98%。血气分析示pH 7.43,$PaCO_2$ 39 mmHg,PaO_2 98 mmHg。拔管后2 h,患者试饮水30 mL,可分2次咽下,未见呛咳。

请思考:①气管插管拔除之前,需要评估哪些因素?②拔管过程中需要注意哪些要点?③患者拔管后的护理要点是什么?

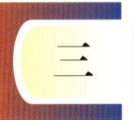

三 患者院内安全转运

【操作目的】

确保患者在院内转运过程中得到妥善的医疗救治、护理和安置,杜绝安全隐患事件的发生,使患者正确、安全、舒适、顺利地运送至目的地。

【相关理论】

1. 院内转运:在同一医疗单位不同医疗区域之间的转运称为院内转运。院内转运旨在实现或完成更优的诊疗措施,以期改善患者预后。转运装备是指患者转运过程中所需的交通工具、仪器、药物、通信设备及其他医疗物品。

2. 分级转运:根据患者的病情特征及临床实践等情况,从患者的生命体征、意识状态、呼吸支持、循环支持、主要临床问题及转运时间六方面进行评估,确定转运的分级及所需配备的人员和装备,以实现资源优化和安全转运(表2-19、表2-20)。

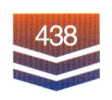

表2-19 转运分级标准

评估项目	转运分级		
	Ⅰ级	Ⅱ级	Ⅲ级
生命体征情况	在生命支持条件下,生命体征不平稳	在生命支持条件下,生命体征相对平稳	无须生命支持,生命体征尚平稳
意识状态(GCS)	昏迷,GCS<9分	轻度昏迷,GCS为9~12分	GCS>12分
呼吸支持情况	人工气道,呼吸支持条件高,PEEP≥8 cmH$_2$O,FiO$_2$≥60%	人工气道,呼吸支持条件不高,PEEP<8 cmH$_2$O,FiO$_2$<60%	无人工气道,可自主咳嗽
循环支持情况	泵入2种及以上血管活性药物	泵入1种及以上血管活性药物	无须血管活性药物
临床主要问题	急性心肌梗死、严重心律失常、严重呼吸困难、反复抽搐、致命创伤、主动脉夹层、主动脉瘤等	ECG怀疑心肌梗死、非COPD患者SaO$_2$<90%、外科急腹症、剧烈头痛、严重骨折、持续高热等	慢性病症
转运时间	≥20 min	10 min≤T<20 min	<10 min

表2-20 转运人员配备标准

评估项目	转运分级		
	Ⅰ级	Ⅱ级	Ⅲ级
医生	本院工作5年以上医师 掌握急救技能:胸外按压、气管插管、除颤、电复律	本院工作3年以上医师 掌握基本急救技能	本院工作1年以上医师 掌握基本急救技能
护士	N3以上层级护士 熟练使用抢救仪器	N2以上层级护士 熟练使用抢救仪器	N1以上层级护士 基本会使用抢救仪器

3. 适应证:拟行院内检查的患者;拟行手术的患者;拟行转科/出院的患者。
4. 禁忌证:心搏、呼吸停止;有紧急气管插管指征,但未插管;血流动力学极其不稳定,但未使用药物。

【用物准备】

不同级别的转运用物不同,具体见表2-21。

表2-21 不同转运分级用物准备

转运分级	转运运输设备	仪器设备	药品
Ⅰ级	转运推车	氧气、转运监护仪、转运呼吸机或简易呼吸器、口咽气道、微量泵、AED除颤器、便携式吸痰器、插管用物、穿刺用物	肾上腺素、多巴胺、胺碘酮、咪达唑仑、利多卡因、阿托品、生理盐水
Ⅱ级	转运推车	氧气、转运监护仪、简易呼吸器、口咽气道、微量泵、AED除颤器(必要时)、穿刺用物	肾上腺素、咪达唑仑、生理盐水
Ⅲ级	转运推车或轮椅	氧气、指氧仪、简易呼吸器(必要时)、穿刺用物	生理盐水

【操作流程】

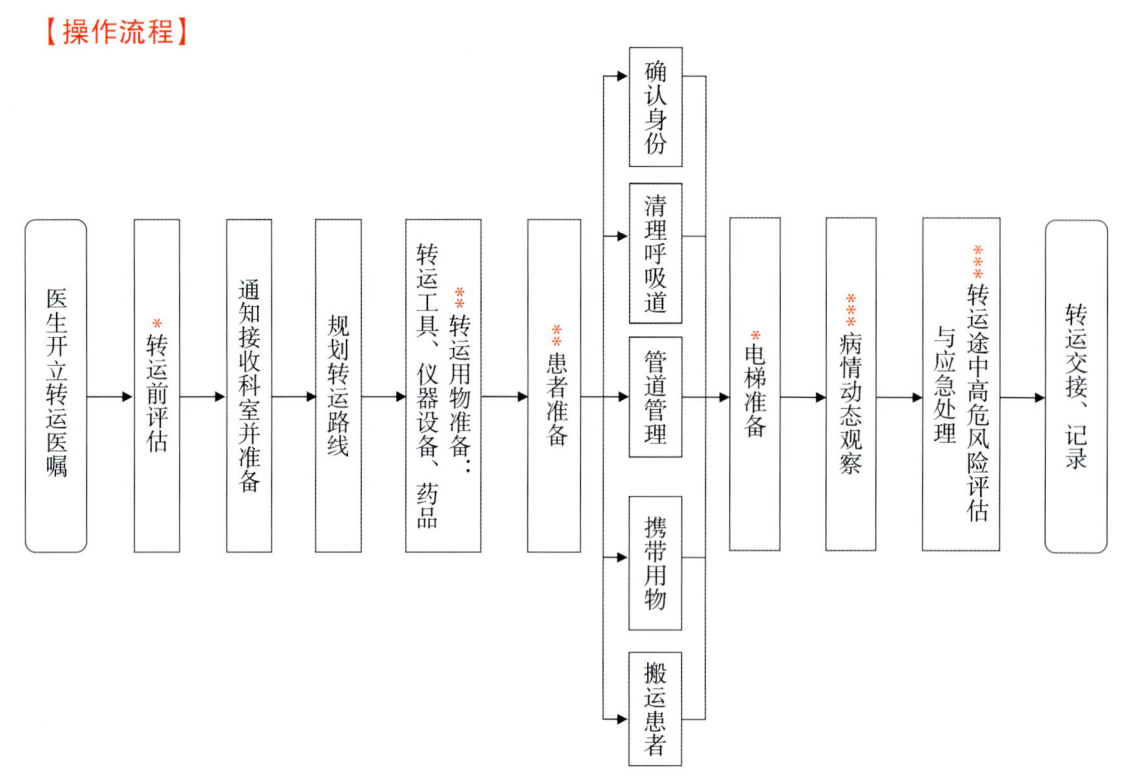

医生开立转运医嘱 → *转运前评估 → 通知接收科室并准备 → 规划转运路线 → 转运工具、仪器设备、药品 → **转运用物准备 → **患者准备（确认身份 / 清理呼吸道 / 管道管理 / 携带用物 / 搬运患者） → *电梯准备 → ***病情动态观察 → ***转运途中高危风险评估与应急处理 → 转运交接、记录

注：*越多代表此步骤关键程度越高。

【操作细则】

项目	操作步骤	步骤解释说明
转运前评估	1. 双人核对转运医嘱，正确识别患者身份。 2. 评估患者生命体征、意识状态、循环支持、临床主要问题、转运时间等（表2-19）。 3. 评估患者体重、躯体活动能力、病损部位、管道种类、合作能力等。 4. 转运团队人力：应至少包括一名执业医师和一名注册护士，根据转运分级标准配备不同的人力标准（表2-20）。 5. 转运装备：应配备转运床、心电监护仪、血氧饱和度监测仪、无创血压监测仪、急救药品等，其他转运装备宜根据患者病情配备（表2-21）。 6. 告知患者及其家属转运的必要性和潜在风险，获得知情同意并签字。 7. 明确转运团队人员职责，相互配合。 8. 提前告知接收科室患者病情及预计转运时间。	● 前五项为主要评估项目，依据五项中的最高级别进行分级；转运时间为次要指标。 ● 所有物品应功能完好，处于备用状态。

项目	操作步骤	步骤解释说明
护士准备	1. 着装整洁,仪表符合要求。 2. 规范洗手,戴口罩。 3. 准备用物,物品摆放合理。	• 七步洗手法。
操作过程	1. 携用物至患者床旁处,再次识别患者身份。 2. 向清醒患者解释转运的目的,取得配合。 3. 规划合适转运路线。 4. 将转运装备放置在患者床旁。 5. 确认患者生命支持通路完好。 6. 确认患者转运途中所需用物及持续用物。 7. 妥善放置管道,处于可随患者的移动状态。 8. 确认患者口、鼻、咽腔无分泌物,保证患者呼吸道通畅。 9. 根据转运分级,选择合适转运工具进行转运。 △轮椅转运法 (1) 移开床椅。 (2) 松盖被、整理衣物,妥善固定管道、移至床边。 (3) 止动轮椅,加用盖被铺于轮椅上,使上端高于颈部 15 cm 左右,两侧对等。 (4) 患者双手置于护士肩上,护士双手环抱其腰部,协助其下床、转身,患者用手扶住轮椅把手,坐于轮椅上。 (5) 翻下脚踏板,嘱患者双脚置于其上,身体尽量向后靠,双手扶住两侧扶手。 (6) 患者坐在轮椅上后,将盖被上端向下翻折 10 cm,颈部双侧围住患者肩部、双臂、双下肢及脚,露出双手,系好安全带。 △平车转运法 (1) 挪运法。 (2) 单人搬运法。 (3) 多人搬运法。 10. 整理床单位,铺成暂空床。 11. 联系转运电梯。转运途中严密观察患者病情变化。 12. 到达目的地,进行转运交接。	• 采用 3 种方式进行患者身份识别(反问式、床头卡、腕带)。使用 PDA 扫描患者腕带二维码。 • 可选择轮椅转运法和平车转运法,根据患者病情选择合适的人力进行搬运。 • 见基础操作项目中"患者搬运法"操作细则。 • 做好转运途中的高风险评估与应急处理。 • 由非转运人员完成。
整理用物	1. 整理床单位,轮椅/平车放回原处。 2. 规范洗手。 3. 记录护理单。	• 七步洗手法。

【护理记录】

1. 记录转运开始及结束时间、转运的目的等。

2. 记录转运途中患者的生命体征变化。

【并发症】

1. 呼吸、心搏骤停

(1) 原因:呼吸道阻塞、慢性呼吸衰竭、电解质紊乱较为严重等。

(2) 临床表现:突然意识丧失、大动脉搏动消失、心音消失、瞳孔散大、面色苍白或发绀、呼吸停止或叹息样呼吸。

(3) 预防与处理:评估现场、环境及设备,若条件许可就地抢救,否则边抢救边将患者优先转往有抢救条件的病区,如抢救室、ICU、病房。

1) 患者在途中未进入电梯,停止转运就地抢救,建立基础生命支持措施,如 CPR 清理气道、打开气道、吸氧、监测生命体征、建立静脉通路、对症用药等,随后将患者迅速转往急诊科抢救,并通知急诊科做好抢救准备。

2) 患者已进入电梯,就地抢救,通知 ICU 医护人员做好准备,电梯升至 ICU 楼层,迅速将患者转往 ICU,协助 ICU 医护人员共同抢救患者。

3) 患者已出电梯送往病房途中,就地抢救,迅速建立基础生命支持措施,立即通知病房医护人员做好抢救准备,然后边抢救边将患者迅速转至病区,并协助病房医护人员共同抢救患者。

4) 患者送至病房安置后,在交接时出现呼吸、心搏骤停,迅速利用病房设施,按心肺复苏流程,协助病房医护人员抢救患者。

2. 气道梗阻致窒息

(1) 原因:舌后坠引起的气道梗阻和一过性呼吸抑制;气道痰液未及时吸出;床头未抬高30°以上,胃内容物反流至气道。

(2) 临床表现:心率较前增快、呼吸困难、口唇颜色发绀或发绀加重,患者烦躁,呼吸减慢、血氧饱和度下降等。

(3) 预防及处理

1) 窒息致呼吸、心搏骤停者应急处理同呼吸、心搏骤停。

2) 针对窒息的原因,采取必要的紧急措施。①分泌物及异物引起堵塞致窒息的应急处理:暂停转运,迅速将患者头偏向一侧,用便携式吸痰器清理气道分泌物,打开气道,保持呼吸道通畅。②大咯血致窒息的应急处理:应立即采取头低脚高45°俯卧位,面向一侧,轻拍背部,迅速拍出在气道和口咽部的血块,或直接刺激咽部以咳出血块。必要时用吸痰管进行负压吸引。患者紧急处理后,按就近原则迅速将患者转往有抢救能力的病区,如抢救室、ICU。

3. 气管导管意外脱出

(1) 原因:气管导管固定不牢或非外力牵扯至脱出。

(2) 临床表现:血氧饱和度下降、心率改变、烦躁不安、四肢末端及口唇发绀、双肺呼吸音不对称、胸廓起伏异常。

(3) 预防:①转运前检查气管导管的气囊压力,维持气囊压力在 25~30 cmH$_2$O。②转运前检查气管导管的固定情况,必要时,给予双重固定。③妥善放置呼吸管路,避免外力牵扯。④烦躁患者转运时给予适当约束。

(4) 处理:①立即使用简易呼吸器等措施给予呼吸支持。②患者紧急处理后,按就近原则迅速将患者转往有抢救能力的病区。

4. 呼吸机故障

(1) 原因:呼吸机使用不当或呼吸机设备老化。

(2)临床表现:患者烦躁、发绀、胸闷、气促、血氧饱和度下降、心率改变等。

(3)预防及处理:①立即将呼吸机与气管插管(气切套管)分离,连接简易呼吸器行人工辅助通气。②立即寻找原因,马上现场处理。若不能紧急处理时,应在使用简易呼吸器辅助通气的同时,通知抢救室或 ICU 临时调用,并将呼吸机送至现场,或将患者优先转往有条件的科室。③转运过程重点关注呼吸机运转声音,以及观察患者有无口唇发绀、胸闷气促、血氧饱和度下降等情况。④立即通知接收科室备好呼吸机,做好抢救准备。

【案例思考】

患者刘某,男,59 岁,神志清醒,肺挫伤,肺部感染,经口气管插管呼吸机辅助呼吸,SIMV 模式,FiO_2 50%,SaO_2 96%,预行胸部 CT 检查。

请思考:①患者往返 CT 室时需摆放为何种体位?②CT 检查前,需要准备哪些用物?③转运过程中,患者需要吸痰怎么处理?④转运过程中,气管插管脱出怎么处理?

四 体外膜肺氧合患者转运技术

【操作目的】

对患者实施监测、治疗、检查、手术,确保患者的生命安全。

【相关理论】

1. 体外膜肺氧合(extracorporeal membrane oxygenation,ECMO)是以体外循环系统为基本设备,采用体外循环技术进行操作和管理的一种辅助治疗手段。体外膜肺氧合的原理是将静脉血从体内引流到体外,经模式氧合器氧合后再用血泵将血液灌入体内。

2. ECMO 辅助方式:ECMO 有静脉到动脉(venoarterial ECMO,VA-ECMO)和静脉到静脉(venovenous ECMO,VV-ECMO)两种类型。VA-ECMO 可为患者提供呼吸和循环支持,对于血流动力学不稳定和(或)严重心功能障碍的患者,应考虑 VA-ECMO 转运。VV-ECMO 仅提供呼吸支持,可用于严重呼吸衰竭患者的转运,因此,患者必须具备一定的心脏泵血功能。

3. ECMO 的转运根据是否启动 ECMO 分为初始转运和后续转运,根据转运距离分为院内转运和院际转运。

4. ECMO 院际转运模式:ECMO 院际转运主要有直接 ECMO 转运和间接 ECMO 转运两种模式。直接 ECMO 转运指 ECMO 转运团队在转诊医院为患者进行 ECMO 置管,然后将患者转运至 ECMO 中心。间接 ECMO 转运指患者在转诊医院已经置管并开始 ECMO 治疗,由于特殊原因需转运至其他 ECMO 中心。

【用物准备】

10 L、4 L 氧气筒,转运监护仪,转运呼吸机,ECMO 设备,手摇驱动泵,抢救箱,急救药品,UPS 电源,注射泵,转运车,配电盘,管道钳。

【操作流程】

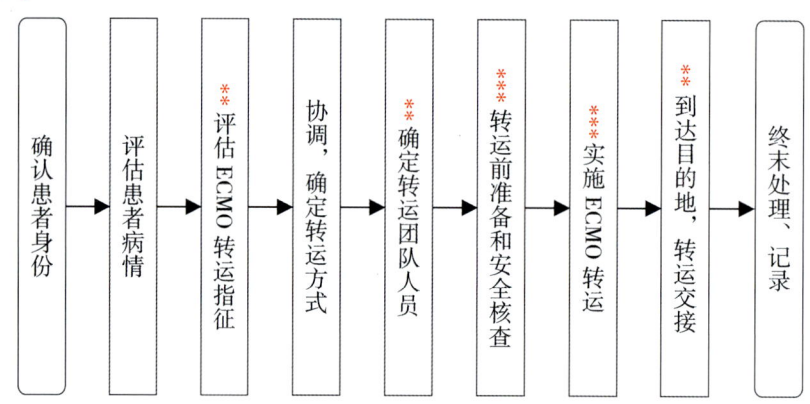

确认患者身份 → 评估患者病情 → **评估ECMO转运指征 → 协调，确定转运方式 → **确定转运团队人员 → ***转运前准备和安全核查 → ***实施ECMO转运 → **到达目的地，转运交接 → 终末处理、记录

注：*越多代表此步骤关键程度越高。

【操作细则】

项目	操作步骤	步骤解释说明
操作前评估	1. 正确识别患者身份。 2. 评估患者病情及转运风险。 3. 与患者家属沟通转运目的、方法及转运风险。 4. 检查转运设备，确保运行正常。 5. 检查ECMO主机电量、氧气筒量。 6. 检查患者各类管道固定情况。	• 由医生评估患者是否具备ECMO转运指征。重点评估以下内容。 • 评估转运风险、转运时间。评估ECMO设备运行情况。 • 评估患者情况：意识、生命体征、循环及呼吸情况。 • 评估管路种类、数量、部位。 • 评估药物治疗情况。 • 转运前需充分评估转运风险及获益，征得家属同意并签署知情同意书后，方可进行转运。
护士准备	1. 着装整洁，洗手，戴口罩。 2. 准备用物，检查转运监护仪及微量泵功能。 3. 规划转运路线，联系目的地。	• 根据转运时间、地点，准备充足的液体及泵入药品，准备抢救物品及药品。
操作过程	1. 推用物至患者床旁，再次识别患者身份。 2. 根据转运目的地选择转运方式。ECMO转运方式需综合病情、转运距离、转运时间、经济效益和自然条件等多方面因素后决定，保证转运安全、高效实施（详见【操作要点】）。 3. 通知转运团队人员，明确各自的转运职责。 4. 转运前核查携带转运设备及药品准备情况。 5. 转运实施，途中监测患者的生命体征、ECMO运行情况等。 6. 到达目的地，进行转运交接。 7. 安置患者，用物处理。	• ECMO转运方式包括救护车、直升机和固定翼飞机。建议转运距离≤400 km可选择救护车，转运距离>400 km但≤650 km可选择直升机，转运距离>650 km可选择固定翼飞机转运。 • 建议ECMO转运团队包括ECMO管理医师、ECMO置管医师、ECMO治疗师、转运护士和转运呼吸治疗师。ECMO转运团队的职责包括评估患者院际转运指征及保证患者转运安全等。 • 转运中监测以下内容：①患者生命体征、意识、循环、呼吸机参数。②ECMO机器尽量靠近患者，监测ECMO转速、流量，置管处有无渗血。③暂停水箱应用后患者保暖情况。④监测转运途中潜在并发症，早期识别，快速处理。

【操作要点】

ECMO 转运核查

患者信息		姓名:	性别:	年龄:	所在医院:	主要诊断:
流程	条目	具体内容				
转运前阶段（接到会诊—出发）	沟通	□医医(两院) □医护 □医生-家属				
	设备及药品	□转运箱 □监护仪 □微量泵 □转运呼吸机 □呼吸机管路 □抢救箱 □氧气瓶				
		□吸痰器 □压力袋 □约束带 □测压套件 □ACT 仪器 □ACT 试管 □动脉留置针				
		□手摇泵 □管钳 □手术衣 □无菌手套 □手电筒 □缝线 □弹力绷带				
		□移动彩超机(耦合剂) □扎带 □扎带枪 □导丝 □血管切开包 □各型号插管				
		□ECMO 主机 □ECMO 离心泵 □ECMO 氧合器 □ECMO 空氧混合器 □ECMO 水箱				
		□微创扩张引流套件 □动脉穿刺针				
		药物:□镇静、镇痛药 □血管活性药 □晶体溶液 □胶体溶液				
		注:请严格按照以上内容逐项检查,如果"性能良好"请打"√",反之再次检测或更换。				
	转运团队	□医生:_____ 名□ 护士:_____名□ 呼吸治疗师:_____名 其他:_____				
	起止时间	_____时_____分—_____时_____分				
ECMO 上机阶段（上机—转运前）	患者病情和设备	再次评估患者病情是否需要上机:□需要 □不需要				
		再一次检查相关仪器:□完好 □故障 □耗材是否齐全				
		ECMO 建立时间:_____时_____分 模式:□V-V □ V-A □其他:_____				
		ECMO 建立途径:□股静脉 □股动脉 □颈内静脉				
		上机后患者病情是否满足转运条件:□满足 □不满足				
		安全转移至救护车:□是 □否				
	起止时间	_____时_____分—_____时_____分				
转运中阶段（转运途中-我院）	设备及药品	离心泵	□应急手摇柄位置合适 □离心泵无血栓、空气			
			□耦合剂需要更换 □离心泵无异响			
		ECMO 主机	□电源连接完好 □备有 UPS 电池 □主机显示屏正常			
		氧合器	□气体出口开放 □前后压力差正常 □气/血流量匹配			
			□氧合器顶端无气泡 □高气流量冲膜肺(PRN)			
			□气体出口处无渗出 □无有血栓形成			
		氧气筒	□氧源连接完好			
			□氧浓度/气流量			
		导管置管处	□缝扎固定 □无活动性出血或渗血 □管道内无凝血块			
			□插管妥善固定 □插管位置无移动(出口处做标记)			
		水箱	□电源连接完好 □水箱连接完好			
			□设置水温与实测水温相符 □水位线达标			
		管路	输液管路:□深静脉 □浅静脉 □PICC □其他:_____			
			胃管□有:是否通畅(□是 □否 □夹闭) □无			

转运中阶段（转运途中-我院）	设备及药品	管路	气道□有:是否通畅(□是 □否 □夹闭)□无										
			尿管□有:是否通畅(□是 □否 □夹闭)□无										
			引流管□有:是否通畅(□是 □否 □夹闭)□无										
			动脉导管□有:是否通畅(□是 □否 □夹闭)□无										
		药品	血管活性药应用□有:(□去甲肾上腺素 □多巴胺 □阿托品 □间羟胺 □其他:____)□无										
			镇痛、镇静药应用□有:_____ □无										
	注:请严格按照以上内容逐项动态评估,如果"性能良好"请打"√",反之启动应急预案。												
	病情记录	时间	生命体征			呼吸机			ECMO				病情变化及处理
			心率	ABP	SaO₂	模式	FiO₂	PS/PEEP	血流量	转速	氧浓度	氧流量	ACT	
	记录时间点:返程前,每小时记录、病情变化时、转至我院后												
	起止时间	____时____分—____时____分											

转运后阶段（转运后处理）	生命体征	生命体征平稳□是□否	充分镇静□是 □否	约束□是 □否	血气分析□是 □否
	呼吸	气道通畅□是 □否	连接呼吸机□是 □否	吸痰□是 □否	连接压力监测□是 □否
	管路	管路通畅□是 □否	固定稳妥□是 □否	穿刺点出血/红肿□是 □否	
	仪器(消毒、归位)	转运监护仪□是 □否	转运呼吸机□是 □否	气垫床□是 □否	吸痰、吸氧装置□是 □否
	ECMO	连接水箱、交流电□是 □否	手摇泵归位□是 □否		
	其他	药物应用□是 □否	生化检查□是 □否		

		类型	处理及结果	原因
不良事件记录	患者相关	□出血 □心律失常 □电解质紊乱 □循环血量不足 □其他:_____		
	人员相关	□用物准备不齐 □脱管 □膜肺血栓 □管道阻塞 □其他:_____		
	仪器设备相关	□注射泵故障 □氧源不足 □耦合剂不足 □电量不足 □其他:_____		

签名: 转运护士: 转运医生: 床旁护士:_____ 日期:

【护理记录】

1. ECMO 转运开始日期和时间、患者的生命体征、ECMO 运行参数。
2. 转运结束的日期和时间、患者的生命体征,有无突发情况及不良事件发生。

【异常情况】

1. 电力故障

(1)原因:由于 ECMO 设备中的电力主要是依靠外部供给,一旦外部供给不足,ECMO 系统设备就会出现电力故障。

(2)处理:转运前检查设备的蓄电池量,设备内部设有蓄电池时,可以在停电时临时进行电力接力。在遇到没有电力支持情况下,应立即使用管道钳夹闭动静脉管道,手摇驱动离心泵后,松开动静脉管道钳,注意人力泵驱动时须参照患者先前设定的血泵转速来维持血流运转,同时观察患者血压、血流色泽以及离心泵、膜肺等情况。

2. 膜肺氧合不良

(1)原因:转运途中氧气瓶不足,氧气泄漏,氧气管意外脱落或挤压等都会造成膜肺氧合不良。

(2)处理:一旦发生,应快速检查氧气管道、气源压力、及时恢复氧气供应。

3. 管道相关

(1)原因:ECMO 运转时可能会出现管道梗阻、管道脱出、管道处出血以及血管损伤等,其中管道梗阻主要由管道扭曲、管道打折、管道内血栓形成以及管道位置不佳等造成。

(2)处理:立即检查管道情况排查原因,注意适当给予患者镇静剂维持及保护性约束,防止出现意外拔管。

【案例思考】

患者王某,女,50 岁,以"呼吸困难加重 7 d"为主诉入院,既往有"慢性支气管炎"6 年,入院后给予气管插管呼吸机辅助呼吸,氧浓度 100%,诊断为重症肺炎,给予抗感染治疗,入院第三天,患者意识不清,血氧饱和度下降至 80%,为了改善肺部情况,给予 VV-ECMO 辅助治疗,血管活性药物泵入维持血压。第 5 天准备外出进行 CT 检查,ECMO 运行参数:血流量 4.12 L/min,转速 3 900 r/min,氧浓度 70%,气流量 3.5 L/min。

请思考:①该患者携带 ECMO 外出检查,需要准备哪些物品?②转运前需要准备哪些药品?③ECMO 转运途中需要监测哪些内容?

参考文献

[1] 李小寒,尚少梅.基础护理学[M].7版.北京:人民卫生出版社,2022.
[2] 胡必杰,高晓东,韩玲样,等.医院感染预防与控制标准操作规程[M].上海:上海科学技术出版社,2019:4-5.
[3] 高峰.临床输血与检验[M].2版.北京:人民卫生出版社,2007.
[4] 黄艳,李亚兰.常见护理操作与专业技术规范[M].北京:人民卫生出版社,2019.
[5] 彭刚艺,刘雪琴.临床护理技术规范[M].2版.广东:广东科技出版社,2013.
[6] 李葆华,童素梅.重症监护临床专科护理操作技术[M].北京:北京大学医学出版社,2023.
[7] 金静芬,刘颖青.急诊专科护理[M].北京:人民卫生出版社,2018.
[8] 李黎明.急危重护理学综合实践能力训练教程[M].郑州:郑州大学出版社,2020.
[9] 邵小平,杨丽娟,叶向红,等.实用急危重护理技术规范[M].2版.上海:上海科学技术出版社,2020.
[10] 邱海波,杨毅.重症医学:规范·流程·实践[M].2版.北京:人民卫生出版社,2016.
[11] 龙村,候晓彤,赵举.ECMO:体外膜肺氧合[M].2版.北京:人民卫生出版社,2016.
[12] 贾灵芝.实用ICU护理手册[M].北京:化学工业出版社,2012.
[13] 成守珍.ICU临床护理思维与实践[M].北京:人民卫生出版社,2012.
[14] 王辰.呼吸治疗教程[M].北京:人民卫生出版社,2010.
[15] 韩丽梅.护理学综合研究(上册)[M]北京:中国科学技术出版社,2008.
[16] 李庆印,陈永强.重症专科护理[M].北京:人民卫生出版社,2018.
[17] 尤黎明,吴瑛.内科护理学[M].7版.人民卫生出版社,2022.
[18] 孙红,詹艳春.急危重症护理技术规范[M].7版.北京:人民卫生出版社,2017.
[19] 郑彩娥,李秀云.心肺康复护理技术[M].北京:人民卫生出版社,2020.
[20] 王辰,陈荣昌.雾化吸入疗法[M].北京:人民卫生出版社,2020.
[21] 吴欣娟,耿小凤,田梓蓉.耳鼻咽喉头颈外科专科护理[M].北京:人民卫生出版社,2021.
[22] 桂莉,金静芬.急危重症护理学[M].5版.北京:人民卫生出版社,2022.
[23] 臧书婷,张娟,秦历杰.急诊科护士实用护理手册[M].郑州:郑州大学出版社,2022.
[24] 芦良花,张红梅,臧舒婷.实用急诊急救护理手册[M].郑州:河南科学技术出版社,2017.
[25] 于学忠,陆一鸣.急诊医学[M].北京:人民卫生出版社,2021.
[26] 王静芬.基础护理学笔记[M].4版.北京:科学出版社,2018.
[27] 赵继宗.中华医学百科全书·神经外科学[M].北京:中国协和医科大学出版社,2020.
[28] 李乐之,路潜.外科护理学[M].7版.北京:人民卫生出版社,2022.
[29] 陈茂君,蒋艳,游潮.神经外科护理手册[M].2版.北京:科学出版社,2015.
[30] 徐海莉.基础护理学综合实践能力训练教程[M].郑州:郑州大学出版社,2020.

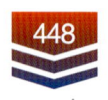

[31] 李春燕,刘秋云.实用呼吸内科护理及技术[M].北京:科学出版社,2008.

[32] 陈香美.实用腹膜透析操作教程[M].北京:人民军医出版社,2013.

[33] 胡爱玲,郑美春,李伟娟.现代伤口与肠造口临床护理实践[M].2版.北京:中国协和医科大学出版社,2018.

[34] 王泠,胡爱玲.造口伤口失禁专科护理[M].北京:人民卫生出版社.2018.

[35] 樊代明,强万敏,覃惠英,等.中国肿瘤整合诊治技术指南·整合护理[M].天津:天津科学技术出版社.2023.

[36] 丁炎明.造口护理学[M].北京:人民卫生出版社,2017.

[37] 高小雁.骨科用具护理指南[M].北京:人民卫生出版社,2013.

[38] 王欣然,孙红,李春燕.重症医学科护士规范操作指南[M].2版.北京:中国医药科技出版社2020:92-95.

[39] 黄健,张旭.2022版《中国泌尿外科和男科疾病诊断治疗指南》[M].北京:科学出版社,2022:808-820

[40] 袁素娥,陈煜,蔡小芳,等.安全采集成人静脉血标本共识[J].中国感染控制志,2021,20(9):775-781.

[41] 纪立农,郭晓蕙,黄金,等.中国糖尿病药物注射技术指南(2016年版)[J].中华糖尿病杂志,2017,9(2):79-105.

[42] 中华医学会心血管病学分会高血压学组,中华心血管病杂志编辑委员会.成人四肢血压测量的中国专家共识[J].中华心血管病杂志,2021,49(10):963-971.

[43] 赵东芳,杜鹃,赵艳伟,等.青霉素皮肤试验临床操作专家共识[J].临床药物治疗杂志,2022,20(3):10-12.

[44] 国家卫生计生委抗菌药物临床应用与细菌耐药评价专家委员会.青霉素皮肤试验专家共识[J].中华医学杂志,2017,97(40):3143-3146.

[45] 中华医学会糖尿病学分会.胰岛素注射相关皮下脂肪增生防治中国专家共识[J].中华糖尿病杂志,2021,13(12):1115-1122.

[46] 李燕,莫伟,葛静萍.抗凝剂皮下注射护理规范专家共识[J].介入放射学杂志,2019,28(8):709-716.

[47] 马玉芬,徐园,王晓杰,等.普通外科患者静脉血栓栓塞症风险评估与预防护理专家共识[J].中华护理杂志,2022,57(4):444-449.

[48] 中国健康促进基金会血栓与血管专项基金专家委员会.静脉血栓栓塞症机械预防中国专家共识[J].中华医学杂志,2020(7):484-492.

[49] 赵纪春,邱贵兴,裴福兴,等.骨科大手术加速康复围手术期静脉血栓栓塞症防治专家共识[J].中华骨与关节外科杂志,2022,15(10):754-762.

[50] 中国吞咽障碍康复评估与治疗专家共识组.中国吞咽障碍评估与治疗专家共识(2017年版)[J].中华物理医学与康复杂志,2018,40(1):1-10.

[51] 金魁,孙峰,余姗姗.急诊氧气治疗专家共识[J].中华急诊医学杂志,2018,27(4):355-360.

[52] 中华医学会呼吸病学分会呼吸治疗学组.成人气道分泌物的吸引专家共识(草案)[J].中华结核和呼吸杂志,2014,37(11):809-811.

[53] 汪晖,吴欣娟,马玉芬,等.呼吸道传染病产生气溶胶高风险护理操作防护专家共识[J].中华护理杂志,2020,55(12):1784.

[54] 冯玉麟.成人慢性气道疾病雾化吸入治疗专家共识[J].中国呼吸与危重监护杂志,2012, 11(2):105-110.

[55] 杜光,赵杰,卜书红,等.雾化吸入疗法合理用药专家共识(2019年版)[J].医药导报,2019, 38(2):135-146.

[56] 中华医学会呼吸病学分会《雾化吸入疗法在呼吸疾病中的应用专家共识》制定专家组.雾化吸入疗法在呼吸疾病中的应用专家共识[J].中华医学杂志,2016,96(34):2696-2708.

[57] 中国物联网辅助雾化吸入治疗专家组.物联网辅助雾化吸入治疗中国专家共识[J].国际呼吸杂志,2017,37(10):721-728.

[58] 王莹,夏欣华,王欣然,等.预防成人经口气管插管非计划性拔管护理专家共识[J].中华护理杂志,2019,54(6):822-828.

[59] 中国吞咽障碍康复评估与治疗专家共识组.中国吞咽障碍评估与治疗专家共识(2017年版)[J].中华物理医学与康复杂志,2018,40(1):1-10.

[60] 孙红,陈利芬,郭彩霞,等.临床静脉导管维护操作专家共识[J].中华护理杂志,2019,54(9): 1334-1342.

[61] 中心静脉通路上海协作组,上海市抗癌协会实体肿瘤聚焦诊疗专委会血管通路专家委员会.完全植入式输液港上海专家共识(2019)[J].介入放射学杂志,2019,28(12):1123-1128.

[62] 危重症患者院际转运专家共识组,国家急诊专业质控中心.危重症患者院际转运专家共识[J].中华急诊医学杂志,2022,31(1):17-23.

[63] 李尊柱,孙红,崔文博,等.新型冠状病毒肺炎重症、危重症患者院内转运专家共识[J].协和医学杂志,2020,11(6):676-681.

[64] 中国医药教育协会急诊专业委员会,中华医学会急诊分会复苏学组,中国急诊体外膜肺氧合联盟.成人体外膜肺氧合患者院际转运专家共识[J].中华急诊医学杂志,2020,29(2):165-170.

[65] 孙红,陈利芬,郭彩霞,等.临床静脉导管维护操作专家共识[J].中华护理杂志,2019,54(09): 1334-1342.

[66] 李珂,杨振楠,韩舒羽,等.成人密闭式吸痰装置临床应用的最佳证据总结[J].中华现代护理杂志,2022,28(23):3154-3160.

[67] 袁满,杨湘英,吴清清,等.成人急性呼吸窘迫综合征俯卧位机械通气患者压力性损伤预防的最佳证据总结[J].中华现代护理杂志,2021,27(30):4110-4115.

[68] 卢姣娣,石双姣,钟竹青.微量泵在血管活性药物使用中的最佳证据总结[J].中华现代护理杂志,2023,29(5):581-589.

[69] 宋青青,罗方伶,唐倩,等.低分子肝素皮下注射操作的最佳证据总结[J].中华护理杂志,2023, 58(2):232-237.

[70] 吕芳芳,殷静静,杨丽娟.肺切除术后胸腔引流管管理的最佳证据总结[J].中华护理杂志, 2020,55(5):773-779.

[71] 蒋燕,陆叶,蒋旭琴,等.成人急性呼吸窘迫综合征患者俯卧位通气管理的最佳证据总结[J].中华护理杂志,2022,57(15):1878-1885.

[72] 赵明曦,李奇,罗红波,等.中心静脉压测量的最佳证据总结[J].中华护理杂志,2021,56(10): 1552-1560.

[73] 陈丽花,盛青青,黄瑶,等.重症患者腹内高压预防与管理的最佳证据总结[J].中华护理杂志, 2022,57(17):2164-2170.

[74]李志茹,王华芬,卢芳燕.危重症患者腹内压监测的最佳证据总结[J].中国护理管理,2022,22(5):750-754.

[75]梁江淑渊,曾妃,黄冰瑛,等.体外膜肺氧合支持下患者院内转运安全管理的最佳证据总结[J].中华护理杂志,2022,57(12):1456-1461.

[76]朱明明,刘芳,王冉.躁动镇静评分在重症患者中应用的研究进展[J].中华护理杂志,2018,53(2):247-250.

[77]朱红芳,汤磊雯,贺晓莉,等.抗凝剂皮下注射护理规范的循证实践[J].中华护理杂志,2015,50(1):33-37.

[78]易春燕,关锦美,林建雄,等.换液操作者对腹膜透析相关性腹膜炎的影响[J].中华现代护理杂志,2009(27):2765-2767.

[79]朱世超,邹辉煌,俞晓梅,等.体外膜肺氧合治疗患者院际转运核查单的设计与应用[J].中华现代护理杂志,2020,26(26):3644-3646.

[80]鲁梅珊,余昆容,李洪娜,等.密闭式吸痰装置更换频率对呼吸机相关性肺炎影响的Meta分析[J].中华护理杂志,2018,53(9):1122-1126.

[81]关欣,杨慧,李栩亭,等.成人有创机械通气气道分泌物吸引的现状调查[J].中华护理杂志,2020,55(6):922-927.

[82]于奕,李旸,李姗姗,等.急性呼吸窘迫综合征患者俯卧位通气护理质量评价指标的构建[J].中华护理杂志,2021,56(7):977-982.

[83]曹洁,顾婕,吕春,等.2021年第8版《输液治疗实践标准》的解读及启示[J].护理学报,2022,29(22):74-78.

[84]中华护理学会静脉输液治疗专业委员会.静脉导管常见并发症临床护理实践指南[J].中华现代护理杂志,2022,28(18):2381-2395.

[85]江莹,黎万汇,陈莹莹,等.经外周静脉输注血管活性药物风险管理范围的综述[J].中华护理杂志,2021,56(7):1105-1110.

[86]胡延秋,程云,王银云,等.成人经鼻胃管喂养临床实践指南的构建[J].中华护理杂志,2016,51(2):133-141.

[87]王硕,张晓雪,王欣然.鼻肠管尖端定位方法的研究进展[J].中华护理杂志,2022,57(11):1401-1405.

[88]吴白女,潘慧斌,黄培培,等.肠内营养并发胃潴留规范化处理流程对危重症患者喂养达标率的影响[J].中华护理杂志,2018,53(12):1458-1462.

[89]王晓瑾,黄春荣,赵慧慧,等.重症患者经膀胱腹内压监测管理的证据总结[J].中华护理杂志,2022,57(15):1886-1892.

[90]张帅,陈娟红,全殷殷,等.ICU患者身体约束管理系统的构建与应用[J].中华护理杂志,2023,58(1):55-59.

[91]任宣霖,樊落,田金徽,等.ICU气管插管患者拔管指南的质量评价与内容分析[J].中华护理杂志,2022,57(8):1001-1007.

[92]中华医学会糖尿病学分会.中国血糖监测临床应用指南(2021年版)[J].中华糖尿病杂志,2021,13(10):936-948.

[93]王文,张维忠,孙宁玲,等.中国血压测量指南[J].中华高血压杂志,2011,19(12):1100-1115.

[94]中国高血压防治指南修订委员会,高血压联盟(中国),中华医学会心血管病学分会,等.中国高

血压防治指南(2018年修订版)[J].中国心血管杂志,2019,24(1):24-56.

[95] 中华医学会呼吸病学分会肺栓塞与肺血管病学组,中国医师协会呼吸医师分会肺栓塞与肺血管病工作委员会,全国肺栓塞与肺血管病防治协作组.肺血栓栓塞症诊治与预防指南[J].中华医学杂志,2018,98(14):1060-1087.

[96] 计卫军,金菊英.儿科微量注射泵安全风险护理可控因素超前阻断法的应用[J].国际护理学杂志,2018,37(7):993-996.

[97] 中华医学会重症医学分会.中国成人ICU镇痛和镇静治疗指南[J].中华危重病急救医学,2018,30(6):497-514.

[98] 丁亚平,夏姗姗,童祥飞,等.2022版《AARC临床实践指南:人工气道内吸痰》解读[J].护理研究,2022,36(22):3953-3957.

[99] 李江闽,刘火根,王彦芬,等.不同声门下负压吸引对呼吸机相关性肺炎预防效果的Meta分析[J].中华急危重症护理杂志,2020,1(5):439-447.

[100] 王文静,周育萍,黄秋娜,等.预防呼吸机相关性肺炎的指南证据总结[J].护理学报,2021,28(22):58-63.

[101] 施毅.中国成人医院获得性肺炎与呼吸机相关性肺炎诊断和治疗指南(2018年版)[J].中华结核和呼吸杂志,2018,41(4):255-280.

[102] 金艳鸿,孙红,李春燕,等.《成人动脉血气分析临床操作实践标准(第二版)》解读[J].中国护理管理,2022,22(11):1601-1606.

[103] 张晓雪,张芝颖,王欣然.《动脉血气分析临床操作实践标准》采血流程的临床应用研究[J].中国护理管理,2019,19(11):1711-1715.

[104] 何亚荣,郑玥,周法庭,等.2020年美国心脏协会心肺复苏和心血管急救指南解读——成人基础/高级生命支持[J].华西医学,2020,35(11):1311-1323.

[105] 杨垒,余德刚,张子阳,等.腹腔镜在腹膜透析导管功能障碍中的应用[J].中国血液净化,2013,12(5):274.

[106] 王文超,胡静,张玉侠,等.儿童中心静脉导管维护的最佳证据应用[J].护理学杂志,2017,32(7):33-37.

[107] 孟晓红,徐洪莲.中华护理学会成人肠造口护理团体标准要点解读及思考[J].上海护理,2021,21(6):1-4.

[108] 徐培峰,李晓东,葛慧青.不同拔管方式对气管导管拔除患者并发症影响的研究[J].中华急危重症护理杂志,2020,1(6):512-515.

[109] MASERATI M, FETZICK A, PUCCIO A. The Glasgow Coma scale (GCS): deciphering the motor component of the GCS [J]. The Journal of Neuroscience Nursing: Journal of the American Association of Neuroscience Nurses, 2016, 48(6): 311-314.

[110] AMERICAN ASSOCIATION FOR RESPIRATORY CARE. AARC clinical practice guideline nasotracheal suctioning-2004 revision & update[J]. Respiratory Care, 1992, 49(9), 1080-1084.

[111] CHANG W P, CHEN H M, WU J R, et al. Adverse effects of non-intubated airway suctioning: a clinical data-based study[J]. Journal of Clinical Nursing, 2023, 32(5/6): 726-735.

[112] MAERTENS B, LIN F, CHEN Y Y, et al. Effectiveness of continuous cuff pressure control in preventing ventilator-associated pneumonia: a systematic review and meta-analysis of randomized controlled trials[J]. Critical Care Medicine, 2022, 50(10): 1430-1439.

[113] COPPADORO A, BELLANI G, FOTI G. Non-pharmacological interventions to prevent ventilator-associated pneumonia: a literature review[J]. Respiratory Care, 2019, 64(12): 1586-1595.

[114] PANCHAL A R, BARTOS J A, CABAÑAS J G, et al. Part 3: Adult basic and advanced life support: 2020 american heart association guidelines for cardiopulmonary resuscitation and emergency cardiovascular care[J]. Circulation, 2020, 142(16-Suppl-2): S366-S468.

[115] GORSKI L A, HADAWAY L, HAGLE M E, et al. Infusion therapy standards of practice, 8th edition[J]. Journal of Infusion Nursing: the Official Publication of the Infusion Nurses Society, 2021, 44(1S Suppl1): S1-S224.

目 录

基础操作项目

洗手考核单 …………………………………………………………………… 01
卫生手消毒考核单 …………………………………………………………… 02
无菌技术考核单 ……………………………………………………………… 03
测体温、脉搏、呼吸技术考核单 …………………………………………… 04
测血压(上臂式电子血压计)考核单 ………………………………………… 05
血标本采集考核单 …………………………………………………………… 06
痰、粪、尿标本采集考核单 ………………………………………………… 07
咽拭子标本采集考核单 ……………………………………………………… 08
交叉配血标本采集考核单 …………………………………………………… 09
穿脱隔离衣技术考核单 ……………………………………………………… 10
物理降温法考核单 …………………………………………………………… 11
冰袋使用技术考核单 ………………………………………………………… 12
口腔护理技术考核单 ………………………………………………………… 13
血糖监测考核单 ……………………………………………………………… 14
胰岛素笔注射技术考核单 …………………………………………………… 15
口服给药法考核单 …………………………………………………………… 16
静脉注射法考核单 …………………………………………………………… 17
肌内注射技术考核单 ………………………………………………………… 18
皮内注射技术考核单 ………………………………………………………… 19
皮下注射技术考核单 ………………………………………………………… 20
抗凝剂皮下注射技术考核单 ………………………………………………… 21
密闭式外周静脉留置针输液技术考核单 …………………………………… 22
更换静脉液体考核单 ………………………………………………………… 23
密闭式静脉输血技术考核单 ………………………………………………… 24
输液泵使用技术考核单 ……………………………………………………… 25
微量注射泵使用技术考核单 ………………………………………………… 26
间歇充气压力装置使用技术考核单 ………………………………………… 27
轴线翻身法考核单 …………………………………………………………… 28

患者搬运法考核单 ……………………………………………………………… 29
　　患者约束法考核单 ……………………………………………………………… 30
呼吸系统 ………………………………………………………………………………… 31
　　氧气吸入技术考核单 …………………………………………………………… 31
　　雾化吸入技术考核单 …………………………………………………………… 32
　　肺部叩击技术考核单 …………………………………………………………… 33
　　口咽通气管置入术考核单 ……………………………………………………… 34
　　经口/鼻腔吸痰技术考核单 …………………………………………………… 35
　　气囊压力监测技术考核单 ……………………………………………………… 36
　　声门下吸引技术考核单 ………………………………………………………… 37
　　非机械通气气管切开吸痰技术考核单 ………………………………………… 38
　　机械通气经口人工气道吸痰技术考核单 ……………………………………… 39
　　气管切开护理技术考核单 ……………………………………………………… 40
　　经口气管插管口腔护理技术考核单 …………………………………………… 41
　　胸腔闭式引流管护理技术考核单 ……………………………………………… 42
　　动脉血气分析标本采集技术考核单 …………………………………………… 43
　　俯卧位通气技术考核单 ………………………………………………………… 44
循环系统 ………………………………………………………………………………… 45
　　心电监测技术考核单 …………………………………………………………… 45
　　中心静脉压监测技术考核单 …………………………………………………… 46
　　有创血压监测技术考核单 ……………………………………………………… 47
　　血管活性药物静脉输注技术考核单 …………………………………………… 48
　　亚低温治疗技术考核单 ………………………………………………………… 49
　　成人徒手简易呼吸器心肺复苏术考核单 ……………………………………… 50
　　同步电复律技术考核单 ………………………………………………………… 51
　　非同步电复律技术考核单 ……………………………………………………… 52
　　体外膜肺氧合护理技术考核单 ………………………………………………… 53
消化系统 ………………………………………………………………………………… 54
　　胃管(盲插)置管技术考核单 …………………………………………………… 54
　　胃肠减压技术考核单 …………………………………………………………… 55
　　鼻空肠管(盲插)置管技术考核单 ……………………………………………… 56
　　灌食器注食技术考核单 ………………………………………………………… 57
　　肠内营养泵输注技术考核单 …………………………………………………… 58
　　间歇经口至食管管饲胃肠营养技术考核单 …………………………………… 59
　　三腔二囊管置管技术考核单 …………………………………………………… 60
　　腹内压(膀胱压)监测技术考核单 ……………………………………………… 61

- 保留灌肠技术考核单 ·· 62
- 大量不保留灌肠技术考核单 ·· 63

泌尿系统 ·· 64
- 导尿术考核单 ·· 64
- 腹膜透析换液技术考核单 ·· 65
- 膀胱冲洗技术考核单 ·· 66

神经系统 ·· 67
- 昏迷程度评估（GCS 评分法） ·· 67
- 瞳孔观察考核单 ·· 68
- 肌力分级评定考核单 ·· 69
- RASS 评分考核单 ·· 70
- 颅内压监测技术考核单 ·· 71
- 进食评估问卷 EAT-10 考核单 ·· 72
- 反复唾液吞咽试验考核单 ·· 73
- 改良洼田饮水试验考核单 ·· 74
- 改良容积-黏度测试考核单 ·· 75

血管通路管理技术 ·· 76
- 超声引导经外周静脉置入中心静脉导管置管技术考核单 ·············· 76
- 经外周静脉置入中心静脉导管维护技术考核单 ······················ 77
- 超声引导经外周静脉置入中长线导管置管技术考核单 ················ 78
- 中心静脉导管维护技术考核单 ······································ 79
- 静脉输液港维护技术考核单 ·· 80

伤口、造口管理技术 ·· 81
- 肠造口袋更换技术考核单 ·· 81
- 结肠造口灌洗技术考核单 ·· 82
- 失禁性皮炎护理技术考核单 ·· 83

医护配合技术 ·· 84
- 气管插管配合技术考核单 ·· 84
- 气管导管拔除技术考核单 ·· 85
- 患者院内安全转运考核单 ·· 86
- 体外膜肺氧合患者转运技术考核单 ·································· 87

基 础 操 作 项 目

洗手考核单

姓名：_____ 日期：_____ 考核者：_____ □合格 □不合格

1. 护士准备	□通过	□未通过
2. 用物准备	□通过	□未通过
3. 流动水淋湿双手	□通过	□未通过
4. 取适量洗手液均匀涂抹	□通过	□未通过
5. 步骤1*	□通过	□未通过
6. 步骤2*	□通过	□未通过
7. 步骤3*	□通过	□未通过
8. 步骤4*	□通过	□未通过
9. 步骤5*	□通过	□未通过
10. 步骤6*	□通过	□未通过
11. 步骤7*	□通过	□未通过
12. 搓揉时间≥15 s*	□通过	□未通过
13. 流动水冲净双手	□通过	□未通过
14. 擦干双手	□通过	□未通过
15. 提问相关知识	□通过	□未通过

备注：①合格：*项目全部通过且非*项目≤2项未通过。
　　　②不合格：*项目1项未通过和(或)非*项目>2项未通过。
　　　③*项目是操作中的关键步骤。

卫生手消毒考核单

姓名:_____ 日期:_____ 考核者:_____ □合格 □不合格

1. 护士准备	□通过	□未通过
2. 用物准备	□通过	□未通过
3. 涂抹手消毒剂方法*	□通过	□未通过
4. 涂抹手消毒剂范围*	□通过	□未通过
5. 揉搓方法*	□通过	□未通过
6. 揉搓时间*	□通过	□未通过
7. 待干	□通过	□未通过
8. 提问相关知识	□通过	□未通过

备注:①合格:*项目全部通过且非*项目≤2项未通过。

②不合格:*项目1项未通过和(或)非*项目>2项未通过。

③*项目是操作中的关键步骤。

无菌技术考核单

姓名：_____ 日期：_____ 考核者：_____ □合格 □不合格

1. 环境准备	□通过	□未通过
2. 护士准备	□通过	□未通过
3. 规范洗手*	□通过	□未通过
4. 戴口罩、帽子	□通过	□未通过
5. 用物准备	□通过	□未通过
6. 查对无菌物品有效期、质量*	□通过	□未通过
7. 开启无菌持物钳*	□通过	□未通过
8. 开启无菌容器*	□通过	□未通过
9. 打开无菌包、铺无菌盘*	□通过	□未通过
10. 倒取无菌溶液*	□通过	□未通过
11. 标记正确	□通过	□未通过
12. 戴、脱无菌手套*	□通过	□未通过
13. 终末处置	□通过	□未通过
14. 提问相关知识	□通过	□未通过

备注：①合格：*项目全部通过且非*项目≤2项未通过。

②不合格：*项目1项未通过和(或)非*项目>2项未通过。

③*项目是操作中的关键步骤。

测体温、脉搏、呼吸技术考核单

姓名：_____ 日期：_____ 考核者：_____ □合格 □不合格

1. 双人核对医嘱*	□通过	□未通过
2. 正确识别患者身份*	□通过	□未通过
3. 测量前评估	□通过	□未通过
4. 卫生手消毒	□通过	□未通过
5. 用物准备	□通过	□未通过
6. 测量体温、脉搏、呼吸*	□通过	□未通过
7. 正确读数*	□通过	□未通过
8. 安置患者	□通过	□未通过
9. 终末处置	□通过	□未通过
10. 记录护理单	□通过	□未通过
11. 健康教育内容	□通过	□未通过
12. 操作过程中体现人文关怀	□通过	□未通过
13. 提问相关知识	□通过	□未通过

备注：①合格：*项目全部通过且非*项目≤2项未通过。

②不合格：*项目1项未通过和（或）非*项目>2项未通过。

③*项目是操作中的关键步骤。

测血压(上臂式电子血压计)考核单

姓名：_____ 日期：_____ 考核者：_____ □合格 □不合格

1. 双人核对医嘱*	□通过	□未通过
2. 正确识别患者身份*	□通过	□未通过
3. 测量前评估*	□通过	□未通过
4. 卫生手消毒	□通过	□未通过
5. 用物准备	□通过	□未通过
6. 操作前体位准备*	□通过	□未通过
7. 测量方法正确*	□通过	□未通过
8. 安置患者	□通过	□未通过
9. 终末处置	□通过	□未通过
10. 记录护理单	□通过	□未通过
11. 健康教育内容	□通过	□未通过
12. 操作过程中体现人文关怀	□通过	□未通过
13. 提问相关知识	□通过	□未通过

备注：①合格：*项目全部通过且非*项目≤2项未通过。
②不合格：*项目1项未通过和(或)非*项目>2项未通过。
③*项目是操作中的关键步骤。

血标本采集考核单

姓名：_____ 日期：_____ 考核者：_____ □合格 □不合格

1. 双人核对血标本采集医嘱*	□通过	□未通过
2. 双人核对申请单、条形码、采血管*	□通过	□未通过
3. 标本采集前患者准备	□通过	□未通过
4. 正确识别患者身份*	□通过	□未通过
5. 卫生手消毒	□通过	□未通过
6. PDA 查对*	□通过	□未通过
7. 评估血管	□通过	□未通过
8. 静脉穿刺采血*	□通过	□未通过
9. 采集顺序正确*	□通过	□未通过
10. 拔针后按压*	□通过	□未通过
11. 操作过程遵循无菌操作原则	□通过	□未通过
12. 标本送检*	□通过	□未通过
13. 终末处置	□通过	□未通过
14. 记录护理单	□通过	□未通过
15. 健康教育内容	□通过	□未通过
16. 操作过程中体现人文关怀	□通过	□未通过
17. 提问相关问题	□通过	□未通过

备注：①合格：项目全部通过且非*项目≤2项未通过。
②不合格：*项目1项未通过和(或)非*项目>2项未通过。
③*项目是操作中的关键步骤。

痰、粪、尿标本采集考核单

姓名：_____ 日期：_____ 考核者：_____ □合格 □不合格

1. 双人核对标本采集医嘱*	□通过	□未通过
2. 双人核对申请单、条形码、标本容器*	□通过	□未通过
3. 标本采集前患者准备	□通过	□未通过
4. 正确识别患者身份*	□通过	□未通过
5. 卫生手消毒	□通过	□未通过
6. PDA 查对*	□通过	□未通过
7. 采集时间正确*	□通过	□未通过
8. 采集方法正确*	□通过	□未通过
9. 标本采集量正确*	□通过	□未通过
10. PDA 执行	□通过	□未通过
11. 标本送检*	□通过	□未通过
12. 终末处置	□通过	□未通过
13. 记录护理单	□通过	□未通过
14. 健康教育内容	□通过	□未通过
15. 操作过程中体现人文关怀	□通过	□未通过
16. 提问相关知识	□通过	□未通过

备注：①合格：*项目全部通过且非*项目≤2项未通过。
　　　②不合格：*项目1项未通过和(或)非*项目>2项未通过。
　　　③*项目是操作中的关键步骤。

咽拭子标本采集考核单

姓名：_____ 日期：_____ 考核者：_____ □合格 □不合格

1. 双人核对咽拭子标本采集医嘱*	□通过	□未通过
2. 双人核对申请单、条形码、标本容器*	□通过	□未通过
3. 标本采集前患者准备	□通过	□未通过
4. 正确识别患者身份*	□通过	□未通过
5. 采集前评估	□通过	□未通过
6. 卫生手消毒	□通过	□未通过
7. PDA 查对*	□通过	□未通过
8. 采集方法正确*	□通过	□未通过
9. 采集部位正确*	□通过	□未通过
10. 采集顺序正确*	□通过	□未通过
11. PDA 执行	□通过	□未通过
12. 观察采集后患者反应	□通过	□未通过
13. 标本送检*	□通过	□未通过
14. 终末处置	□通过	□未通过
15. 记录护理单	□通过	□未通过
16. 健康教育内容	□通过	□未通过
17. 操作过程中体现人文关怀	□通过	□未通过
18. 提问相关知识	□通过	□未通过

备注：①合格：*项目全部通过且非*项目≤2项未通过。
②不合格：*项目1项未通过和(或)非*项目>2项未通过。
③*项目是操作中的关键步骤。

交叉配血标本采集考核单

姓名：_____ 日期：_____ 考核者：_____ □合格 □不合格

1. 双人核对血标本采集医嘱 *	□通过	□未通过
2. 双人核对申请单、条形码、采血管	□通过	□未通过
3. 正确识别患者身份 *	□通过	□未通过
4. 采血前评估	□通过	□未通过
5. 卫生手消毒	□通过	□未通过
6. 用物准备专用采血管及试管架	□通过	□未通过
7. 床旁双人核对患者身份信息	□通过	□未通过
8. PDA 查对	□通过	□未通过
9. 评估穿刺部位	□通过	□未通过
10. 标本采集规范 *	□通过	□未通过
11. 全程规范核对 *	□通过	□未通过
12. 标本送检	□通过	□未通过
13. 终末处置	□通过	□未通过
13. 记录护理单	□通过	□未通过
14. 健康教育内容	□通过	□未通过
15. 操作过程中体现人文关怀	□通过	□未通过
16. 提问相关知识	□通过	□未通过

备注：①合格：* 项目全部通过且非 * 项目≤2 项未通过。

②不合格：* 项目 1 项未通过和(或)非 * 项目>2 项未通过。

③ * 项目是操作中的关键步骤。

穿脱隔离衣技术考核单

姓名：_____ 日期：____ 考核者：_____ □合格 □不合格

1. 操作前环境评估	□通过	□未通过
2. 护士准备	□通过	□未通过
3. 洗手	□通过	□未通过
4. 用物准备*	□通过	□未通过
5. 评估隔离种类,选取隔离衣*	□通过	□未通过
6. 手持隔离衣方法	□通过	□未通过
7. 穿隔离衣过程正确*	□通过	□未通过
8. 正确区域脱隔离衣*	□通过	□未通过
9. 卫生手消毒	□通过	□未通过
10. 脱隔离衣过程正确*	□通过	□未通过
11. 严格执行隔离原则及措施*	□通过	□未通过
12. 终末处置	□通过	□未通过
13. 提问相关知识	□通过	□未通过

备注：①合格：*项目全部通过且非*项目≤2项未通过。

②不合格：*项目1项未通过和(或)非*项目>2项未通过。

③*项目是操作中的关键步骤。

物理降温法考核单

姓名：_____ 日期：_____ 考核者：_____ □合格 □不合格

1. 双人核对物理降温医嘱*	□通过	□未通过
2. 正确识别患者身份*	□通过	□未通过
3. 拭浴前评估*	□通过	□未通过
4. 评估局部皮肤情况*	□通过	□未通过
5. 卫生手消毒	□通过	□未通过
6. 用物准备	□通过	□未通过
7. 操作前体位准备	□通过	□未通过
8. 环境准备	□通过	□未通过
9. 头部置冰袋,足底置热水袋*	□通过	□未通过
10. 拭浴方法*	□通过	□未通过
11. 拭浴顺序*	□通过	□未通过
12. 拭浴时间*	□通过	□未通过
13. 观察拭浴后反应*	□通过	□未通过
14. 终末处置	□通过	□未通过
15. 记录护理单	□通过	□未通过
16. 健康教育内容	□通过	□未通过
17. 操作过程中体现人文关怀	□通过	□未通过
18. 提问相关知识	□通过	□未通过

备注：①合格：*项目全部通过且非*项目≤2项未通过。
②不合格：*项目1项未通过和(或)非*项目>2项未通过。
③*项目是操作中的关键步骤。

冰袋使用技术考核单

姓名：_____ 日期：_____ 考核者：_____ □合格 □不合格

1. 双人核对冰袋冷敷医嘱 *	□通过	□未通过
2. 正确识别患者身份 *	□通过	□未通过
3. 冷敷前评估患者病情	□通过	□未通过
4. 评估局部皮肤情况 *	□通过	□未通过
5. 卫生手消毒	□通过	□未通过
6. 用物准备	□通过	□未通过
7. 操作前体位准备	□通过	□未通过
8. 冰袋或冰囊准备合格	□通过	□未通过
9. 管道固定妥善	□通过	□未通过
10. 冰袋放置位置 *	□通过	□未通过
11. 冷敷时间正确	□通过	□未通过
12. 冷敷后评估局部皮肤情况 *	□通过	□未通过
13. 终末处置	□通过	□未通过
14. 记录护理单	□通过	□未通过
15. 健康教育内容	□通过	□未通过
16. 操作过程中体现人文关怀	□通过	□未通过
17. 提问相关知识	□通过	□未通过

备注：①合格：*项目全部通过且非*项目≤2项未通过。
②不合格：*项目1项未通过和(或)非*项目>2项未通过。
③*项目是操作中的关键步骤。

口腔护理技术考核单

姓名：_____ 日期：_____ 考核者：_____ □合格 □不合格

1. 双人核对口腔护理医嘱 *	□通过	□未通过
2. 正确识别患者身份 *	□通过	□未通过
3. 口腔护理前评估	□通过	□未通过
4. 卫生手消毒	□通过	□未通过
5. 用物准备	□通过	□未通过
6. 操作前体位准备	□通过	□未通过
7. 清点棉球数量及干湿度 *	□通过	□未通过
8. 湿润口唇、漱口、口腔评估 *	□通过	□未通过
9. 擦拭顺序 *	□通过	□未通过
10. 擦拭方法和技巧 *	□通过	□未通过
11. 口腔护理液的选择 *	□通过	□未通过
12. 观察操作后患者反应	□通过	□未通过
13. 终末处置 *	□通过	□未通过
14. 记录护理单	□通过	□未通过
15. 健康教育内容	□通过	□未通过
16. 操作过程中体现人文关怀	□通过	□未通过
17. 提问相关知识	□通过	□未通过

备注：①合格：*项目全部通过且非*项目≤2项未通过。
②不合格：*项目1项未通过和(或)非*项目>2项未通过。
③*项目是操作中的关键步骤。

血糖监测考核单

姓名：_____ 日期：_____ 考核者：_____ □合格 □不合格

1. 双人核对血糖监测医嘱*	□通过	□未通过
2. 正确识别患者身份*	□通过	□未通过
3. 操作前评估	□通过	□未通过
4. 卫生手消毒	□通过	□未通过
5. 用物准备	□通过	□未通过
6. 操作前体位准备	□通过	□未通过
7. 选择采血部位	□通过	□未通过
8. 消毒	□通过	□未通过
9. 一次性吸取足量的血样量*	□通过	□未通过
10. 读取血糖值*	□通过	□未通过
11. 终末处置	□通过	□未通过
12. 记录血糖监测记录单	□通过	□未通过
13. 健康教育内容	□通过	□未通过
14. 操作过程中体现人文关怀	□通过	□未通过
15. 提问相关知识	□通过	□未通过

备注：①合格：*项目全部通过且非*项目≤2项未通过。
　　　②不合格：*项目1项未通过和(或)非*项目>2项未通过。
　　　③*项目是操作中的关键步骤。

胰岛素笔注射技术考核单

姓名:_____ 日期:_____ 考核者:_____ □合格 □不合格

1. 双人核对胰岛素注射医嘱*	□通过	□未通过
2. 正确识别患者身份*	□通过	□未通过
3. 注射前评估	□通过	□未通过
4. 检查局部皮肤情况	□通过	□未通过
5. 卫生手消毒	□通过	□未通过
6. 用物准备	□通过	□未通过
7. 检查胰岛素,安装针头*	□通过	□未通过
8. 排尽笔芯内空气	□通过	□未通过
9. 调节注射剂量*	□通过	□未通过
10. 消毒注射部位	□通过	□未通过
11. 注射手法规范*	□通过	□未通过
12. 针头停留在皮肤至少10 s*	□通过	□未通过
13. 检查、处置针头*	□通过	□未通过
14. 终末处置	□通过	□未通过
15. 操作过程中遵循无菌原则	□通过	□未通过
16. 记录护理单	□通过	□未通过
17. 健康教育内容	□通过	□未通过
18. 操作过程中体现人文关怀	□通过	□未通过
19. 提问相关知识	□通过	□未通过

备注:①合格:*项目全部通过且非*项目≤2项未通过。
　　　②不合格:*项目1项未通过和(或)非*项目>2项未通过。
　　　③*项目是操作中的关键步骤。

口服给药法考核单

姓名：_____ 日期：_____ 考核者：_____ □合格 □不合格

项目	通过	未通过
1. 双人核对口服给药医嘱*	□通过	□未通过
2. 正确识别患者身份*	□通过	□未通过
3. 给药前评估	□通过	□未通过
4. 检查口腔情况*	□通过	□未通过
5. 卫生手消毒	□通过	□未通过
6. 用物准备	□通过	□未通过
7. 药物准备*	□通过	□未通过
8. 操作前体位准备	□通过	□未通过
9. 查对药物*	□通过	□未通过
10. 协助患者服药	□通过	□未通过
11. 确认患者服下药物*	□通过	□未通过
12. 观察患者服药后反应	□通过	□未通过
13. 正确操作PDA*	□通过	□未通过
14. 终末处置	□通过	□未通过
15. 记录护理单	□通过	□未通过
16. 健康教育内容	□通过	□未通过
17. 操作过程中体现人文关怀	□通过	□未通过
18. 提问相关知识	□通过	□未通过

备注：①合格：*项目全部通过且非*项目≤2项未通过。
②不合格：*项目1项未通过和(或)非*项目>2项未通过。
③*项目是操作中的关键步骤。

静脉注射法考核单

姓名：_____ 日期：_____ 考核者：_____ □合格 □不合格

1. 双人核对静脉注射医嘱 *	□通过	□未通过
2. 正确识别患者身份 *	□通过	□未通过
3. 静脉注射前评估	□通过	□未通过
4. 卫生手消毒	□通过	□未通过
5. 静脉注射前准备	□通过	□未通过
6. 操作前体位准备	□通过	□未通过
7. 确认注射部位、消毒 *	□通过	□未通过
8. 注射方法 *	□通过	□未通过
9. 拔针	□通过	□未通过
10. 终末处置	□通过	□未通过
11. 操作过程中遵循无菌原则 *	□通过	□未通过
12. 记录护理单	□通过	□未通过
13. 健康教育内容	□通过	□未通过
14. 操作过程中体现人文关怀	□通过	□未通过
15. 提问相关知识	□通过	□未通过

备注：①合格：*项目全部通过且非*项目≤2项未通过。

②不合格：*项目1项未通过和(或)非*项目>2项未通过。

③*项目是操作中的关键步骤。

肌内注射技术考核单

姓名：_____ 日期：_____ 考核者：_____ □合格 □不合格

1. 双人核对肌内注射医嘱*	□通过	□未通过
2. 正确识别患者身份*	□通过	□未通过
3. 肌内注射前评估*	□通过	□未通过
4. 卫生手消毒	□通过	□未通过
5. 肌内注射前准备	□通过	□未通过
6. 操作前准备体位	□通过	□未通过
7. 注射部位定位、消毒*	□通过	□未通过
8. 注射方法*	□通过	□未通过
9. 拔针	□通过	□未通过
10. 终末处置	□通过	□未通过
11. 操作过程遵循无菌原则*	□通过	□未通过
12. 记录护理单	□通过	□未通过
13. 健康教育内容	□通过	□未通过
14. 操作过程中体现人文关怀	□通过	□未通过
15. 提问相关知识	□通过	□未通过

备注：①合格：*项目全部通过且非*项目≤2项未通过。
②不合格：*项目1项未通过和(或)非*项目>2项未通过。
③*项目是操作中的关键步骤。

皮内注射技术考核单

姓名：_____ 日期：_____ 考核者：_____ □合格 □不合格

1. 双人核对皮内注射医嘱 *	□通过	□未通过
2. 正确识别患者身份 *	□通过	□未通过
3. 皮内注射前评估 *	□通过	□未通过
4. 卫生手消毒	□通过	□未通过
5. 皮内注射前准备	□通过	□未通过
6. 正确配置皮试液 *	□通过	□未通过
7. 操作前体位准备	□通过	□未通过
8. 确认皮试部位，消毒 *	□通过	□未通过
9. 注射方法 *	□通过	□未通过
10. 告知注意事项 *	□通过	□未通过
11. 两名护士观察结果	□通过	□未通过
12. 结果判断正确 *	□通过	□未通过
13. 终末处置	□通过	□未通过
14. 操作过程中遵循无菌原则	□通过	□未通过
15. 记录护理单	□通过	□未通过
16. 健康教育内容	□通过	□未通过
17. 操作过程中体现人文关怀	□通过	□未通过
18. 提问相关知识	□通过	□未通过

备注：①合格：* 项目全部通过且非 * 项目≤2 项未通过。
②不合格：* 项目 1 项未通过和(或)非 * 项目>2 项未通过。
③ * 项目是操作中的关键步骤。

皮下注射技术考核单

姓名：_____ 日期：_____ 考核者：_____ □合格 □不合格

1. 双人核对皮下注射医嘱*	□通过	□未通过
2. 正确识别患者身份*	□通过	□未通过
3. 皮下注射前评估	□通过	□未通过
4. 卫生手消毒	□通过	□未通过
5. 皮下注射前准备	□通过	□未通过
6. 操作前体位准备	□通过	□未通过
7. 确认注射部位、消毒*	□通过	□未通过
8. 注射方法*	□通过	□未通过
9. 拔针	□通过	□未通过
10. 终末处置	□通过	□未通过
11. 操作过程中遵循无菌原则	□通过	□未通过
12. 记录护理单	□通过	□未通过
13. 健康教育内容	□通过	□未通过
14. 操作过程中体现人文关怀	□通过	□未通过
15. 提问相关知识	□通过	□未通过

备注：①合格：*项目全部通过且非*项目≤2项未通过。
　　　②不合格：*项目1项未通过和(或)非*项目>2项未通过。
　　　③*项目是操作中的关键步骤。

抗凝剂皮下注射技术考核单

姓名：_____ 日期：_____ 考核者：_____ □合格 □不合格

1. 双人核对皮下注射医嘱*	□通过	□未通过
2. 正确识别患者身份*	□通过	□未通过
3. 注射前评估	□通过	□未通过
4. 卫生手消毒	□通过	□未通过
5. 注射前准备	□通过	□未通过
6. 操作前体位准备	□通过	□未通过
7. 腹部定位卡确认注射部位	□通过	□未通过
8. 消毒*	□通过	□未通过
9. 针剂无须排气，气泡在上*	□通过	□未通过
10. 注射方法*	□通过	□未通过
11. 拔针*	□通过	□未通过
12. 终末处置	□通过	□未通过
13. 操作过程中遵循无菌原则	□通过	□未通过
14. 记录护理单	□通过	□未通过
15. 健康教育内容*	□通过	□未通过
16. 操作过程中体现人文关怀	□通过	□未通过
17. 提问相关知识	□通过	□未通过

备注：①合格：*项目全部通过且非*项目≤2项未通过。
　　　②不合格：*项目1项未通过和(或)非*项目>2项未通过。
　　　③*项目是操作中的关键步骤。

密闭式外周静脉留置针输液技术考核单

姓名：_____ 日期：_____ 考核者：_____ □合格 □不合格

1. 双人核对静脉输液医嘱*	□通过	□未通过
2. 正确识别患者身份*	□通过	□未通过
3. 输液前评估	□通过	□未通过
4. 卫生手消毒	□通过	□未通过
5. 用物准备	□通过	□未通过
6. 配制药液*	□通过	□未通过
7. 操作全程规范核对*	□通过	□未通过
8. 一次性排气、连接留置针	□通过	□未通过
9. 消毒方法*	□通过	□未通过
10. 成功置入留置针	□通过	□未通过
11. 固定方法规范*	□通过	□未通过
12. 调节输液滴速	□通过	□未通过
13. 评估静脉留置针需拔除*	□通过	□未通过
14. 揭除固定胶布及透明敷贴*	□通过	□未通过
15. 拔出套管针、按压	□通过	□未通过
16. 终末处置	□通过	□未通过
17. 操作过程中遵循无菌原则*	□通过	□未通过
18. 记录护理单	□通过	□未通过
19. 健康教育内容	□通过	□未通过
20. 操作过程中体现人文关怀	□通过	□未通过
21. 提问相关知识	□通过	□未通过

备注：①合格：*项目全部通过且非*项目≤2项未通过。
②不合格：*项目1项未通过和(或)非*项目>2项未通过。
③*项目是操作中的关键步骤。

更换静脉液体考核单

姓名：_____ 日期：_____ 考核者：_____ □合格 □不合格

1. 卫生手消毒	□通过	□未通过
2. 静脉液体与执行单核对：药物名称、浓度、剂量、用法、给药时间*	□通过	□未通过
3. 正确检查静脉液体：有效期、质量、加药时间和签名*	□通过	□未通过
4. 正确识别患者身份：床头卡信息、反问式核对、腕带信息、PDA扫码*	□通过	□未通过
5. 静脉液体与巡视单核对：药物名称、浓度、剂量、用法、给药时间*	□通过	□未通过
6. 卫生手消毒	□通过	□未通过
7. 再次核对，正确更换静脉液体*	□通过	□未通过
8. 根据患者病情、药液性质调节滴速*	□通过	□未通过
9. 评估穿刺部位情况	□通过	□未通过
10. 操作后核对，正确书写输液巡视单	□通过	□未通过
11. 告知注意事项	□通过	□未通过
12. 废液袋处置	□通过	□未通过
13. 卫生手消毒	□通过	□未通过
14. 操作过程中遵循无菌原则*	□通过	□未通过
15. 健康教育内容	□通过	□未通过
16. 操作过程中体现人文关怀	□通过	□未通过
17. 提问相关知识	□通过	□未通过

备注：①合格：*项目全部通过且非*项目≤2项未通过。
　　　②不合格：*项目1项未通过和（或）非*项目>2项未通过。
　　　③*项目是操作中的关键步骤。

密闭式静脉输血技术考核单

姓名：_____ 日期：_____ 考核者：_____ □合格 □不合格

1. 双人核对静脉输血医嘱*	□通过	□未通过
2. 正确识别患者身份*	□通过	□未通过
3. 卫生手消毒	□通过	□未通过
4. 输血前评估	□通过	□未通过
5. 输血前正确给药	□通过	□未通过
6. 用物准备	□通过	□未通过
7. 床旁双人核对*	□通过	□未通过
8. 检查血液制品*	□通过	□未通过
9. 建立静脉通路,输血前冲管	□通过	□未通过
10. 连接血袋*	□通过	□未通过
11. 调节输血速度	□通过	□未通过
12. 按要求输血中巡视	□通过	□未通过
13. 操作过程中核对环节、核对内容规范	□通过	□未通过
14. 双人核对输血医嘱,确认输血完毕*	□通过	□未通过
15. 撤除输血器、封闭留置针	□通过	□未通过
16. 终末处置	□通过	□未通过
17. 操作过程中遵循无菌原则	□通过	□未通过
18. 记录输血护理记录单	□通过	□未通过
19. 健康教育内容	□通过	□未通过
20. 操作过程中体现人文关怀	□通过	□未通过
21. 提问相关知识	□通过	□未通过

备注：①合格：*项目全部通过且非*项目≤2项未通过。
②不合格：*项目1项未通过和(或)非*项目>2项未通过。
③*项目是操作中的关键步骤。

输液泵使用技术考核单

姓名：_____ 日期：_____ 考核者：_____ □合格 □不合格

1. 双人核对输液泵用药医嘱*	□通过	□未通过
2. 正确识别患者身份*	□通过	□未通过
3. 操作前评估	□通过	□未通过
4. 卫生手消毒	□通过	□未通过
5. 用物准备	□通过	□未通过
6. 接通电源，检查输液泵性能*	□通过	□未通过
7. 连接静脉导管*	□通过	□未通过
8. 设置输液泵速度、总量、输液时间*	□通过	□未通过
9. 观察输液泵运转情况*	□通过	□未通过
10. 操作过程中核对规范*	□通过	□未通过
11. 输液结束，撤除输液器	□通过	□未通过
12. 正确封闭静脉导管	□通过	□未通过
13. 终末处置	□通过	□未通过
14. 操作过程中遵循无菌原则	□通过	□未通过
15. 记录护理单	□通过	□未通过
16. 健康教育内容	□通过	□未通过
17. 操作过程中体现人文关怀	□通过	□未通过
18. 提问相关知识	□通过	□未通过

备注：①合格：*项目全部通过且非*项目≤2项未通过。
　　　②不合格：*项目1项未通过和(或)非*项目>2项未通过。
　　　③*项目是操作中的关键步骤。

微量注射泵使用技术考核单

姓名：_____ 日期：_____ 考核者：_____ □合格 □不合格

1. 双人核对注射泵用药医嘱*	□通过	□未通过
2. 正确识别患者身份*	□通过	□未通过
3. 用物准备	□通过	□未通过
4. 注射器与延长管连接后排气	□通过	□未通过
5. 注射泵泵速调节*	□通过	□未通过
6. 快进键使用方法*	□通过	□未通过
7. 观察用药后效果及不良反应*	□通过	□未通过
8. 注射完毕，注射泵处理*	□通过	□未通过
9. 终末处置	□通过	□未通过
10. 操作过程中遵循无菌原则	□通过	□未通过
11. 记录护理单	□通过	□未通过
12. 健康教育内容	□通过	□未通过
13. 操作过程中体现人文关怀	□通过	□未通过
14. 提问相关知识	□通过	□未通过

备注：①合格：*项目全部通过且非*项目≤2项未通过。

②不合格：*项目1项未通过和(或)非*项目>2项未通过。

③*项目是操作中的关键步骤。

间歇充气压力装置使用技术考核单

姓名：_____ 日期：_____ 考核者：_____ □合格 □不合格

1. 双人核对气压治疗医嘱*	□通过	□未通过
2. 正确识别患者身份*	□通过	□未通过
3. 操作前评估	□通过	□未通过
4. 评估有无禁忌证*	□通过	□未通过
5. 用物准备	□通过	□未通过
6. 检查机器性能，调试各项参数*	□通过	□未通过
7. 妥善固定管道*	□通过	□未通过
8. 穿戴腿套*	□通过	□未通过
9. 观察装置使用情况	□通过	□未通过
10. 核实装置停止运行	□通过	□未通过
11. 装置去除方法	□通过	□未通过
12. 检查患者局部皮肤情况*	□通过	□未通过
13. 终末处置	□通过	□未通过
14. 记录护理单	□通过	□未通过
15. 健康教育内容	□通过	□未通过
16. 操作过程中体现人文关怀	□通过	□未通过
17. 提问相关知识	□通过	□未通过

备注：①合格：*项目全部通过且非*项目≤2项未通过。
②不合格：*项目1项未通过和(或)非*项目>2项未通过。
③*项目是操作中的关键步骤。

轴线翻身法考核单

姓名：_____ 日期：_____ 考核者：_____ □合格 □不合格

1. 双人核对轴线翻身医嘱*	□通过	□未通过
2. 正确识别患者身份	□通过	□未通过
3. 翻身前评估,确定护士人数*	□通过	□未通过
4. 翻身前准备	□通过	□未通过
5. 颈部损伤者佩戴颈托/髋关节置换术后患者脱去"丁字鞋"*	□通过	□未通过
6. 止动床脚轮,固定各种管道	□通过	□未通过
7. 协助患者平卧转侧卧*	□通过	□未通过
8. 翻身方法正确*	□通过	□未通过
9. 协助患者侧卧转平卧*	□通过	□未通过
10. 翻身方法正确*	□通过	□未通过
11. 检查皮肤情况	□通过	□未通过
12. 记录护理单	□通过	□未通过
13. 健康教育内容	□通过	□未通过
14. 操作过程中体现人文关怀	□通过	□未通过
15. 提问相关知识	□通过	□未通过

备注：①合格：*项目全部通过且非*项目≤2项未通过。
②不合格：*项目1项未通过和(或)非*项目>2项未通过。
③*项目是操作中的关键步骤。

患者搬运法考核单

姓名：_____ 日期：_____ 考核者：_____ □合格 □不合格

1. 正确认识患者身份*	□通过	□未通过
2. 搬运前评估*	□通过	□未通过
3. 搬运方法选择正确*	□通过	□未通过
4. 用物准备	□通过	□未通过
5. 操作前分工及站位正确	□通过	□未通过
6. 妥善固定各种管道及输液装置*	□通过	□未通过
7. 搬运患者至平车或轮椅上	□通过	□未通过
8. 观察搬运过程中患者反应*	□通过	□未通过
9. 固定各种管道*	□通过	□未通过
10. 拉起护栏	□通过	□未通过
11. 终末处置	□通过	□未通过
12. 记录护理单	□通过	□未通过
13. 健康教育内容	□通过	□未通过
14. 操作过程中体现人文关怀	□通过	□未通过
15. 提问相关知识	□通过	□未通过

备注：①合格：*项目全部通过且非*项目≤2项未通过。
②不合格：*项目1项未通过和(或)非*项目>2项未通过。
③*项目是操作中的关键步骤。

患者约束法考核单

姓名：_____ 日期：_____ 考核者：_____ □合格 □不合格

1. 签署《身体约束知情同意书》	□通过	□未通过
2. 约束前评估 *	□通过	□未通过
3. 核对约束医嘱 *	□通过	□未通过
4. 正确识别患者身份 *	□通过	□未通过
5. 约束部位和约束用具选择	□通过	□未通过
6. 实施约束 *	□通过	□未通过
7. 判断约束有效性 *	□通过	□未通过
8. 判断约束后反应	□通过	□未通过
9. 核对约束解除医嘱 *	□通过	□未通过
10. 正确识别患者身份 *	□通过	□未通过
11. 解除约束 *	□通过	□未通过
12. 终末处置	□通过	□未通过
13. 记录护理单	□通过	□未通过
14. 健康教育内容	□通过	□未通过
15. 操作过程中体现人文关怀	□通过	□未通过
16. 提问相关知识	□通过	□未通过

备注：①合格：*项目全部通过且非*项目≤2项未通过。
②不合格：*项目1项未通过和(或)非*项目>2项未通过。
③*项目是操作中的关键步骤。

呼吸系统

氧气吸入技术考核单

姓名：_____ 日期：_____ 考核者：_____ □合格 □不合格

1. 双人核对吸氧医嘱*	□通过	□未通过
2. 正确识别患者身份*	□通过	□未通过
3. 吸氧前评估，选择合适氧疗装置	□通过	□未通过
4. 卫生手消毒	□通过	□未通过
5. 用物准备	□通过	□未通过
6. 操作前体位准备	□通过	□未通过
7. 检查鼻腔情况	□通过	□未通过
8. 安装供氧装置，检查管道连接紧密性*	□通过	□未通过
9. 调节氧流量*	□通过	□未通过
10. 佩戴并固定氧疗装置*	□通过	□未通过
11. 观察氧疗效果	□通过	□未通过
12. 双人核对停止吸氧医嘱*	□通过	□未通过
13. 正确识别患者身份*	□通过	□未通过
14. 移除吸氧管*	□通过	□未通过
15. 卸除供氧装置*	□通过	□未通过
16. 终末处置	□通过	□未通过
17. 记录护理单	□通过	□未通过
18. 健康教育内容	□通过	□未通过
19. 操作过程中体现人文关怀	□通过	□未通过
20. 提问相关知识	□通过	□未通过

备注：①合格：*项目全部通过且非*项目≤2项未通过。
②不合格：*项目1项未通过和(或)非*项目>2项未通过。
③*项目是操作中的关键步骤。

雾化吸入技术考核单

姓名：_____ 日期：_____ 考核者：_____ □合格 □不合格

1. 双人核对雾化吸入医嘱*	□通过	□未通过
2. 正确识别患者身份*	□通过	□未通过
3. 操作前评估	□通过	□未通过
4. 检查口腔黏膜情况，协助漱口	□通过	□未通过
5. 卫生手消毒	□通过	□未通过
6. 用物准备	□通过	□未通过
7. 操作前体位准备	□通过	□未通过
8. 连接雾化吸入装置*	□通过	□未通过
9. 指导雾化吸入方法*	□通过	□未通过
10. 观察雾化过程中的反应	□通过	□未通过
11. 终末处置	□通过	□未通过
12. 记录护理单	□通过	□未通过
13. 健康教育内容	□通过	□未通过
14. 操作过程中体现人文关怀	□通过	□未通过
15. 提问相关知识	□通过	□未通过

备注：①合格：*项目全部通过且非*项目≤2项未通过。
　　　②不合格：*项目1项未通过和(或)非*项目>2项未通过。
　　　③*项目是操作中的关键步骤。

肺部叩击技术考核单

姓名：_____ 日期：_____ 考核者：_____ □合格 □不合格

1. 双人核对肺叩击医嘱*	□通过	□未通过
2. 正确识别患者身份*	□通过	□未通过
3. 操作前评估	□通过	□未通过
4. 卫生手消毒	□通过	□未通过
5. 用物准备	□通过	□未通过
6. 操作前体位准备	□通过	□未通过
7. 听诊肺部呼吸音*	□通过	□未通过
8. 叩击手法正确*	□通过	□未通过
9. 指导患者咳嗽*	□通过	□未通过
10. 观察叩击后效果	□通过	□未通过
11. 终末处置	□通过	□未通过
12. 记录护理单	□通过	□未通过
13. 健康教育内容	□通过	□未通过
14. 操作过程中体现人文关怀	□通过	□未通过
15. 提问相关知识	□通过	□未通过

备注：①合格：*项目全部通过且非*项目≤2项未通过。

②不合格：*项目1项未通过和(或)非*项目>2项未通过。

③*项目是操作中的关键步骤。

口咽通气管置入术考核单

姓名：_____ 日期：_____ 考核者：_____ □合格 □不合格

1. 双人核对医嘱 *	□通过	□未通过
2. 正确识别患者身份 *	□通过	□未通过
3. 操作前评估	□通过	□未通过
4. 卫生手消毒	□通过	□未通过
5. 用物准备	□通过	□未通过
6. 操作前体位准备	□通过	□未通过
7. 清理口腔及咽部分泌物 *	□通过	□未通过
8. 放置口咽通气管 *	□通过	□未通过
9. 固定口咽通气管 *	□通过	□未通过
10. 留置期间观察 *	□通过	□未通过
11. 终末处置	□通过	□未通过
12. 记录护理单	□通过	□未通过
13. 操作过程中体现人文关怀	□通过	□未通过
14. 提问相关知识	□通过	□未通过

备注：①合格：*项目全部通过且非*项目≤2项未通过。
②不合格：*项目1项未通过和(或)非*项目>2项未通过。
③*项目是操作中的关键步骤。

经口/鼻腔吸痰技术考核单

姓名：_____ 日期：_____ 考核者：_____ □合格 □不合格

1. 双人核对吸痰医嘱*	□通过	□未通过
2. 正确识别患者身份*	□通过	□未通过
3. 吸痰前评估	□通过	□未通过
4. 卫生手消毒	□通过	□未通过
5. 用物准备	□通过	□未通过
6. 操作前体位准备	□通过	□未通过
7. 连接并检查负压吸引装置*	□通过	□未通过
8. 吸痰前高流量吸氧	□通过	□未通过
9. 吸痰方法*	□通过	□未通过
10. 吸痰时间*	□通过	□未通过
11. 观察患者反应及其生命体征*	□通过	□未通过
12. 肺部听诊和痰液观察*	□通过	□未通过
13. 评价吸痰效果	□通过	□未通过
14. 终末处置	□通过	□未通过
15. 操作过程中遵循无菌原则*	□通过	□未通过
16. 记录护理单	□通过	□未通过
17. 健康教育内容	□通过	□未通过
18. 操作过程中体现人文关怀	□通过	□未通过
19. 提问相关知识	□通过	□未通过

备注：①合格：*项目全部通过且非*项目≤2项未通过。

②不合格：*项目1项未通过和(或)非*项目>2项未通过。

③*项目是操作中的关键步骤。

气囊压力监测技术考核单

姓名：_____ 日期：_____ 考核者：_____ □合格 □不合格

1. 双人核对气囊压力监测医嘱*	□通过	□未通过
2. 正确识别患者身份*	□通过	□未通过
3. 操作前评估	□通过	□未通过
4. 卫生手消毒	□通过	□未通过
5. 清除口腔及上下呼吸道分泌物	□通过	□未通过
6. 连接监测管路*	□通过	□未通过
7. 调节压力表至正常范围*	□通过	□未通过
8. 测压并充气至正常范围*	□通过	□未通过
9. 关闭三通，断开测压表*	□通过	□未通过
10. 观察患者反应	□通过	□未通过
11. 终末处置	□通过	□未通过
12. 记录护理单	□通过	□未通过
13. 操作过程中体现人文关怀	□通过	□未通过
14. 提问相关知识	□通过	□未通过

注：1. A(优秀)：≤1项未通过。B(合格)：2项未通过。C(不合格)：>2项未通过。

2. *项目一项不通过，成绩视为未通过。

声门下吸引技术考核单

姓名：_____ 日期：_____ 考核者：_____ □合格 □不合格

1. 双人核对声门下吸引医嘱*	□通过	□未通过
2. 正确识别患者身份*	□通过	□未通过
3. 操作前评估	□通过	□未通过
4. 卫生手消毒	□通过	□未通过
5. 用物准备	□通过	□未通过
6. 操作前体位准备	□通过	□未通过
7. 预给氧*	□通过	□未通过
8. 连接负压装置	□通过	□未通过
9. 监测并调节气囊压力*	□通过	□未通过
10. 吸引方法合适*	□通过	□未通过
11. 吸引手法正确*	□通过	□未通过
12. 观察吸引过程中反应*	□通过	□未通过
13. 终末处置	□通过	□未通过
14. 记录护理单	□通过	□未通过
15. 操作过程中体现人文关怀	□通过	□未通过
16. 提问相关知识	□通过	□未通过

备注：①合格：*项目全部通过且非*项目≤2项未通过。
　　　②不合格：*项目1项未通过和(或)非*项目>2项未通过。
　　　③*项目是操作中的关键步骤。

非机械通气气管切开吸痰技术考核单

姓名：_____ 日期：_____ 考核者：_____ □合格 □不合格

1. 双人核对吸痰医嘱*	□通过	□未通过
2. 正确识别患者身份*	□通过	□未通过
3. 操作前评估	□通过	□未通过
4. 卫生手消毒	□通过	□未通过
5. 用物准备	□通过	□未通过
6. 检查并调节负压吸引装置*	□通过	□未通过
7. 操作前体位准备	□通过	□未通过
8. 调节氧流量	□通过	□未通过
9. 佩戴无菌手套，取出吸痰管*	□通过	□未通过
10. 气道内吸痰*	□通过	□未通过
11. 更换吸痰管	□通过	□未通过
12. 口咽部吸痰*	□通过	□未通过
13. 观察患者反应及生命体征*	□通过	□未通过
14. 冲洗连接管	□通过	□未通过
15. 肺部听诊和痰液观察	□通过	□未通过
16. 评价吸痰效果	□通过	□未通过
17. 终末处置	□通过	□未通过
18. 操作过程中遵循无菌原则*	□通过	□未通过
19. 记录护理单	□通过	□未通过
20. 操作过程中体现人文关怀	□通过	□未通过
21. 提问相关知识	□通过	□未通过

备注：①合格：*项目全部通过且非*项目≤2项未通过。
②不合格：*项目1项未通过和(或)非*项目>2项未通过。
③*项目是操作中的关键步骤。

机械通气经口人工气道吸痰技术考核单

姓名：_____ 日期：_____ 考核者：_____ □合格 □不合格

1. 双人核对吸痰医嘱 *	□通过	□未通过
2. 正确识别患者身份 *	□通过	□未通过
3. 吸痰前评估	□通过	□未通过
4. 卫生手消毒	□通过	□未通过
5. 检查人工气道插管深度	□通过	□未通过
6. 用物准备	□通过	□未通过
7. 检查并调节负压吸引装置 *	□通过	□未通过
8. 调节氧流量	□通过	□未通过
9. 佩戴无菌手套，取出吸痰管 *	□通过	□未通过
10. 人工气道内吸痰 *	□通过	□未通过
11. 更换吸痰管	□通过	□未通过
12. 口咽部吸痰	□通过	□未通过
13. 观察患者反应及生命体征 *	□通过	□未通过
14. 肺部听诊和痰液观察	□通过	□未通过
15. 评价吸痰效果	□通过	□未通过
16. 终末处置	□通过	□未通过
17. 记录护理单	□通过	□未通过
18. 操作过程中遵循无菌原则 *	□通过	□未通过
19. 操作过程中体现人文关怀	□通过	□未通过
20. 提问相关知识	□通过	□未通过

备注：①合格：* 项目全部通过且非 * 项目≤2 项未通过。

②不合格：* 项目 1 项未通过和(或)非 * 项目>2 项未通过。

③ * 项目是操作中的关键步骤。

气管切开护理技术考核单

姓名：_____ 日期：_____ 考核者：_____ □合格 □不合格

项目	通过	未通过
1. 双人核对气管切开医嘱 *	□通过	□未通过
2. 正确识别患者身份 *	□通过	□未通过
3. 操作前评估	□通过	□未通过
4. 卫生手消毒	□通过	□未通过
5. 用物准备	□通过	□未通过
6. 操作前体位准备	□通过	□未通过
7. 吸痰 *	□通过	□未通过
8. 检查造瘘口周围皮肤情况	□通过	□未通过
9. 消毒的顺序 *	□通过	□未通过
10. 更换气管垫的方法 *	□通过	□未通过
11. 确认系带的松紧度 *	□通过	□未通过
12. 观察换药后反应	□通过	□未通过
13. 终末处置	□通过	□未通过
14. 操作过程中遵循无菌原则	□通过	□未通过
15. 记录护理单	□通过	□未通过
16. 健康教育内容	□通过	□未通过
17. 操作过程中体现人文关怀	□通过	□未通过
18. 提问相关知识	□通过	□未通过

备注：①合格：* 项目全部通过且非 * 项目≤2项未通过。
　　　②不合格：* 项目1项未通过和(或)非 * 项目>2项未通过。
　　　③ * 项目是操作中的关键步骤。

经口气管插管口腔护理技术考核单

姓名：_____ 日期：_____ 考核者：_____ □合格 □不合格

1. 双人核对气管插管口腔护理医嘱*	□通过	□未通过
2. 正确识别患者身份*	□通过	□未通过
3. 口腔护理前评估	□通过	□未通过
4. 卫生手消毒	□通过	□未通过
5. 用物准备	□通过	□未通过
6. 操作前体位准备	□通过	□未通过
7. 检查口、鼻腔情况	□通过	□未通过
8. 检查气管导管置入长度*	□通过	□未通过
9. 检查气管插管气囊压力*	□通过	□未通过
10. 口腔护理,冲洗、刷洗方法*	□通过	□未通过
11. 气管插管固定方法*	□通过	□未通过
12. 终末处置	□通过	□未通过
13. 记录护理单	□通过	□未通过
14. 健康教育内容	□通过	□未通过
15. 操作过程中体现人文关怀	□通过	□未通过
16. 提问相关知识	□通过	□未通过

备注：①合格：*项目全部通过且非*项目≤2项未通过。
②不合格：*项目1项未通过和(或)非*项目>2项未通过。
③*项目是操作中的关键步骤。

胸腔闭式引流管护理技术考核单

姓名：_____ 日期：_____ 考核者：_____ □合格 □不合格

1. 双人核对更换引流装置医嘱*	□通过	□未通过
2. 正确识别患者身份*	□通过	□未通过
3. 操作前评估	□通过	□未通过
4. 卫生手消毒	□通过	□未通过
5. 用物准备	□通过	□未通过
6. 操作前体位准备	□通过	□未通过
7. 卵圆钳双向夹闭引流管*	□通过	□未通过
8. 消毒、更换引流装置*	□通过	□未通过
9. 评估管路情况*	□通过	□未通过
10. 固定引流管，妥善放置引流装置*	□通过	□未通过
11. 标记更换日期、时间	□通过	□未通过
12. 观察引流液颜色、性质、量*	□通过	□未通过
13. 终末处置	□通过	□未通过
14. 记录护理单	□通过	□未通过
15. 健康教育内容	□通过	□未通过
16. 操作过程中体现人文关怀	□通过	□未通过
17. 提问相关知识	□通过	□未通过

备注：①合格：*项目全部通过且非*项目≤2项未通过。
②不合格：*项目1项未通过和(或)非*项目>2项未通过。
③*项目是操作中的关键步骤。

动脉血气分析标本采集技术考核单

姓名：_____ 日期：_____ 考核者：_____ □合格 □不合格

1. 双人核对标本采集医嘱 *	□通过	□未通过
2. 正确识别患者身份 *	□通过	□未通过
3. 采血前评估	□通过	□未通过
4. 用物准备	□通过	□未通过
5. 协助患者体位	□通过	□未通过
6. 评估采血部位情况	□通过	□未通过
7. 确定穿刺位置 *	□通过	□未通过
8. 消毒	□通过	□未通过
9. 正确采血 *	□通过	□未通过
10. 注明采集时间、吸氧浓度、体温，粘贴检验标签	□通过	□未通过
11. 标本送检 *	□通过	□未通过
12. 终末处置	□通过	□未通过
13. 操作过程中遵循无菌原则	□通过	□未通过
14. 记录护理单	□通过	□未通过
15. 健康教育内容	□通过	□未通过
16. 操作过程中体现人文关怀	□通过	□未通过
17. 提问相关知识	□通过	□未通过

备注：①合格：* 项目全部通过且非 * 项目≤2 项未通过。
②不合格：* 项目 1 项未通过和(或)非 * 项目＞2 项未通过。
③ * 项目是操作中的关键步骤。

俯卧位通气技术考核单

姓名：_____ 日期：_____ 考核者：_____ □合格 □不合格

1. 双人核对俯卧位通气医嘱*	□通过	□未通过
2. 正确识别患者身份*	□通过	□未通过
3. 操作前评估	□通过	□未通过
4. 用物准备	□通过	□未通过
5. 人员配备*	□通过	□未通过
6. 皮肤准备	□通过	□未通过
7. 患者准备	□通过	□未通过
8. 卫生手消毒	□通过	□未通过
9. 再次评估	□通过	□未通过
10. 俯卧位通气翻转方式（信封法）*	□通过	□未通过
11. 持续生命体征监测	□通过	□未通过
12. 实施俯卧位*	□通过	□未通过
13. 俯卧位后的调整*	□通过	□未通过
14. 停止俯卧位通气*	□通过	□未通过
15. 终末处置	□通过	□未通过
16. 记录护理单	□通过	□未通过
17. 健康教育内容	□通过	□未通过
18. 操作过程中体现人文关怀	□通过	□未通过
19. 提问相关知识	□通过	□未通过

备注：①合格：*项目全部通过且非*项目≤2项未通过。
②不合格：*项目1项未通过和（或）非*项目>2项未通过。
③*项目是操作中的关键步骤。

循环系统

心电监测技术考核单

姓名：_____ 日期：_____ 考核者：_____ □合格 □不合格

1. 双人核对心电监测医嘱*	□通过	□未通过
2. 正确识别患者身份*	□通过	□未通过
3. 评估患者情况*	□通过	□未通过
4. 评估病室环境	□通过	□未通过
5. 卫生手消毒	□通过	□未通过
6. 用物准备	□通过	□未通过
7. 操作前体位准备	□通过	□未通过
8. 清洁局部皮肤	□通过	□未通过
9. 心电导联粘贴位置*	□通过	□未通过
10. 血压袖带位置、松紧度*	□通过	□未通过
11. 血氧饱和度探头位置*	□通过	□未通过
12. 设置参数、报警界限及血压监测时间*	□通过	□未通过
13. 告知注意事项	□通过	□未通过
14. 核对停止心电监测医嘱*	□通过	□未通过
15. 评估监护数值	□通过	□未通过
16. 去除心电监护方法*	□通过	□未通过
17. 终末处理	□通过	□未通过
18. 记录护理单	□通过	□未通过
19. 健康教育内容	□通过	□未通过
20. 操作过程中体现人文关怀	□通过	□未通过
21. 提问相关知识	□通过	□未通过

备注：①合格：*项目全部通过且非*项目≤2项未通过。
　　　②不合格：*项目1项未通过和(或)非*项目>2项未通过。
　　　③*项目是操作中的关键步骤。

中心静脉压监测技术考核单

姓名：_____ 日期：_____ 考核者：_____ □合格 □不合格

1. 双人核对中心静脉压监测医嘱*	□通过	□未通过
2. 正确识别患者身份*	□通过	□未通过
3. 操作前评估	□通过	□未通过
4. 卫生手消毒	□通过	□未通过
5. 用物准备	□通过	□未通过
6. 操作前体位准备	□通过	□未通过
7. 连接监护仪,调出监测模块*	□通过	□未通过
8. 连接导联线及压力传感器*	□通过	□未通过
9. 准备冲洗液置于加压袋中,充气*	□通过	□未通过
10. 冲洗管道	□通过	□未通过
11. 连接中心静脉导管*	□通过	□未通过
12. 方波试验	□通过	□未通过
13. 压力传感器校零*	□通过	□未通过
14. 观察波形,读数*	□通过	□未通过
15. 妥善固定,粘贴标识	□通过	□未通过
16. 终末处置	□通过	□未通过
17. 记录护理单	□通过	□未通过
18. 健康教育内容	□通过	□未通过
19. 操作过程中体现人文关怀	□通过	□未通过
20. 提问相关知识	□通过	□未通过

备注：①合格：*项目全部通过且非*项目≤2项未通过。
②不合格：*项目1项未通过和(或)非*项目>2项未通过。
③*项目是操作中的关键步骤。

有创血压监测技术考核单

姓名：_____ 日期：_____ 考核者：_____ □合格 □不合格

1. 双人核对有创血压监测医嘱*	□通过	□未通过
2. 正确识别患者身份*	□通过	□未通过
3. 操作前评估	□通过	□未通过
4. 卫生手消毒	□通过	□未通过
5. 用物准备	□通过	□未通过
6. 操作前体位准备	□通过	□未通过
7. 连接监护仪,调出监测模块*	□通过	□未通过
8. 连接导联线及压力传感器*	□通过	□未通过
9. 准备冲洗液置于加压袋中,加压袋充气、冲管*	□通过	□未通过
10. 动脉导管置入,妥善固定	□通过	□未通过
11. 连接压力传感器和动脉导管	□通过	□未通过
12. 压力传感器校零*	□通过	□未通过
13. 观察波形,读数*	□通过	□未通过
14. 妥善固定,粘贴标识	□通过	□未通过
15. 终末处置	□通过	□未通过
16. 记录护理单	□通过	□未通过
17. 健康教育内容	□通过	□未通过
18. 操作过程中体现人文关怀	□通过	□未通过
19. 提问相关知识	□通过	□未通过

备注：①合格：*项目全部通过且非*项目≤2项未通过。
　　　②不合格：*项目1项未通过和(或)非*项目>2项未通过。
　　　③*项目是操作中的关键步骤。

血管活性药物静脉输注技术考核单

姓名：_____ 日期：_____ 考核者：_____ □合格 □不合格

项目	通过	未通过
1. 双人核对用药医嘱*	□通过	□未通过
2. 正确识别患者身份*	□通过	□未通过
3. 给药前评估	□通过	□未通过
4. 卫生手消毒	□通过	□未通过
5. 用物准备	□通过	□未通过
6. 配置药液*	□通过	□未通过
7. 评估静脉导管通路*	□通过	□未通过
8. 连接注射泵，连接静脉导管	□通过	□未通过
9. 设定速度，粘贴标识*	□通过	□未通过
10. 监测生命体征	□通过	□未通过
11. 观察不良反应*	□通过	□未通过
12. 双人核对停止用药医嘱*	□通过	□未通过
13. 撤去注射器及延长管	□通过	□未通过
14. 封闭静脉导管*	□通过	□未通过
15. 终末处置	□通过	□未通过
16. 操作过程中遵循无菌原则	□通过	□未通过
17. 记录护理单	□通过	□未通过
18. 健康教育内容	□通过	□未通过
19. 操作过程中体现人文关怀	□通过	□未通过
20. 提问相关知识	□通过	□未通过

备注：①合格：*项目全部通过且非*项目≤2项未通过。
　　　②不合格：*项目1项未通过和(或)非*项目>2项未通过。
　　　③*项目是操作中的关键步骤。

亚低温治疗技术考核单

姓名：_____ 日期：_____ 考核者：_____ □合格 □不合格

1. 双人核对亚低温治疗医嘱*	□通过	□未通过
2. 正确识别患者身份*	□通过	□未通过
3. 操作前评估	□通过	□未通过
4. 卫生手消毒	□通过	□未通过
5. 用物准备	□通过	□未通过
6. 检查亚低温治疗仪性能	□通过	□未通过
7. 操作前体位准备	□通过	□未通过
8. 加灭菌注射用水至显示屏要求水位	□通过	□未通过
9. 正确放置降温仪*	□通过	□未通过
10. 平铺冰毯,垫双层大单,佩戴冰帽,垫毛巾*	□通过	□未通过
11. 接通电源,打开开关	□通过	□未通过
12. 设置水温与体温	□通过	□未通过
13. 观察冰毯降温效果	□通过	□未通过
14. 双人核对停止亚低温治疗医嘱*	□通过	□未通过
15. 撤除冰毯、冰帽*	□通过	□未通过
16. 终末处置	□通过	□未通过
17. 记录护理单	□通过	□未通过
18. 健康教育内容	□通过	□未通过
19. 操作过程中体现人文关怀	□通过	□未通过
20. 提问相关知识	□通过	□未通过

备注：①合格：*项目全部通过且非*项目≤2项未通过。
②不合格：*项目1项未通过和(或)非*项目>2项未通过。
③*项目是操作中的关键步骤。

成人徒手简易呼吸器心肺复苏术考核单

姓名：_____ 日期：_____ 考核者：_____ □合格 □不合格

1. 用物准备	□通过	□未通过
2. 评估环境	□通过	□未通过
3. 判断意识	□通过	□未通过
4. 判断颈动脉搏动及呼吸情况*	□通过	□未通过
5. 摆放体位	□通过	□未通过
6. 胸外心脏按压*	□通过	□未通过
7. 开放气道	□通过	□未通过
8. 建立人工呼吸*	□通过	□未通过
9. 按压通气配合*	□通过	□未通过
10. 再次判断	□通过	□未通过
11. 检查是否为可除颤心律	□通过	□未通过
12. 复苏成功*	□通过	□未通过
13. 操作过程中体现人文关怀	□通过	□未通过
14. 提问相关知识	□通过	□未通过

备注：①合格：*项目全部通过且非*项目≤2项未通过。
②不合格：*项目1项未通过和(或)非*项目>2项未通过。
③*项目是操作中的关键步骤。

同步电复律技术考核单

姓名：_____ 日期：_____ 考核者：_____ □合格 □不合格

1. 双人核对同步电复律医嘱*	□通过	□未通过
2. 正确识别患者身份*	□通过	□未通过
3. 电复律前评估	□通过	□未通过
4. 用物准备	□通过	□未通过
5. 操作前体位准备	□通过	□未通过
6. 持续心电监护	□通过	□未通过
7. 开放静脉通路	□通过	□未通过
8. 氧气吸入	□通过	□未通过
9. 连接除颤器心电电极，确认心电活动*	□通过	□未通过
10. 选择"同步"按键*	□通过	□未通过
11. 遵医嘱应用镇静剂	□通过	□未通过
12. 充电	□通过	□未通过
13. 正确放置电极板，进行放电*	□通过	□未通过
14. 判断电复律结果*	□通过	□未通过
15. 终末处置	□通过	□未通过
16. 记录护理单	□通过	□未通过
17. 操作过程中体现人文关怀	□通过	□未通过
18. 提问相关知识	□通过	□未通过

备注：①合格：*项目全部通过且非*项目≤2项未通过。
②不合格：*项目1项未通过和(或)非*项目>2项未通过。
③*项目是操作中的关键步骤。

非同步电复律技术考核单

姓名：_____ 日期：_____ 考核者：_____ □合格 □不合格

1. 评估环境	□通过	□未通过
2. 操作前仪器检查*	□通过	□未通过
3. 识别心电活动*	□通过	□未通过
4. 选择除颤方式	□通过	□未通过
5. 选择除颤能量	□通过	□未通过
6. 均匀涂抹导电糊	□通过	□未通过
7. 放置电极板位置*	□通过	□未通过
8. 再次确认心电示波	□通过	□未通过
9. 放电前安全确认	□通过	□未通过
10. 充分放电*	□通过	□未通过
11. 高质量心肺复苏	□通过	□未通过
12. 观察除颤效果	□通过	□未通过
13. 终末处置	□通过	□未通过
14. 记录护理单	□通过	□未通过
15. 操作过程中体现人文关怀	□通过	□未通过
16. 提问相关知识	□通过	□未通过

备注：①合格：*项目全部通过且非*项目≤2项未通过。
②不合格：*项目1项未通过和(或)非*项目>2项未通过。
③*项目是操作中的关键步骤。

体外膜肺氧合护理技术考核单

姓名：_____ 日期：_____ 考核者：_____ □合格 □不合格

1. 正确识别患者身份 *	□通过	□未通过
2. 评估病情	□通过	□未通过
3. 卫生手消毒	□通过	□未通过
4. 操作前用物准备 *	□通过	□未通过
5. 体位准备	□通过	□未通过
6. 备皮、消毒	□通过	□未通过
7. 抗凝准备 *	□通过	□未通过
8. 协助医生穿刺置管	□通过	□未通过
9. ECMO 预充 *	□通过	□未通过
10. 连接管路 *	□通过	□未通过
11. 根据医嘱设置运行参数	□通过	□未通过
12. 固定、标记导管	□通过	□未通过
13. 核对撤离 ECMO 医嘱	□通过	□未通过
14. 降速后观察生命体征	□通过	□未通过
15. 拔管按压 *	□通过	□未通过
16. 观察拔管处情况及肢体血运	□通过	□未通过
17. 终末处置 *	□通过	□未通过
18. 记录护理单	□通过	□未通过
19. ECMO 应急预案处理	□通过	□未通过
20. 提问 ECMO 预充相关知识 *	□通过	□未通过

备注：①合格：*项目全部通过且非*项目≤2项未通过。
　　　②不合格：*项目1项未通过和(或)非*项目>2项未通过。
　　　③*项目是操作中的关键步骤。

消化系统

胃管(盲插)置管技术考核单

姓名：_____ 日期：_____ 考核者：_____ □合格 □不合格

1. 双人核对置管医嘱*	□通过	□未通过
2. 正确识别患者身份*	□通过	□未通过
3. 置管前评估	□通过	□未通过
4. 卫生手消毒	□通过	□未通过
5. 检查口、鼻腔情况	□通过	□未通过
6. 用物准备	□通过	□未通过
7. 操作前体位准备	□通过	□未通过
8. 测量胃管置入长度	□通过	□未通过
9. 置管方法*	□通过	□未通过
10. 确认胃管位置*	□通过	□未通过
11. 固定胃管，粘贴标识	□通过	□未通过
12. 观察置管后反应	□通过	□未通过
13. 双人核对拔管医嘱*	□通过	□未通过
14. 正确识别患者身份*	□通过	□未通过
15. 拔管方法*	□通过	□未通过
16. 终末处置	□通过	□未通过
17. 记录护理单	□通过	□未通过
18. 健康教育内容	□通过	□未通过
19. 操作过程中体现人文关怀	□通过	□未通过
20. 提问相关知识	□通过	□未通过

备注：①合格：*项目全部通过且非*项目≤2项未通过。
②不合格：*项目1项未通过和(或)非*项目>2项未通过。
③*项目是操作中的关键步骤。

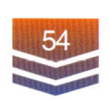

胃肠减压技术考核单

姓名：_____ 日期：_____ 考核者：_____ □合格 □不合格

1. 双人核对胃肠减压医嘱*	□通过	□未通过
2. 正确识别患者身份*	□通过	□未通过
3. 操作前评估	□通过	□未通过
4. 卫生手消毒	□通过	□未通过
5. 用物准备	□通过	□未通过
6. 检查胃管标记、固定情况、确认胃管位置*	□通过	□未通过
7. 检查负压装置性能	□通过	□未通过
8. 连接胃管与负压引流装置*	□通过	□未通过
9. 负压吸引有效*	□通过	□未通过
10. 固定，粘贴标识	□通过	□未通过
11. 观察负压引流情况	□通过	□未通过
12. 双人核对更换负压引流装置医嘱*	□通过	□未通过
13. 正确更换引流装置*	□通过	□未通过
14. 妥善固定、粘贴标识	□通过	□未通过
15. 终末处置	□通过	□未通过
16. 记录护理单	□通过	□未通过
17. 健康教育内容	□通过	□未通过
18. 操作过程中体现人文关怀	□通过	□未通过
19. 提问相关知识	□通过	□未通过

备注：①合格：*项目全部通过且非*项目≤2项未通过。
②不合格：*项目1项未通过和(或)非*项目>2项未通过。
③*项目是操作中的关键步骤。

鼻空肠管(盲插)置管技术考核单

姓名：_____ 日期：_____ 考核者：_____ □合格 □不合格

1. 双人核对置管医嘱*	□通过	□未通过
2. 正确识别患者身份*	□通过	□未通过
3. 置管前评估	□通过	□未通过
4. 卫生手消毒	□通过	□未通过
5. 确定置管，签署风险告知单	□通过	□未通过
6. 检查口、鼻腔情况	□通过	□未通过
7. 用物准备	□通过	□未通过
8. 操作前体位准备	□通过	□未通过
9. 测量鼻肠管置入长度	□通过	□未通过
10. 置管方法*	□通过	□未通过
11. 确认在胃端位置*	□通过	□未通过
12. 确定尖端在肠端位置*	□通过	□未通过
13. 固定鼻肠管，粘贴标识	□通过	□未通过
14. 观察置管后反应	□通过	□未通过
15. 双人核对拔管医嘱*	□通过	□未通过
16. 正确识别患者身份*	□通过	□未通过
17. 拔管方法*	□通过	□未通过
18. 终末处置	□通过	□未通过
19. 记录护理单	□通过	□未通过
20. 健康教育内容	□通过	□未通过
21. 操作过程中体现人文关怀	□通过	□未通过
22. 提问相关知识	□通过	□未通过

备注：①合格：*项目全部通过且非*项目≤2项未通过。
②不合格：*项目1项未通过和(或)非*项目>2项未通过。
③*项目是操作中的关键步骤。

灌食器注食技术考核单

姓名：_____ 日期：_____ 考核者：_____ □合格 □不合格

1. 双人核对注食医嘱*	□通过	□未通过
2. 正确识别患者身份*	□通过	□未通过
3. 注食前评估	□通过	□未通过
4. 卫生手消毒	□通过	□未通过
5. 用物准备	□通过	□未通过
6. 操作前体位准备	□通过	□未通过
7. 判断胃管位置*	□通过	□未通过
8. 评估注食量及准备肠内营养制剂	□通过	□未通过
9. 注食方法*	□通过	□未通过
10. 观察注食后反应*	□通过	□未通过
11. 终末处置	□通过	□未通过
12. 记录护理单	□通过	□未通过
13. 健康教育内容*	□通过	□未通过
14. 操作过程中体现人文关怀	□通过	□未通过
15. 提问相关知识	□通过	□未通过

备注：①合格：*项目全部通过且非*项目≤2项未通过。
　　　②不合格：*项目1项未通过和(或)非*项目>2项未通过。
　　　③*项目是操作中的关键步骤。

肠内营养泵输注技术考核单

姓名：_____ 日期：_____ 考核者：_____ □合格 □不合格

1. 双人核对肠内营养泵输注医嘱*	□通过	□未通过
2. 正确识别患者身份*	□通过	□未通过
3. 输注前评估	□通过	□未通过
4. 卫生手消毒	□通过	□未通过
5. 用物准备	□通过	□未通过
6. 操作前体位准备	□通过	□未通过
7. 再次核对护理执行单及营养液*	□通过	□未通过
8. 检查鼻饲营养管道置入深度，确定管道位置*	□通过	□未通过
9. 连接营养管并排气	□通过	□未通过
10. 设置营养泵参数*	□通过	□未通过
11. 适当位置放置加热器或热水袋	□通过	□未通过
12. 肠内营养标识*	□通过	□未通过
13. 输注完毕冲洗管路	□通过	□未通过
14. 终末处置	□通过	□未通过
15. 记录护理单	□通过	□未通过
16. 健康教育内容	□通过	□未通过
17. 操作过程中体现人文关怀	□通过	□未通过
18. 提问相关知识	□通过	□未通过

备注：①合格：*项目全部通过且非*项目≤2项未通过。
②不合格：*项目1项未通过和(或)非*项目>2项未通过。
③*项目是操作中的关键步骤。

间歇经口至食管管饲胃肠营养技术考核单

姓名：_____ 日期：_____ 考核者：_____ □合格 □不合格

1. 双人核对医嘱*	□通过	□未通过
2. 正确识别患者身份*	□通过	□未通过
3. 置管前评估	□通过	□未通过
4. 卫生手消毒	□通过	□未通过
5. 用物准备	□通过	□未通过
6. 检查口腔情况	□通过	□未通过
7. 操作前体位准备	□通过	□未通过
8. 置管方法*	□通过	□未通过
9. 判断IOE口饲管位置*	□通过	□未通过
10. 固定IOE口饲管	□通过	□未通过
11. 观察置管后反应	□通过	□未通过
12. 注入营养餐*	□通过	□未通过
13. 拔管方法*	□通过	□未通过
14. 终末处置	□通过	□未通过
15. 记录护理单	□通过	□未通过
16. 健康教育内容	□通过	□未通过
17. 操作过程中体现人文关怀	□通过	□未通过
18. 提问相关知识	□通过	□未通过

备注：①合格：*项目全部通过且非*项目≤2项未通过。
②不合格：*项目1项未通过和(或)非*项目>2项未通过。
③*项目是操作中的关键步骤。

三腔二囊管置管技术考核单

姓名：_____ 日期：_____ 考核者：_____ □合格 □不合格

1. 双人核对置管医嘱*	□通过	□未通过
2. 正确识别患者身份*	□通过	□未通过
3. 置管前评估	□通过	□未通过
4. 卫生手消毒	□通过	□未通过
5. 用物准备	□通过	□未通过
6. 操作前体位准备	□通过	□未通过
7. 检查口鼻腔情况，嘱口服液体石蜡	□通过	□未通过
8. 标记三腔管置入长度	□通过	□未通过
9. 置管方法*	□通过	□未通过
10. 确认三腔管位置，连接胃肠减压器*	□通过	□未通过
11. 注入气体，牵引*	□通过	□未通过
12. 固定三腔管，粘贴标识	□通过	□未通过
13. 核对拔管医嘱*	□通过	□未通过
14. 正确识别患者身份*	□通过	□未通过
15. 拔管方法*	□通过	□未通过
16. 终末处置	□通过	□未通过
17. 记录护理单	□通过	□未通过
18. 健康教育内容	□通过	□未通过
19. 操作过程中体现人文关怀	□通过	□未通过
20. 提问相关知识	□通过	□未通过

备注：①合格：*项目全部通过且非*项目≤2项未通过。
②不合格：*项目1项未通过和(或)非*项目>2项未通过。
③*项目是操作中的关键步骤。

腹内压（膀胱压）监测技术考核单

姓名：_____ 日期：_____ 考核者：_____ □合格 □不合格

1. 双人核对腹内压监测医嘱*	□通过	□未通过
2. 正确识别患者身份*	□通过	□未通过
3. 监测前评估*	□通过	□未通过
4. 卫生手消毒	□通过	□未通过
5. 用物准备	□通过	□未通过
6. 操作前体位准备*	□通过	□未通过
7. 连接监护仪，选择模块*	□通过	□未通过
8. 连接导联线及压力传感器*	□通过	□未通过
9. 连接生理盐水，冲管*	□通过	□未通过
10. 连接尿袋螺纹接口*	□通过	□未通过
11. 压力传感器校零*	□通过	□未通过
12. 生理盐水灌注*	□通过	□未通过
13. 观察波形，读数*	□通过	□未通过
14. 妥善固定，粘贴标识	□通过	□未通过
15. 终末处置	□通过	□未通过
16. 记录护理单	□通过	□未通过
17. 健康教育内容	□通过	□未通过
18. 操作过程中体现人文关怀	□通过	□未通过
19. 提问相关知识	□通过	□未通过

备注：①合格：*项目全部通过且非*项目≤2项未通过。

②不合格：*项目1项未通过和（或）非*项目>2项未通过。

③*项目是操作中的关键步骤。

保留灌肠技术考核单

姓名：_____ 日期：_____ 考核者：_____ □合格 □不合格

1. 双人核对保留灌肠医嘱*	□通过	□未通过
2. 正确识别患者身份*	□通过	□未通过
3. 灌肠前评估	□通过	□未通过
4. 检查肛门及周围皮肤情况	□通过	□未通过
5. 用物准备	□通过	□未通过
6. 操作前体位准备*	□通过	□未通过
7. 灌肠液的配置及温度测量*	□通过	□未通过
8. 确认肛管插入深度*	□通过	□未通过
9. 灌肠方法*	□通过	□未通过
10. 拔管方法	□通过	□未通过
11. 观察灌肠后反应	□通过	□未通过
12. 终末处置	□通过	□未通过
13. 记录护理单	□通过	□未通过
14. 健康教育内容	□通过	□未通过
15. 操作过程中体现人文关怀	□通过	□未通过
16. 提问相关知识	□通过	□未通过

备注：①合格：*项目全部通过且非*项目≤2项未通过。
②不合格：*项目1项未通过和(或)非*项目>2项未通过。
③*项目是操作中的关键步骤。

大量不保留灌肠技术考核单

姓名：_____ 日期：_____ 考核者：_____ □合格 □不合格

1. 双人核对大量不保留灌肠医嘱*	□通过	□未通过
2. 正确识别患者身份*	□通过	□未通过
3. 灌肠前评估	□通过	□未通过
4. 检查肛门及周围皮肤情况	□通过	□未通过
5. 用物准备	□通过	□未通过
6. 操作前体位准备*	□通过	□未通过
7. 灌肠液的配置及温度测量*	□通过	□未通过
8. 确认肛管插入深度*	□通过	□未通过
9. 灌肠方法*	□通过	□未通过
10. 拔管方法	□通过	□未通过
11. 观察灌肠后反应	□通过	□未通过
12. 终末处置	□通过	□未通过
13. 记录护理单	□通过	□未通过
14. 健康教育内容	□通过	□未通过
15. 操作过程中体现人文关怀	□通过	□未通过
16. 提问相关知识	□通过	□未通过

备注：①合格：*项目全部通过且非*项目≤2项未通过。
②不合格：*项目1项未通过和(或)非*项目>2项未通过。
③*项目是操作中的关键步骤。

泌尿系统

导尿术考核单

姓名：_____ 日期：_____ 考核者：_____ □合格 □不合格

1. 双人核对导尿医嘱*	□通过	□未通过
2. 正确识别患者身份*	□通过	□未通过
3. 导尿前评估*	□通过	□未通过
4. 卫生手消毒	□通过	□未通过
6. 用物准备	□通过	□未通过
7. 操作前体位准备	□通过	□未通过
8. 会阴部消毒顺序、方法*	□通过	□未通过
9. 导尿管置入方法*	□通过	□未通过
10. 固定导尿管，粘贴标识	□通过	□未通过
11. 观察置管后反应	□通过	□未通过
12. 双人核对拔管医嘱*	□通过	□未通过
13. 拔管方法*	□通过	□未通过
14. 观察拔管后反应*	□通过	□未通过
15. 终末处置	□通过	□未通过
16. 操作过程中遵循无菌原则*	□通过	□未通过
17. 记录护理单	□通过	□未通过
18. 操作过程中体现人文关怀	□通过	□未通过
19. 提问相关知识	□通过	□未通过

备注：①合格：*项目全部通过且非*项目≤2项未通过。
　　　②不合格：*项目1项未通过和(或)非*项目>2项未通过。
　　　③*项目是操作中的关键步骤。

腹膜透析换液技术考核单

姓名：_____ 日期：_____ 考核者：_____ □合格 □不合格

1.双人核对腹膜透析换液医嘱*	□通过	□未通过
2.正确识别患者身份*	□通过	□未通过
3.操作前评估	□通过	□未通过
4.环境准备	□通过	□未通过
5.用物准备	□通过	□未通过
6.卫生手消毒	□通过	□未通过
7.检查腹透液、腹透管路	□通过	□未通过
8.五步接管法*	□通过	□未通过
9.排气*	□通过	□未通过
10.引流	□通过	□未通过
11.灌入腹透液	□通过	□未通过
12.封管*	□通过	□未通过
13.观察引流液颜色、性质，出入液是否顺利*	□通过	□未通过
14.称重、记录*	□通过	□未通过
15.终末处置	□通过	□未通过
16.记录护理单	□通过	□未通过
17.健康教育内容	□通过	□未通过
18.操作过程中体现人文关怀	□通过	□未通过
19.提问相关知识	□通过	□未通过

备注：①合格：*项目全部通过且非*项目≤2项未通过。
　　　②不合格：*项目1项未通过和(或)非*项目>2项未通过。
　　　③*项目是操作中的关键步骤。

膀胱冲洗技术考核单

姓名：_____ 日期：_____ 考核者：_____ □合格 □不合格

1. 双人核对膀胱冲洗医嘱*	□通过	□未通过
2. 正确识别患者身份*	□通过	□未通过
3. 膀胱冲洗前评估	□通过	□未通过
4. 卫生手消毒	□通过	□未通过
5. 用物准备	□通过	□未通过
6. 连接膀胱冲洗器*	□通过	□未通过
7. 冲洗液滴速	□通过	□未通过
8. 冲洗管路安全	□通过	□未通过
9. 冲洗过程中观察*	□通过	□未通过
10. 膀胱冲洗结束后的处理*	□通过	□未通过
11. 评估冲洗后情况	□通过	□未通过
12. 终末处置	□通过	□未通过
13. 操作过程遵循无菌原则*	□通过	□未通过
14. 记录护理单	□通过	□未通过
15. 健康教育内容	□通过	□未通过
16. 操作过程中体现人文关怀	□通过	□未通过
17. 提问相关知识	□通过	□未通过

备注：①合格：*项目全部通过且非*项目≤2项未通过。
②不合格：*项目1项未通过和(或)非*项目>2项未通过。
③*项目是操作中的关键步骤。

神经系统

昏迷程度评估(GCS 评分法)

姓名:_____ 日期:_____ 考核者:_____ □合格 □不合格

1.正确识别患者身份*	□通过	□未通过
2.协助患者取平卧位	□通过	□未通过
3.测量睁眼反应方法*	□通过	□未通过
4.记录睁眼反应相应分值	□通过	□未通过
5.测量语言反应方法*	□通过	□未通过
6.记录语言反应相应分值	□通过	□未通过
7.测量运动反应方法*	□通过	□未通过
8.记录运动反应相应分值	□通过	□未通过
9.终末处置	□通过	□未通过
10.记录护理单	□通过	□未通过
11.操作过程中体现人文关怀	□通过	□未通过
12.提问相关知识	□通过	□未通过

备注:①合格:*项目全部通过且非*项目≤2项未通过。
②不合格:*项目1项未通过和(或)非*项目>2项未通过。
③*项目是操作中的关键步骤。

瞳孔观察考核单

姓名：_____ 日期：_____ 考核者：_____ □合格 □不合格

1. 正确识别患者身份*	□通过	□未通过
2. 操作前评估*	□通过	□未通过
3. 用物准备	□通过	□未通过
4. 操作前体位准备	□通过	□未通过
5. 观察瞳孔大小、形态*	□通过	□未通过
6. 评估瞳孔对光反射情况*	□通过	□未通过
7. 识别瞳孔变化提供的病情信息	□通过	□未通过
8. 终末处置	□通过	□未通过
9. 记录护理单	□通过	□未通过
10. 操作过程中体现人文关怀	□通过	□未通过
11. 提问相关知识	□通过	□未通过

备注：①合格：*项目全部通过且非*项目≤2项未通过。

②不合格：*项目1项未通过和(或)非*项目>2项未通过。

③*项目是操作中的关键步骤。

肌力分级评定考核单

姓名：_____ 日期：_____ 考核者：_____ □合格 □不合格

1. 正确识别患者身份*	□通过	□未通过
2. 正确评估病情，掌握评估时机	□通过	□未通过
3. 操作前体位准备	□通过	□未通过
4. 判断有无肢体乏力	□通过	□未通过
5. 检查健侧上肢肌力*	□通过	□未通过
6. 检查健侧下肢肌力*	□通过	□未通过
7. 检查患侧上肢肌力*	□通过	□未通过
8. 检查患侧下肢肌力*	□通过	□未通过
9. 评定肌力分级*	□通过	□未通过
10. 终末处置	□通过	□未通过
11. 记录护理单	□通过	□未通过
12. 健康教育内容	□通过	□未通过
13. 操作过程中体现人文关怀	□通过	□未通过
14. 提问相关知识	□通过	□未通过

备注：①合格：*项目全部通过且非*项目≤2项未通过。

②不合格：*项目1项未通过和(或)非*项目>2项未通过。

③*项目是操作中的关键步骤。

RASS 评分考核单

姓名：_____ 日期：_____ 考核者：_____ □合格 □不合格

1. 正确识别患者身份*	□通过	□未通过
2. 操作前评估	□通过	□未通过
3. 观察患者行为*	□通过	□未通过
4. 进行正向评分*	□通过	□未通过
5. 声音刺激观察患者睁眼反应*	□通过	□未通过
6. 物理刺激观察患者反应*	□通过	□未通过
7. 根据患者反应准确判断	□通过	□未通过
8. 记录护理单	□通过	□未通过
9. 操作过程体现人文关怀	□通过	□未通过
10. 提问相关知识	□通过	□未通过

备注：①合格：*项目全部通过且非*项目≤2项未通过。

②不合格：*项目1项未通过和(或)非*项目>2项未通过。

③*项目是操作中的关键步骤。

颅内压监测技术考核单

姓名：_____ 日期：_____ 考核者：_____ □合格 □不合格

1. 双人核对颅内压监测医嘱 *	□通过	□未通过
2. 正确识别患者身份 *	□通过	□未通过
3. 操作前评估	□通过	□未通过
4. 卫生手消毒	□通过	□未通过
5. 用物准备	□通过	□未通过
6. 检查监测仪性能 *	□通过	□未通过
7. 操作前体位准备	□通过	□未通过
8. 监测仪端口连接 *	□通过	□未通过
9. 监测仪参数设置	□通过	□未通过
10. 数值测量准确 *	□通过	□未通过
11. 监测仪导线固定	□通过	□未通过
12. 终末处置	□通过	□未通过
13. 记录护理单 *	□通过	□未通过
14. 健康教育内容	□通过	□未通过
15. 操作过程中体现人文关怀	□通过	□未通过
16. 提问相关知识	□通过	□未通过

备注：①合格：*项目全部通过且非*项目≤2项未通过。

②不合格：*项目1项未通过和(或)非*项目>2项未通过。

③*项目是操作中的关键步骤。

进食评估问卷 EAT-10 考核单

姓名：_____ 日期：_____ 考核者：_____ □合格 □不合格

1. 双人核对医嘱*	□通过	□未通过
2. 正确识别患者身份*	□通过	□未通过
3. 操作前评估	□通过	□未通过
4. 卫生手消毒	□通过	□未通过
5. 用物准备	□通过	□未通过
6. 操作前体位准备	□通过	□未通过
7. 问卷调查内容*	□通过	□未通过
8. 正确判断结果*	□通过	□未通过
9. 操作后体位	□通过	□未通过
10. 终末处置	□通过	□未通过
11. 记录护理单	□通过	□未通过
12. 健康教育内容	□通过	□未通过
13. 操作过程中体现人文关怀	□通过	□未通过
14. 提问相关知识	□通过	□未通过

备注：①合格：*项目全部通过且非*项目≤2项未通过。

②不合格：*项目1项未通过和(或)非*项目>2项未通过。

③*项目是操作中的关键步骤。

反复唾液吞咽试验考核单

姓名：_____ 日期：_____ 考核者：_____ □合格 □不合格

1. 双人核对医嘱 *	□通过	□未通过
2. 正确识别患者身份 *	□通过	□未通过
3. 操作前评估	□通过	□未通过
4. 用物准备	□通过	□未通过
5. 操作前体位准备	□通过	□未通过
6. 手指放置位置 *	□通过	□未通过
7. 正确判断结果 *	□通过	□未通过
8. 操作后体位	□通过	□未通过
9. 终末处置	□通过	□未通过
10. 记录护理单	□通过	□未通过
11. 健康教育内容	□通过	□未通过
12. 操作过程中体现人文关怀	□通过	□未通过
13. 提问相关知识	□通过	□未通过

备注：①合格：* 项目全部通过且非 * 项目≤2 项未通过。

②不合格：* 项目 1 项未通过和（或）非 * 项目>2 项未通过。

③ * 项目是操作中的关键步骤。

改良洼田饮水试验考核单

姓名：_____ 日期：_____ 考核者：_____ □合格 □不合格

1. 双人核对医嘱*	□通过	□未通过
2. 正确识别患者身份*	□通过	□未通过
3. 操作前评估*	□通过	□未通过
4. 检查口腔情况*	□通过	□未通过
5. 用物准备	□通过	□未通过
6. 操作前体位准备*	□通过	□未通过
7. 试饮试验*	□通过	□未通过
8. 饮水试验*	□通过	□未通过
9. 判断试验结果*	□通过	□未通过
10. 终末处置	□通过	□未通过
11. 记录护理单	□通过	□未通过
12. 健康教育内容	□通过	□未通过
13. 操作过程中体现人文关怀	□通过	□未通过
14. 提问相关知识	□通过	□未通过

备注：①合格：*项目全部通过且非*项目≤2项未通过。

②不合格：*项目1项未通过和(或)非*项目>2项未通过。

③*项目是操作中的关键步骤。

改良容积-黏度测试考核单

姓名：_____ 日期：_____ 考核者：_____ □合格 □不合格

1. 双人核对医嘱 *	□通过	□未通过
2. 正确识别患者身份 *	□通过	□未通过
3. 操作前评估	□通过	□未通过
4. 测试液调配	□通过	□未通过
5. 用物准备	□通过	□未通过
6. 操作前体位准备	□通过	□未通过
7. 安全有效性测试 *	□通过	□未通过
8. 测试结果判断 *	□通过	□未通过
9. 终末处置	□通过	□未通过
10. 记录护理单	□通过	□未通过
11. 健康教育内容	□通过	□未通过
12. 操作过程中体现人文关怀	□通过	□未通过
13. 提问相关知识	□通过	□未通过

备注：①合格：* 项目全部通过且非 * 项目≤2项未通过。

②不合格：* 项目1项未通过和(或)非 * 项目>2项未通过。

③ * 项目是操作中的关键步骤。

血管通路管理技术

超声引导经外周静脉置入中心静脉导管置管技术考核单

姓名：_____ 日期：_____ 考核者：_____ □合格 □不合格

1. 双人核对置管医嘱 *	□通过	□未通过
2. 正确识别患者身份 *	□通过	□未通过
3. 置管前评估 *	□通过	□未通过
4. 卫生手消毒	□通过	□未通过
5. 用物准备	□通过	□未通过
6. 操作前体位准备	□通过	□未通过
7. 测量臂围和置入长度 *	□通过	□未通过
8. 无菌技术操作 *	□通过	□未通过
9. 置管 *	□通过	□未通过
10. 固定导管 *	□通过	□未通过
11. 确认导管尖端位置	□通过	□未通过
12. 双人核对拔管医嘱 *	□通过	□未通过
13. 正确识别患者身份 *	□通过	□未通过
14. 拔管 *	□通过	□未通过
15. 终末处置	□通过	□未通过
16. 操作过程中遵循无菌原则 *	□通过	□未通过
17. 记录	□通过	□未通过
18. 健康教育内容	□通过	□未通过
19. 操作过程中体现人文关怀	□通过	□未通过
20. 提问相关知识	□通过	□未通过

备注：①合格：* 项目全部通过且非 * 项目≤2项未通过。

②不合格：* 项目1项未通过和(或)非 * 项目>2项未通过。

③ * 项目是操作中的关键步骤。

经外周静脉置入中心静脉导管维护技术考核单

姓名：_____ 日期：_____ 考核者：_____ □合格 □不合格

1. 双人核对 PICC 维护医嘱 *	□通过	□未通过
2. 正确识别患者身份 *	□通过	□未通过
3. 维护前患者评估	□通过	□未通过
4. 检查置管侧肢体 *	□通过	□未通过
5. 卫生手消毒	□通过	□未通过
6. 用物准备	□通过	□未通过
7. 操作前体位准备	□通过	□未通过
8. 测量臂围	□通过	□未通过
9. 更换无针输液接头，评估导管功能 *	□通过	□未通过
10. 去除透明敷料，评估穿刺点周围皮肤	□通过	□未通过
11. 皮肤清洁和消毒 *	□通过	□未通过
12. 透明敷料及导管固定 *	□通过	□未通过
13. 注明导管维护信息	□通过	□未通过
14. 记录	□通过	□未通过
15. 操作过程中遵循无菌原则 *	□通过	□未通过
16. 终末处置	□通过	□未通过
17. 健康教育内容	□通过	□未通过
18. 操作过程中体现人文关怀	□通过	□未通过
19. 提问相关知识	□通过	□未通过

备注：①合格：* 项目全部通过且非 * 项目≤2 项未通过。
②不合格：* 项目 1 项未通过和(或)非 * 项目>2 项未通过。
③ * 项目是操作中的关键步骤。

超声引导经外周静脉置入中长线导管置管技术考核单

姓名：_____ 日期：_____ 考核者：_____ □合格 □不合格

1. 双人核对中长线置管医嘱*	□通过	□未通过
2. 正确识别患者身份*	□通过	□未通过
3. 置管前评估*	□通过	□未通过
4. 卫生手消毒	□通过	□未通过
5. 用物准备	□通过	□未通过
6. 操作前体位准备	□通过	□未通过
7. 测量臂围和置入长度*	□通过	□未通过
8. 无菌技术操作*	□通过	□未通过
9. 置管*	□通过	□未通过
10. 固定导管*	□通过	□未通过
11. 双人核对拔管医嘱*	□通过	□未通过
12. 正确识别患者身份*	□通过	□未通过
13. 拔管*	□通过	□未通过
14. 健康宣教	□通过	□未通过
15. 操作过程中遵循无菌原则*	□通过	□未通过
16. 记录	□通过	□未通过
17. 健康教育内容	□通过	□未通过
18. 操作过程中体现人文关怀	□通过	□未通过
19. 提问相关知识	□通过	□未通过

备注：①合格：*项目全部通过且非*项目≤2项未通过。
②不合格：*项目1项未通过和(或)非*项目>2项未通过。
③*项目是操作中的关键步骤。

中心静脉导管维护技术考核单

姓名：_____ 日期：_____ 考核者：_____ □合格 □不合格

1. 双人核对 CVC 维护医嘱*	□通过	□未通过
2. 正确识别患者身份*	□通过	□未通过
3. 导管维护前评估	□通过	□未通过
4. 卫生手消毒	□通过	□未通过
5. 检查置管侧肢体及同侧胸部、颈部静脉*	□通过	□未通过
6. 用物准备	□通过	□未通过
7. 操作前体位准备	□通过	□未通过
8. 更换无针输液接头	□通过	□未通过
9. 消毒导管接口，评估导管功能*	□通过	□未通过
10. 去除透明敷料	□通过	□未通过
11. 评估穿刺点周围皮肤及导管刻度	□通过	□未通过
12. 皮肤清洁和消毒*	□通过	□未通过
13. 透明敷料及导管固定*	□通过	□未通过
14. 注明导管维护信息	□通过	□未通过
15. 记录	□通过	□未通过
16. 操作过程中遵循无菌原则*	□通过	□未通过
17. 终末处置	□通过	□未通过
18. 健康教育内容	□通过	□未通过
19. 操作过程中体现人文关怀	□通过	□未通过
20. 提问相关知识	□通过	□未通过

备注：①合格：*项目全部通过且非*项目≤2项未通过。
②不合格：*项目1项未通过和(或)非*项目>2项未通过。
③*项目是操作中的关键步骤。

静脉输液港维护技术考核单

姓名：_____ 日期：_____ 考核者：_____ □合格 □不合格

1. 双人核对输液港维护医嘱*	□通过	□未通过
2. 正确识别患者身份*	□通过	□未通过
3. 导管维护前评估	□通过	□未通过
4. 卫生手消毒	□通过	□未通过
5. 用物准备	□通过	□未通过
6. 操作前体位准备	□通过	□未通过
7. 确认穿刺部位	□通过	□未通过
8. 戴无菌手套	□通过	□未通过
9. 皮肤消毒*	□通过	□未通过
10. 穿刺无损伤针*	□通过	□未通过
11. 评估导管功能*	□通过	□未通过
12. 固定导管*	□通过	□未通过
13. 核对拔针医嘱*	□通过	□未通过
14. 拔除无损伤针*	□通过	□未通过
15. 终末处置	□通过	□未通过
16. 操作过程中遵循无菌原则*	□通过	□未通过
17. 记录	□通过	□未通过
18. 健康教育内容	□通过	□未通过
19. 操作过程中体现人文关怀	□通过	□未通过
20. 提问相关知识	□通过	□未通过

备注：①合格：*项目全部通过且非*项目≤2项未通过。
②不合格：*项目1项未通过和(或)非*项目>2项未通过。
③*项目是操作中的关键步骤。

伤口、造口管理技术

肠造口袋更换技术考核单

姓名：_____ 日期：_____ 考核者：_____ □合格 □不合格

1. 双人核对造口护理医嘱*	□通过	□未通过
2. 正确识别患者身份*	□通过	□未通过
3. 更换前评估	□通过	□未通过
4. 卫生手消毒	□通过	□未通过
5. 用物准备	□通过	□未通过
6. 操作前体位准备	□通过	□未通过
7. 检查造口排泄物情况	□通过	□未通过
8. 评估造口及周围皮肤情况*	□通过	□未通过
9. 测量造口大小*	□通过	□未通过
10. 裁剪造口底盘	□通过	□未通过
11. 选用造口附件产品	□通过	□未通过
12. 正确粘贴造口袋*	□通过	□未通过
13. 检查造口袋更换情况*	□通过	□未通过
14. 终末处理	□通过	□未通过
15. 记录护理单	□通过	□未通过
16. 健康教育知识	□通过	□未通过
17. 操作过程中体现人文关怀	□通过	□未通过
18. 提问相关知识	□通过	□未通过

备注：①合格：*项目全部通过且非*项目≤2项未通过。
②不合格：*项目1项未通过和(或)非*项目>2项未通过。
③*项目是操作中的关键步骤。

结肠造口灌洗技术考核单

姓名：_____ 日期：_____ 考核者：_____ □合格 □不合格

1. 双人核对医嘱*	□通过	□未通过
2. 正确识别患者身份*	□通过	□未通过
3. 灌洗前评估	□通过	□未通过
4. 检查造口及其周围皮肤情况	□通过	□未通过
5. 卫生手消毒	□通过	□未通过
6. 用物准备	□通过	□未通过
7. 操作前体位摆放	□通过	□未通过
8. 安装灌洗装置	□通过	□未通过
9. 排气，调整水压	□通过	□未通过
10. 灌洗方法*	□通过	□未通过
11. 固定灌洗圆锥头，灌入液体*	□通过	□未通过
12. 观察灌洗效果*	□通过	□未通过
13. 佩戴造口袋	□通过	□未通过
14. 终末处置	□通过	□未通过
15. 记录护理单	□通过	□未通过
16. 健康教育内容	□通过	□未通过
17. 操作过程中体现人文关怀	□通过	□未通过
18. 提问相关知识	□通过	□未通过

备注：①合格：*项目全部通过且非*项目≤2项未通过。
②不合格：*项目1项未通过和(或)非*项目>2项未通过。
③*项目是操作中的关键步骤。

失禁性皮炎护理技术考核单

姓名:_____ 日期:_____ 考核者:_____ □合格 □不合格

1. 双人核对医嘱*	□通过	□未通过
2. 正确识别患者身份*	□通过	□未通过
3. 操作前评估*	□通过	□未通过
4. 环境准备	□通过	□未通过
5. 卫生手消毒	□通过	□未通过
6. 用物准备	□通过	□未通过
7. 操作前体位准备	□通过	□未通过
8. 清洗失禁处皮肤*	□通过	□未通过
9. 轻度IAD:造口粉-皮肤保护膜*	□通过	□未通过
10. 中重度IAD:使用敷料、大便收集装置*	□通过	□未通过
11. 终末处置	□通过	□未通过
12. 记录护理单	□通过	□未通过
13. 健康教育内容	□通过	□未通过
14. 操作过程中体现人文关怀	□通过	□未通过
15. 提问相关知识	□通过	□未通过

备注:①合格:*项目全部通过且非*项目≤2项未通过。
　　　②不合格:*项目1项未通过和(或)非*项目>2项未通过。
　　　③*项目是操作中的关键步骤。

医护配合技术

气管插管配合技术考核单

姓名：_____ 日期：_____ 考核者：_____ □合格 □不合格

1. 双人核对气管插管医嘱*	□通过	□未通过
2. 正确识别患者身份*	□通过	□未通过
3. 置管前评估	□通过	□未通过
4. 检查并连接简易呼吸器	□通过	□未通过
5. 卫生手消毒	□通过	□未通过
6. 用物准备	□通过	□未通过
7. 操作前体位准备	□通过	□未通过
8. 面罩连接简易呼吸器协助给氧*	□通过	□未通过
9. 检查并润滑导管前端	□通过	□未通过
10. 遵医嘱给予镇静剂	□通过	□未通过
11. 配合清理呼吸道分泌物*	□通过	□未通过
12. 协助拔出导丝	□通过	□未通过
13. 连接简易呼吸器并协助判断位置*	□通过	□未通过
14. 气囊充气并测压*	□通过	□未通过
15. 固定气管插管*	□通过	□未通过
16. 连接呼吸机	□通过	□未通过
17. 终末处置	□通过	□未通过
18. 记录护理单	□通过	□未通过
19. 操作过程中体现人文关怀	□通过	□未通过
20. 提问相关知识	□通过	□未通过

备注：①合格：*项目全部通过且非*项目≤2项未通过。

②不合格：*项目1项未通过和(或)非*项目>2项未通过。

③*项目是操作中的关键步骤。

气管导管拔除技术考核单

姓名：_____ 日期：_____ 考核者：_____ □合格 □不合格

1. 双人核对拔管医嘱*	□通过	□未通过
2. 正确识别患者身份*	□通过	□未通过
3. 拔管前评估	□通过	□未通过
4. 检查并连接负压吸引装置	□通过	□未通过
5. 卫生手消毒	□通过	□未通过
6. 用物准备	□通过	□未通过
7. 操作前体位准备	□通过	□未通过
8. 纯氧吸入	□通过	□未通过
9. 充分吸痰*	□通过	□未通过
10. 松解固定寸带及固定贴*	□通过	□未通过
11. 抽吸气囊*	□通过	□未通过
12. 监测生命体征	□通过	□未通过
13. 清除口、鼻周分泌物	□通过	□未通过
14. 正确给予雾化吸入*	□通过	□未通过
15. 终末处置	□通过	□未通过
16. 记录护理单	□通过	□未通过
17. 健康教育内容	□通过	□未通过
18. 操作过程中体现人文关怀	□通过	□未通过
19. 提问相关知识	□通过	□未通过

备注：①合格：*项目全部通过且非*项目≤2项未通过。
②不合格：*项目1项未通过和(或)非*项目>2项未通过。
③*项目是操作中的关键步骤。

患者院内安全转运考核单

姓名：_____ 日期：_____ 考核者：_____ □合格 □不合格

1. 双人核对转运医嘱*	□通过	□未通过
2. 正确识别患者身份*	□通过	□未通过
3. 院内转运前风险评估*	□通过	□未通过
4. 通知接收部门	□通过	□未通过
5. 转运前人力、工具、仪器、药品准备*	□通过	□未通过
6. 转运路线规划	□通过	□未通过
7. 转运方式	□通过	□未通过
8. 再次确认患者身份	□通过	□未通过
9. 确认携带用物*	□通过	□未通过
10. 确认管道管理*	□通过	□未通过
11. 确认呼吸道通畅*	□通过	□未通过
12. 正确搬运患者*	□通过	□未通过
13. 病情动态观察*	□通过	□未通过
14. 转运途中、高危风险评估与应急处理*	□通过	□未通过
15. 转运交接	□通过	□未通过
16. 转运记录	□通过	□未通过
17. 操作过程中体现人文关怀	□通过	□未通过
18. 提问相关知识	□通过	□未通过

备注：①合格：*项目全部通过且非*项目≤2项未通过。
②不合格：*项目1项未通过和(或)非*项目>2项未通过。
③*项目是操作中的关键步骤。

体外膜肺氧合患者转运技术考核单

姓名：_____ 日期：_____ 考核者：_____ □合格 □不合格

1. 正确识别患者身份*	□通过	□未通过
2. 转运前风险评估*	□通过	□未通过
3. 通知接收部门	□通过	□未通过
4. 确定转运团队人员	□通过	□未通过
5. 转运路线规划	□通过	□未通过
6. 转运方式	□通过	□未通过
7. 转运药品准备*	□通过	□未通过
8. 转运用物准备*	□通过	□未通过
9. 转运前核查*	□通过	□未通过
10. 转运途中监测内容*	□通过	□未通过
11. 转运途中应急事件处理	□通过	□未通过
12. 转运交接内容*	□通过	□未通过
13. 记录护理单	□通过	□未通过
14. 操作过程中体现人文关怀	□通过	□未通过
15. 提问相关知识*	□通过	□未通过

备注：①合格：*项目全部通过且非*项目≤2项未通过。
②不合格：*项目1项未通过和(或)非*项目>2项未通过。
③*项目是操作中的关键步骤。